普通高等教育中医药类"十三五"规划教材
全国普通高等教育中医药类精编教材

解 剖 生 理 学

（第3版）

（供中药学、药学、护理学、管理等专业用）

主 编
杨茂有　朱大诚

上海科学技术出版社

图书在版编目(CIP)数据

解剖生理学 / 杨茂有,朱大诚主编. —3 版. —上海:上海科学技术出版社,2018.5(2020.1重印)
普通高等教育中医药类"十三五"规划教材 全国普通高等教育中医药类精编教材
ISBN 978-7-5478-3945-4

Ⅰ.①解… Ⅱ.①杨… ②朱… Ⅲ.①人体解剖学－人体生理学－高等学校－教材 Ⅳ.①R324

中国版本图书馆 CIP 数据核字(2018)第 056951 号

解剖生理学(第3版)
主编 杨茂有 朱大诚

上海世纪出版(集团)有限公司
上海科学技术出版社 出版、发行
(上海钦州南路71号 邮政编码200235 www.sstp.cn)
常熟市华顺印刷有限公司印刷
开本 787×1092 1/16 印张 25.75
字数 540 千字
2009 年 9 月第 1 版
2018 年 5 月第 3 版 2020 年 1 月第 12 次印刷
ISBN 978-7-5478-3945-4/R·1585
定价:70.00 元

本书如有缺页、错装或坏损等严重质量问题,请向工厂联系调换

普通高等教育中医药类"十三五"规划教材
全国普通高等教育中医药类精编教材

专家指导委员会名单

（以姓氏笔画为序）

王　平	王　键	王占波	王瑞辉	方剑乔	石　岩
冯卫生	刘　文	刘旭光	严世芸	李灿东	李金田
肖鲁伟	吴勉华	何清湖	谷晓红	宋柏林	陈　勃
周仲瑛	胡鸿毅	高秀梅	高树中	郭宏伟	唐　农
梁沛华	熊　磊	冀来喜

普通高等教育中医药类"十三五"规划教材
全国普通高等教育中医药类精编教材

编审委员会名单

名誉主任委员 洪 净

主 任 委 员 胡鸿毅

委　　　员（以姓氏笔画为序）

王　飞　　王庆领　　李铁浪　　吴启南

何文忠　　张文风　　张宁苏　　张艳军

徐竹林　　唐梅文　　梁沛华　　蒋希成

编委会名单 解剖学

主　编

杨茂有　（长春中医药大学）

副主编

刘海兴　（辽宁中医药大学）　　关晓伟　（南京中医药大学）
国海东　（上海中医药大学）　　罗亚非　（贵州中医药大学）
高书亮　（江西中医药大学）　　韩永明　（湖北中医药大学）
储开博　（山西中医药大学）

编　委（以姓氏笔画为序）

马欣宇　（长春中医药大学）　　丛树园　（云南中医药大学）
司晓丽　（甘肃中医药大学）　　吴世卫　（陕西中医药大学）
吴　峻　（河北中医学院）　　　张　忠　（北京中医药大学）
张　路　（成都中医药大学）　　张文光　（福建中医药大学）
张跃明　（浙江中医药大学）　　赵　伟　（天津中医药大学）
郝　莉　（河南中医药大学）　　胡光民　（安徽中医药大学）
袁瑶薇　（黑龙江中医药大学）　殷　坚　（湖南中医药大学）
高　杰　（山东中医药大学）　　廖彦博　（广西中医药大学）

编委会名单 —— 生理学

主　编

朱大诚　（江西中医药大学）

副主编

徐　颖　（上海中医药大学）　　赵铁建　（广西中医药大学）
单德红　（辽宁中医药大学）　　周乐全　（广州中医药大学）
王冰梅　（长春中医药大学）　　高治平　（山西中医药大学）

编　委　（以姓氏笔画为序）

史　琴　（贵州中医药大学）　　印媛君　（浙江中医药大学）
许　敬　（南京中医药大学）　　杜　联　（成都中医药大学）
李　杨　（甘肃中医药大学）　　李春深　（天津中医药大学）
李美平　（湖北中医药大学）　　李海燕　（北京中医药大学）
张文靖　（河南中医药大学）　　张发艳　（山东中医药大学）
张雨薇　（黑龙江中医药大学）　赵蜀军　（安徽中医药大学）
海青山　（云南中医药大学）　　韩　曼　（陕西中医药大学）
曾　辉　（湖南中医药大学）　　谢佐福　（福建中医药大学）

普通高等教育中医药类"十三五"规划教材
全国普通高等教育中医药类精编教材

前言

新中国高等中医药教育开创至今历六十年。一甲子朝花夕拾,六十年砥砺前行,实现了长足发展,不仅健全了中医药高等教育体系,创新了中医药高等教育模式,也培养了一大批中医药人才,履行了人才培养、科技创新、社会服务、文化传承的职能和使命。高等中医药院校的教材作为中医药知识传播的重要载体,也伴随着中医药高等教育改革发展的进程,从少到多,从粗到精,一纲多本,形式多样,始终发挥着至关重要的作用。

上海科学技术出版社于1964年受国家卫生部委托出版全国中医院校试用教材迄今,肩负了半个多世纪的中医院校教材建设和出版的重任,产生了一大批学术深厚、内涵丰富、文辞隽永、具有重要影响力的优秀教材。尤其是1985年出版的全国统编高等医学院校中医教材(第五版),至今仍被誉为中医教材之经典而蜚声海内外。

2006年,上海科学技术出版社在全国中医药高等教育学会教学管理研究会的精心指导下,在全国各中医药院校的积极参与下,组织出版了供中医药院校本科生使用的"全国普通高等教育中医药类精编教材"(以下简称"精编教材"),并于2011年进行了修订和完善。这套教材融汇了历版优秀教材之精华,遵循"三基""五性""三特定"的教材编写原则,同时高度契合国家执业医师考核制度改革和国家创新型人才培养战略的要求,在组织策划、编写和出版过程中,反复论证,层层把关,使"精编教材"在内容编写、版式设计和质量控制等方面均达到了预期的要求,凸显了"精炼、创新、适用"的编写初衷,获得了全国中医药院校师生的一致好评。

2016年8月,党中央、国务院召开了新世纪以来第一次全国卫生与健康大会,印发实施《"健康中国2030"规划纲要》,并颁布了《中医药法》和《〈中国的中医药〉白皮书》,把发展中医药事业作为打造健康中国的重要内容。实施创新驱动发展、文化强国、"走出去"战略以及"一带一路"倡议,推动经济转型升级,都需要中医药发挥资源优势和核心作用。面对新时期中医药"创造性转化,创新性发展"的总体要求,中医药高等教育必须牢牢把握经济社会发展的大势,更加主动地服务和融入国家发展战略。为此,精编教材的编写将继续秉持"为院校提供服务、为行业打造精品"的工作要旨,在全国中医院校中广泛征求意见,多方听取要求,全面汲取经验,经过近一年的精心准备工作,在"十三五"开局之年启动了第三版的修订工作。

本次修订和完善将在保持"精编教材"原有特色和优势的基础上,进一步突出"经典、精炼、新颖、实用"的特点,并将贯彻习近平总书记在全国卫生与健康大会、全国高校思想政治工作会议等系列讲话精神,以及《国家中长期教育改革和发展规划纲要(2010—2020)》《中医药发展战略规划纲要(2016—2030年)》和《关于医教协同深化中医药教育改革与发展的指导意见》等文件要求,坚持高等教育立德树人这一根本任务,立足中医药教育改革发展要求,遵循我国中医药事业发展规律和中医药教育规律,深化中医药特色的人文素养和思想情操教育,从而达到以文化人、以文育人的效果。

同时,全国中医药高等教育学会教学管理研究会和上海科学技术出版社将不断深化高等中医药教材研究,在新版精编教材的编写组织中,努力将教材的编写出版工作与中医药发展的现实目标及未来方向紧密联系在一起,促进中医药人才培养与"健康中国"战略紧密结合起来,实现全程育人、全方位育人,不断完善高等中医药教材体系和丰富教材品种,创新、拓展相关课程教材,以更好地适应"十三五"时期及今后高等中医药院校的教学实践要求,从而进一步地提高我国高等中医药人才的培养能力,为建设健康中国贡献力量!

教材的编写出版需要在实践检验中不断完善,诚恳地希望广大中医药院校师生和读者在教学实践或使用中对本套教材提出宝贵意见,以敦促我们不断提高。

全国中医药高等教育学会常务理事、教学管理研究会理事长

胡鸿毅

2016年12月

编写说明

《解剖生理学》是普通高等教育中医药类"十三五"规划教材和全国普通高等教育中医药类精编教材。该教材是以上海科学技术出版社出版的《解剖生理学》(第一、第二版)精编教材为基础,本着精益求精的原则,重新组织编写而成。

解剖生理学分为解剖学和生理学两部分,主要供全国高等中医药院校中药学、药学、制药、药剂、生物工程、护理学、医学管理等专业使用。该课程既是学习中医药学的必修课,也是中医药学各门学科的先修课。通过本课程的教学,学生能够理解和掌握人体形态结构和生理功能的基本知识,为学习其他基础医学和药学学科打下扎实的基础。本教材按照"注重传承、整体优化、面向临床"的培养目标要求,强调对基本理论、基本知识和基本技能的学习与训练;以科学严谨的治学态度,对教材体系进行科学设计,综合考虑学科的分化与交叉,注意各学科之间的有机衔接,确保理论体系完整,知识点阐述完备。编写力求做到内容精炼完整、文字表达准确、名词术语规范、重点突出、图文并茂,切合教学与临床实际,充分体现思想性、科学性、先进性、启发性、适用性的基本原则和"重传承、厚基础、强人文、宽应用"的特点,便于学生掌握和记忆。

本教材由20余所高等中医药院校长期工作在解剖学、生理学教学及科研一线骨干教师参加编写。在编写过程中,也得到全国众多兄弟院校和上海科学技术出版社的大力支持,在此一并表示诚挚的谢意!

教材永远是在使用中不断得到改进的,不足之处在所难免,恳请同仁和读者提出宝贵意见和建议,以便修订。

《解剖生理学》编委会
2018年2月

上篇 解剖学

绪论 / 3
　　一、人体器官的组成和系统的划分 / 3
　　二、解剖学姿势、常用方位术语和切面术语 / 3
　　　　（一）解剖学姿势 / 3
　　　　（二）常用方位术语 / 3
　　　　（三）切面术语 / 4

第一章　细胞和基本组织 / 5

第一节　细胞 / 5
　　一、细胞的形态结构 / 5
　　　　（一）细胞膜 / 5
　　　　（二）细胞质 / 6
　　　　（三）细胞核 / 7
　　二、细胞的增殖 / 8
　　　　（一）分裂间期 / 8
　　　　（二）分裂期 / 8

第二节　基本组织 / 8
　　一、上皮组织 / 8
　　　　（一）被覆上皮 / 9
　　　　（二）腺上皮 / 10
　　　　（三）感觉上皮 / 10
　　二、结缔组织 / 10
　　　　（一）固有结缔组织 / 11

　　　　（二）软骨组织和软骨 / 12
　　　　（三）骨组织和骨 / 12
　　　　（四）血液 / 13
　　三、肌组织 / 14
　　　　（一）骨骼肌 / 14
　　　　（二）平滑肌 / 16
　　　　（三）心肌 / 16
　　四、神经组织 / 16
　　　　（一）神经元 / 16
　　　　（二）神经胶质细胞 / 19

第二章　运动系统 …………………………… 21

第一节　骨学 / 21
　　一、骨的形态 / 21
　　二、骨的构造 / 23
　　三、骨的理化特性 / 23
　　四、躯干骨 / 24
　　　　（一）椎骨 / 24
　　　　（二）胸骨 / 25
　　　　（三）肋 / 25
　　五、上肢骨 / 27
　　　　（一）上肢带骨 / 27
　　　　（二）自由上肢骨 / 27
　　六、下肢骨 / 30
　　　　（一）下肢带骨 / 30
　　　　（二）自由下肢骨 / 30
　　七、颅骨 / 31
　　　　（一）脑颅骨 / 32
　　　　（二）面颅骨 / 34
　　　　（三）颅的整体观 / 34
第二节　关节学 / 36
　　一、直接连结 / 36
　　二、间接连结 / 36
　　　　（一）关节的主要结构 / 36
　　　　（二）关节的辅助结构 / 37
　　　　（三）关节的运动形式 / 37
　　三、躯干骨的连结 / 38
　　　　（一）椎骨间的连结 / 38

　　　　（二）脊柱 / 38
　　　　（三）胸廓 / 38
　　四、上肢骨的连结 / 40
　　　　（一）上肢带连结 / 40
　　　　（二）自由上肢连结 / 40
　　五、下肢骨的连结 / 40
　　　　（一）下肢带连结 / 40
　　　　（二）自由下肢连结 / 41
　　六、颅骨的连结 / 43
第三节　肌学 / 45
　　一、肌的形态和构造 / 46
　　二、肌的起止和辅助装置 / 46
　　三、躯干肌 / 46
　　　　（一）背肌 / 46
　　　　（二）胸肌 / 47
　　　　（三）膈 / 48
　　　　（四）腹肌 / 48
　　四、头颈肌 / 51
　　　　（一）头肌 / 51
　　　　（二）颈肌 / 51
　　五、上肢肌 / 51
　　　　（一）肩肌 / 53
　　　　（二）臂肌 / 53
　　　　（三）前臂肌 / 54
　　　　（四）手肌 / 55
　　六、下肢肌 / 55
　　　　（一）髋肌 / 55
　　　　（二）大腿肌 / 57
　　　　（三）小腿肌 / 57
　　　　（四）足肌 / 58

第三章　消化系统　　60

第一节　消化管 / 60
　　一、消化管的一般结构和腹部分区 / 60
　　　　（一）消化管的一般结构 / 60
　　　　（二）腹部分区 / 61
　　二、口腔 / 62
　　　　（一）口腔壁 / 62

　　　　　（二）口腔内和口腔旁结构 / 62
　　　三、咽 / 65
　　　　　（一）咽的形态和位置 / 65
　　　　　（二）咽的分部和结构 / 65
　　　四、食管 / 65
　　　　　（一）食管的位置 / 65
　　　　　（二）食管的狭窄 / 65
　　　五、胃 / 66
　　　　　（一）胃的形态和分部 / 66
　　　　　（二）胃的位置 / 66
　　　六、小肠 / 67
　　　　　（一）十二指肠 / 67
　　　　　（二）空肠和回肠 / 67
　　　七、大肠 / 67
　　　　　（一）盲肠和阑尾 / 67
　　　　　（二）结肠 / 68
　　　　　（三）直肠和肛管 / 68
　第二节　消化腺 / 69
　　　一、肝 / 69
　　　　　（一）肝的形态 / 69
　　　　　（二）肝的位置 / 70
　　　　　（三）肝的组织结构 / 70
　　　　　（四）肝外胆道 / 71
　　　二、胰 / 72
　　　　　（一）胰的形态 / 72
　　　　　（二）胰的位置 / 72
　第三节　腹膜 / 72

第四章　呼吸系统 ······ 73

第一节　肺外呼吸道 / 73
　　　一、鼻 / 73
　　　　　（一）外鼻 / 73
　　　　　（二）鼻腔 / 73
　　　　　（三）鼻旁窦 / 74
　　　二、咽 / 74
　　　三、喉 / 75
　　　四、气管和主支气管 / 76
第二节　肺 / 76

　　　　一、肺的位置、形态和分叶 / 76
　　　　二、肺的组织结构 / 77
　　第三节　胸膜和纵隔 / 79
　　　　一、胸膜 / 79
　　　　二、纵隔 / 80

第五章　泌尿系统 … 81

　　第一节　肾 / 82
　　　　一、肾的形态 / 82
　　　　二、肾的内部结构 / 82
　　　　三、肾的组织结构 / 82
　　　　四、肾的位置和被膜 / 85
　　第二节　输尿管、膀胱和尿道 / 86
　　　　一、输尿管 / 86
　　　　二、膀胱 / 87
　　　　三、尿道 / 87

第六章　生殖系统 … 89

　　第一节　男性生殖器 / 89
　　　　一、内生殖器 / 89
　　　　　（一）睾丸 / 89
　　　　　（二）附睾 / 90
　　　　　（三）输精管和射精管 / 90
　　　　　（四）附属腺 / 91
　　　　二、外生殖器 / 91
　　　　　（一）阴囊 / 91
　　　　　（二）阴茎 / 92
　　　　　（三）男尿道 / 93
　　第二节　女性生殖器 / 94
　　　　一、内生殖器 / 94
　　　　　（一）卵巢 / 94
　　　　　（二）输卵管 / 94
　　　　　（三）子宫 / 95
　　　　　（四）阴道 / 95
　　　　二、外生殖器 / 96
　　　　［附］乳房 / 97

第七章 循环系统 … 98

第一节 心血管系统 / 98
一、心 / 99
(一) 心的位置和外形 / 99
(二) 心各腔的结构 / 100
(三) 心壁 / 104
(四) 心的传导系统 / 104
(五) 心的血管 / 104
(六) 心包 / 105
二、血管 / 105
(一) 肺循环的血管 / 105
(二) 体循环的血管 / 106

第二节 淋巴系统 / 115
一、淋巴管道 / 115
(一) 毛细淋巴管 / 115
(二) 淋巴管 / 116
(三) 淋巴干 / 116
(四) 淋巴导管 / 117
二、淋巴器官 / 117
(一) 淋巴结 / 117
(二) 脾 / 117

第八章 内分泌系统 … 118

一、甲状腺 / 118
二、甲状旁腺 / 119
三、肾上腺 / 119
四、垂体 / 119
五、松果体 / 121
六、胸腺 / 121

第九章 感觉器官 … 122

第一节 视觉器官 / 122
一、眼球 / 122
(一) 眼球壁 / 122
(二) 眼球内容物 / 124
二、眼副器 / 125

　　　　　（一）眼睑 / 125
　　　　　（二）结膜 / 125
　　　　　（三）泪器 / 125
　　　　　（四）眼球外肌 / 126
　第二节　前庭蜗器 / 126
　　　　一、外耳 / 126
　　　　二、中耳 / 127
　　　　三、内耳 / 128
　　　　　（一）骨迷路 / 129
　　　　　（二）膜迷路 / 130

第十章　神经系统 ………… 132

　第一节　概述 / 132
　　　　一、神经系统的区分 / 132
　　　　　（一）按位置和功能区分 / 132
　　　　　（二）按分布对象区分 / 133
　　　　二、反射和反射弧 / 133
　　　　三、常用术语 / 134
　第二节　脊髓和脊神经 / 134
　　　　一、脊髓 / 134
　　　　　（一）脊髓的位置和外形 / 134
　　　　　（二）脊髓的内部结构 / 137
　　　　二、脊神经 / 138
　　　　　（一）后支 / 138
　　　　　（二）前支 / 139
　第三节　脑和脑神经 / 143
　　　　一、脑 / 143
　　　　　（一）脑干 / 143
　　　　　（二）小脑 / 147
　　　　　（三）间脑 / 147
　　　　　（四）端脑 / 149
　　　　二、脑神经 / 153
　　　　　（一）嗅神经 / 153
　　　　　（二）视神经 / 153
　　　　　（三）动眼神经 / 153
　　　　　（四）滑车神经 / 155
　　　　　（五）三叉神经 / 155
　　　　　（六）展神经 / 157

(七) 面神经 / 157
(八) 前庭蜗神经 / 157
(九) 舌咽神经 / 157
(十) 迷走神经 / 158
(十一) 副神经 / 160
(十二) 舌下神经 / 160

[附] 角膜反射 / 160

第四节 传导通路 / 161
一、感觉传导通路 / 161
(一) 本体觉传导通路 / 161
(二) 浅感觉传导通路 / 162
(三) 视觉传导通路 / 163

二、运动传导通路 / 163
(一) 锥体系 / 163
(二) 锥体外系 / 164

第五节 自主神经系统 / 165
一、内脏运动神经 / 165
(一) 交感神经 / 167
(二) 副交感神经 / 168

二、内脏感觉神经 / 168

第六节 脑和脊髓的被膜、脑室、脑脊液 / 168
一、脑和脊髓的被膜 / 168
(一) 脊髓的被膜 / 169
(二) 脑的被膜 / 169

二、脑室 / 172
三、脑脊液及其循环 / 172

第七节 脑的血管 / 173
一、脑的动脉 / 173
(一) 颈内动脉 / 173
(二) 椎动脉 / 174

二、脑的静脉 / 174

下篇 生理学

绪论 179

第一节 生理学的研究内容和任务 / 179
一、生理学的研究对象和任务 / 179
二、生理学的研究方法和内容 / 179

　　　　（一）生理学的研究方法 / 179
　　　　（二）生理学的研究内容 / 180
　第二节　生命活动的基本特征 / 181
　　　一、新陈代谢 / 181
　　　二、兴奋性 / 181
　　　三、适应性 / 181
　　　四、生殖 / 182
　第三节　体液、内环境与稳态 / 182
　　　一、体液 / 182
　　　二、内环境 / 182
　　　三、稳态 / 182
　第四节　机体功能活动的调节 / 183
　　　一、机体功能的调节方式 / 183
　　　　（一）神经调节 / 183
　　　　（二）体液调节 / 184
　　　　（三）自身调节 / 184
　　　二、机体功能活动的控制方式 / 184
　　　　（一）反馈控制系统 / 185
　　　　（二）前馈控制系统 / 185

第一章　细胞的基本功能 …………………… 186

　第一节　细胞膜的基本结构和
　　　　　物质转运功能 / 186
　　　一、细胞膜的基本结构 / 186
　　　　（一）脂质双分子层 / 186
　　　　（二）细胞膜蛋白 / 187
　　　　（三）细胞膜的糖类 / 187
　　　二、细胞膜的跨膜物质转运功能 / 187
　　　　（一）被动转运 / 187
　　　　（二）主动转运 / 189
　　　　（三）胞吐和胞吞 / 190
　第二节　细胞的跨膜信号转导功能 / 190
　　　一、G蛋白耦联受体介导的信号转导 / 191
　　　　（一）参与G蛋白耦联受体跨膜信号转导的信号分子 / 191
　　　　（二）G蛋白耦联受体信号转导的主要途径 / 192
　　　二、酪氨酸激酶受体介导的信号转导 / 192
　　　三、离子通道受体介导的信号转导 / 193
　第三节　细胞的生物电现象 / 193

一、神经和骨骼肌细胞的生物电现象 / 193
　　（一）生物电现象的观察和记录方法 / 193
　　（二）静息电位及其产生机制 / 194
　　（三）动作电位及其产生机制 / 195
二、兴奋的引起和兴奋在同一细胞上的传导 / 196
　　（一）刺激引起兴奋的条件 / 196
　　（二）阈电位 / 197
　　（三）阈下刺激和局部反应 / 197
　　（四）细胞兴奋后兴奋性的周期性变化 / 197
　　（五）兴奋在同一细胞上的传导 / 198

第四节　骨骼肌细胞的收缩功能 / 199
一、骨骼肌细胞的微细结构 / 199
　　（一）肌原纤维和肌小节 / 199
　　（二）肌管系统 / 200
二、骨骼肌细胞的收缩机制 / 200
　　（一）骨骼肌收缩的分子机制 / 200
　　（二）骨骼肌的兴奋-收缩耦联 / 201
三、骨骼肌收缩的外部表现和力学分析 / 202
　　（一）骨骼肌收缩的外部表现 / 202
　　（二）骨骼肌收缩的力学分析 / 202

第二章　血液 ········ 204

第一节　概述 / 204
一、血液的组成及血量 / 204
　　（一）血液的组成 / 204
　　（二）血量 / 205
二、血液的理化特性 / 205
　　（一）血液的密度 / 205
　　（二）血液的黏滞性 / 205
　　（三）血浆渗透压 / 205
　　（四）血浆酸碱度 / 206
三、血液的生理功能 / 206

第二节　血细胞生理 / 207
一、红细胞 / 207
　　（一）红细胞的数量和功能 / 207
　　（二）红细胞的生理特性 / 207
　　（三）红细胞生成与破坏的调节 / 208
二、白细胞 / 209

　　　　　（一）白细胞的数量和分类 / 209
　　　　　（二）白细胞的生理特性和功能 / 209
　　　　　（三）白细胞生成与破坏的调节 / 210
　　　三、血小板 / 210
　　　　　（一）血小板的数量 / 210
　　　　　（二）血小板的生理特性 / 210
　　　　　（三）血小板的生理功能 / 211
　　　　　（四）血小板生成与破坏的调节 / 211
　第三节　血液凝固与纤维蛋白溶解 / 212
　　　一、血液凝固 / 212
　　　　　（一）凝血因子 / 212
　　　　　（二）血液凝固过程 / 212
　　　二、抗凝系统与纤维蛋白溶解 / 213
　　　　　（一）抗凝系统 / 213
　　　　　（二）纤维蛋白溶解 / 213
　第四节　血型与输血 / 214
　　　一、血型与红细胞凝集 / 214
　　　二、ABO血型系统 / 214
　　　三、Rh血型系统 / 215
　　　四、输血原则 / 215

第三章　血液循环 ········· 217

　第一节　心肌细胞的生物电现象与生理特性 / 217
　　　一、心肌细胞的生物电现象 / 217
　　　　　（一）工作细胞的跨膜电位及其形成机制 / 218
　　　　　（二）自律细胞的跨膜电位及其形成机制 / 219
　　　二、心肌的生理特性 / 221
　　　　　（一）自动节律性 / 221
　　　　　（二）传导性 / 222
　　　　　（三）兴奋性 / 222
　　　　　（四）收缩性 / 224
　　　三、心电图 / 225
　　　　　（一）心电图的导联及其波形 / 225
　　　　　（二）正常心电图 / 226
　第二节　心脏的泵血功能 / 227
　　　一、心动周期和心率 / 227
　　　二、心脏泵血过程及其机制 / 227
　　　三、心脏泵血功能的评价 / 229

　　　　　　(一) 每搏输出量与射血分数 / 229
　　　　　　(二) 心输出量与心指数 / 229
　　　　　　(三) 心脏做功 / 230
　　　　四、影响心脏泵血功能的因素 / 230
　　　　　　(一) 每搏输出量 / 230
　　　　　　(二) 心率 / 231
　　　　五、心泵功能的储备 / 231
　　　　　　(一) 心率储备 / 231
　　　　　　(二) 每搏输出量储备 / 232
　　　　六、心音 / 232
　　　　　　(一) 第一心音 / 232
　　　　　　(二) 第二心音 / 232
　　第三节　血管生理 / 232
　　　　一、各类血管的结构和功能特点 / 232
　　　　二、血流量、血流阻力和血压 / 233
　　　　　　(一) 血流量与血流速度 / 233
　　　　　　(二) 血流阻力 / 234
　　　　　　(三) 血压 / 234
　　　　三、动脉血压和动脉脉搏 / 234
　　　　　　(一) 动脉血压 / 234
　　　　　　(二) 动脉脉搏 / 236
　　　　四、微循环 / 237
　　　　　　(一) 微循环的组成和血流通路 / 237
　　　　　　(二) 微循环血流量的调节 / 238
　　　　　　(三) 血液和组织液之间的物质交换 / 238
　　　　五、组织液的生成和回流 / 239
　　　　　　(一) 组织液生成和回流的机制 / 239
　　　　　　(二) 影响组织液生成和回流的因素 / 239
　　　　六、淋巴液的生成和回流 / 240
　　　　七、静脉血压和静脉回流 / 240
　　　　　　(一) 静脉血压 / 240
　　　　　　(二) 静脉回流及其影响因素 / 241
　　第四节　心血管功能活动的调节 / 241
　　　　一、神经调节 / 241
　　　　　　(一) 心脏和血管的神经支配及其作用 / 241
　　　　　　(二) 心血管中枢 / 243
　　　　　　(三) 心血管反射 / 243
　　　　二、体液调节 / 245
　　　　　　(一) 肾上腺素和去甲肾上腺素 / 245

　　　　（二）肾素-血管紧张素系统 / 245
　　　　（三）心房钠尿肽 / 246
　　　　（四）其他体液性调节 / 246
　　三、自身调节 / 246
　　　　（一）肌源学说 / 247
　　　　（二）局部代谢产物学说 / 247
第五节　器官循环 / 247
　　一、冠脉循环 / 247
　　　　（一）冠脉循环的血流特点 / 247
　　　　（二）冠脉血流量的调节 / 248
　　二、脑循环 / 248
　　　　（一）脑血流的特点 / 249
　　　　（二）脑血流量的调节 / 249

第四章　呼吸 ······ 250

第一节　肺通气 / 250
　　一、肺通气的动力 / 250
　　　　（一）呼吸运动 / 250
　　　　（二）肺内压 / 251
　　　　（三）胸膜腔与胸膜腔内压 / 252
　　二、肺通气的阻力 / 253
　　　　（一）弹性阻力与顺应性 / 253
　　　　（二）非弹性阻力 / 255
　　　　（三）呼吸功 / 255
　　三、肺通气功能的评价 / 255
　　　　（一）肺容积 / 255
　　　　（二）肺容量 / 256
　　四、肺通气量 / 256
　　　　（一）每分通气量与最大通气量 / 257
　　　　（二）无效腔与肺泡通气量 / 257
第二节　呼吸气体的交换 / 257
　　一、气体交换的原理 / 258
　　　　（一）气体扩散 / 258
　　　　（二）气体扩散速率与影响因素 / 258
　　二、肺换气和组织换气 / 258
　　　　（一）体内不同部位的氧及二氧化碳分压 / 258
　　　　（二）肺换气过程 / 259
　　　　（三）影响肺换气的因素 / 259

　　　　　　（四）组织换气过程 / 260
　　第三节　气体在血液中的运输 / 260
　　　　一、氧的运输 / 260
　　　　　　（一）血红蛋白与氧的可逆性结合 / 260
　　　　　　（二）氧解离曲线及其影响因素 / 261
　　　　二、二氧化碳的运输 / 262
　　　　　　（一）二氧化碳的运输形式 / 262
　　　　　　（二）二氧化碳解离曲线 / 263
　　第四节　呼吸运动的调节 / 264
　　　　一、呼吸中枢和呼吸节律的形成 / 264
　　　　　　（一）呼吸中枢 / 264
　　　　　　（二）呼吸节律的形成机制 / 265
　　　　二、呼吸的反射性调节 / 266
　　　　　　（一）呼吸的机械性反射调节 / 266
　　　　　　（二）呼吸的化学感受性调节 / 267

第五章　消化和吸收 269

第一节　概述 / 269
　　一、消化道平滑肌的特性 / 269
　　　　（一）一般生理特性 / 269
　　　　（二）电生理特性 / 270
　　二、胃肠道的神经支配及其作用 / 270
　　　　（一）自主神经系统 / 270
　　　　（二）内在神经系统 / 271
　　三、消化腺的分泌功能 / 271
　　　　（一）消化腺分泌方式 / 271
　　　　（二）消化液成分及其作用 / 271
　　四、消化道的内分泌功能 / 271
　　　　（一）消化道内分泌细胞的类型 / 272
　　　　（二）胃肠激素的作用 / 272
第二节　口腔内消化 / 273
　　一、唾液的分泌 / 273
　　　　（一）唾液的性质、成分及作用 / 273
　　　　（二）唾液分泌的调节 / 273
　　二、咀嚼和吞咽 / 273
第三节　胃内消化 / 274
　　一、胃液的分泌 / 274
　　　　（一）胃液的性质、成分及作用 / 274

　　　　　　（二）胃液分泌的调节 / 276
　　　二、胃的运动 / 277
　　　　　　（一）胃的运动形式和作用 / 277
　　　　　　（二）胃的排空及其控制 / 277

第四节　小肠内消化 / 278
　　　一、胰液的分泌 / 278
　　　　　　（一）胰液的性质、成分及作用 / 278
　　　　　　（二）胰液分泌的调节 / 279
　　　二、胆汁的分泌和排出 / 279
　　　　　　（一）胆汁的性质、成分及作用 / 279
　　　　　　（二）胆汁分泌与排放的调节 / 279
　　　三、小肠液的分泌 / 280
　　　　　　（一）小肠液的组成与作用 / 280
　　　　　　（二）小肠液分泌的调节 / 280
　　　四、小肠的运动 / 280
　　　　　　（一）小肠的运动形式 / 280
　　　　　　（二）小肠运动的调节 / 281

第五节　大肠的功能 / 281
　　　一、大肠液的分泌和作用 / 281
　　　二、大肠的运动和排便 / 282
　　　　　　（一）大肠的运动形式 / 282
　　　　　　（二）排便反射 / 282

第六节　吸收 / 282
　　　一、吸收的部位及其特点 / 282
　　　二、小肠内主要营养物质的吸收 / 283
　　　　　　（一）水 / 283
　　　　　　（二）无机盐 / 284
　　　　　　（三）糖 / 284
　　　　　　（四）蛋白质 / 284
　　　　　　（五）脂肪 / 285

第六章　体温　286

第一节　体温和体热平衡 / 286
　　　一、体温的概念和生理变动 / 286
　　　　　　（一）人体温度正常值 / 286
　　　　　　（二）体温的生理变动 / 287
　　　二、体热平衡 / 287
　　　　　　（一）体热来源与基础代谢 / 287

　　　　　（二）产热过程 / 288
　　　　　（三）散热过程 / 288
　　第二节　体温调节 / 290
　　　　一、自主性体温调节 / 290
　　　　　（一）温度感受器 / 290
　　　　　（二）体温调节中枢及调定点 / 291
　　　　　（三）体液调节 / 292
　　　　二、行为性体温调节 / 292

第七章　尿的生成和排出 293

　　第一节　肾脏的微细结构和血液循环 / 293
　　　　一、肾脏的微细结构 / 293
　　　　　（一）肾单位 / 293
　　　　　（二）球旁器 / 295
　　　　二、肾脏血液循环 / 295
　　第二节　肾小球的滤过功能 / 296
　　　　一、滤过膜及其通透性 / 296
　　　　二、有效滤过压 / 297
　　　　三、影响肾小球滤过的因素 / 297
　　　　　（一）滤过膜面积与通透性 / 297
　　　　　（二）有效滤过压 / 297
　　　　　（三）肾血浆流量 / 298
　　第三节　肾小管和集合管的物质转运功能 / 298
　　　　一、肾小管和集合管的物质转运概述 / 298
　　　　　（一）重吸收的部位和特点 / 298
　　　　　（二）重吸收的途径和方式 / 299
　　　　二、肾小管和集合管中物质的重吸收与分泌 / 299
　　　　　（一）Na^+、Cl^-和水的重吸收 / 299
　　　　　（二）HCO_3^-重吸收及NH_3与H^+的分泌 / 300
　　　　　（三）K^+重吸收与分泌 / 300
　　　　　（四）葡萄糖和氨基酸的重吸收 / 301
　　第四节　尿液的浓缩和稀释 / 301
　　　　一、尿液浓缩和稀释的机制 / 301
　　　　　（一）肾髓质高渗梯度现象 / 301
　　　　　（二）肾髓质渗透压梯度的形成机制 / 302
　　　　　（三）直小血管在保持肾髓质渗透压梯度中的作用 / 303
　　　　二、尿液浓缩和稀释的过程 / 303
　　　　　（一）尿浓缩 / 303

        (二)尿稀释 / 303
　第五节　尿生成的调节 / 304
        一、肾内自身调节 / 304
            (一)小管液中溶质浓度的影响 / 304
            (二)球-管平衡 / 304
        二、体液调节 / 304
            (一)血管升压素 / 304
            (二)醛固酮 / 305
            (三)心房钠尿肽 / 306
    第六节　血浆清除率 / 307
        一、肾小球滤过率的测定方法 / 307
            (一)菊粉清除率 / 307
            (二)内生肌酐清除率 / 307
        二、肾血浆流量的测定方法 / 307
    第七节　排尿活动 / 308
        一、膀胱和尿道的神经支配及作用 / 308
        二、排尿反射 / 309

第八章　内分泌 / 310

    第一节　概述 / 310
        一、激素的分类 / 310
            (一)含氮激素 / 311
            (二)类固醇(甾体)激素 / 311
        二、激素作用的一般特性 / 311
            (一)激素的信息传递作用 / 311
            (二)激素作用的相对特异性 / 311
            (三)激素的高效能生物放大作用 / 311
            (四)激素间的相互作用 / 312
        三、激素作用的机制 / 312
            (一)含氮激素的作用机制——第二信使学说 / 312
            (二)类固醇激素作用机制——基因表达学说 / 312
    第二节　下丘脑和垂体 / 313
        一、下丘脑和垂体的联系 / 313
            (一)下丘脑和腺垂体 / 313
            (二)下丘脑和神经垂体 / 314
        二、腺垂体 / 314
            (一)生长激素 / 315
            (二)催乳素 / 316

　　　　　　（三）促黑激素 / 316
　　　三、神经垂体 / 317
　　　　　　（一）血管升压素 / 317
　　　　　　（二）缩宫素 / 317
第三节　甲状腺 / 317
　　　一、甲状腺激素的合成与代谢 / 318
　　　　　　（一）甲状腺滤泡聚碘 / 318
　　　　　　（二）I^- 的活化 / 318
　　　　　　（三）酪氨酸碘化与甲状腺激素的合成 / 318
　　　　　　（四）甲状腺激素的储存、释放、运输与代谢 / 319
　　　二、甲状腺激素的生理作用 / 319
　　　　　　（一）对代谢的影响 / 319
　　　　　　（二）对生长发育的影响 / 320
　　　　　　（三）对神经系统的影响 / 320
　　　　　　（四）对心血管系统的影响 / 320
　　　三、甲状腺功能的调节 / 321
　　　　　　（一）下丘脑-腺垂体-甲状腺轴的调节 / 321
　　　　　　（二）甲状腺的自身调节 / 322
　　　　　　（三）自主神经对甲状腺活动的影响 / 322
第四节　甲状旁腺和甲状腺C细胞 / 322
　　　一、甲状旁腺激素 / 322
　　　　　　（一）甲状旁腺激素的生理作用 / 322
　　　　　　（二）甲状旁腺激素分泌的调节 / 323
　　　二、降钙素 / 323
　　　　　　（一）降钙素的生理作用 / 323
　　　　　　（二）降钙素分泌的调节 / 324
　　　三、1,25-二羟维生素D_3 / 324
　　　　　　（一）1,25-二羟维生素D_3 的生成 / 324
　　　　　　（二）1,25-二羟维生素D_3 的生理作用 / 324
第五节　肾上腺 / 325
　　　一、肾上腺皮质激素 / 325
　　　　　　（一）糖皮质激素 / 326
　　　　　　（二）盐皮质激素 / 327
　　　二、肾上腺髓质激素 / 327
　　　　　　（一）肾上腺髓质激素的生理作用 / 328
　　　　　　（二）肾上腺髓质激素分泌的调节 / 328
第六节　胰岛 / 329
　　　一、胰岛素 / 329
　　　　　　（一）胰岛素的生理作用 / 329

　　　　　（二）胰岛素分泌的调节 / 330
　　二、胰高血糖素 / 331
　　　　　（一）胰高血糖素的生理作用 / 331
　　　　　（二）胰高血糖素分泌的调节 / 331
第七节　性腺 / 332
　　一、睾丸的内分泌功能 / 332
　　　　　（一）睾酮的生理作用 / 332
　　　　　（二）睾丸内分泌功能的调节 / 333
　　二、卵巢的内分泌功能 / 333
　　　　　（一）雌激素的生理作用 / 333
　　　　　（二）孕激素的生理作用 / 334
　　三、卵巢的内分泌与月经周期 / 334
　　　　　（一）卵泡期（排卵前期）/ 334
　　　　　（二）黄体期（排卵后期）/ 335
　　四、胎盘的内分泌功能 / 335
　　　　　（一）人绒毛膜促性腺激素 / 335
　　　　　（二）胎盘雌激素和孕激素 / 335
　　　　　（三）绒毛膜生长素 / 336

第九章　神经系统的功能 337

第一节　神经元和突触 / 337
　　一、神经元 / 337
　　　　　（一）神经元的结构和功能 / 337
　　　　　（二）神经纤维的分类 / 338
　　　　　（三）神经纤维兴奋传导的特征 / 338
　　　　　（四）神经纤维的轴质运输 / 338
　　　　　（五）神经的营养性作用和神经营养因子 / 338
　　二、突触传递 / 339
　　　　　（一）化学性突触的结构和分类 / 339
　　　　　（二）定向突触信息传递的过程 / 340
　　三、神经递质和受体 / 343
　　　　　（一）神经递质 / 343
　　　　　（二）受体 / 344
第二节　反射中枢活动的一般规律 / 346
　　一、反射中枢 / 346
　　二、反射中枢神经元的联系方式 / 346
　　三、反射中枢兴奋传递的特征 / 346
　　四、中枢抑制 / 347

　　　　　　（一）突触后抑制 / 347
　　　　　　（二）突触前抑制 / 348
　　　五、中枢易化 / 349
　第三节　神经系统的感觉功能 / 349
　　　一、脊髓的感觉传导功能 / 349
　　　二、丘脑与感觉投射系统 / 349
　　　　　（一）丘脑核团 / 349
　　　　　（二）感觉投射系统 / 350
　　　三、大脑皮质的感觉分析功能 / 350
　　　　　（一）体表感觉 / 350
　　　　　（二）本体感觉 / 351
　　　　　（三）内脏感觉 / 351
　　　　　（四）特殊感觉 / 351
　　　四、痛觉 / 351
　　　　　（一）皮肤痛觉 / 351
　　　　　（二）内脏痛与牵涉痛 / 352
　第四节　神经系统对躯体运动的调节 / 352
　　　一、脊髓对躯体运动的调节 / 352
　　　　　（一）脊髓前角运动神经元 / 352
　　　　　（二）脊髓的躯体反射 / 353
　　　　　（三）脊休克 / 353
　　　二、脑干对肌紧张的调节 / 353
　　　　　（一）脑干网状结构易化区与抑制区 / 353
　　　　　（二）去大脑僵直 / 354
　　　三、小脑对躯体运动的调节 / 354
　　　　　（一）维持身体平衡 / 354
　　　　　（二）协调随意运动与调节肌紧张 / 354
　　　　　（三）参与随意运动设计 / 355
　　　四、基底神经节对躯体运动的调节 / 355
　　　　　（一）基底神经节的组成 / 355
　　　　　（二）基底神经节的功能与损伤时病变 / 355
　　　五、大脑皮质对躯体运动的调节 / 355
　　　　　（一）大脑皮质的运动区 / 355
　　　　　（二）躯体运动的传导系统 / 356
　第五节　神经系统对内脏活动的调节 / 356
　　　一、自主神经系统的功能及其特征 / 356
　　　　　（一）自主神经系统的功能 / 356
　　　　　（二）自主神经系统的功能特征 / 357
　　　二、各级中枢对内脏活动的调节 / 358

　　　　　（一）脊髓 / 358
　　　　　（二）低位脑干 / 358
　　　　　（三）下丘脑 / 358
　　　　　（四）大脑皮质 / 358
　　第六节　脑的高级功能 / 359
　　　　一、大脑皮质的生物电活动 / 359
　　　　　（一）正常脑电图 / 359
　　　　　（二）脑电波形成的机制 / 360
　　　　　（三）皮质诱发电位 / 360
　　　　二、觉醒和睡眠 / 360
　　　　　（一）觉醒状态的维持 / 360
　　　　　（二）睡眠的时相 / 361
　　　　　（三）睡眠的发生机制 / 361
　　　　三、学习与记忆 / 361
　　　　　（一）学习的形式 / 361
　　　　　（二）条件反射活动的基本规律 / 361
　　　　　（三）记忆的过程 / 362
　　　　　（四）学习记忆的机制 / 362
　　　　四、大脑皮质的语言中枢与一侧优势 / 362
　　　　　（一）大脑皮质的语言中枢 / 362
　　　　　（二）大脑皮质功能的一侧优势 / 363

第十章　感觉器官的功能　364

　　第一节　概述 / 364
　　　　一、感受器和感觉器官 / 364
　　　　二、感受器的一般生理特性 / 364
　　　　　（一）适宜刺激 / 364
　　　　　（二）换能作用 / 365
　　　　　（三）编码功能 / 365
　　　　　（四）适应现象 / 365
　　第二节　视觉器官功能 / 365
　　　　一、眼的折光功能 / 366
　　　　　（一）眼折光系统及光学特性 / 366
　　　　　（二）简化眼 / 366
　　　　　（三）眼的折光功能调节 / 366
　　　　　（四）眼的折光功能异常与矫正 / 367
　　　　二、视网膜的感光功能 / 368
　　　　　（一）视网膜的结构特点 / 368

　　　　（二）视网膜的两种感光换能系统 / 369
　　三、几种生理性视觉现象 / 370
　　　　（一）暗适应与明适应 / 370
　　　　（二）视力 / 370
　　　　（三）视野 / 370
第三节　听觉器官功能 / 371
　　一、外耳和中耳的功能 / 371
　　　　（一）外耳的功能 / 371
　　　　（二）中耳的功能 / 371
　　　　（三）声波传入内耳的途径 / 371
　　二、内耳(耳蜗)的功能 / 372
　　　　（一）耳蜗的结构特点 / 372
　　　　（二）耳蜗的感音换能作用 / 372
　　　　（三）耳蜗的生物电现象 / 373
第四节　前庭器官 / 373
　　一、前庭器的感受装置与适宜刺激 / 373
　　二、前庭反应与眼震颤 / 374

上篇

解剖学

绪 论

> **导学**
> 1. 掌握　常用方位术语和切面术语。
> 2. 熟悉　解剖学姿势。
> 3. 了解　人体器官的组成和系统的划分。

人体解剖学（human anatomy）是研究正常人体形态结构的科学，属于生物医学中形态学的范畴。学习人体解剖学的目的，在于理解和掌握人体正常的形态结构，为进一步学习和研究医药学基础和专业课程奠定必要的基础。

一、人体器官的组成和系统的划分

人体结构和功能的基本单位是细胞。细胞之间存在一些不具细胞形态的物质，称为细胞间质。许多形态和功能相似的细胞与细胞间质共同构成组织。人体组织分为上皮组织、结缔组织、肌组织和神经组织，它们是构成人体各器官和系统的基础，故称为基本组织。由几种组织互相结合，成为具有一定形态和功能的结构，称为器官。在结构和功能上密切相关、共同执行某种生理活动的一系列器官，构成一个系统。人体可分为运动、消化、呼吸、泌尿、生殖、循环、内分泌、感觉及神经9个系统。

二、解剖学姿势、常用方位术语和切面术语

（一）解剖学姿势

为了便于描述人体各器官结构的位置关系，人体解剖学规定了一个统一的标准姿势，称为解剖学姿势。解剖学姿势是：身体直立，两眼向前平视，两足并拢，足尖向前，两上肢自然下垂于躯干两侧，掌心向前。在观察和描述人体各部的位置及其相互关系时，都应按解剖学姿势进行描述。

（二）常用方位术语

按照解剖学姿势，人体解剖学规定了一些表示方位的名词术语。这些术语都是相应成对的，主要有：

1. **上（superior）和下（inferior）**　是描述器官或结构距颅顶或足底的相对远近关系的术语。近头者为上，近足者为下。

2. **前（anterior）和后（posterior）**　是描述器官或结构距身体前、后面相对远近关系的术语。

近腹者为前,也称腹侧;近背者为后,也称背侧。

3. 内侧（medial）和外侧（lateral） 是描述器官或结构距身体正中矢状面相对远近关系的术语。近正中矢状面者为内侧,远离正中矢状面者为外侧。前臂的内侧又称尺侧,外侧又称桡侧。小腿的内侧又称胫侧,外侧又称腓侧。

4. 内（internal）和外（external） 是描述空腔器官相互位置关系的术语。近内腔者为内,远离内腔者为外。

5. 浅（superficial）和深（profund） 是描述与皮肤表面相对距离关系的术语。在描述身体各部层次关系时,近皮肤者为浅,远离皮肤者为深。

6. 近侧（proximal）和远侧（distal） 在描述四肢各结构的方位时,距肢体根部较近者为近侧,距肢体根部较远者称远侧。

(三) 切面术语

常用的切面有以下 3 种。

1. 矢状面（sagittal plane） 即从前后方向,沿人体的长轴将人体纵切为左、右两部分的切面。若将人体沿正中线切为左、右完全对称的两半,该切面则称为正中矢状面。

2. 冠状面（coronal plane） 又称额状面,即从左右方向,沿人体的长轴将人体纵切为前、后两部分的切面。

3. 水平面（horizontal plane） 又称横切面,即与人体长轴垂直,将人体横切为上、下两部分的切面。与器官长轴垂直的切面,则称为该器官的横切面。

第一章 细胞和基本组织

导学

1. 掌握 细胞的主要形态结构；被覆上皮的分类及各自的结构特点；结缔组织的结构特征、疏松结缔组织的特点；神经元的形态结构和分类。
2. 熟悉 肌组织的分类和主要形态结构。
3. 了解 细胞的增殖；腺上皮；软骨组织和软骨；骨组织和骨；血液；神经胶质细胞。

第一节 细 胞

细胞是人体形态结构、生理功能和生长发育的基本单位，具有以新陈代谢为基础的生长、繁殖、分化、感应、衰老和死亡等生命特征。因此，研究细胞的结构和功能，能深入地理解人体的形态结构和生理功能。

一、细胞的形态结构

人体细胞的形态差异很大，类型繁多，大小不一，这与其功能和所处的环境相关。如血液中可以游走的白细胞呈球形；输送氧气的红细胞为双面凹陷的圆盘状；紧密排列的上皮细胞多呈扁平、立方或多边形；具有收缩功能的平滑肌细胞为长梭形；具有接受刺激和传导冲动的神经细胞，则有长短不同的突起等（图1-1-1）。这些都证明了细胞形态和功能是密切相关的。

细胞的形态和大小虽然有较大差异，但其一般结构都由细胞膜、细胞质和细胞核3部分构成。

（一）细胞膜

细胞膜（cell membrane）是细胞表面的一层薄膜。在光镜下不易分辨。在电子显微镜下可分为内、中、外3层结构，内、外两层电子密度高，呈深暗色；中间一层电子密度低，呈浅色。它是细胞中最常见的一种基本结构，凡具有该结构特点的膜称为单位膜。单位膜不仅见于各种细胞的表面，还见于细胞内的各种膜性结构上。

细胞膜主要由类脂、蛋白质和少量糖类组成。细胞膜的分子结构，目前公认的是"液态镶嵌模型"学说，即类脂双分子层不是凝固不动的，在正常生理条件下它处于液态，并具有一定的流动性

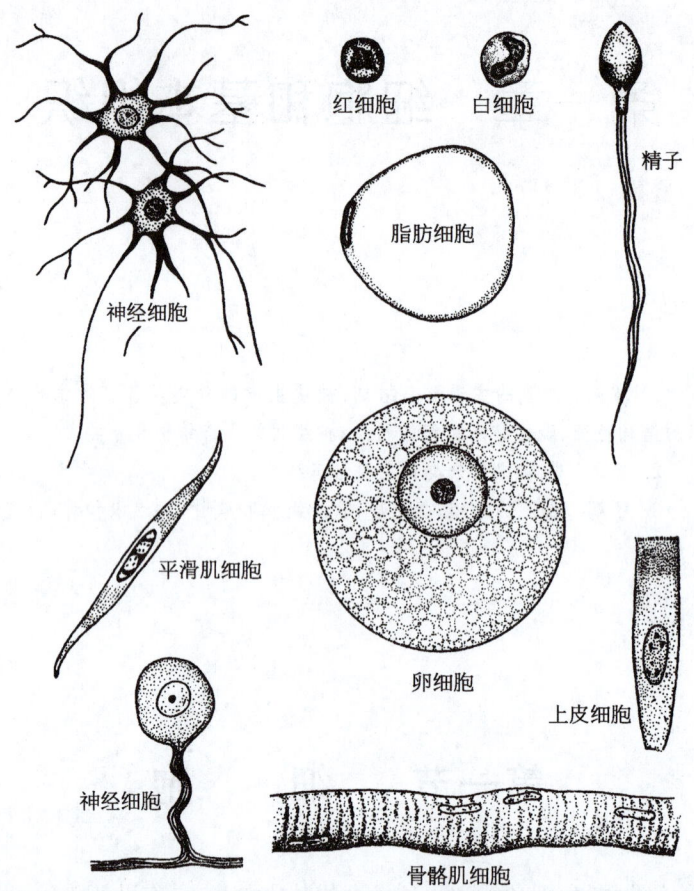

图 1-1-1 各种不同形态的细胞

和横向移动,在液态的类脂双分子层中,镶嵌着可以移动的球形蛋白质。膜中的蛋白质,一部分附着在类脂双分子层的内、外表面,称附着蛋白质;大部分嵌入或贯穿在内脂双分子层中,称为嵌入蛋白质;少量的多糖与膜外层的类脂分子结合则形成糖脂,若与膜上外露的蛋白质结合则形成糖蛋白。

细胞膜的功能主要有以下3种。① 保护功能:细胞膜能保持细胞的完整性。② 物质交换:细胞膜是一层半透膜,它能有选择地摄取或排出某些物质,从而维持细胞代谢的正常进行。③ 受体作用:受体是细胞膜上的嵌入蛋白质,它能选择地与细胞外的化学物质结合,从而调节细胞内的各种代谢活动。与受体进行特异性结合的化学物质称为配体,如激素、神经递质、抗原、药物等。

(二) 细胞质

细胞质(cytoplasm)位于细胞膜和细胞核之间,生活状态时呈透明的胶状物。胞质由基质、细胞器和内含物组成。

1. 基质 呈均质状态,为无定形的胶状物质,主要含有水、可溶性的酶、糖、无机盐离子等。

2. 细胞器 是胞质中具有一定形态并执行一定功能的结构,包括线粒体、内质网、高尔基复合体、中心体、溶酶体、微丝和微管等(图1-1-2)。

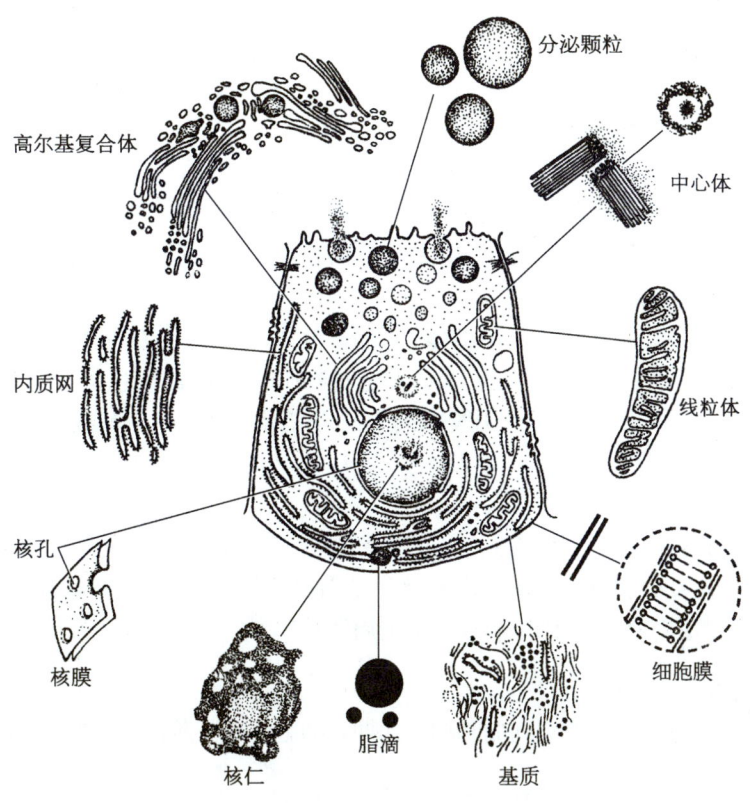

图 1-1-2　细胞的电镜结构图

(1) **线粒体**(mitochondria)：光镜下呈线状和粒状，电镜下观察是由两层单位膜围成的椭圆形小体。线粒体内含有多种酶系，是细胞内能量储存和供给的场所。

(2) **内质网**(endoplasmic reticulum)：电镜下是由一层单位膜围成的管状或囊状的结构，并相互吻合成网状，分为粗面内质网和滑面内质网。粗面内质网的主要功能是合成蛋白质，滑面内质网的功能复杂。

(3) **高尔基复合体**(Golgi complex)：光镜下位于细胞核的周围或一侧，呈块状或网状。电镜下是由一层单位膜围成的扁平囊泡状膜性网状系统。其功能与蛋白质合成和细胞分泌活动有关。

(4) **溶酶体**(lysosome)：由一层单位膜围成的小体，内含多种水解酶，对细胞吞饮、吞噬物进行消化分解，故称为细胞内"消化器"。

(5) **中心体**(centrosome)：位于胞核的附近，是一球形小体，由一团浓稠的胞质包绕着1～2个中心粒组成。中心体与细胞的分裂活动有关。

3. 内含物　是积聚在胞质中有一定形态的代谢产物或储存物质的总称，如糖原、脂肪、蛋白质、分泌颗粒和色素颗粒等。

(三) 细胞核

除成熟的红细胞外，人体内几乎所有的细胞都有细胞核，核的数量、形态和位置因细胞不同而有一定差异，但细胞核的结构相似。**细胞核**(cell nucleus)的基本结构包括核膜、核仁、染色质和核液(核基质)4部分。

1. 核膜(nuclear membrane) 为核表面的一层薄膜。电镜下观察核膜由两层单位膜构成,两层膜之间有间隙,称为核周隙。核膜上有许多孔,是核内、外物质交换的孔道。

2. 核仁(nucleolus) 呈圆形,位置不定,一般细胞有1~2个核仁。核仁由核糖核酸(RNA)和蛋白质组成。功能是合成核糖体。

3. 染色质(chromatin)和染色体(chromosome) 主要由脱氧核糖核酸和蛋白质构成。染色质和染色体是同一物质在细胞的不同时期的两种表现。在细胞分裂间期,染色质易被碱性染料着色,在光镜下染色深的称异染色质,染色较淡的称常染色质。当细胞进入分裂期时,染色质丝明显变短、变粗,形成短棒状的染色体。

人体的细胞有染色体共23对,其中22对为常染色体,1对为性染色体。性染色体与性别有关,男性为XY,女性为XX。染色体中的DNA是遗传物质的基础,故染色体是遗传物质的载体。

4. 核液(核基质) 在光镜下呈透明胶质状,其化学组成为水、酶、氨基酸和脂类等。

二、细胞的增殖

细胞的增殖是通过细胞分裂的方式实现的。细胞分裂分为无丝分裂和有丝分裂两种。有丝分裂是人体细胞的主要分裂方式。从上次有丝分裂结束开始,到下一次有丝分裂结束,所经历的全过程,称为细胞增殖周期,简称细胞周期。细胞周期又分为分裂间期和分裂期。

(一) 分裂间期

分裂间期是指细胞两次分裂之间的时期。此期是细胞的生长阶段,主要进行DNA复制,以及RNA和蛋白质的合成。

(二) 分裂期

分裂期的特点是复制的遗传物质平均分给两个子细胞的阶段。根据细胞分裂时形态的改变,将分裂期分为前期、中期、后期和末期4期。

1. 前期 中心体分裂为二,向两极移动,出现纺锤丝;染色质形成染色体;核膜、核仁逐渐消失。

2. 中期 染色体排列在细胞中央的赤道面上,并逐渐纵裂。

3. 后期 已纵裂的染色体彼此分离,向细胞两极移动。细胞中部缩窄呈哑铃状。

4. 末期 染色体又呈现为染色质,新的核膜和核仁出现,最后形成两个子细胞。

第二节 基本组织

人体的组织分为上皮组织、结缔组织、肌组织和神经组织4种。

一、上皮组织

上皮组织(epithelial tissue)简称上皮。其结构特点是:细胞数量多、形态规则,细胞间质少。上皮细胞排列紧密,并有极性,故上皮细胞分为游离面、基底面和侧面。上皮组织有基膜,一般无血管,但神经末梢丰富,感觉敏锐。

上皮组织按其分布和功能,可分为被覆上皮、腺上皮,具有保护、吸收、分泌和排泄等功能。

(一) 被覆上皮

被覆上皮(covering epithelium)是指覆于体表或衬在体内各种管、腔、囊内面的上皮,主要有保护和吸收等功能。

1. 单层扁平上皮(simple squamous epithelium) 由一层扁平细胞组成。从表面看,细胞为不规则的多边形,细胞边缘呈锯齿状,互相嵌合,胞核为圆形,位于细胞中央。侧面观,细胞扁平,仅在有核处稍厚(图1-1-3)。分布于心、血管和淋巴管内表面的单层扁平上皮,称内皮(endothelium)。内皮薄而光滑,故有利于血液、淋巴液的流动和毛细血管内、外物质的交换。分布在胸膜、腹膜、心包膜表面的单层扁平上皮,称间皮(mesothelium)。间皮表面湿润、光滑,有利于器官的活动,减少器官之间的摩擦。

2. 单层立方上皮(simple cuboidal epithelium) 由一层立方形细胞构成。从表面看,细胞呈六边或多边形。侧面观,细胞呈立方形,胞核为圆形,位于细胞中央(图1-1-4)。分布于肾小管、小叶间胆管和甲状腺滤泡等处,具有分泌和吸收的功能。

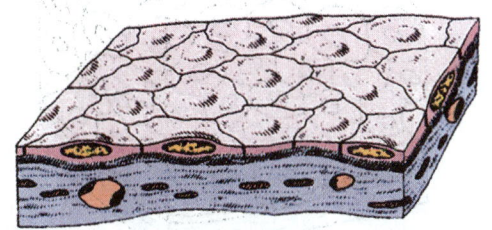

图1-1-3 单层扁平上皮模式图

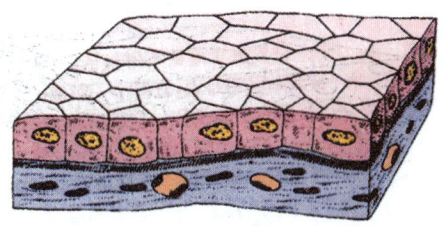

图1-1-4 单层立方上皮模式图

3. 单层柱状上皮(simple columnar epithelium) 从表面看,细胞形态与单层立方上皮相似。侧面观,细胞呈高柱状,胞核为椭圆形,靠近细胞的基底部(图1-1-5)。分布在胃、肠、胆囊、子宫等器官的内表面,具有分泌和吸收的功能。

4. 假复层纤毛柱状上皮(pseudostratified ciliated columnar epithelium) 从侧面观,由柱状细胞、梭形细胞、锥体形细胞和杯状细胞等构成(图1-1-6)。各种细胞的大小不等,各细胞核并不排列在同一水平上,看起来形似多层细胞,但所有细胞的基底部都附着在基膜上,实际上只有一层细胞。其中柱状细胞的游离面有纤毛,故称为假复层纤毛柱状上皮。此上皮主要分布在呼吸道的内表面,具有保护功能。

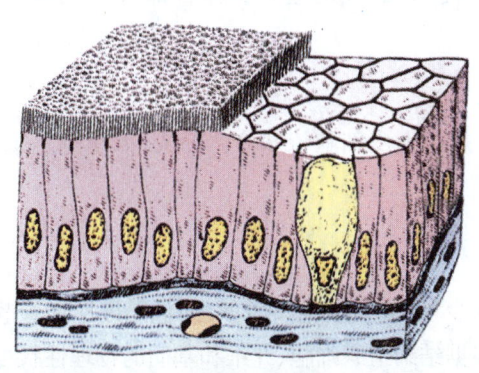

图1-1-5 单层柱状上皮模式图

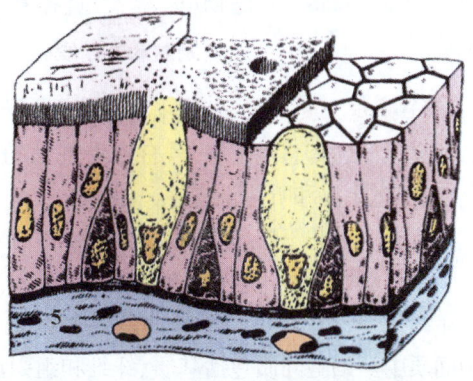

图1-1-6 假复层纤毛柱状上皮模式图

5. 复层扁平上皮(stratified squamous epithelium) 由多层细胞组成。从侧面观,浅层细胞呈扁平形,不断角化脱落;中间层细胞为多边形;基底层细胞为矮柱状或立方形,有较旺盛的分裂增殖能力(图1-1-7)。复层扁平上皮主要分布于皮肤的表皮和口腔、食管、肛门、阴道等处的内面,具有很强的保护作用。

6. 变移上皮(transitional epithelium) 由多层细胞组成。由于上皮细胞的层数及形态可随所在器官的容积变化而发生相应的改变,故称为变移上皮。这种上皮主要分布于输尿管道和膀胱等器官的内表面(图1-1-8),具有保护功能。

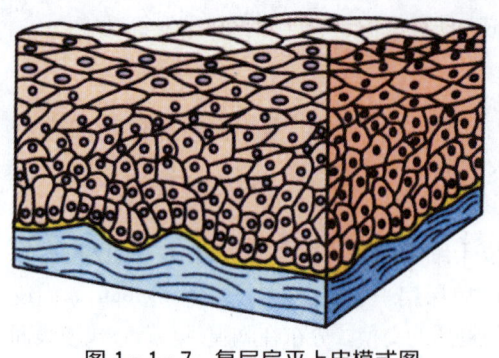

图1-1-7 复层扁平上皮模式图

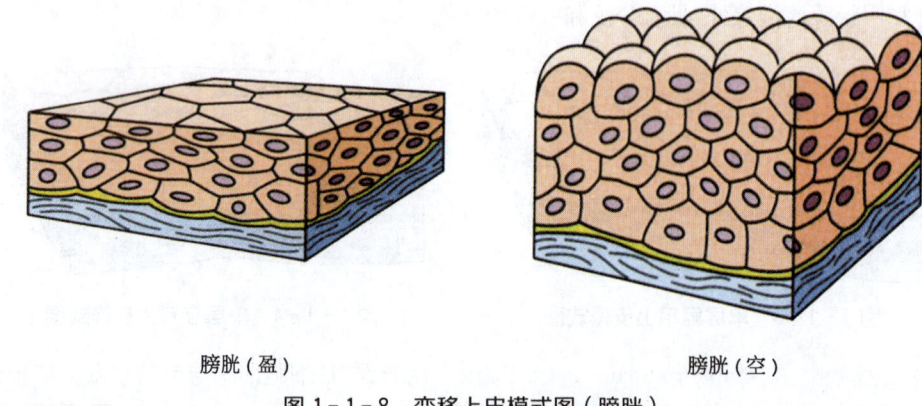

膀胱(盈)　　　　　　　膀胱(空)

图1-1-8 变移上皮模式图(膀胱)

(二) 腺上皮

以分泌功能为主的上皮称为**腺上皮**(glandular epithelium),以腺上皮为主要成分构成的器官称为**腺**或**腺体**。

腺体根据排出分泌物的方式,可分为有管腺和无管腺两类。有管腺又称**外分泌腺**(exocrine gland),分泌物经导管排到器官的腔面或身体的表面,如汗腺、唾液腺、胰腺等。无管腺又称**内分泌腺**(endocrine gland),分泌物(即激素)直接释入血管内,经血液运送到身体各部,作用于特定的部位。

(三) 感觉上皮

感觉上皮含有感觉细胞,具有感受刺激的功能,是由上皮细胞特殊分化而成,如嗅觉上皮、味觉上皮、视觉上皮和听觉上皮。

二、结缔组织

结缔组织(connective tissue)的结构特征是:细胞少种类多,细胞间质多,细胞无极性地分散在细胞间质中。细胞间质包括基质、纤维和组织液。根据结缔组织细胞、纤维和基质的物理性状可分为胶体状态的固有结缔组织、固体状态的软骨和骨组织、液体状态的血液和淋巴。

(一) 固有结缔组织

通常所说的结缔组织,即指固有结缔组织而言,可分4种。

1. 疏松结缔组织(loose connective tissue) 又称蜂窝组织,广泛分布于人体器官、组织、细胞之间,主要功能是连接、营养、防御、保护和修复等。疏松结缔组织由细胞、纤维、基质3种成分构成(图1-1-9)。

(1) 细胞:数量少,但种类多,主要有以下几种。① 成纤维细胞:是疏松结缔组织中的主要细胞成分。细胞扁平、有突起、形态不规则,核呈卵圆形、染色淡。胞质呈弱嗜碱性,内有较多的粗面内质网和核糖体。成纤维细胞具有合成和分泌蛋白质以构成细胞间质和各种纤维的功能。② 巨噬细胞:细胞形态多样,胞体一般为圆形或卵圆形,功能活跃时常伸出短而钝的伪足。核较小,染色较

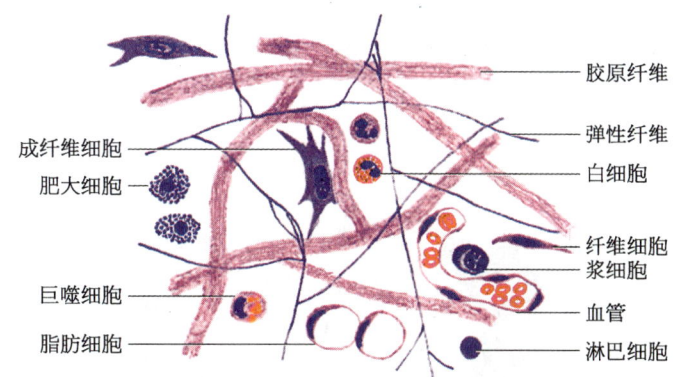

图1-1-9 疏松结缔组织铺片模式图

深。胞质呈嗜酸性,内有溶酶体、吞噬体和大量吞饮小泡。巨噬细胞是机体重要的防御细胞,能吞噬异物和衰老、死亡的细胞,并参与免疫反应。③ 浆细胞:细胞呈卵圆形或圆形,核常偏于细胞一侧,染色质粗大,呈辐射状排列于核的周边部。胞质呈嗜碱性,内有大量密集的粗面内质网和发达的高尔基复合体。浆细胞能合成和分泌免疫球蛋白,即抗体,参与体液免疫。④ 肥大细胞:细胞呈圆形,核小而圆,位于细胞中央。胞质内充满粗大的嗜碱性颗粒,颗粒内含有肝素、组胺等,胞质内含有慢反应物质。肝素具有抗凝血作用,组胺和慢反应物质与过敏反应有关。⑤ 脂肪细胞:细胞呈卵圆形或圆形,胞质内有大的脂滴,故细胞核常被挤向一侧。脂肪细胞具有合成和储存脂肪的功能。

(2) 纤维:疏松结缔组织中的纤维有3种。① 胶原纤维:是结缔组织的主要纤维,数量多,HE染色呈粉红色,胶原纤维呈波纹条束状排列,或互相交织成网。胶原纤维韧性大,抗拉力强。② 弹性纤维:数量少,比胶原纤维细,排列散乱,常交织成网,HE染色呈淡红色。③ 网状纤维:纤维较细,分支多,并彼此交织成网。HE染色呈淡红色,用银染法可将其染成棕黑色,又称嗜银纤维。网状纤维在疏松结缔组织中的含量很少,主要分布在造血器官等处。

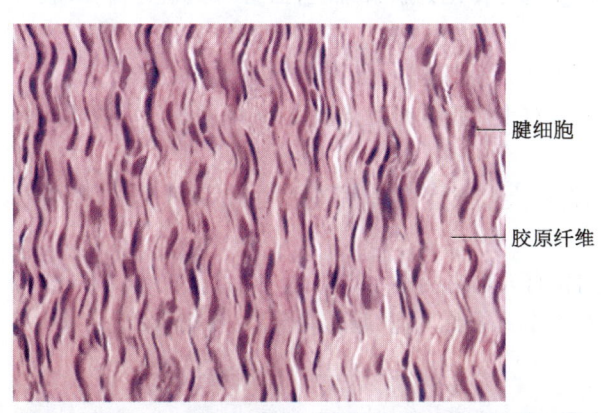

图1-1-10 致密结缔组织(肌腱,HE染色,高倍镜)

(3) 基质:为无定形的胶状物质,具有黏性,充填于细胞和纤维之间。它的主要化学成分是黏多糖蛋白,大量蛋白多糖聚合体形成有许多微小孔隙的分子筛,可限制病菌蔓延和毒素扩散。基质中含有从毛细血管渗出的液体,称为组织液。组织液是细胞和血液之间进行物质交换的媒介。

2. 致密结缔组织(dense connective tissue) 主要特点是细胞种类少,基质少,纤维成分(胶原纤维和弹性纤维)多而粗大,排列致密,并按一定方式集结成束(图1-1-10)。

主要分布于皮肤的真皮、器官的被膜、肌腱、韧带、骨膜等处,具有连接、支持和保护等功能。

3. 脂肪组织(adipose tissue) 主要由大量的脂肪细胞构成,并被少量疏松结缔组织分隔成许多脂肪小叶(图1-1-11)。主要分布于皮下、肾周围、网膜、肠系膜和黄骨髓等处。脂肪组织具有贮存脂肪、支持、保护、缓冲机械性压力、维持体温和参与脂肪代谢等功能。

4. 网状组织(reticular tissue) 由网状细胞、网状纤维和基质构成(图1-1-12)。网状组织主要分布于骨髓、淋巴结、脾和淋巴组织等处。

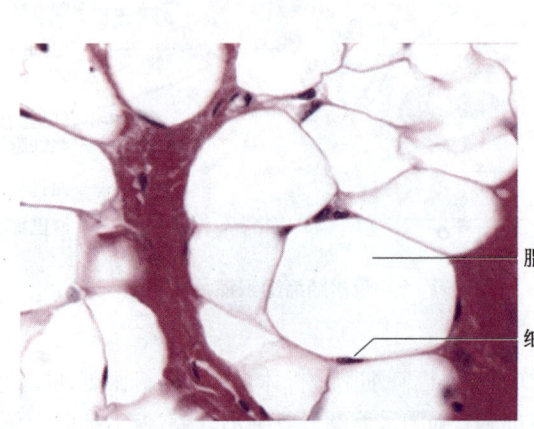

图1-1-11 脂肪组织(HE染色,高倍镜)

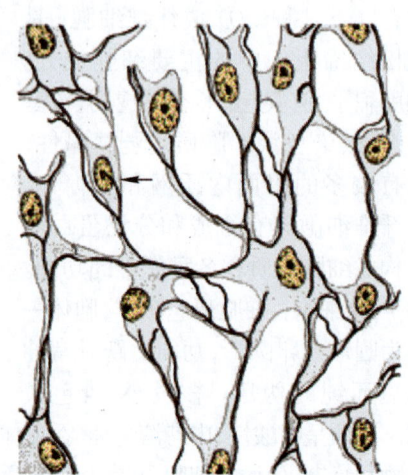

图1-1-12 网状组织模式图
示网状细胞

(二)软骨组织和软骨

1. 软骨组织(cartilage tissue) 由软骨细胞和细胞间质构成。

(1) 软骨细胞(chondrocyte):包埋在软骨基质内,细胞形态不一。靠近软骨表面的软骨细胞扁而小,较幼稚。深层的软骨细胞大而圆,趋于成熟。

(2) 细胞间质:包括基质和纤维。基质呈凝胶状,具有韧性,主要由蛋白多糖和水构成。纤维包埋在基质中,主要是胶原纤维和弹性纤维。

软骨组织和软骨膜共同构成软骨。大部分软骨表面均覆以软骨膜(关节面除外),软骨膜由致密结缔组织构成,内层富有细胞和毛细血管,其细胞可转化为软骨细胞,血管可供软骨营养,故软骨膜对软骨有保护、营养和生长的作用。

2. 软骨分类 根据软骨基质内纤维成分的不同分为3类。

(1) 透明软骨(hyaline cartilage):其基质内含有少量胶原纤维,新鲜时呈半透明状。透明软骨分布于喉、气管、支气管和肋等处。

(2) 弹性软骨(elastic cartilage):其基质内含有大量弹性纤维,并互相交织成网。弹性软骨有弹性,分布于耳郭和会厌等处。

(3) 纤维软骨(fibrous cartilage):其基质内含有大量的胶原纤维束,呈平行或交错排列。软骨细胞小而少,常成行排列在纤维束之间。纤维软骨分布于椎间盘、耻骨联合和关节盘等处。

(三)骨组织和骨

1. 骨组织(osseous tissue) 由骨细胞和钙化的细胞间质(又称骨质)构成。

(1) 骨细胞(osteocyte)：是一种扁椭圆形的星形细胞，有许多突起，细胞之间借突起相连。骨细胞体在间质内占据的腔隙称为骨陷窝，骨细胞突起所占的管状腔隙为骨小管。骨小管与相邻近的骨陷窝彼此相通。

(2) 骨质：由有机质和无机质组成。有机质包括大量的胶原纤维和少量无定形的基质。基质呈凝胶状，主要化学成分是糖胺多糖，有黏合胶原纤维的作用。无机质主要是大量的钙盐。

2. 骨 分为骨密质和骨松质。

(1) 骨密质(compact bone)：其结构致密，分布于骨的表层。由不同排列方式的骨板组成。

(2) 骨松质(spongy bone)：其结构疏松，分布于骨的内部。骨松质由骨小梁连接而成，骨小梁由平行排列的骨板构成，骨小梁之间有肉眼可见的腔隙，腔内充满了红骨髓。

(四) 血液

血液(blood)是由血浆和血细胞构成。成人血液量为 4 000～5 000 ml，占体重的 7%～8%。

1. 血浆(plasma) 血浆为淡黄色的液体，约占全血容积的 55%。血浆中 90% 是水，其余是溶解在水中的血浆蛋白、酶、激素、糖、脂类、维生素、无机盐及代谢产物等。从血浆中移除纤维蛋白原后，所形成的淡黄色透明液体称为血清(serum)。

2. 血细胞(blood cell) 血细胞悬浮于血浆中，占全血容积的 45%，可分为红细胞、白细胞和血小板(图 1-1-13)。

(1) 红细胞(erythrocyte, red blood cell, RBC)：成熟的红细胞呈双凹的圆盘状，直径约 7.5 μm，无细胞核和细胞器。胞质内含大量的血红蛋白，具有运输 O_2 和 CO_2 的功能。红细胞的数量和血红蛋白的含量，可随生理和病理因素而改变。正常血液中存在着网织红细胞，占红细胞总数的 0.5%～1.5%，在新生儿可达 3%～6%。网织红细胞数量的多少反映了血液中衰老红细胞被新生红细胞代替的比率，也是骨髓生成红细胞能力的一种指标。网织红细胞离开骨髓后 24 h 即完全成熟。

红细胞的寿命为 120 d，衰老的红细胞被肝、脾、骨髓等处的巨噬细胞所吞噬。

(2) 白细胞(leukocyte, white blood cell, WBC)：为无色有核的球形细胞，比红细胞体积大，它能以变形运动穿过毛细血管壁而进入结缔组织，具有很强的防御和免疫功能。

根据白细胞的胞质内有无特殊颗粒，可将白细胞分为粒细胞和无粒细胞两大类。粒细胞又按其特殊颗粒对染料着色性质的不同，分为中性粒细胞、嗜酸性粒细胞和嗜碱性粒细胞 3 种。无粒细胞包括淋巴细胞和单核细胞两种。① 中性粒细胞：胞质中充满细小均匀的颗粒，染成淡红色，颗粒内含有碱性磷酸酶和溶菌酶等，细胞核多数分为 2～5 叶。中性粒细胞具有活跃的吞噬异物的能力，在人体内起重要的防御作用。② 嗜酸性粒细胞：细胞核多数分为两叶。胞质内含有嗜酸性颗粒，颗粒较大，染成鲜红色，颗粒中含有组胺酶和多种水解酶等。嗜酸性粒细胞能吞噬抗原体复合物，具有抗组胺的作用，在患过敏性疾病或某些寄生虫病时数量增多。③ 嗜碱性粒细胞：细胞核呈"S"形或不规则形，染色较淡。胞质内含有嗜碱性颗粒，颗粒大小不一，分布不均，常遮盖细胞核，染成紫蓝色，颗粒中含有肝素、组胺等，其功能与结缔组织中的肥大细胞相似。④ 淋巴细胞：细胞核呈圆形或椭圆形，相对较大，占据细胞大部分，核染色质致密，染成深蓝色。胞质很少，染成天蓝色。⑤ 单核细胞：是血液中体积最大的细胞，细胞核形态多样，常常偏位，染色浅淡。胞质丰富，染成淡灰蓝色。胞质内含有嗜天青颗粒，颗粒内含有过氧化物酶等。单核细胞具有活跃的变形运动和一定的吞噬能力，在血液中停留 1～2 日后，穿过毛细血管壁进入结缔组织，转化为巨噬细胞。

(3) 血小板(blood platelet)：由骨髓内的巨核细胞形成。血小板呈双凸圆盘状，大小不一，在血液

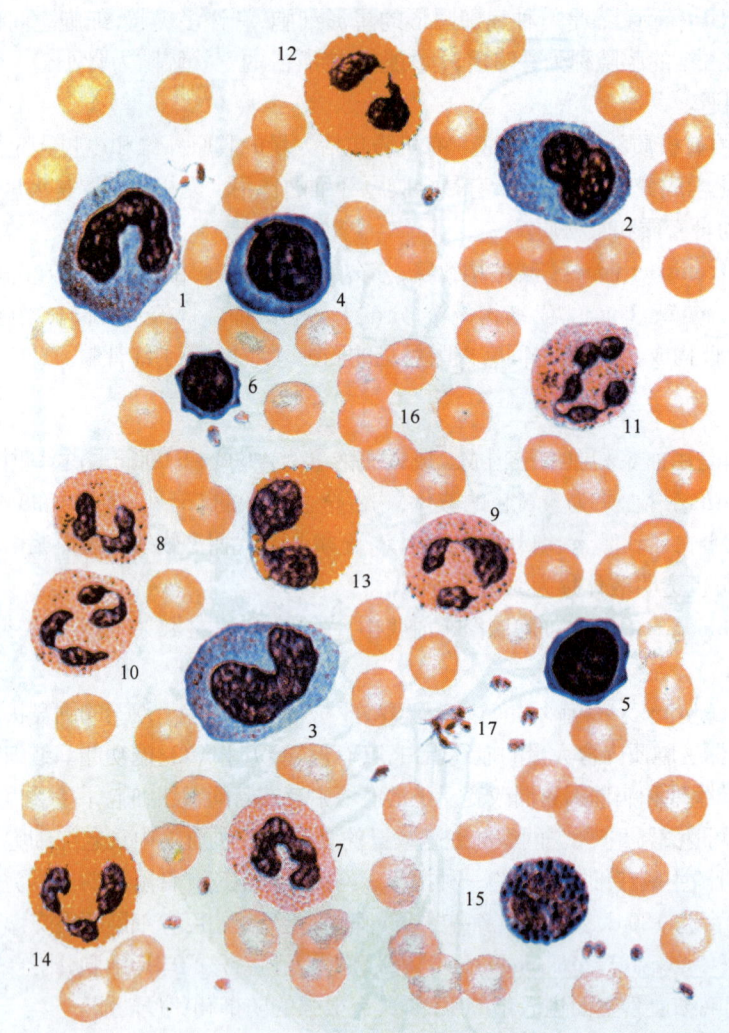

图 1-1-13 各种血细胞
1.2.3. 单核细胞；4.5.6. 淋巴细胞；7.8.9.10.11. 中性粒细胞；
12.13.14. 嗜酸性粒细胞；15. 嗜碱性粒细胞；16. 红细胞；17. 血小板

涂片标本中，血小板多成群分布在血细胞之间，外形不规则。血小板对止血和凝血起着重要的作用。

三、肌组织

肌组织(muscle tissue)由具有收缩功能的肌细胞和细胞间结缔组织等组成。肌细胞呈细而长的纤维状，又称为肌纤维。肌细胞的细胞膜称为肌膜；肌细胞的胞质称为肌浆，肌浆内含有大量的细丝状结构称为肌丝(肌原纤维)。肌浆内还含有肌红蛋白。

肌组织根据形态和功能的不同，可分为骨骼肌、平滑肌和心肌3类。

（一）骨骼肌

骨骼肌(skeletal muscle)由骨骼肌纤维组成(图1-1-14)，收缩快而有力，但容易疲劳，受意识支配，是随意肌。骨骼肌纤维呈细长的圆柱状，细胞核数量较多，位于肌纤维周边，靠近肌膜。肌浆内有大量的肌原纤维,与肌纤维长轴平行,每条肌原纤维上都有明带和暗带相间排列在同一平面上,使整个肌纤维呈现明暗相间的横纹,故称为横纹肌。肌原纤维上着色较浅的部分称为明带,着色较深的部分称为暗带,在暗带中间色淡的区域称为 H 带。在 H 带的中央有一薄膜,称 M 线(又称为 M 膜)。在明带中央有一薄膜称为 Z 线(又称为 Z 膜)。两个相邻 Z 线之间的一段肌原纤维称为一个肌节(图1-1-15)。每个肌节包括 1/2 明带+1 个暗带+1/2 明带。肌节是肌原纤维的结构和功能单位。

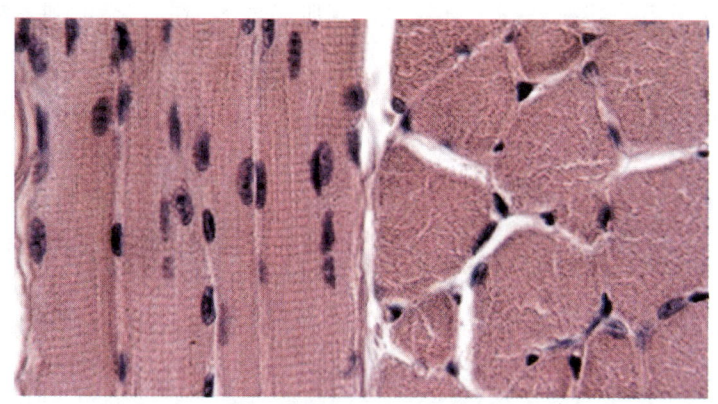

图 1-1-14　骨骼肌纤维（HE 染色,高倍镜）
左:纵断面　右:横断面

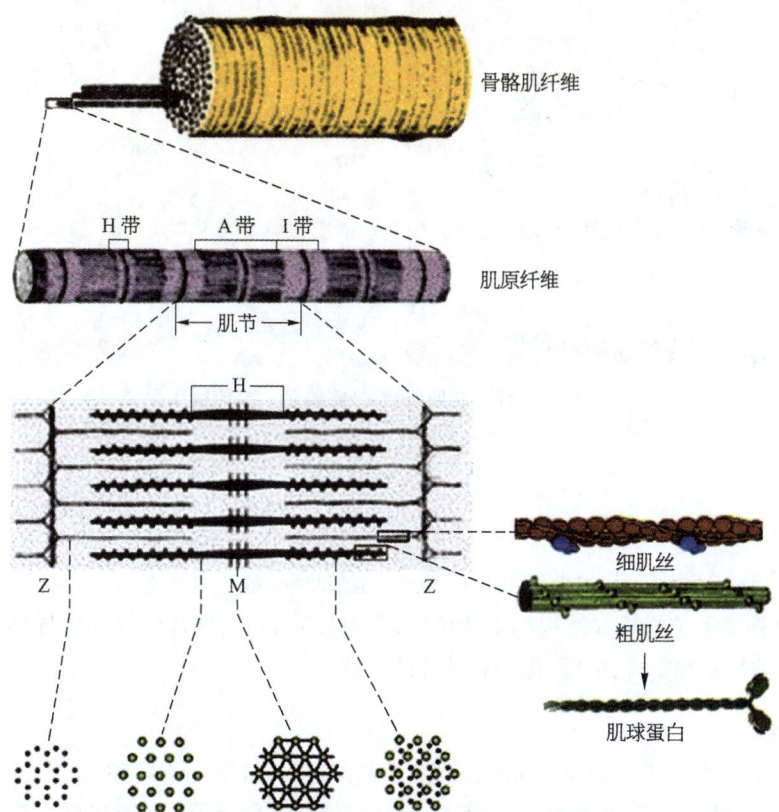

图 1-1-15　骨骼肌肌原纤维超微结构及肌丝分子结构

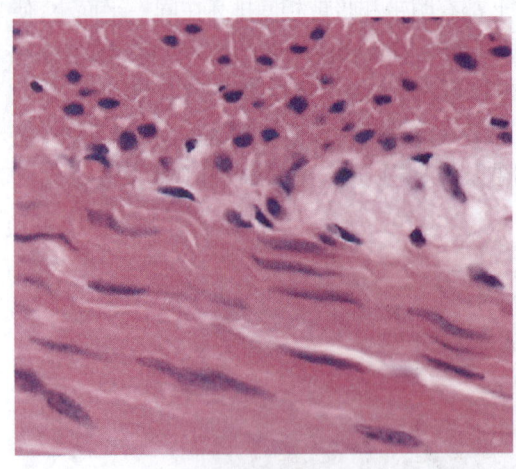

图 1-1-16 平滑肌纤维（HE染色，高倍镜）

（二）平滑肌

平滑肌（smooth muscle）由平滑肌纤维组成（图1-1-16），收缩缓慢而持久，有较大的伸展性，不受意识支配，是不随意肌。平滑肌纤维呈长梭形，中央有一个椭圆形的细胞核。肌膜薄而不明显。平滑肌主要分布在血管和内脏器官的壁上。

（三）心肌

心肌（cardiac muscle）由心肌纤维组成（图1-1-17），收缩快而有节律，不易疲劳，不受意识支配，是不随意肌。心肌纤维呈短圆柱状，有分支，互相连接成网，在两心肌纤维的相接处，有一染色较深的带状结构，称为闰盘。每一条心肌纤维有1~2个椭圆形的心肌细胞核，位于肌纤维中央，心肌纤维也有横纹，但不如骨骼肌明显。心肌纤维主要分布于心脏及邻近心脏的大血管壁上。

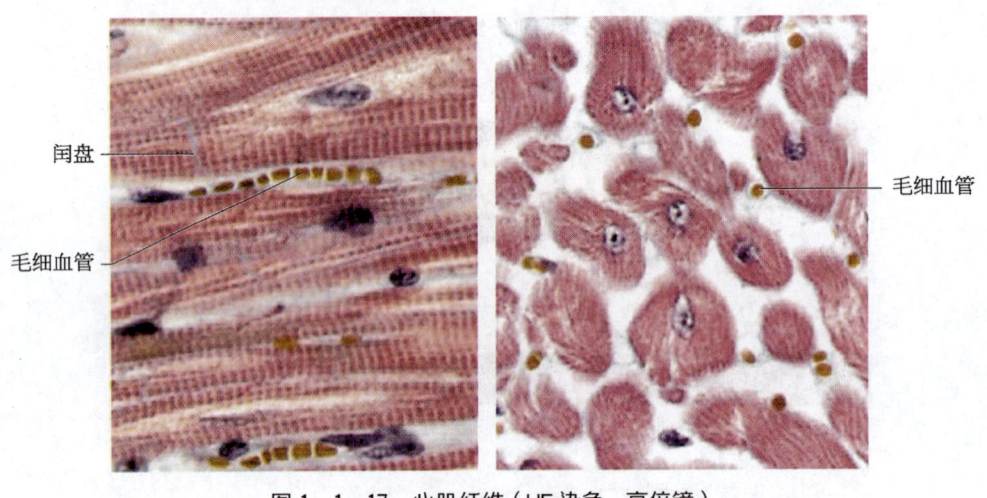

图 1-1-17 心肌纤维（HE染色，高倍镜）
左：纵断面　右：横断面

四、神经组织

神经组织（nervous tissue）由神经细胞和神经胶质细胞组成。神经细胞（nerve cell）又称为神经元（neuron），是神经系统的基本结构和功能单位，具有接受刺激、整合信息和传导冲动的功能。神经胶质细胞对神经元有支持、绝缘、保护和营养的功能。

（一）神经元

1. 神经元的形态结构　神经元由胞体和突起两部分组成（图1-1-18）。

（1）胞体：是神经元的代谢和营养中心。胞体呈圆形、锥体形、梨形和星形等。细胞核大而圆，位于胞体中央。胞质除具有一般细胞结构外，还有丰富的尼氏体和神经原纤维。尼氏体强嗜碱性,多呈颗粒状或块状,均匀分布在细胞核的附近。电镜下,尼氏体是由粗面内质网和游离的核蛋白体组成,说明尼氏体具有合成蛋白质和神经递质的功能。神经原纤维是细胞质内的细丝状结构,HE 染色不易分辨,银染呈棕黑色,在胞体突起内互相交织成网。神经原纤维与细胞体内化学递质的运输有关,并对神经元起支持作用。

(2) 突起(process):是细胞体延伸的细长部分,可分树突和轴突两种。① 树突(dendrite):每个神经元可有一至多个树突,树突分支多,表面有树突棘。树突有接受刺激、将冲动传向胞体的功能。② 轴突(axon):每个神经元只有一个轴突,轴突细而长,表面光滑,内部无尼氏体。轴突的主要功能是将神经冲动由胞体传向其他神经元或效应器。

2. 神经元的分类　根据神经元突起的多少,可分为 3 类(图 1-1-19)。① 假单极神经元:由胞体伸出一个突起,离开胞体不远处便分出两支,一支分布到周围器官或组织的称为周围突(树突),一支进入脊髓或脑的称为中枢突(轴突)。② 双极神经元:有一个轴突,一个树突。③ 多极神经元:有一个轴突和多个树突。

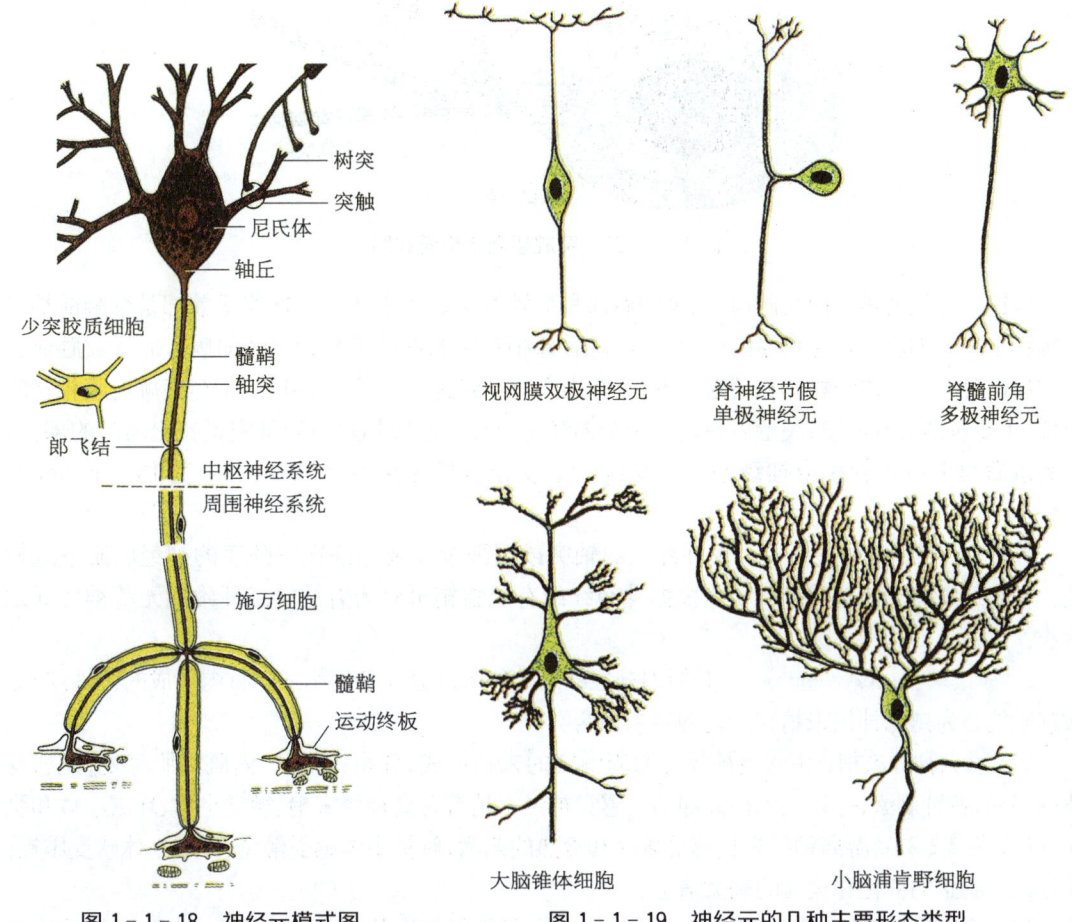

图 1-1-18　神经元模式图　　　图 1-1-19　神经元的几种主要形态类型

根据神经元功能的不同,可分 3 类。① 感觉神经元(传入神经元):接受体内外冲动,并将冲动传入中枢的神经元。② 运动神经元(传出神经元):这是将中枢神经发出的神经冲动传到肌肉或腺体等效应器,产生生理效应的神经元。③ 联络神经元(中间神经元):位于感觉神经元和运动神经元之间,起联络作用。

3. 突触(synapse) 突触是神经元和神经元之间,或神经元和非神经元之间的一种特化细胞连接,是神经元传递信息的重要结构(图1-1-20)。突触的形式是多种多样的,最常见的突触形式是轴-树突触、轴-体突触,即一个神经元的轴突末端与另一个神经元的树突或胞体相接触。

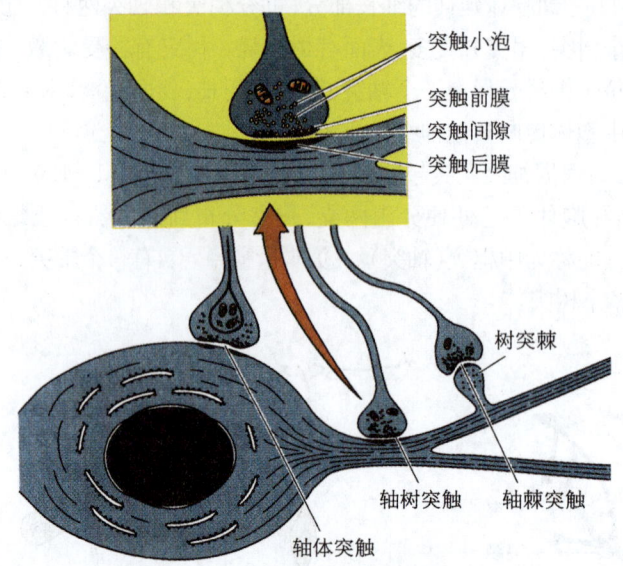

图 1-1-20 突触超微结构模式图

电镜下可见突触是由突触前部、突触后部和突触间隙3部分组成。① 突触前部是突触前神经元轴突末端的细胞膜特化增厚的部分,与突触后部相对应的细胞膜称为突触前膜。靠近突触前膜的胞质内含有较多的线粒体和突触小泡,小泡内含有神经递质。② 突触后部是与突触前膜相对的部位,主要包括突触后膜,突触后膜是后一个神经元与突触前膜相对应处细胞膜特化增厚的部分,在突触后膜上有接受相应神经递质的受体。③ 突触间隙是突触前、后膜之间宽13~30 nm的间隙。

4. 神经纤维(nerve fiber) 由神经元的轴突或周围突以及包绕在它外表的神经胶质细胞构成。神经纤维的功能是传导冲动。根据神经纤维有无髓鞘可分为有髓神经纤维和无髓神经纤维两类。

5. 神经末梢(nerve ending) 是周围神经纤维的终末部分在各组织或器官内形成的特殊结构,按其功能分为感觉神经末梢和运动神经末梢两类。

(1) 感觉神经末梢:由感觉神经元的周围突的末梢形成,分布在皮肤、内脏和肌等处,能感受体内、外的各种刺激,并转化为神经冲动。感觉神经末梢有游离神经末梢、触觉小体、环层小体和肌梭等(图1-1-21),游离神经末梢感受疼痛和冷热的刺激,触觉小体感受触觉,环层小体感受压觉,肌梭感受肌张力变化和运动的刺激信息。

(2) 运动神经末梢:是运动神经元轴突末端在肌组织和腺体上的终末结构,支配肌纤维的收缩和调节腺体的分泌,与邻近组织共同构成效应器。运动神经末梢有躯体运动神经末梢和内脏运动神经末梢两种。分布于骨骼肌的躯体运动神经末梢呈爪样附于骨骼肌纤维的表面,形成椭圆形的板状隆起,称为**运动终板**(图1-1-22)。

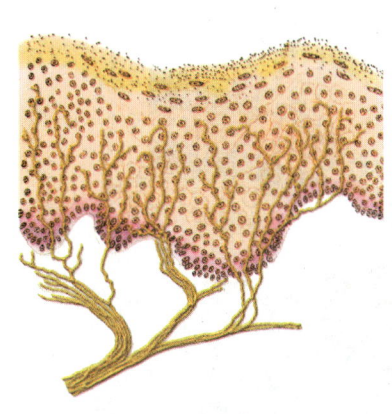
表皮内游离神经末梢模式图

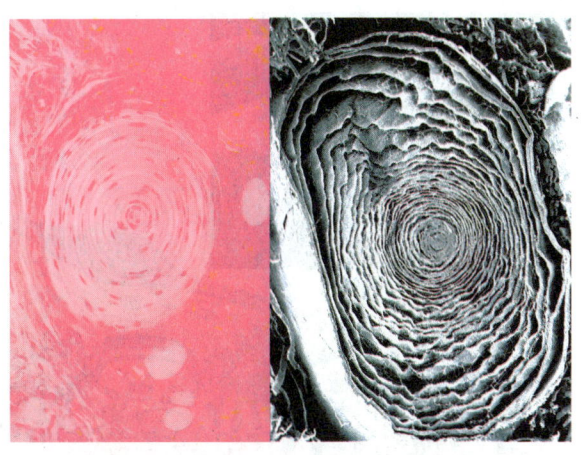
环层小体
左：HE 染色　右：扫描电镜像（高倍镜）

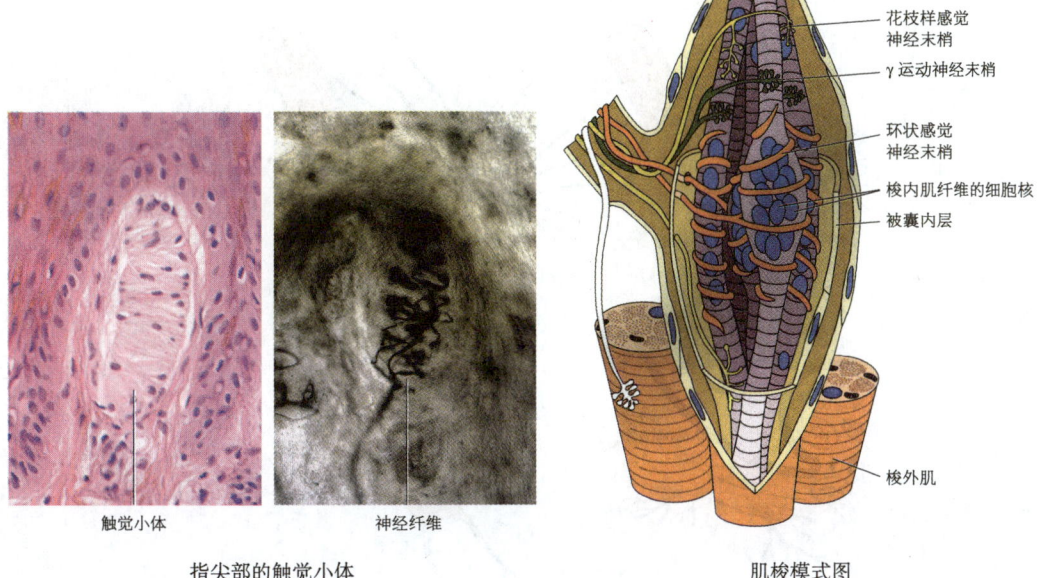
触觉小体　　　神经纤维
指尖部的触觉小体
左：HE 染色　右：镀银染色（高倍镜）

肌梭模式图

图 1-1-21　感觉神经末梢

（二）神经胶质细胞

神经胶质细胞（neuroglial cell）广泛分布于神经元之间，种类较多，数量为神经元的 10～50 倍（图 1-1-23），分布于中枢神经和周围神经中，主要分为以下类型。

1. 星形胶质细胞（astrocyte）　位于中枢神经内，有许多突起与毛细血管相接触，在神经元的物质交换中起媒介作用。

2. 少突胶质细胞（oligodendrocyte）　它形成中枢神经系统内神经纤维的髓鞘。

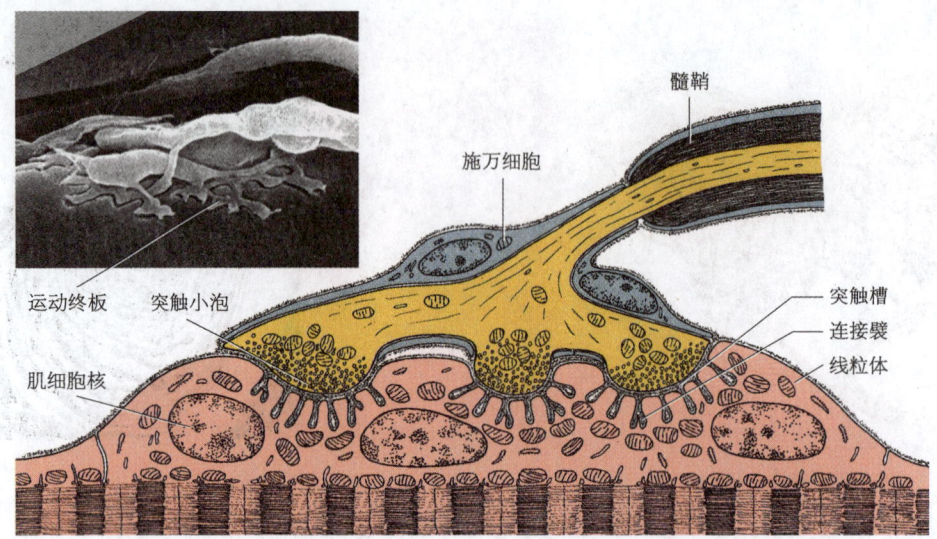

图 1-1-22 运动终板超微结构模式图（插入框为扫描电镜像）

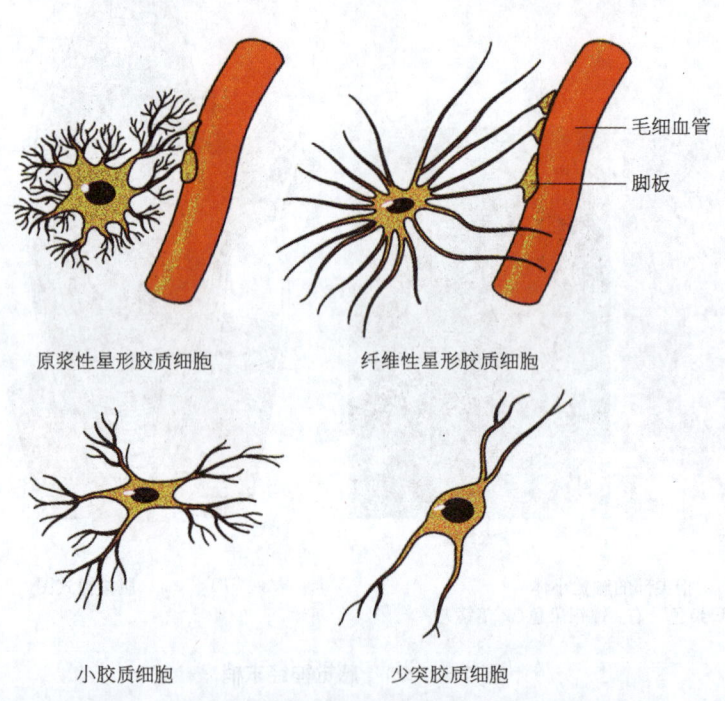

图 1-1-23 中枢神经系统主要的神经胶质细胞模式图

3. 小胶质细胞(microglia) 位于中枢神经内，来源于血液中的单核细胞，可做变形运动，具有吞噬功能。

4. 神经膜细胞(Schwann cell) 又称施万细胞，它包绕在周围神经的表面，形成神经纤维的髓鞘和神经膜，并在神经纤维的再生中起诱导作用。

第二章 运动系统

导学

1. 掌握 运动系统的组成;骨的形态和构造,躯干骨和四肢骨的名称、数目和位置,颅骨的名称;关节的主要结构,肩、肘、腕、髋、膝、踝关节的组成和运动;斜方肌、背阔肌、胸大肌和腹前外侧群肌的名称、位置和主要作用,三角肌、肱二头肌、肱三头肌的名称、位置和主要作用,臀大肌、股四头肌的名称、位置和主要作用。

2. 熟悉 椎骨的一般形态和各部椎骨的特征,鼻旁窦的名称、位置和开口;关节的辅助结构;脊柱的组成和功能,胸廓的组成和功能,骨盆的组成、分部和性差;面肌、胸锁乳突肌的名称、位置和主要作用;膈的位置和主要作用。

3. 了解 骨的理化特性,颅的整体观;关节的运动形式,脊柱的生理弯曲,颞下颌关节的组成和特点;肌的形态、起止点和辅助装置,四肢肌的分群及其位置。

运动系统 (locomotor system) 由骨、骨连结和骨骼肌3部分组成,它们在神经系统的支配和其他系统的配合下,对人体起着运动、支持和保护的作用。

骨与骨之间的连结装置,称为骨连结。全身各骨通过骨连结构成骨骼,成为人体的支架。附于骨骼上的肌称为骨骼肌。肌收缩时,牵引骨移动位置,产生运动。骨骼与肌共同赋予人体以基本外形,并构成体腔的壁(如颅腔、胸腔、腹腔和盆腔),以保护脑、心、肺、脾、肝、膀胱等器官。

第一节 骨 学

骨 (bone)在成人为206块,按其在身体的位置,可分为躯干骨51块,颅骨29块(包括听小骨6块),上肢骨64块,下肢骨62块(图1-2-1)。骨的重量,在成人约占体重的1/5,而新生儿则占1/7。每块骨都是具有一定形态和功能的器官。

一、骨的形态

骨的形态基本上可分为长骨、短骨、扁骨和不规则骨4类(图1-2-2)。

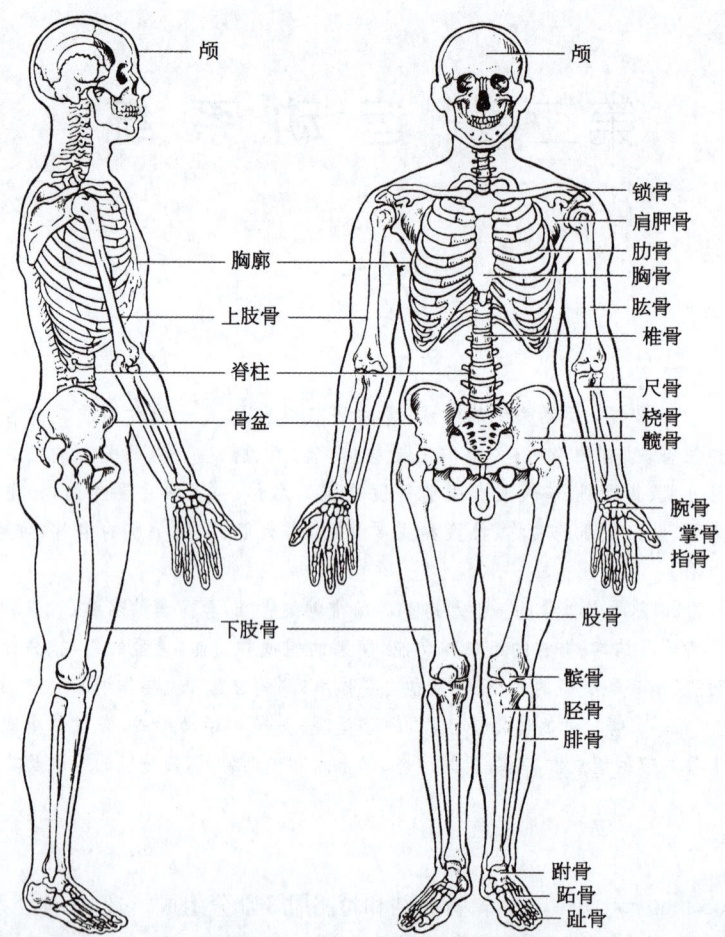

图 1-2-1 全身骨骼

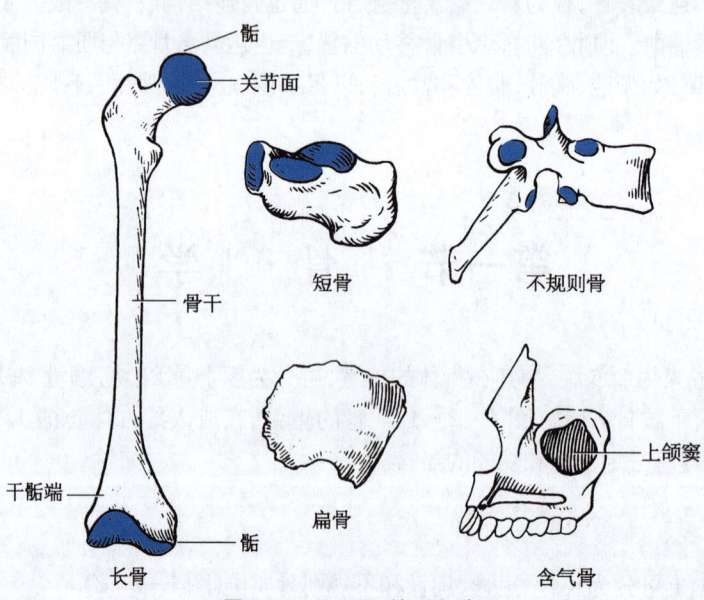

图 1-2-2 骨的形态

长骨（long bone）呈长管状，有一干和两端。干又称骨体，骨质致密，内有空腔，称骨髓腔，内含骨髓。骨的两端膨大，称为骺，具有光滑的关节面，由关节软骨覆盖。短骨（short bone）一般呈立方形，多位于既承受重量又运动复杂的部位，如腕骨和跗骨。扁骨（flat bone）呈板状，分布于头、胸等处，构成骨性腔的壁。不规则骨（irregular bone）形态不规则，如椎骨。有些不规则骨，内有含气的腔，称为含气骨，如位于鼻腔周围的上颌骨等。

二、骨的构造

每块骨都由骨质、骨膜、骨髓等构成（图1-2-3），并有神经和血管分布。

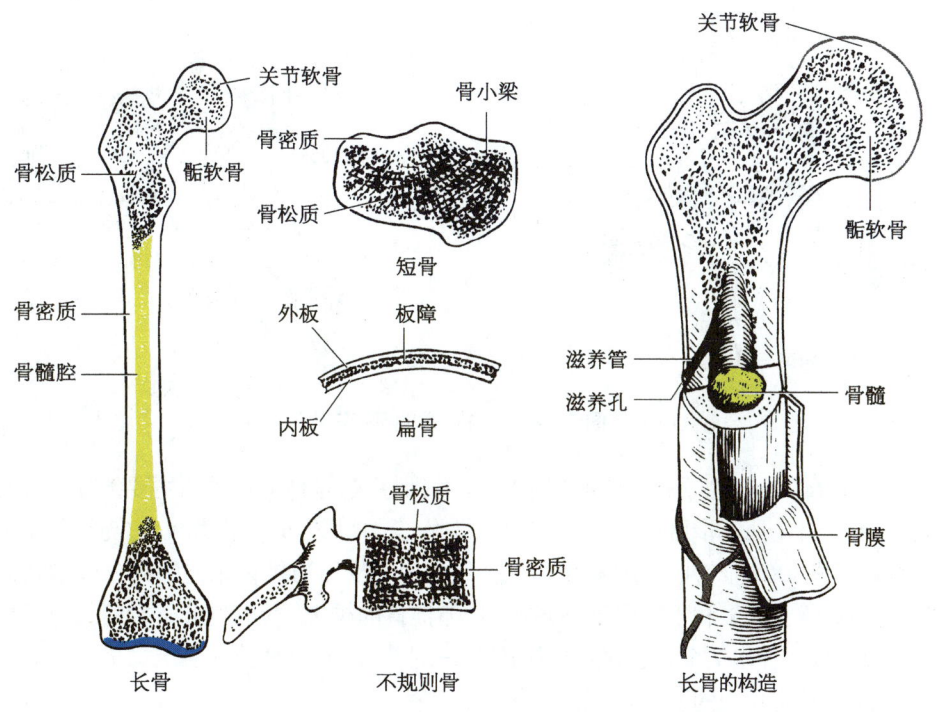

图1-2-3 骨的构造

1. **骨质**（bone substance） 是骨的主要成分，分为骨密质和骨松质两种。骨密质致密坚硬，构成长骨干以及其他类型骨和长骨骺的外层。骨松质由许多片状和杆状的骨小梁交织成网，呈海绵状。骨松质分布于长骨骺及其他类型骨的内部。

2. **骨膜**（periosteum） 是由致密结缔组织构成的膜，包裹除关节面以外的整个骨面。骨膜内有丰富的血管、神经和成骨细胞，对骨有营养、保护和再生作用。

3. **骨髓**（bone marrow） 其充填于长骨骨髓腔和骨松质腔隙内，分为红骨髓和黄骨髓。红骨髓有造血功能，黄骨髓含大量脂肪组织。胎儿和幼儿的骨内全是红骨髓，6岁前后，长骨骨髓腔内的红骨髓逐渐转化为黄骨髓，红骨髓仍保留于各类型骨的骨松质内，继续造血。

三、骨的理化特性

成年人的骨，由1/3的有机质（主要是骨胶原纤维）和2/3的无机质（主要是磷酸钙、碳酸钙和氯化钙等）组成。有机质和无机质的结合，使骨既有弹性又很坚硬。

四、躯干骨

躯干骨包括椎骨、肋和胸骨。

(一) 椎骨

在幼年期，椎骨(vertebrae)总数为33块，即颈椎7块，胸椎12块，腰椎5块，骶椎5块，尾椎4块。至成年，5块骶椎愈合成1块骶骨，4块尾椎愈合成1块尾骨，故成年人椎骨总数一般为26块。

1. 椎骨的一般形态 每个椎骨都由椎体、椎弓及由椎弓伸出的7个突起构成(图1-2-4)。

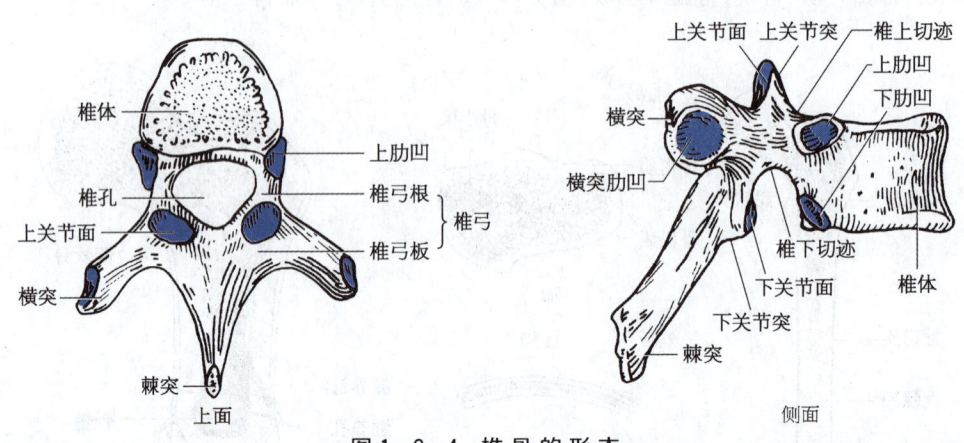

图1-2-4 椎骨的形态

椎体(vertebral body)位于椎骨的前方中部，呈短圆柱状，是椎骨负重的主要部分，内部为骨松质，表面有薄层的骨密质。椎弓(vertebral arch)是附在椎体后方的弓状骨板，它与椎体围成椎孔，所有椎孔叠连形成椎管，椎管内容纳脊髓和脊神经根等。椎弓与椎体相连的部分较细，称为椎弓根，形成其上方的椎上切迹和下方的椎下切迹，相邻椎骨的椎上、下切迹组成椎间孔，有脊神经和血管通过。每个椎弓伸出7个突起，即向两侧伸出一对横突，向上伸出一对上关节突，向下伸出一对下关节突，向后伸出单一的棘突。

2. 各部椎骨的特征

(1) 颈椎(cervical vertebrae)：共有7个。其主要特征是在横突上有孔称为横突孔，内有椎动、静脉通过。第1颈椎又称寰椎(atlas)(图1-2-5)，呈环形，由前弓、后弓及两个侧块构成。第2颈椎又称枢椎(axis)(图1-2-6)，其特点是自椎体向上伸出一指状突起，称为齿突。第7颈椎又称隆椎(vertebra prominens)(图1-2-7)，其棘突特长，当头前屈时特别隆起，皮下易于触及。

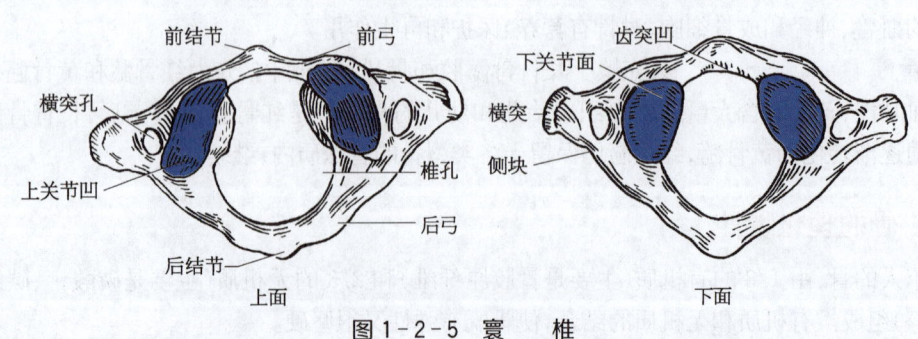

图1-2-5 寰椎

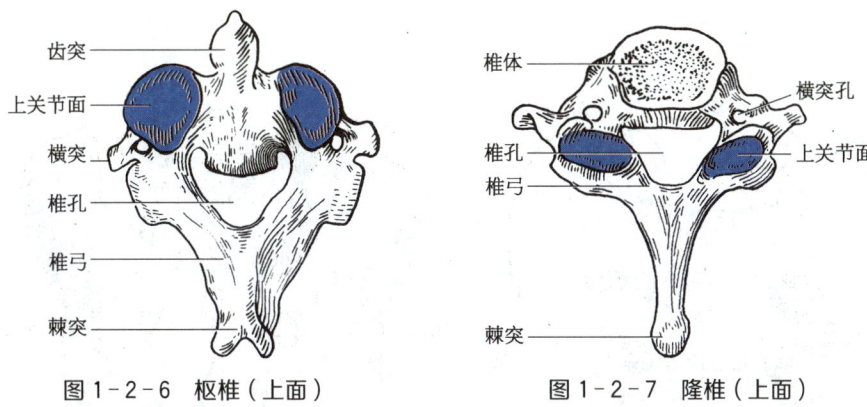

图1-2-6 枢椎（上面）　　图1-2-7 隆椎（上面）

(2) 胸椎 (thoracic vertebrae)(图1-2-4)：共12个，在椎体侧面和横突尖端的前面，都有与肋骨相关节的肋凹。胸椎棘突伸向后下方，互相掩盖，呈叠瓦状。

(3) 腰椎 (lumbar vertebrae)(图1-2-8)：共5个，为椎骨中最大者，椎体肥厚，棘突呈板状，直伸向后，棘突间空隙较大，临床上常在此做腰椎穿刺。

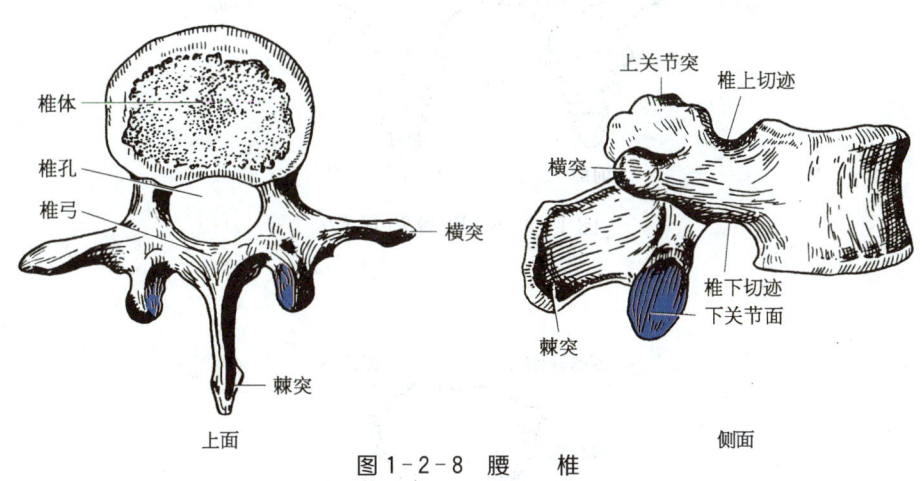

图1-2-8 腰　椎

(4) 骶骨 (sacrum)(图1-2-9)：略呈三角形，底的前缘向前凸出，称为岬。骶骨尖向前下，与尾骨相连接。骶骨中央有一纵贯全长的管道，称为骶管，向上与椎管连续，向下开口形成骶管裂孔。骶骨前面有4对骶前孔，有骶神经前支及血管通过。后面有4对与骶管相通的骶后孔，有骶神经后支及血管通过。

(5) 尾骨 (coccyx)(图1-2-9)：由4块退化的尾椎融合而成。

(二) 胸骨

胸骨 (sternum) 是位于胸前壁正中的扁骨，分胸骨柄、胸骨体和剑突3部分(图1-2-10)。胸骨上部较宽，称为胸骨柄。胸骨中部呈长方形，称为胸骨体。胸骨体与胸骨柄相接处形成突向前方的横行隆起，称为胸骨角。胸骨的下端为一形状不定的薄骨片，称为剑突。

(三) 肋

肋 (ribs) 共12对，由肋骨和肋软骨构成。肋骨为细长弓状的扁骨，富有弹性。每一肋骨可分为中部的体及前、后两端(图1-2-11)。

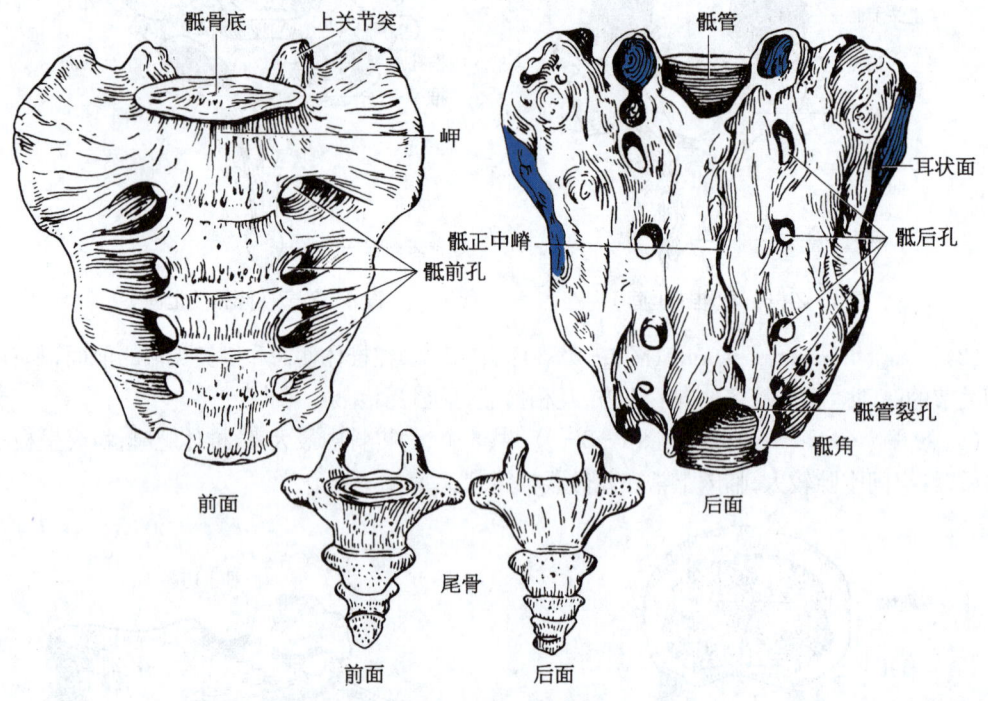

图1-2-9 骶骨和尾骨

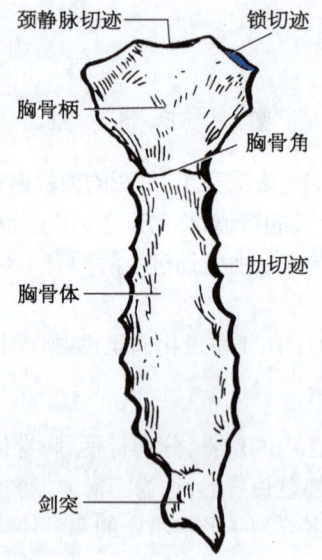

图1-2-10 胸骨（前面）

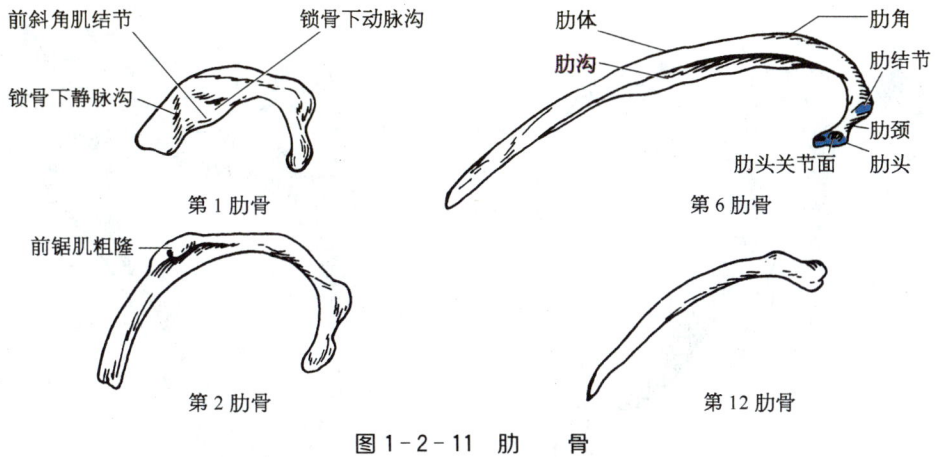

图 1-2-11 肋 骨

五、上肢骨

上肢骨包括上肢带骨和自由上肢骨。

（一）上肢带骨

上肢带骨包括锁骨和肩胛骨。

1. 锁骨（clavicle）（图1-2-12） 位于胸廓前上部两侧。全长于皮下均可摸到，胸骨端(内侧端)与胸骨相连，肩峰端(外侧端)与肩胛骨相连。

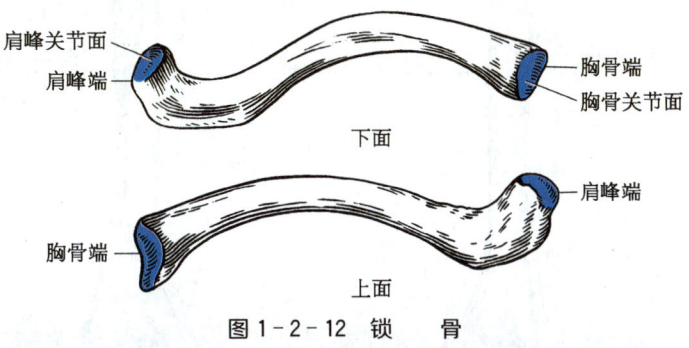

图 1-2-12 锁 骨

2. 肩胛骨（scapula）（图1-2-13） 肩胛骨是三角形的扁骨，位于背部外上方，上缘的外侧部有一弯曲的指状突起，称为喙突。外侧角有梨形关节面，称为关节盂，与肱骨头相关节。

（二）自由上肢骨

自由上肢骨包括肱骨、桡骨、尺骨和手骨。除手骨的腕骨外，其他都属长骨。

1. 肱骨（humerus）（图1-2-14） 位于臂部。上端有半球形的肱骨头，与肩胛骨的关节盂相关节。肱骨体的中部外侧面有一呈"V"形的三角肌粗隆。体的后面有自内上斜向外下呈螺旋状的浅沟，称为桡神经沟，有桡神经通过。肱骨下端有关节面，与尺骨、桡骨的上端构成肘关节。在下端内侧的后下方有一浅沟，称为尺神经沟。

2. 桡骨（radius）（图1-2-15） 位于前臂外侧部。上端与肱骨下端及尺骨上端构成关节，在上端的内下方有一粗糙隆起，称为桡骨粗隆。下端与尺骨下端及腕骨相关节。

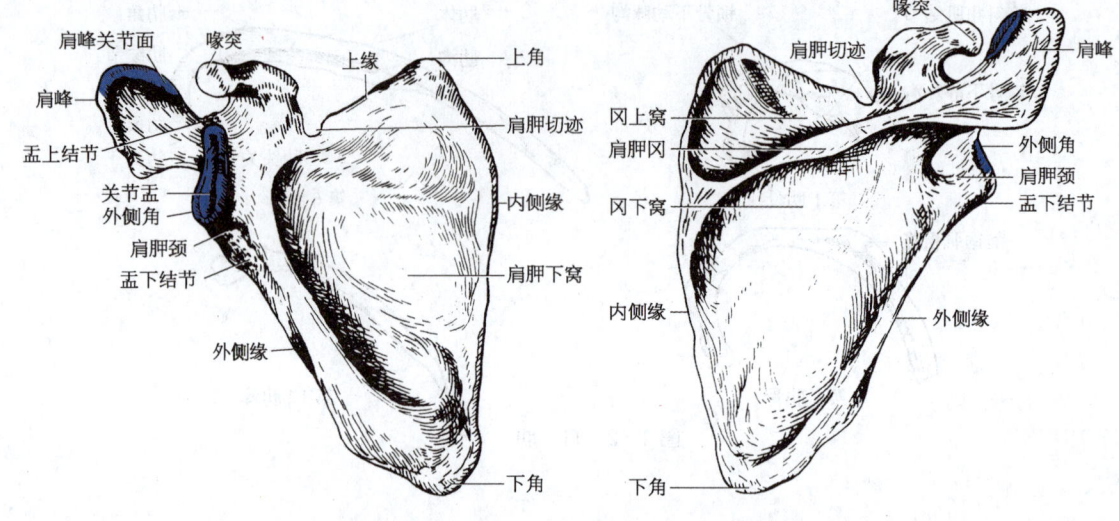

图 1-2-13 肩胛骨

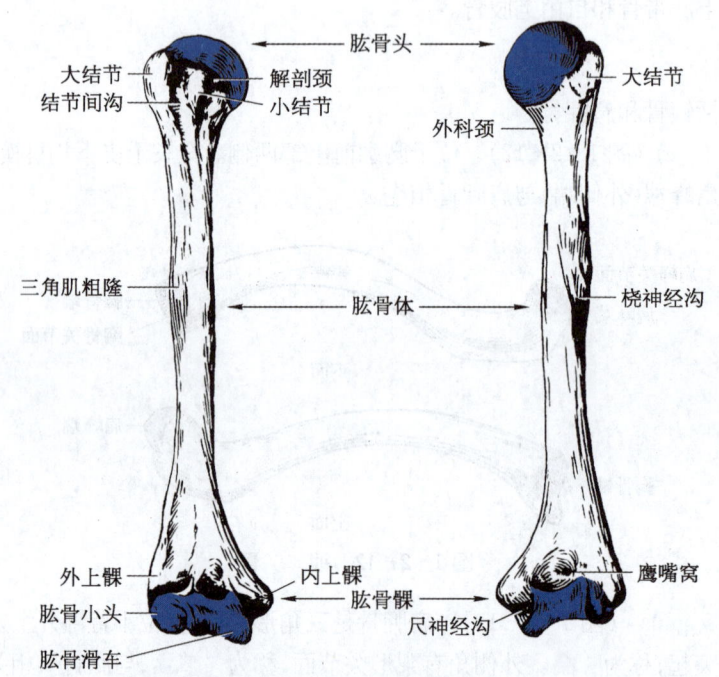

图 1-2-14 肱骨

3. **尺骨 (ulna)**（图 1-2-15） 位于前臂的内侧部。上端前面有凹陷的关节面与肱骨下端相关节。在关节面的后上方有一突起，称为鹰嘴。尺骨下端与桡骨下端相关节。

4. **手骨 (bones of hand)**（图 1-2-16） 分为腕骨、掌骨和指骨。

(1) **腕骨 (carpal bones)**：由 8 块短骨组成，排成两列。由桡侧向尺侧，近侧列依次为手舟骨、月骨、三角骨和豌豆骨；远侧列依次为大多角骨、小多角骨、头状骨和钩骨。

(2) **掌骨 (metacarpal bones)**：共 5 块，由桡侧向尺侧，分别称为第 1~5 掌骨。

(3) **指骨 (phalanges of fingers)**：共 14 块。拇指有 2 节指骨，其余各指均为 3 节。

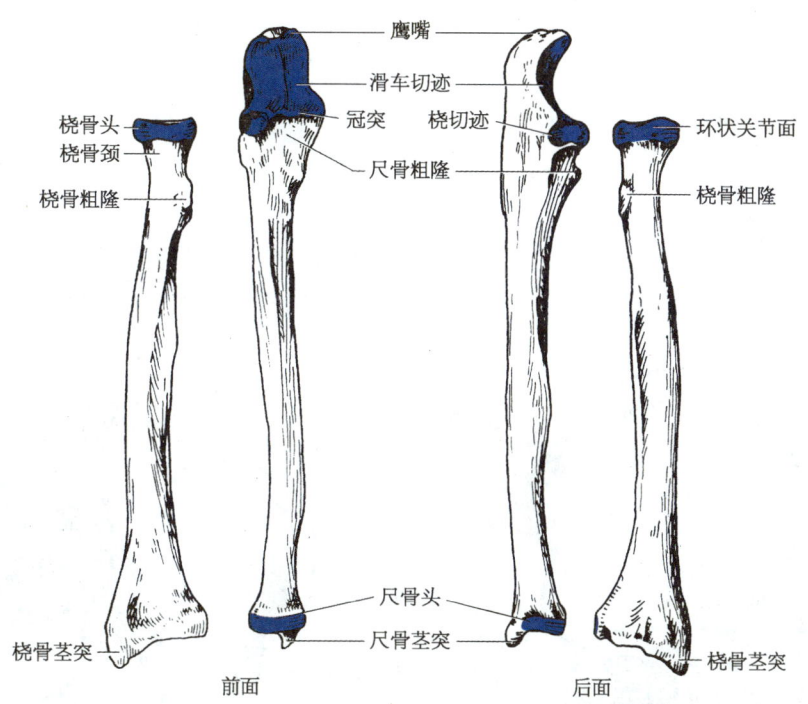

图 1-2-15　桡骨和尺骨

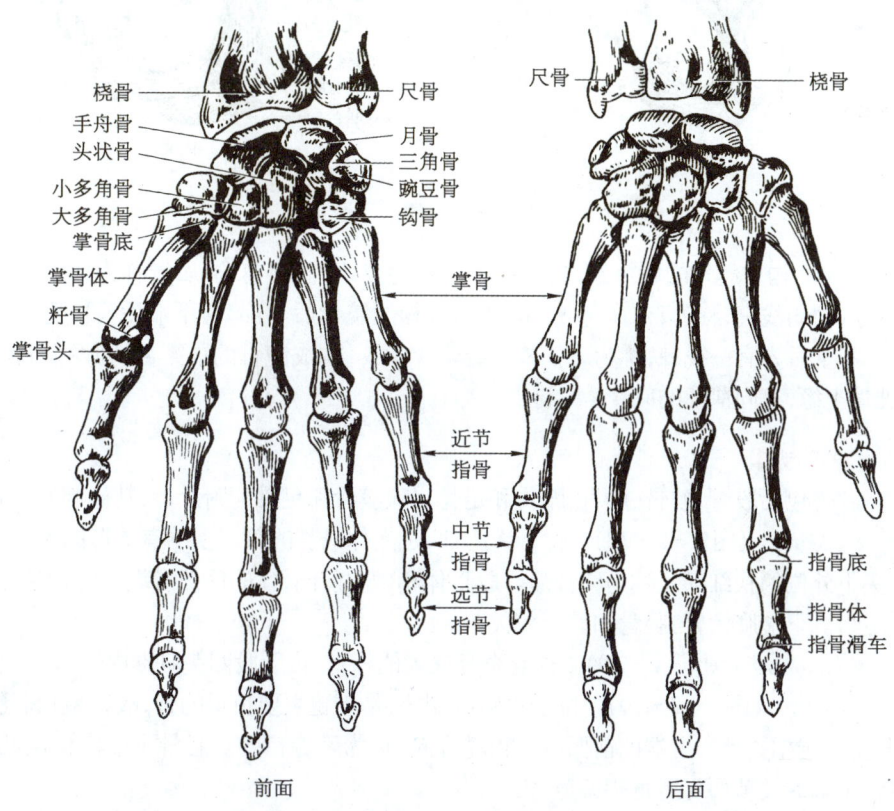

图 1-2-16　手　骨

六、下肢骨

下肢骨包括下肢带骨和自由下肢骨。

(一) 下肢带骨

下肢带骨每侧各有1块髋骨。

髋骨 (hip bone) (图1-2-17) 是形状不规则的扁骨, 由髂骨、坐骨和耻骨构成。髋骨的外侧面有一深窝, 称为髋臼, 其关节面与股骨头相关节。髋骨的前下方有一大孔, 称为闭孔。

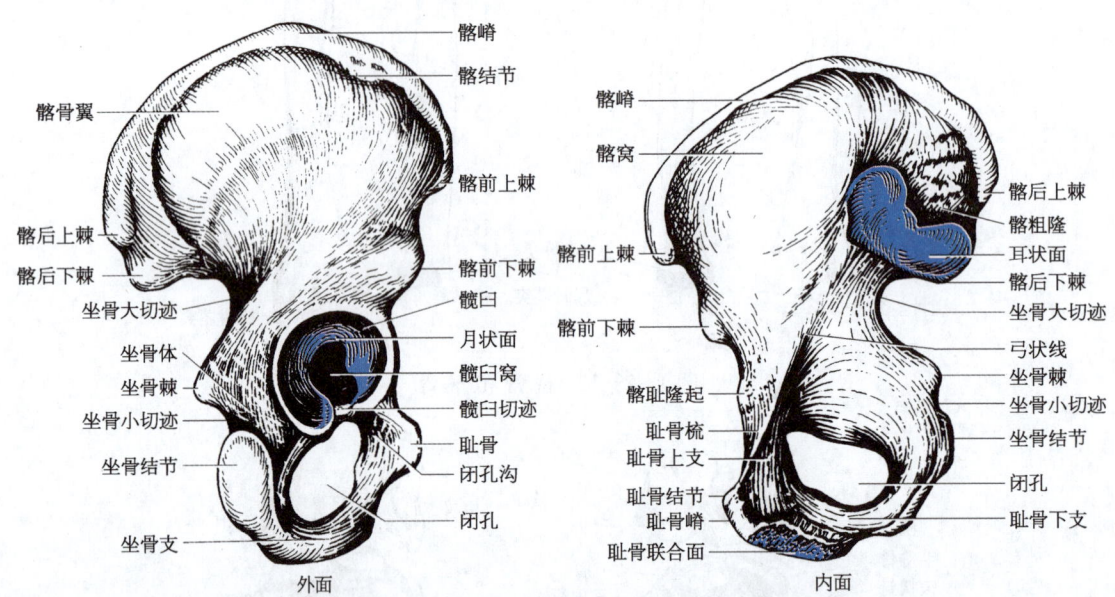

图 1-2-17 髋骨

髂骨 (ilium) 构成髋骨的后上部, 其上缘增厚称为髂嵴, 髂嵴前端、后端称为髂前上棘和髂后上棘。髂骨内面的浅窝, 称为髂窝。坐骨 (ischium) 构成髋骨后下部, 其下端后份有肥厚而粗糙的坐骨结节。其上后方有一锐棘, 称为坐骨棘。耻骨 (pubis) 构成髋骨的前下部, 在两耻骨相对面的外侧, 于耻骨上缘, 有向前凸的耻骨结节。

(二) 自由下肢骨

自由下肢骨包括股骨、髌骨、胫骨、腓骨和足骨。除髌骨和足骨的跗骨外, 其他都属于长骨。

1. 股骨 (femur) (图1-2-18) 位于大腿部, 是人体最长的骨。上端有球形的股骨头与髋臼相关节。头下外侧的狭细部分称为股骨颈。股骨体稍微向前凸, 体的后面有纵行的骨嵴, 向上外延续为臀肌粗隆。下端膨大, 与胫骨和髌骨相关节。

2. 髌骨 (patella) (图1-2-19) 这是全身最大的籽骨, 位于股四头肌腱内。

3. 胫骨 (tibia) (图1-2-20) 位于小腿内侧部, 是小腿主要负重的骨, 故较粗壮。胫骨上端膨大, 与股骨下端相关节。上端的前面有一粗糙隆起, 称为胫骨粗隆。胫骨下端内侧面凸隆, 称为内踝。胫骨下端的关节面与距骨相关节。

4. 腓骨 (fibula) (图1-2-20) 位于小腿的外侧, 有一体和两端。上端略膨大, 称为腓骨头。

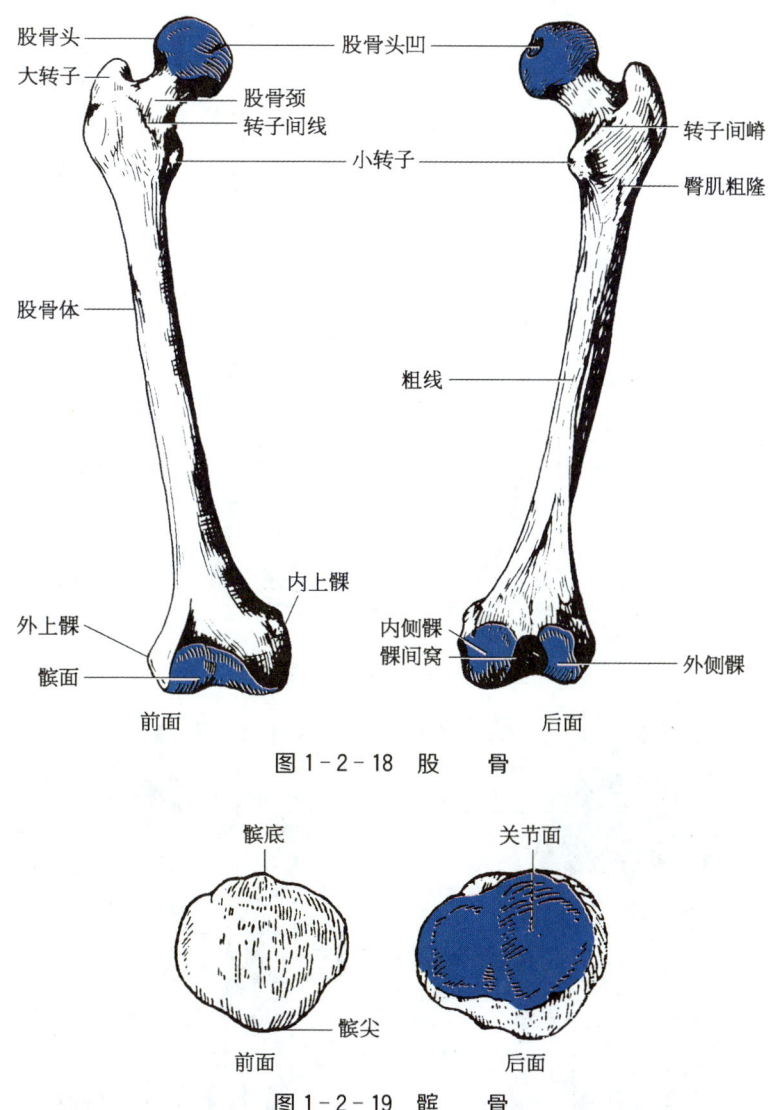

图 1-2-18 股骨

图 1-2-19 髌骨

腓骨下端膨大为外踝。

5. 足骨（bones of foot）（图 1-2-21） 可分为跗骨、跖骨及趾骨。

(1) 跗骨（tarsal bones）：属于短骨，共 7 块，即距骨、跟骨、骰骨、足舟骨及 3 块楔骨（内侧楔骨、中间楔骨和外侧楔骨）。

(2) 跖骨（metatarsal bones）：属于长骨，共 5 块，从内侧向外侧依次称为第 1～5 跖骨。

(3) 趾骨（phalanges of toes）：属长骨，共 14 块。姆趾为 2 节，其余各趾均为 3 节。

七、颅骨

成人颅（skull）一般由 23 块颅骨（cranial bones）组成，另有 6 块听小骨，因与听觉有关，故列入前庭蜗器章内。颅分为脑颅和面颅两部分。脑颅位于颅的后上部，略呈卵圆形并围成颅腔容纳脑。面颅为颅的前下部，形成颜面的基本轮廓，并参与构成口腔、鼻腔和眶。

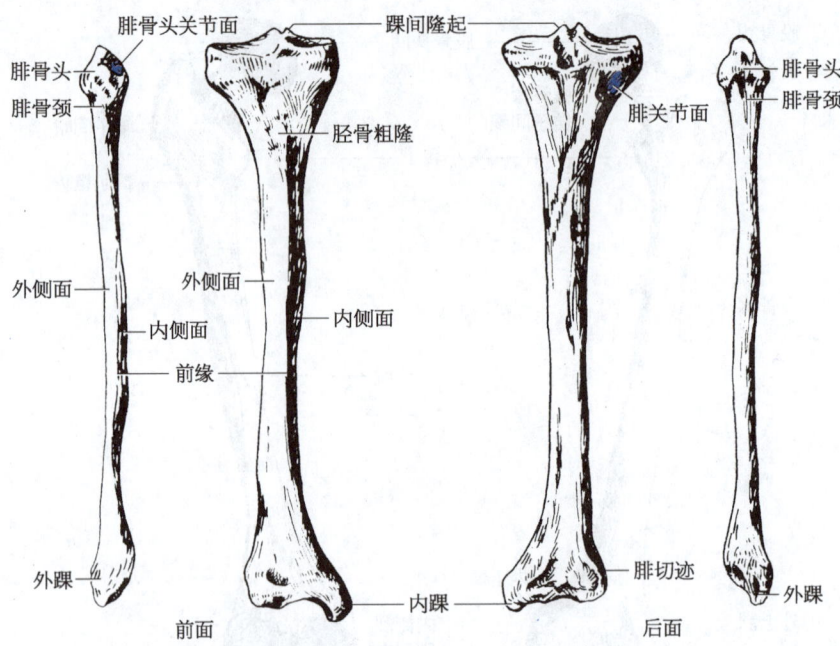

图1-2-20 胫骨和腓骨

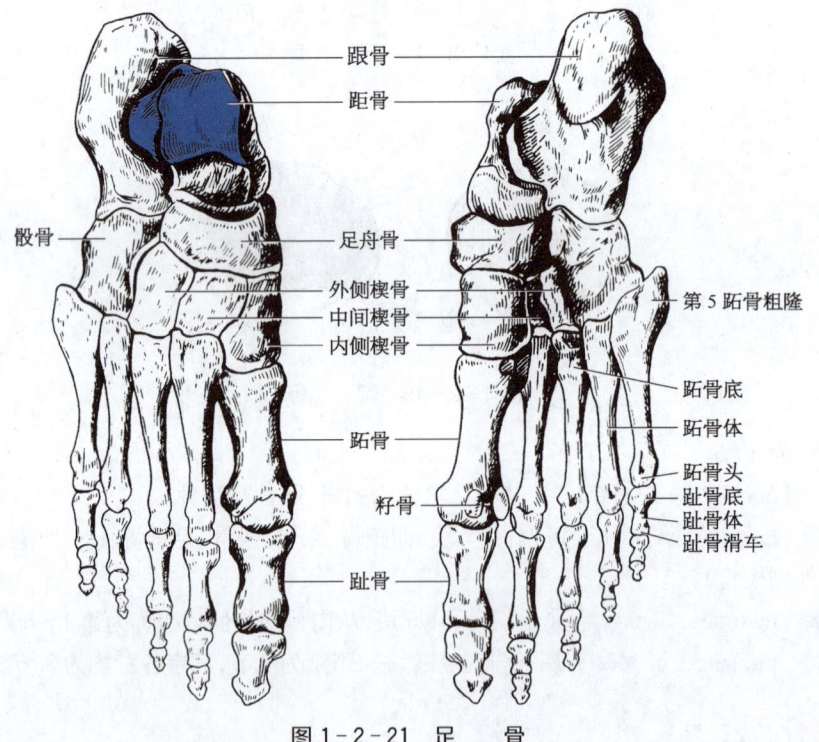

图1-2-21 足 骨

(一) 脑颅骨

脑颅骨(bones of cerebral cranium)共8块,计有额骨、枕骨、蝶骨和筛骨各1块,顶骨和颞骨各2块(图1-2-22、图1-2-23)。

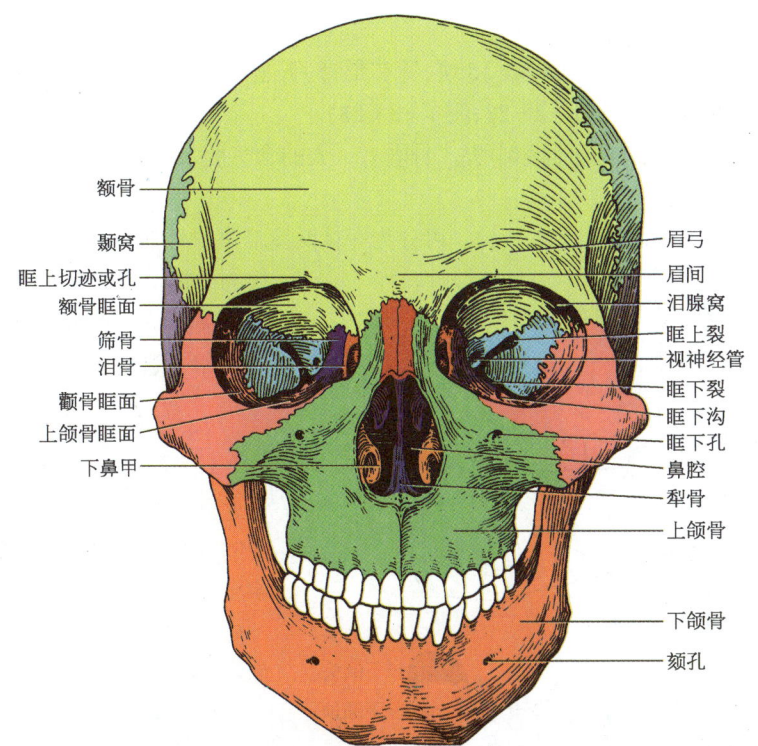

图 1-2-22 颅的前面观

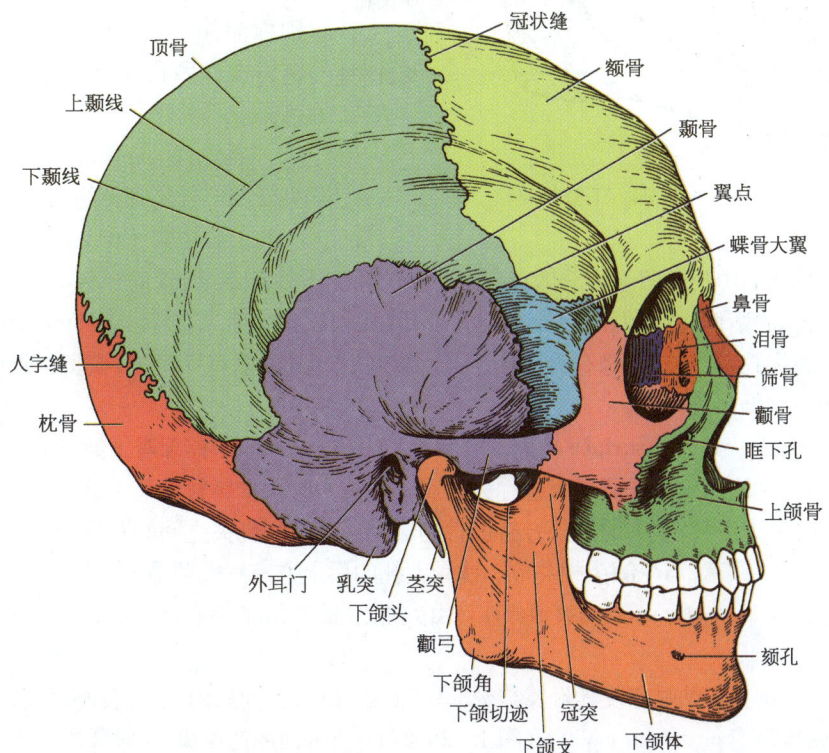

图 1-2-23 颅的侧面观

(二)面颅骨

面颅骨(bones of facial cranium)共 15 块,计有犁骨、下颌骨和舌骨各 1 块,上颌骨、鼻骨、泪骨、颧骨、下鼻甲及腭骨各 2 块(图 1-2-22、图 1-2-23)。

1. 上颌骨(maxilla) 位于面颅中央。骨内有一大的含气腔,称为上颌窦。上颌骨下缘游离,有容纳上颌牙根的牙槽。

2. 下颌骨(mandible)(图 1-2-24) 可分为一体两支。下颌体居中央,其上缘有容纳下颌牙根的牙槽。下颌支的上缘有两个突起,后方突起的上端膨大称为下颌头。下颌体和下颌支会合处形成下颌角。

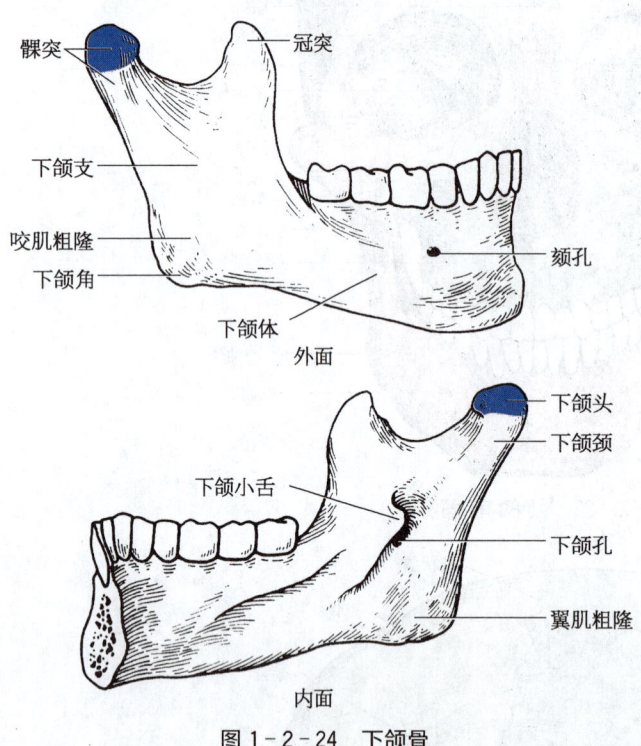

图 1-2-24 下颌骨

(三)颅的整体观

1. 颅盖(calvaria) 在额骨和顶骨之间有横位的冠状缝,左、右顶骨之间有矢状缝,顶骨和枕骨之间有人字缝。

2. 颅底(base of skull) 可分为内面和外面。

(1) 颅底内面(internal surface of base of skull)(图 1-2-25):承托脑。由前向后呈阶梯状排列着 3 个窝,分别称为颅前窝、颅中窝和颅后窝。各窝内有许多孔、裂和管,它们大多通于颅外。

颅前窝(anterior cranial fossa)中央低凹部分是筛骨的筛板,板上有许多筛孔。颅中窝(middle cranial fossa)中央是蝶骨体,体上面中央的凹陷为垂体窝。窝前方的两侧有视神经管,管的外侧有眶上裂,它们都通入眶。蝶骨体的两侧,从前内向后外有圆孔、卵圆孔和棘孔。颅后窝(posterior cranial fossa)最深,中央有枕骨大孔,孔的前外缘有舌下神经管。管的后上方两侧有横窦沟,横窦沟折向前下为乙状窦沟,它向下终于颈静脉孔。

(2) 颅底外面(external surface of base of skull)(图 1-2-26):前部有上颌骨的牙槽和硬腭的骨板。在枕骨大孔的两侧有椭圆形隆起称为枕髁。髁前方有颈动脉管外口。颈动脉管外口的后外方,有细长骨突称为茎突,茎突的后外方有颞骨的乳突。茎突和乳突之间的孔称为茎乳孔。茎乳孔前方的凹陷称为下颌窝,与下颌头相关节。枕骨大孔的后上方有枕外隆凸。

3. 颅的前面(anterior surface of skull) 由大部分面颅和部分脑颅构成,共同围成眶和骨性鼻腔。

(1) 眶(orbit):容纳眼球及其附属结构,呈四面锥体形,尖向后内方,经视神经管通入颅腔。

(2) 骨性鼻腔(bony nasal cavity)(图 1-2-27):位于面颅的中央,它被骨性鼻中隔分为左右两半。骨性鼻中隔由筛骨和犁骨组成。

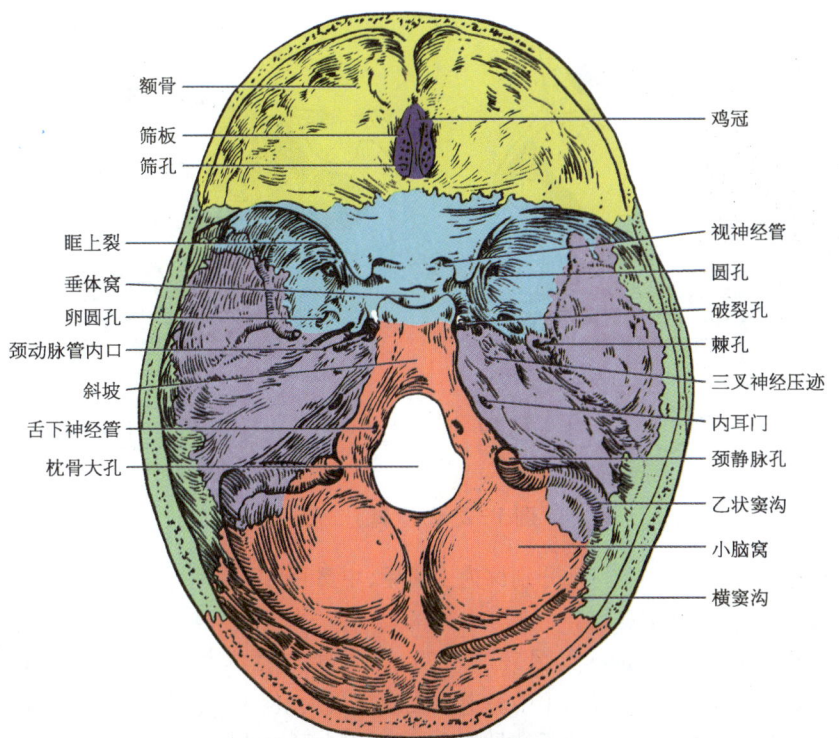

图 1-2-25 颅底内面

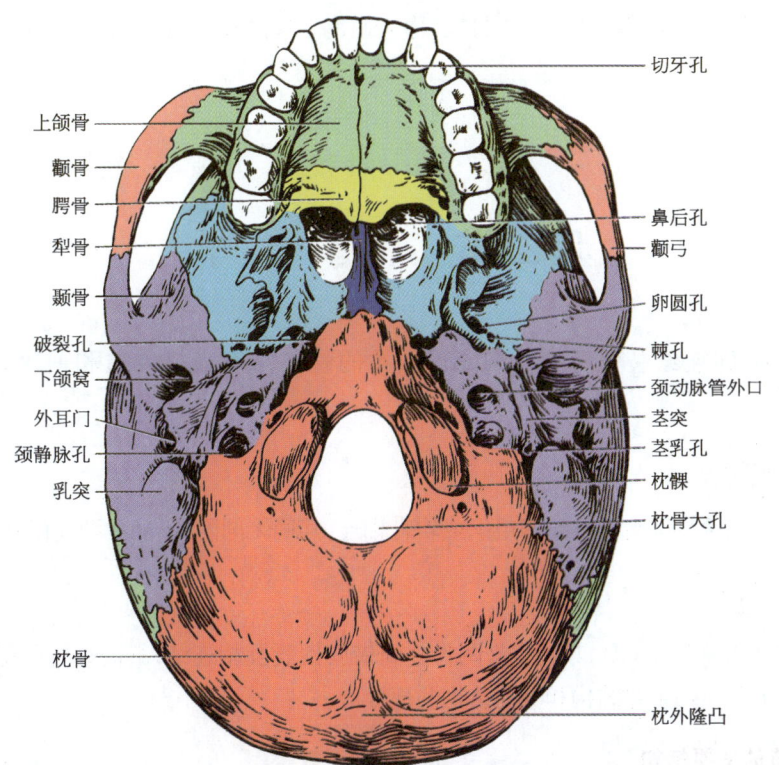

图 1-2-26 颅底外面

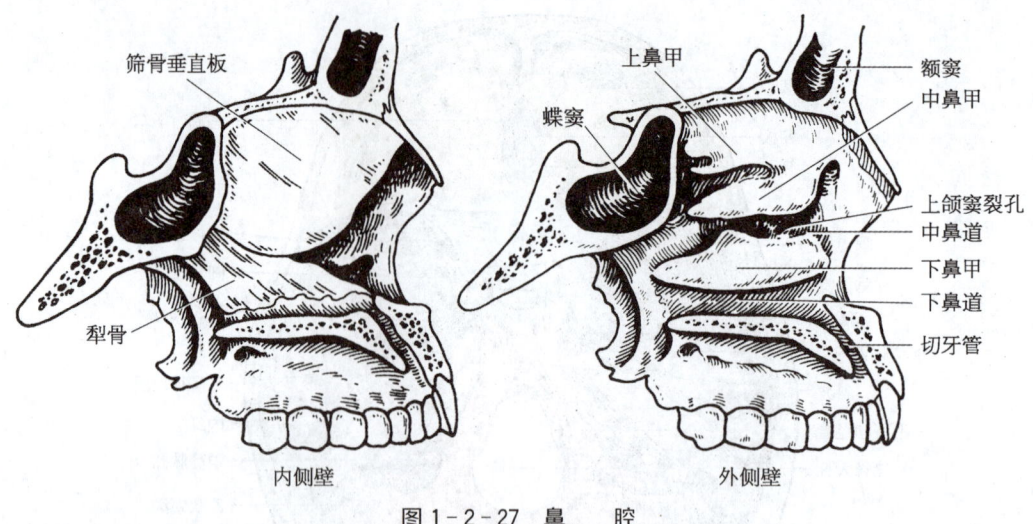

图 1-2-27 鼻腔

鼻腔外侧壁有 3 个卷曲的骨片,分别称为上鼻甲、中鼻甲和下鼻甲。每个鼻甲下方的空间,相应地称为上鼻道、中鼻道和下鼻道。

(3) 鼻旁窦 (paranasal sinuses)(图 1-2-27):共 4 对,包括额窦、上颌窦、筛窦和蝶窦,它们皆与鼻腔相通。额窦位于额骨内,开口于中鼻道。上颌窦最大,位于上颌骨内,开口于中鼻道。筛窦位于筛骨内,开口于中鼻道。蝶窦位于蝶骨体内,开口于上鼻甲的后上方。

4. 颅的侧面 (lateral surface of skull)(图 1-2-23) 在乳突的前方有外耳门。外耳门前方有一弓状的骨梁,称为颧弓。颧弓上方的凹陷,称为颞窝。在颞窝区内,有额、顶、颞、蝶 4 骨的会合处,称为翼点。

第二节 关节学

骨与骨之间的连结装置称为骨连结。人类的骨连结有直接连结和间接连结两种(图 1-2-28)。

一、直接连结

直接连结是指两骨间借纤维结缔组织或软骨相连,其间无间隙,不能活动或仅有轻微的活动。

二、间接连结

间接连结又称关节(joint),其特点是两骨之间借膜性囊互相连结,其间具有腔隙和滑液,有较大的活动性。关节包括主要结构和辅助结构两部分。

(一) 关节的主要结构

关节的主要结构包括关节面、关节囊和关节腔。

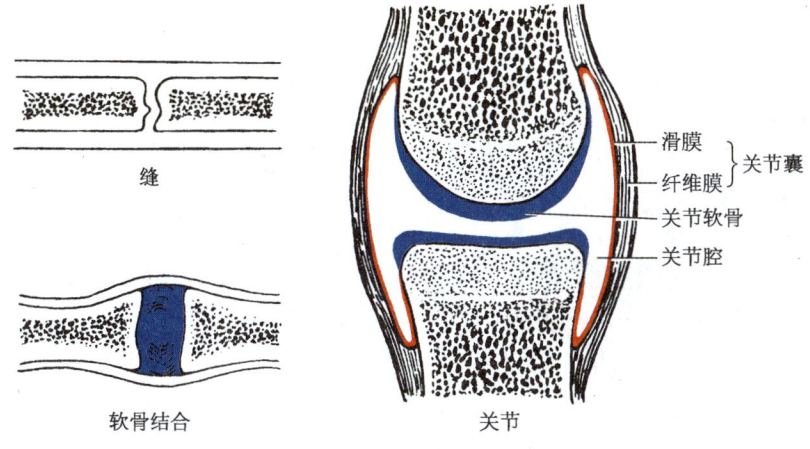

图 1-2-28 骨连结的分类和构造

1. 关节面（articular surface） 是两骨互相接触的光滑面。关节面覆盖一层关节软骨，可减少运动时的摩擦和减缓运动时的冲击。

2. 关节囊（articular capsule） 由结缔组织构成，可分内、外两层。外层为纤维膜，由致密结缔组织构成，附着于关节面周围的骨面上，并与骨膜连续。内层为滑膜，由疏松结缔组织构成，紧贴纤维膜的内面，并附着于关节软骨的周缘。滑膜具有丰富的血管网，能产生滑液，以减少关节运动时关节软骨间的摩擦。

3. 关节腔（articular cavity） 由关节囊滑膜和关节软骨共同围成的密闭窄隙，其内有少量滑液。关节腔内为负压，对维持关节的稳定性有一定的作用。

（二）关节的辅助结构

关节的辅助结构包括韧带、关节内软骨和关节唇。

1. 韧带（ligaments） 由致密结缔组织构成，位于关节周围或关节囊内外，有增加关节稳固性和限制关节过度运动的作用。

2. 关节内软骨 由纤维软骨构成，位于两骨关节面之间，有关节盘（articular disc）和关节半月板（articular meniscus）两种，能增加关节的弹性，减少对骨面的冲击，并可使两骨关节面互相适应，有利于关节的稳固和运动。

3. 关节唇（articular labrum） 为附着于关节窝周缘的纤维软骨环，有加深关节窝和扩大关节面的作用，使关节更加稳固。

（三）关节的运动形式

1. 屈和伸 这是指关节沿冠状轴进行的运动。运动时两骨互相靠拢，角度变小的称为屈；相反，角度加大的则称为伸。

2. 内收和外展 这通常是指关节沿矢状轴的运动。运动时骨向躯干或向正中面靠拢者，称为内收（或收）；反之，离开躯干或正中面者称为外展（或展）。

3. 旋内和旋外 骨环绕垂直轴进行运动，称为旋转。骨的前面转向内侧的称为旋内，在前臂为旋前；反之，转向外侧的称为旋外，在前臂为旋后。

凡二轴或三轴关节可做环转运动，即关节头原位转动，骨的远端可做圆周运动，运动时全骨描绘成一圆锥形的轨迹。

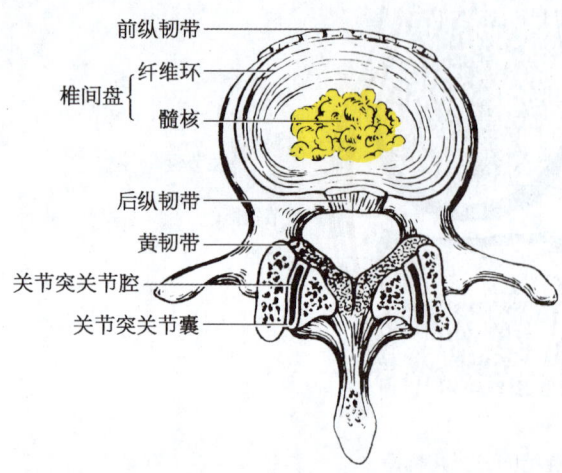

图 1-2-29 椎间盘和关节突关节

三、躯干骨的连结

（一）椎骨间的连结

椎骨间的连结是指相邻椎骨之间借椎间盘、韧带和关节相连结。

1. 椎间盘（intervertebral discs）（图 1-2-29） 相邻两椎体间借椎间盘牢固相连。椎间盘的外部为纤维环，由多层呈环状排列的纤维软骨环组成；内部为髓核，是一种富有弹性的胶状物质。

2. 椎骨间的韧带（图 1-2-30） 主要有以下几类。

（1）前纵韧带（anterior longitudinal ligament）：为全身最长的韧带，位于椎体的前面，有防止脊柱过伸和椎间盘向前突出的作用。

（2）后纵韧带（posterior longitudinal ligament）：位于各椎体和椎间盘的后面，有限制脊柱过分前屈和防止椎间盘向后突出的作用。

（3）黄韧带（ligamenta flava）：又称弓间韧带，是连结相邻椎弓后部的韧带。有限制脊柱过分前屈的作用。

3. 关节 主要有关节突关节，由相邻上、下关节突构成。

（二）脊柱

1. 脊柱的组成 脊柱（vertebral column）（图 1-2-31）由 24 块分离的椎骨、1 块骶骨和 1 块尾骨，借椎间盘、韧带和关节紧密连结而成。脊柱中央有椎管，容纳脊髓及其被膜和脊神经根等。

2. 脊柱的生理弯曲 从侧面观察脊柱，有 4 个生理弯曲，即颈曲、胸曲、腰曲和骶曲。颈曲和腰曲向前突出，胸曲和骶曲向后突出。

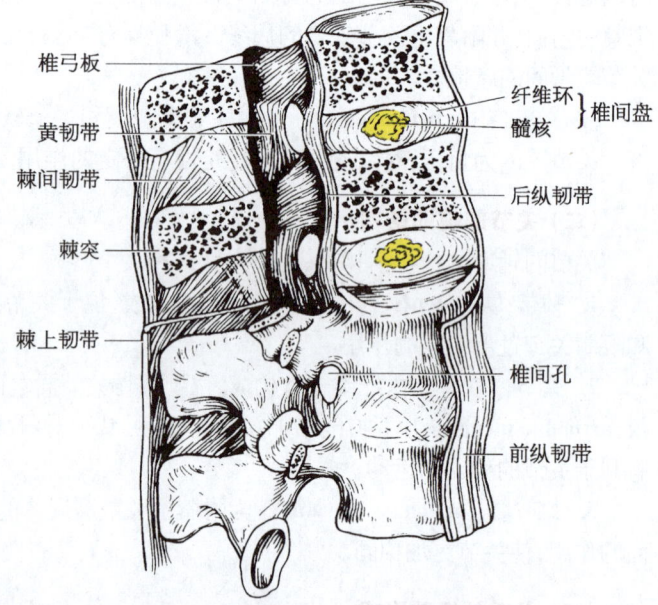

图 1-2-30 脊柱的韧带

3. 脊柱的功能 脊柱有支持体重、保护脊髓和运动的功能。

（三）胸廓

1. 胸廓的组成 胸廓（thoracic cage）（图 1-2-32）由 12 块胸椎、1 块胸骨和 12 对肋借关节和韧带连结而成。12 对肋的前端均为肋软骨。第 8～10 对肋软骨不直接连于胸骨，而是依次连于上一个肋软骨，形成一对肋弓。

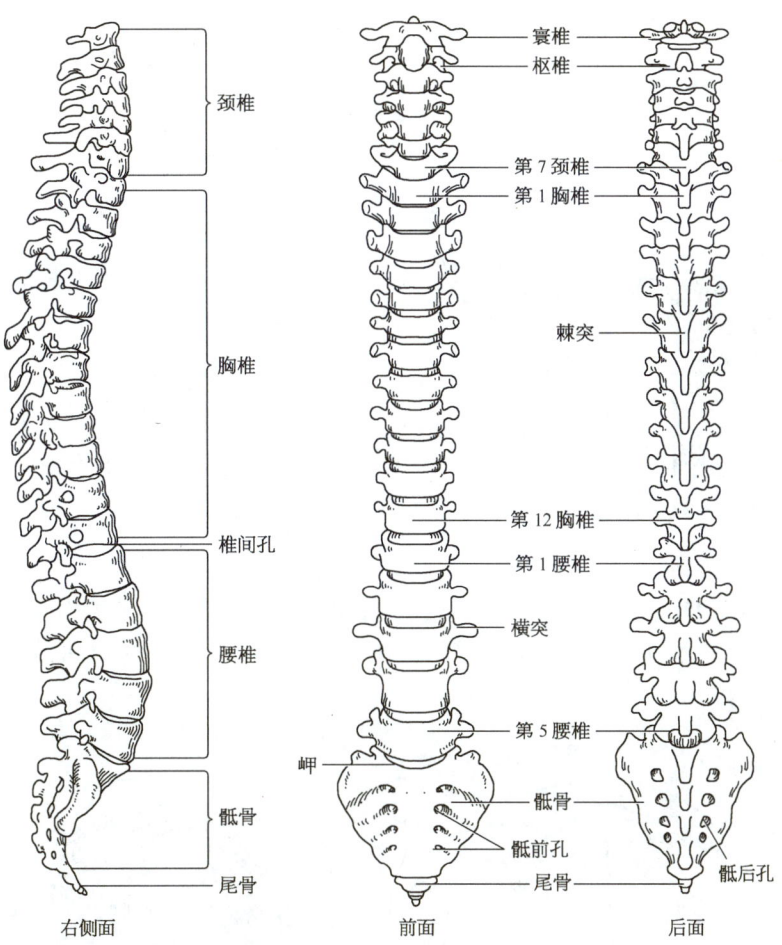

图 1-2-31 脊 柱

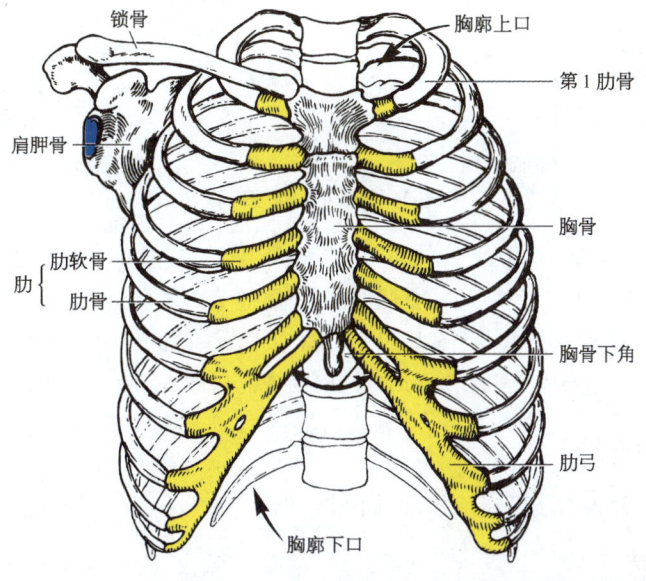

图 1-2-32 胸 廓

2. 胸廓的形态 成人胸廓近似圆锥形,胸廓有上、下两口。相邻各肋之间的空隙,称为肋间隙。胸廓的内腔称为胸腔。

3. 胸廓的功能 在肌的作用下,使肋的前端连同胸骨一起做上升和下降运动,使胸廓扩大和缩小,协助吸气和呼气。

四、上肢骨的连结

上肢骨的连结可分为上肢带连结和自由上肢连结两种。

(一) 上肢带连结

胸锁关节(sternoclavicular joint)(图1-2-33)是上肢和躯干的唯一关节,由锁骨胸骨端与胸骨柄构成。

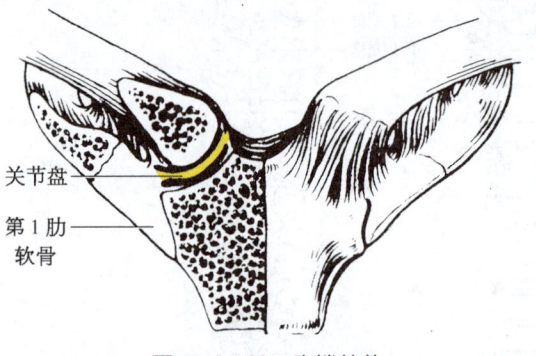

图1-2-33 胸锁关节

(二) 自由上肢连结

1. 肩关节(shoulder joint)(图1-2-34) 由肱骨头和肩胛骨的关节盂构成。肩关节囊薄而松弛,囊内有肱二头肌长头腱通过。肩关节为人体运动最灵活的关节,可做屈、伸、内收、外展、旋内、旋外和环转运动。

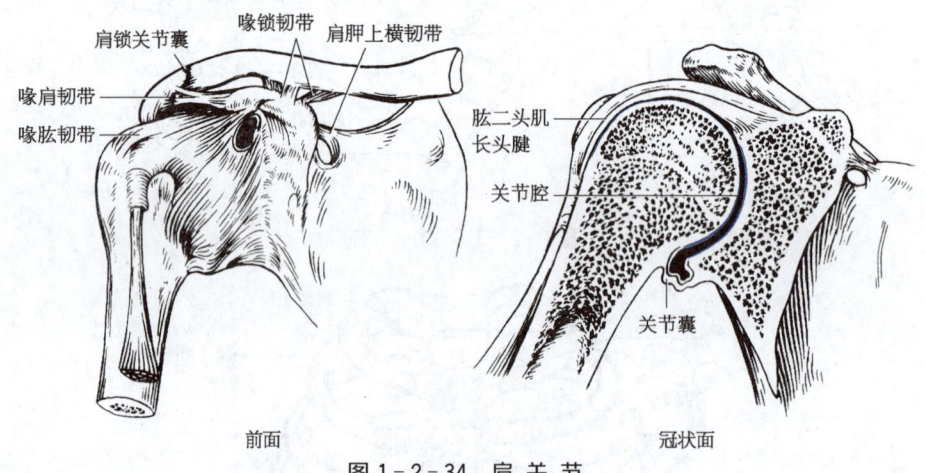

图1-2-34 肩关节

2. 肘关节(elbow joint)(图1-2-35) 由肱骨下端和桡、尺骨上端构成。关节囊的前、后壁薄而松弛,两侧则有桡侧副韧带和尺侧副韧带增强。肘关节可做屈、伸运动。

3. 桡腕关节(radiocarpal joint)(图1-2-36) 又称腕关节(wrist joint),由桡骨下端的关节面和尺骨下方的关节盘与手舟骨、月骨和三角骨共同组成。可做屈、伸、收、展和环转运动。

五、下肢骨的连结

下肢骨的连结可分为下肢带连结和自由下肢连结。

(一) 下肢带连结

1. 髋骨间的连结 即耻骨联合(pubic symphysis),由两侧耻骨的耻骨联合面,借纤维软骨相

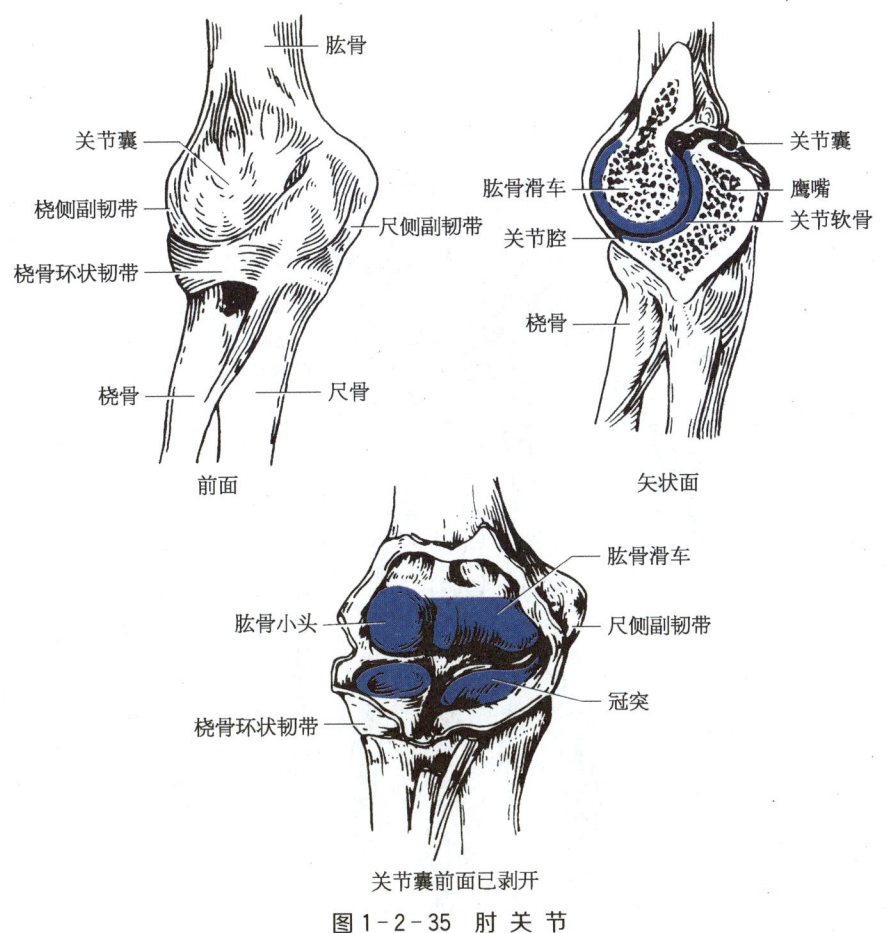

图 1-2-35 肘关节

连。两侧耻骨相连形成的骨性弓,称为耻骨弓。

2. 骨盆 (pelvis) 由骶骨、尾骨及左、右髋骨借关节和韧带连结而成。主要功能是支持体重,保护盆腔脏器,在女性还是胎儿娩出的产道。骨盆由骶骨岬至耻骨联合上缘的两侧连线为分界线,可分为上方的大骨盆和下方的小骨盆。小骨盆内的空腔为骨盆腔(图 1-2-37)。由于女性骨盆要适应孕育胎儿和分娩的功能,故男女骨盆有明显的性别差异。

(二) 自由下肢连结

1. 髋关节 (hip joint) (图 1-2-38) 由股骨头和髋臼构成。髋臼周缘有纤维软骨构成的髋臼唇,以增加髋臼的深度。关节囊内有股骨头韧带,连于关节窝和股骨头之间,韧带中含有滋养股骨头的血管。髋关节可做屈、伸;内收、外展;旋内、旋外和环转运动。

2. 膝关节 (knee joint) 是人体内最大、最复杂的关节。膝关节由股骨下端和胫骨上端以及前方的髌骨共同构成。关节囊周围有韧带加强,前方有髌韧带,外侧有腓侧副韧带,内侧有胫侧副带(图 1-2-39)。关节腔内有连接股骨和胫骨的前交叉韧带和后交叉韧带(图 1-2-40)。在股骨与胫骨相对的关节面之间有纤维软骨性的内侧半月板和外侧半月板(图 1-2-41)。膝关节可做屈、伸运动。在屈膝状态下,又可做轻度的旋内和旋外运动。

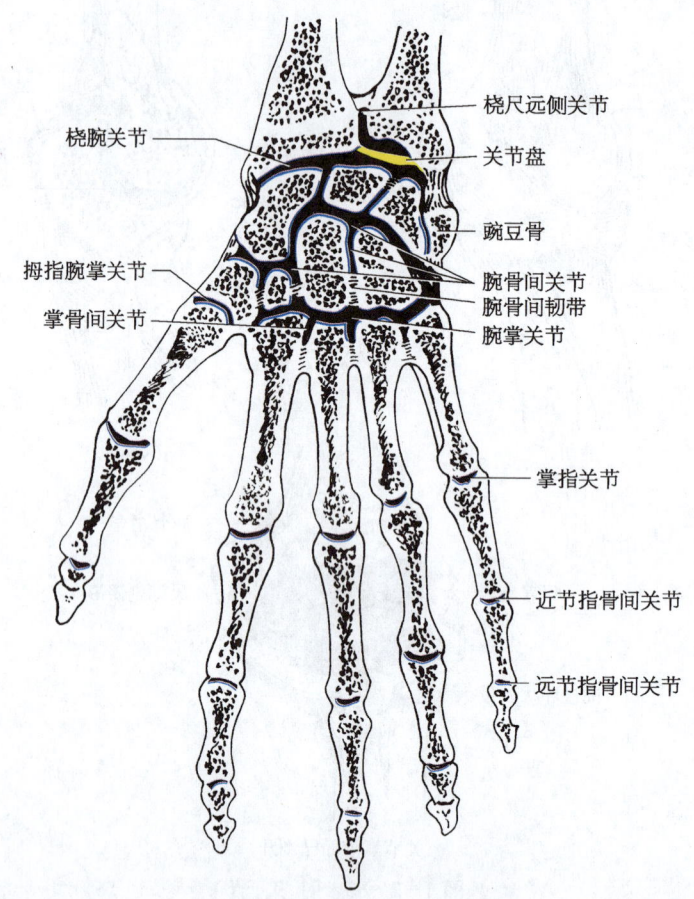

图 1-2-36 手关节(冠状切面)

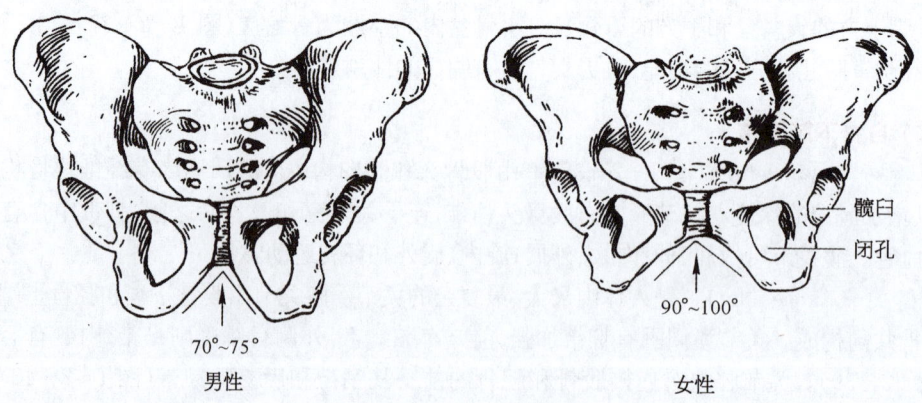

图 1-2-37 男、女性骨盆

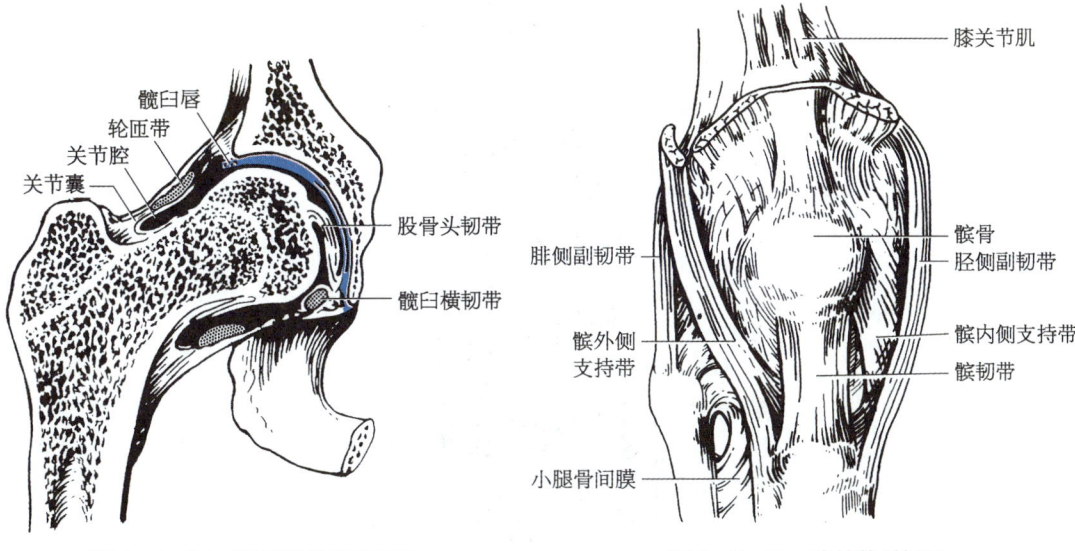

图1-2-38 髋关节(冠状切面)　　图1-2-39 膝关节(前面)

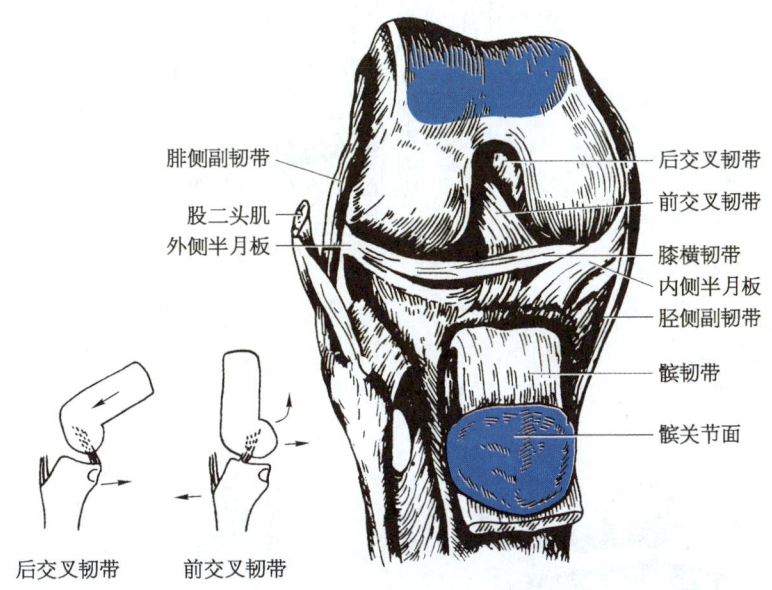

图1-2-40 膝关节(示内部结构)

3. **距小腿关节**（talocrural joint）（图1-2-42）又称**踝关节**（ankle joint），由胫、腓骨下端的关节面与距骨构成。关节囊前、后壁薄而松弛,两侧有韧带加强。距小腿关节可做背屈(伸)和跖屈(屈)的运动。

六、颅骨的连结

颞下颌关节（temporomandibular joint）

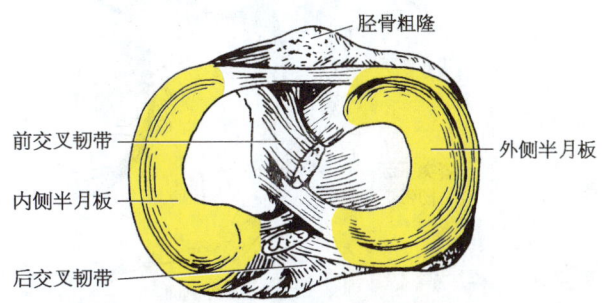

图1-2-41 膝关节半月板(上面)

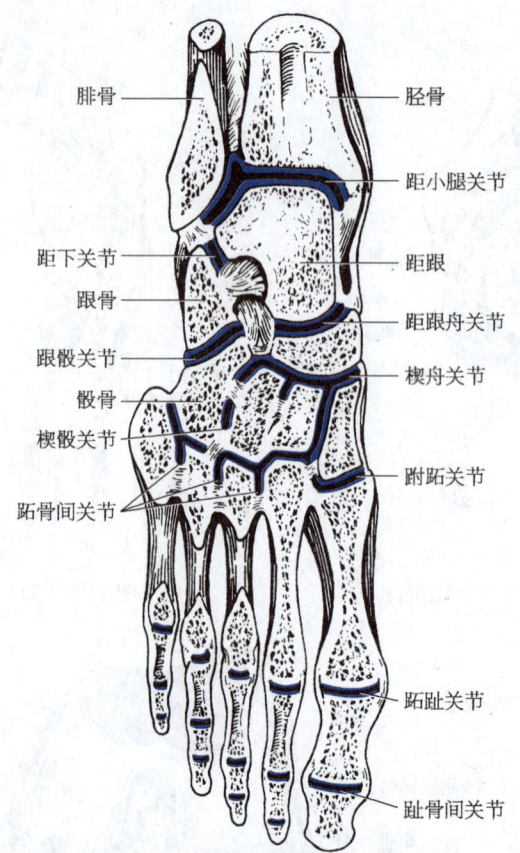

图1-2-42 足关节水平切面

(图1-2-43)又称**下颌关节**,由下颌头与颞骨的下颌窝构成。关节囊松弛,关节内有纤维软骨构成的关节盘,关节盘的周缘与关节囊相连,将关节腔分为上、下两部分。颞下颌关节的运动关系到咀嚼、语言和表情等功能,能做开口、闭口、前进、后退和侧方运动。

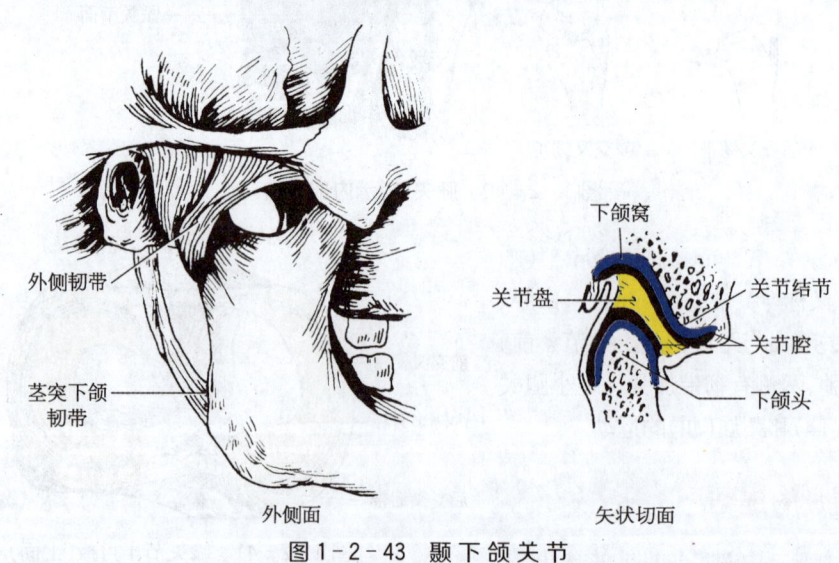

图1-2-43 颞下颌关节

第三节 肌 学

人体的肌（muscle）按结构和功能的不同可分为平滑肌、心肌和骨骼肌3种。平滑肌主要构成内脏和血管的管壁，心肌构成心壁，两者都不随人的意志收缩，故称不随意肌。骨骼肌通常附着于骨，随人的意志舒缩，故称随意肌。本节主要叙述骨骼肌（图1-2-44），骨骼肌根据部位的不同，可分为躯干肌、头颈肌、上肢肌和下肢肌。

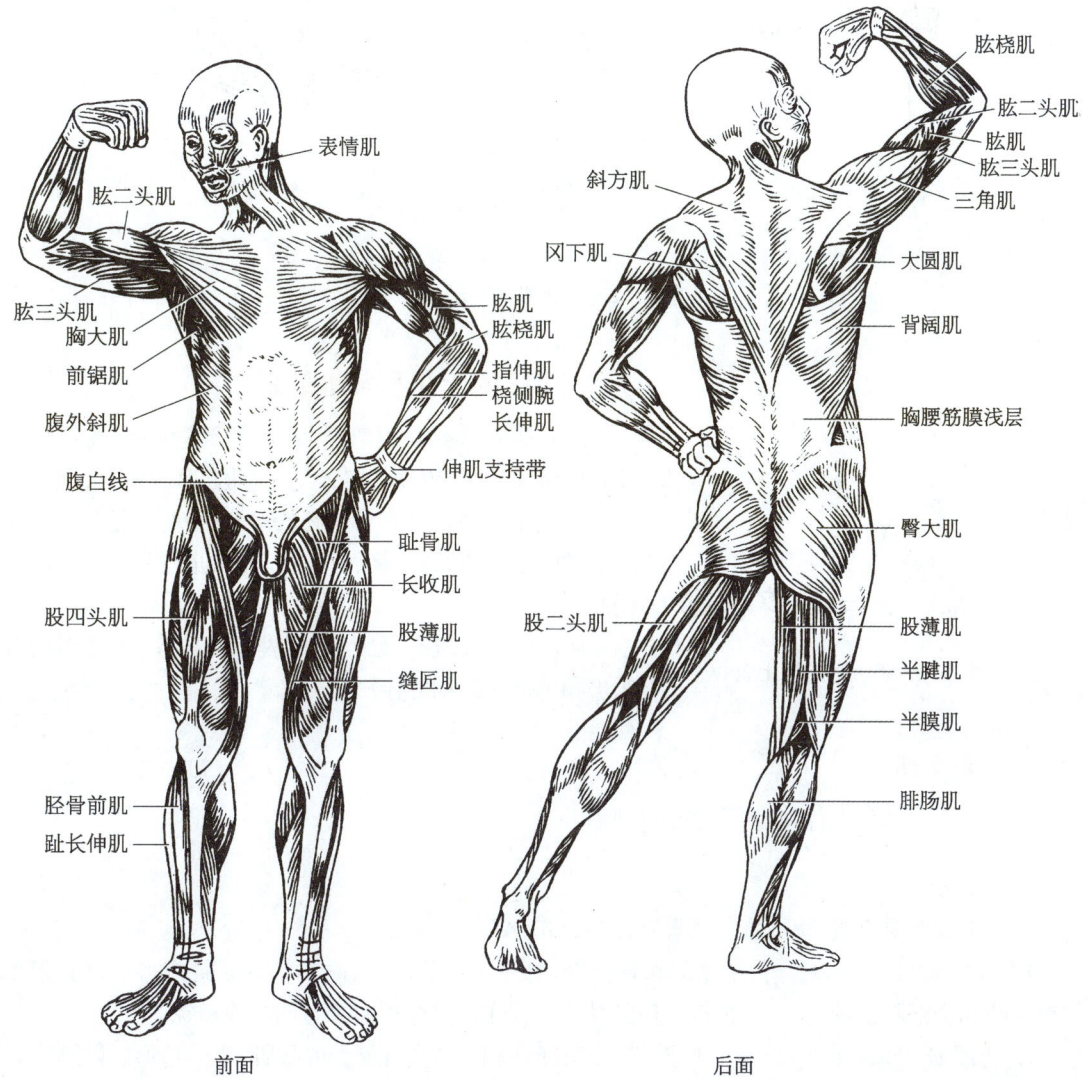

图 1-2-44 全身肌的配布

一、肌的形态和构造

肌的形态多种多样,可概括地分为长肌、短肌、阔肌和轮匝肌4种(图1-2-45)。

每块骨骼肌都由肌腹和肌腱两部分构成。**肌腹**主要由大量的横纹肌纤维构成,柔软而有收缩能力。**肌腱**主要由腱纤维构成,强韧而无收缩力,位于肌腹的两端。肌腹以肌腱附着于骨面。阔肌的肌腹和肌腱均呈薄片状,阔肌的肌腱称为**腱膜**。

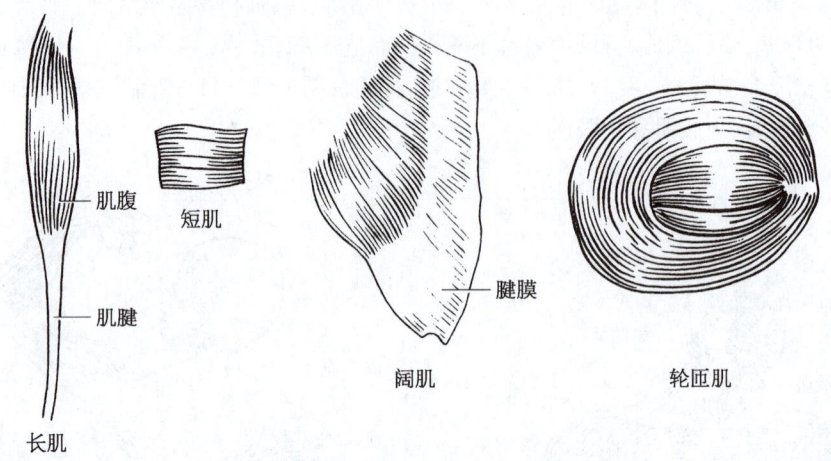

图1-2-45 肌的形态

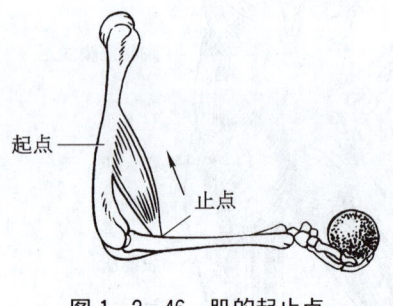

图1-2-46 肌的起止点

二、肌的起止和辅助装置

肌一般都以两端附着于骨,中间跨过一个或几个关节。当肌收缩时,牵动骨骼,产生运动。肌收缩时,通常一骨的位置相对固定,另一骨的位置相对移动。通常将肌在固定骨的附着点,称为**起点**;在移动骨的附着点,称为**止点**(图1-2-46)。

肌的辅助装置有筋膜、滑膜囊和腱鞘等,这些结构有保护和辅助肌运动的作用。

三、躯干肌

躯干肌主要可分为背肌、胸肌、腹肌和膈。

(一)背肌

背肌主要有斜方肌、背阔肌和竖脊肌(图1-2-47)。

1. 斜方肌(trapezius) 位于项部和背上部,为三角形的阔肌,两侧相合成斜方形。该肌起自枕外隆凸和全部胸椎棘突,止于锁骨和肩胛骨。主要作用是牵引肩胛骨向脊柱靠拢。

2. 背阔肌(latissimus dorsi) 位于背下部和胸侧部,为全身最大的阔肌,呈三角形。以腱膜起自下6个胸椎和全部腰椎棘突,肌束向外上方集中,以扁腱止于肱骨上端。主要作用是内收、旋内和后伸肩关节。

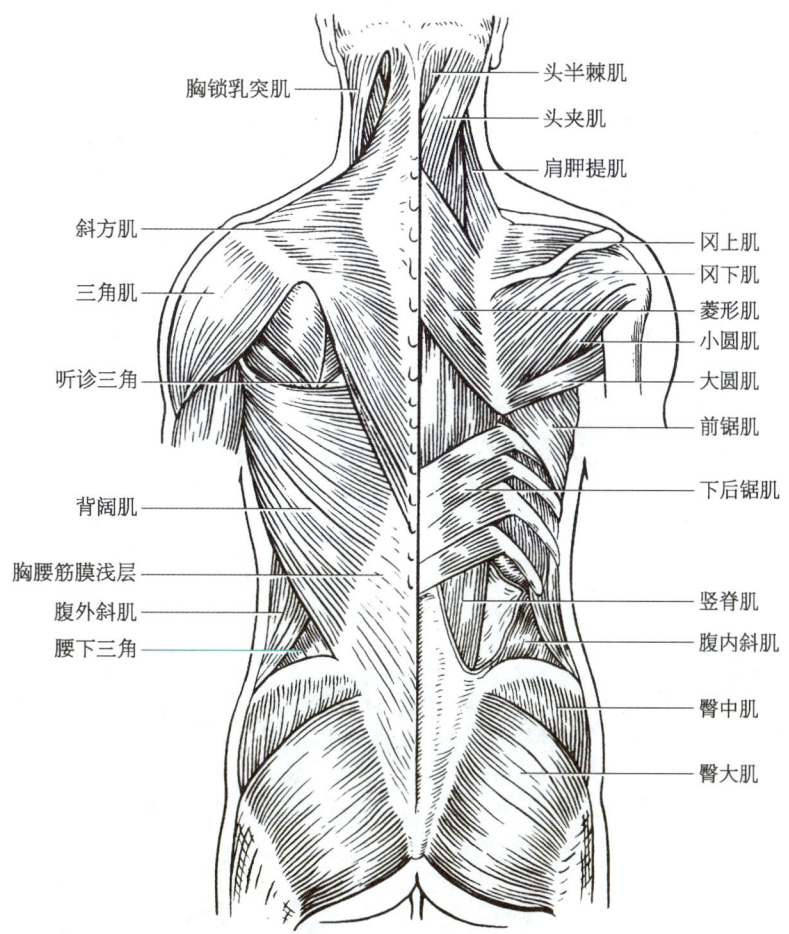

图 1-2-47 背肌(右侧斜方肌、背阔肌已切除)

3. 竖脊肌（erector spinae） 又称骶棘肌，为背肌中最长、最大的肌，纵列于脊柱两侧的沟内。主要作用是使脊柱后伸和仰头，对保持人体直立姿势有重要作用。

(二) 胸肌

胸肌可分为胸上肢肌和胸固有肌。

1. 胸上肢肌 主要有胸大肌和胸小肌（图 1-2-48）。

(1) **胸大肌（pectoralis major）**：位置表浅，覆盖胸廓前壁的大部。起自锁骨、胸骨和肋软骨等处，以扁腱止于肱骨上端。主要作用是内收和旋内肩关节。

(2) **胸小肌（pectoralis minor）**：位于胸大肌深面。起自第3～5肋，止于肩胛骨喙突。其作用是牵拉肩胛骨向前下方。

2. 胸固有肌 参与构成胸壁，在肋间隙内，主要包括肋间内、外肌（图 1-2-49）。

肋间外肌（intercostales externi）位于各肋间隙的浅层，起自肋骨下缘，肌束斜向前下，止于下一肋骨的上缘。**肋间内肌（intercostales interni）**位于肋间外肌的深面，肌束方向与肋间外肌相反。主要作用是肋间外肌提肋，助吸气；肋间内肌降肋，助呼气。

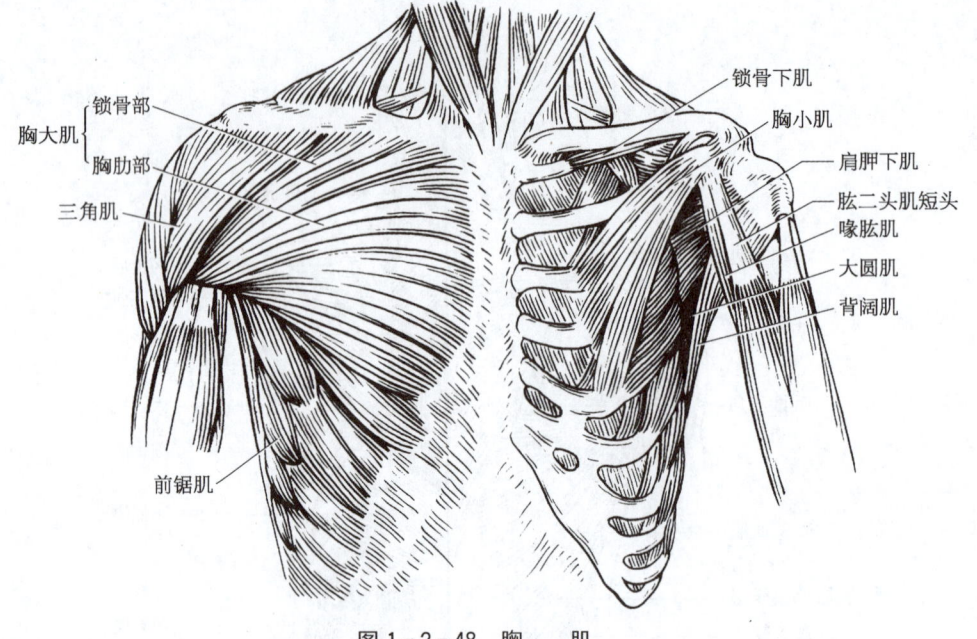

图 1-2-48 胸 肌

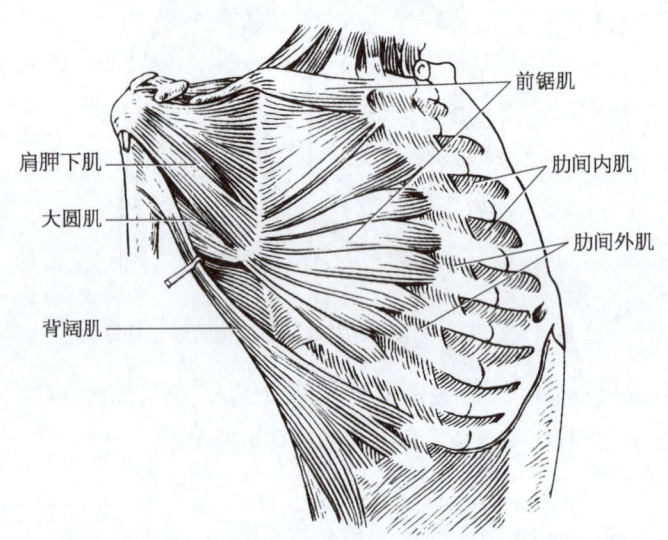

图 1-2-49 前锯肌和肋间肌

(三) 膈

膈 (diaphragm)（图 1-2-50）封闭胸廓下口，介于胸腔和腹腔之间。膈上有 3 个裂孔：**主动脉裂孔**在膈和脊柱之间，有主动脉和胸导管通过。**食管裂孔**位于主动脉裂孔的左前方，有食管和左、右迷走神经通过。**腔静脉孔**位于食管裂孔的右前方，有下腔静脉通过。膈为主要的呼吸肌，收缩时，膈的圆顶下降，胸腔容积扩大，引起吸气；舒张时，膈的圆顶上升，胸腔容积减小，引起呼气。

(四) 腹肌

腹肌位于胸廓下口和骨盆上缘之间，构成腹壁。主要有腹直肌、腹外斜肌、腹内斜肌和腹横肌等（图 1-2-51、图 1-2-52）。

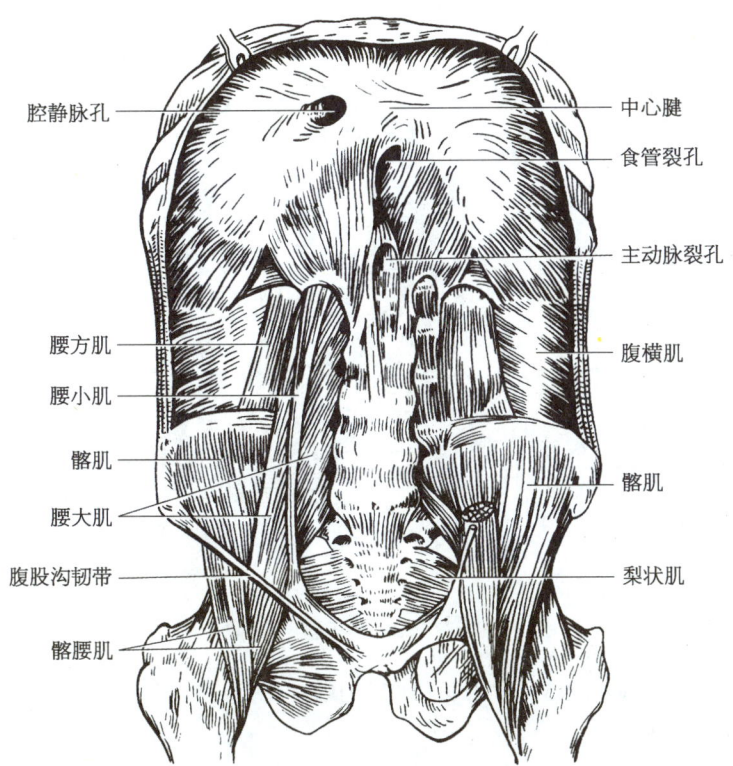

图 1-2-50 膈和腹后壁肌

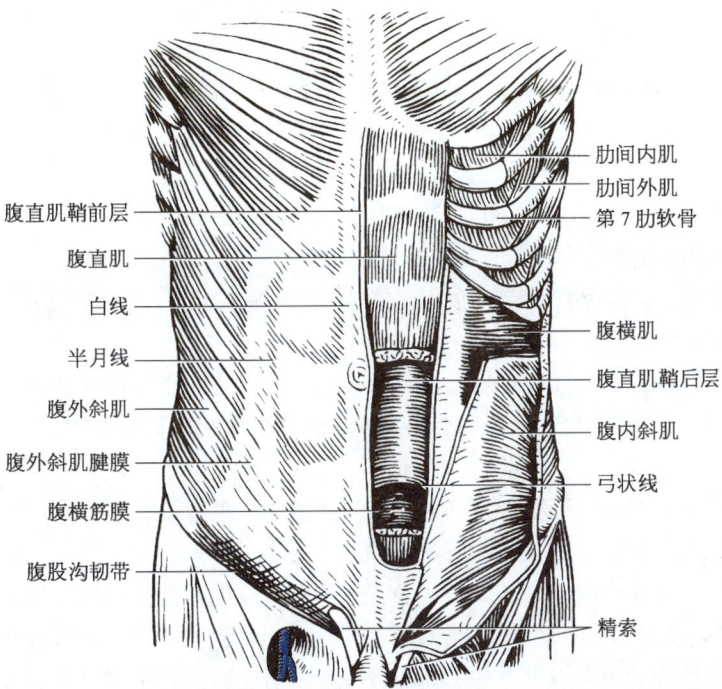

图 1-2-51 腹前壁肌

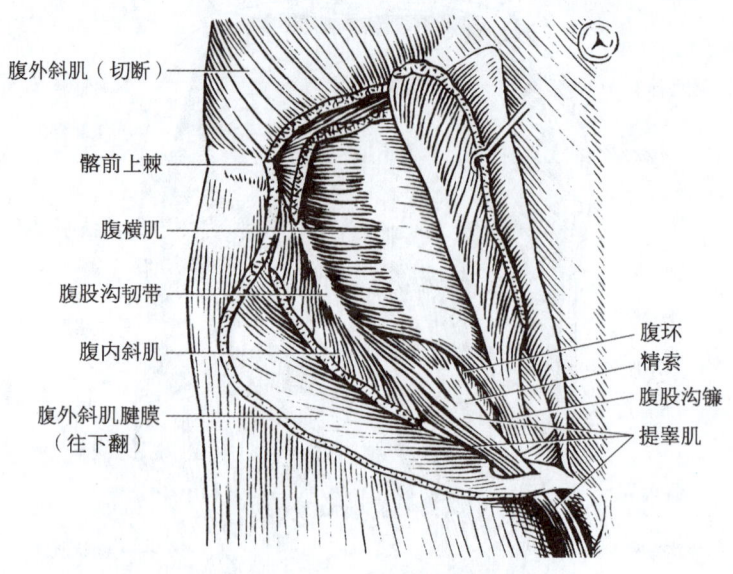

图 1-2-52 腹前壁的下部

1. 腹直肌（rectus abdominis） 位于腹前壁正中线的两旁，居腹直肌鞘中。肌的全长被 3~4 条横行的腱划分成多个肌腹。

2. 腹外斜肌（obliquus externus abdominis） 位于腹前外侧壁浅层，为一宽阔扁肌，肌纤维由外上斜向内下而移行为腱膜。腱膜向内侧参与腹直肌鞘前层的构成，腱膜的下缘卷曲增厚连于髂前上棘和耻骨结节之间，形成腹股沟韧带。在耻骨结节外上方，腱膜形成一个小三角形裂隙，称为腹股沟管浅环（又称腹股沟管皮下环）。

3. 腹内斜肌（obliquus internus abdominis） 位于腹外斜肌深面，大部分肌束向内上方，下部肌束向内下方走行，在腹直肌外侧缘移行为腱膜。腱膜向内侧分为前、后两层并包裹腹直肌，参与腹直肌鞘前、后层的构成。

4. 腹横肌（transversus abdominis） 位于腹内斜肌深面，肌束向前内横行，在腹直肌外侧缘移行为腱膜，参与构成腹直肌鞘后层。

上述腹肌的作用：共同保护和支持腹腔脏器，收缩时缩小腹腔，增加腹压，以协助呼气、排便、分娩、呕吐及咳嗽等活动。

5. 腹直肌鞘（sheath of rectus abdominis） 其内包裹腹直肌，分为前、后两层，前层由腹外斜肌腱膜和腹内斜肌腱膜的前层愈合而成，后层由腹内斜肌腱膜后层和腹横肌腱膜愈合而成（图 1-2-53）。

6. 白线（linea alba） 位于两侧腹直肌之间，为两侧 3 层腹壁阔肌腱膜的纤维在正中线交织而成，其上方起自剑突，下抵耻骨联合（图 1-2-53）。

7. 腹股沟管（inguinal canal）（图 1-2-51、图 1-2-52） 为男性精索或女性子宫圆韧带所通过的肌间裂隙，在腹股沟韧带内侧半的上方，长为 4~5 cm。管的内口称为腹股沟管深环（又称腹股沟管腹环），在腹股沟韧带中点上方约 1.5 cm 处，为腹横筋膜随精索或子宫圆韧带向外的突口。管的外口即腹股沟管浅环（又称腹股沟管皮下环）。

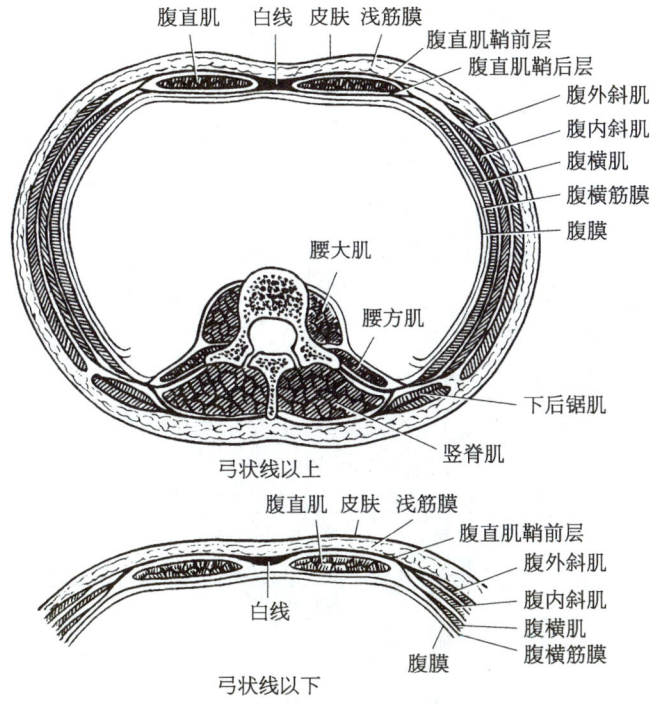

图1-2-53 腹壁两个横切面(示腹直肌鞘)

四、头颈肌

(一) 头肌

头肌可分为面肌和咀嚼肌两部分。

1. 面肌 (facial muscles) 又称表情肌(图1-2-54、图1-2-55),为扁薄的皮肌,位置浅表,大多起自颅骨的不同部位,止于面部皮肤,分布在口裂、眼裂和鼻孔的周围,这些肌收缩牵动面部皮肤显出喜、怒、哀、乐等各种表情。额肌位于额部,收缩时可扬眉、皱额。眼轮匝肌肌纤维环绕于眶和眼裂周围,呈扁椭圆形,收缩时可使眼裂闭合。口轮匝肌肌纤维环绕口唇周围,收缩时关闭口裂。

2. 咀嚼肌 (masticatory muscles) 包括咬肌和颞肌(图1-2-54、图1-2-55)。咬肌呈长方形,起自颧弓,向后下止于下颌角的外面。颞肌呈扇形,起自颞窝骨面,肌束向下会聚,通过颧弓的内侧,止于下颌骨。主要作用是上提下颌骨,使上、下颌牙咬合。

(二) 颈肌

颈肌主要有胸锁乳突肌 (sternocleidomastoid) (图1-2-56)。该肌斜列于颈部两侧,起自胸骨和锁骨,肌束斜向后上方,止于颞骨乳突。主要作用是两侧收缩,头向后仰;单侧收缩,使头歪向同侧,面转向对侧。

五、上肢肌

上肢肌可按所在部位分为肩肌、臂肌、前臂肌和手肌。

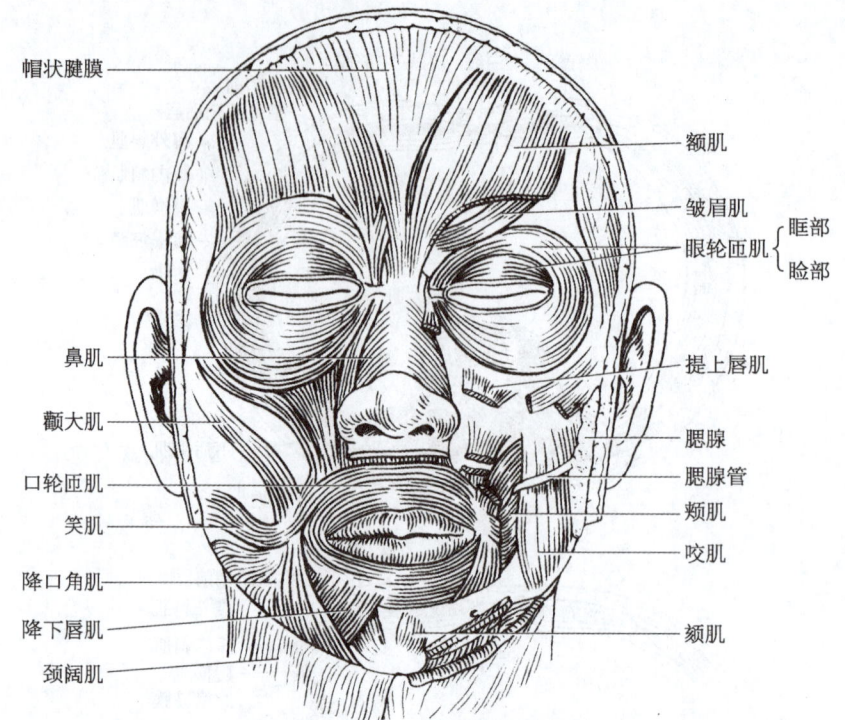

图1-2-54 头肌(前面)

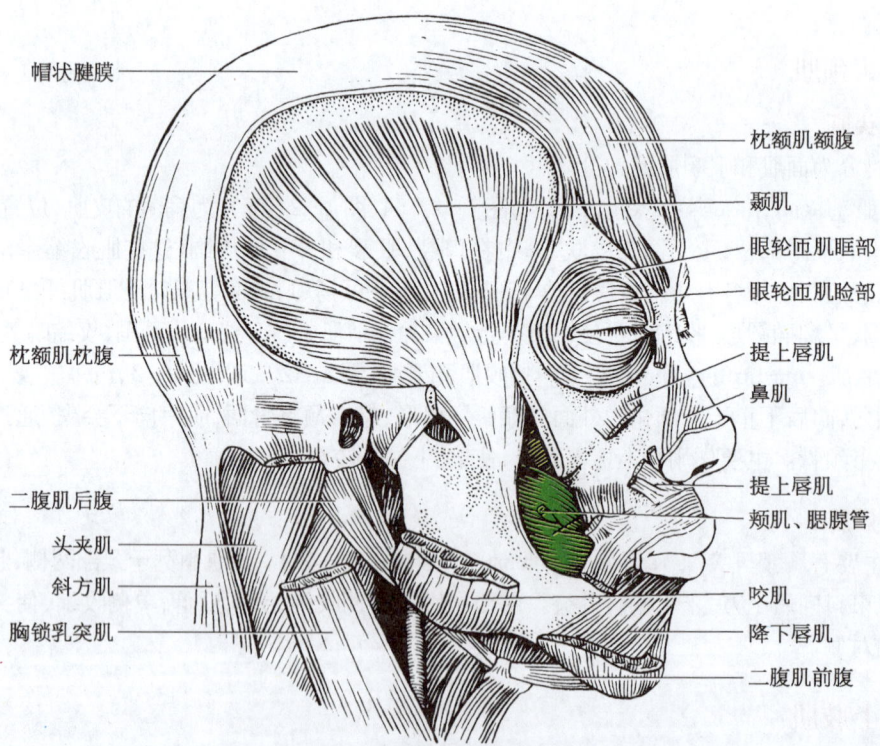

图1-2-55 头肌(侧面)

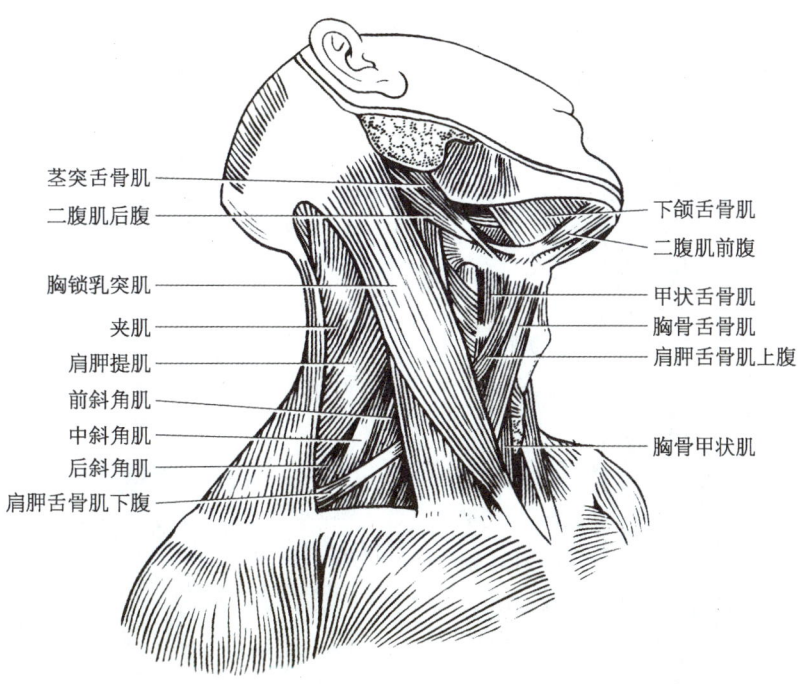

图 1-2-56 颈肌(侧面观)

(一) 肩肌

肩肌配布于肩关节周围,主要有三角肌 (deltoid)(图1-2-57)。三角肌位于肩部,呈三角形,起自锁骨的外侧段和肩胛骨,肌束逐渐向外下方集中,止于肱骨三角肌粗隆。主要作用是外展肩关节。

(二) 臂肌

臂肌位于肱骨周围,可分前、后群。前群为屈肌,后群为伸肌。

1. 前群 位于肱骨前方,主要有肱二头肌 (biceps brachii)(图1-2-58)。肱二头肌位于臂前部浅层,起端有长、短两头。长头以长腱起自肩胛骨关节盂的上方,穿经肩关节囊;短头在内侧,起自肩胛骨喙突。两头在臂中部会合成肌腹,以肌腱止于桡骨粗隆。主要作用是屈肘关节和使前臂旋后。

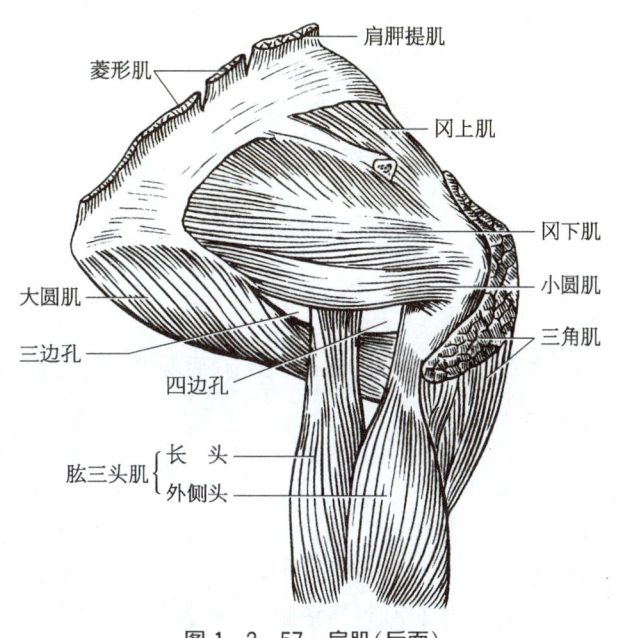

图 1-2-57 肩肌(后面)

2. 后群 位于肱骨后方,主要有肱三头肌 (triceps brachii)(图1-2-58)。肱三头肌在臂后,上方起始有3个头,长头起自肩胛骨关节盂的下方,内、外侧头起自肱骨后面桡神经沟的两侧,三头合为一个肌腹,以扁腱止于尺骨鹰嘴。主要作用是伸肘关节。

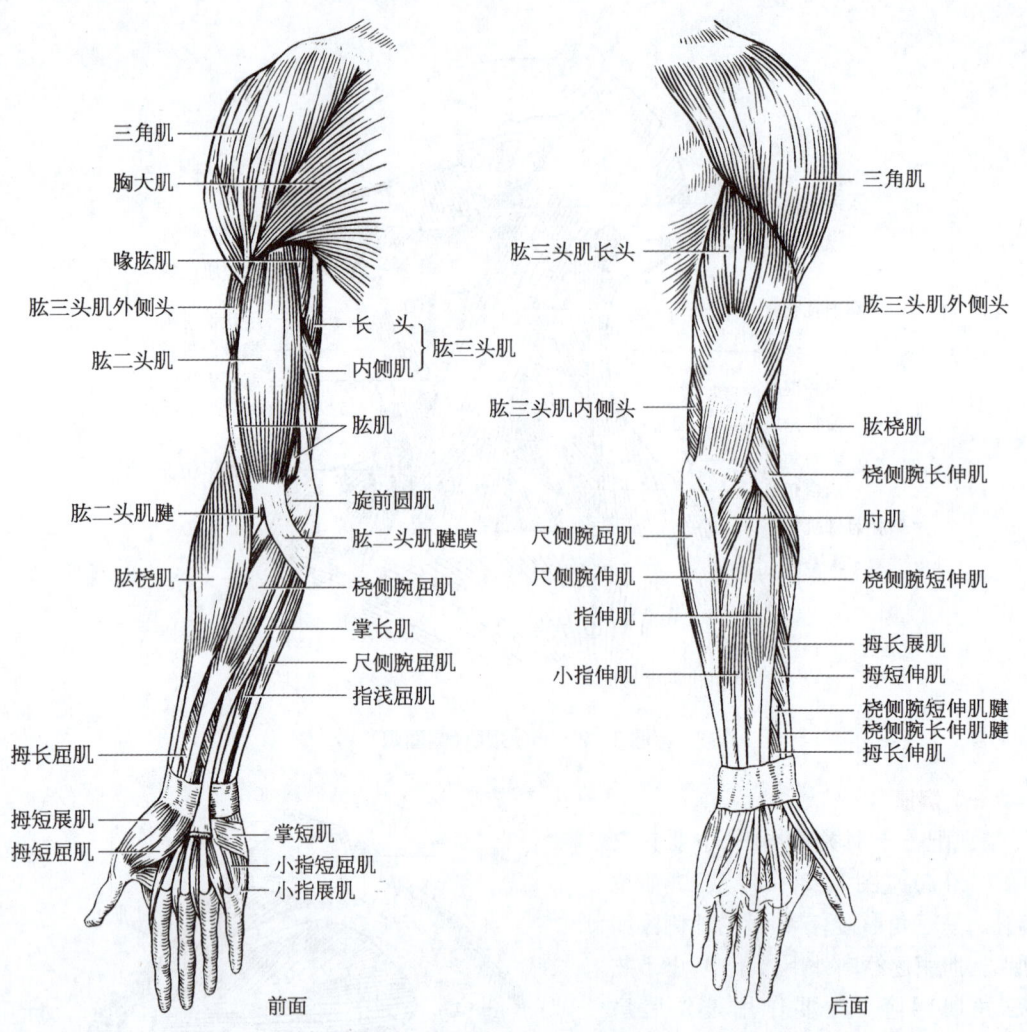

图 1-2-58 上肢浅屈肌

（三）前臂肌

前臂肌位于尺、桡骨周围，分为前、后两群。每群又分为浅、深两层，共 19 块肌。主要作用于肘关节、腕关节和手关节。

1. 前群 位于前臂的前面，共 9 块。主要为屈腕、屈指和旋前的肌，称为屈肌群，分浅、深两层（图 1-2-58、图 1-2-59）。

(1) 浅层：有 6 块肌，自桡侧向尺侧依次为肱桡肌、旋前圆肌、桡侧腕屈肌、掌长肌、指浅屈肌和尺侧腕屈肌。

(2) 深层：有 3 块肌，在桡侧有拇长屈肌、尺侧有指深屈肌，在桡、尺骨远端的前面有旋前方肌。

2. 后群 位于前臂的后面，共 10 块肌，主要为伸腕、伸指和旋后的肌，称为伸肌群，分浅、深两层（图 1-2-58、图 1-2-59）。

(1) 浅层：有 5 块肌，由桡侧向尺侧依次为桡侧腕长伸肌、桡侧腕短伸肌、指伸肌、小指伸肌和尺侧腕伸肌。

(2) 深层：有 5 块肌，由近侧向远侧依次为旋后肌、拇长展肌、拇短伸肌、拇长伸肌和示指伸肌。

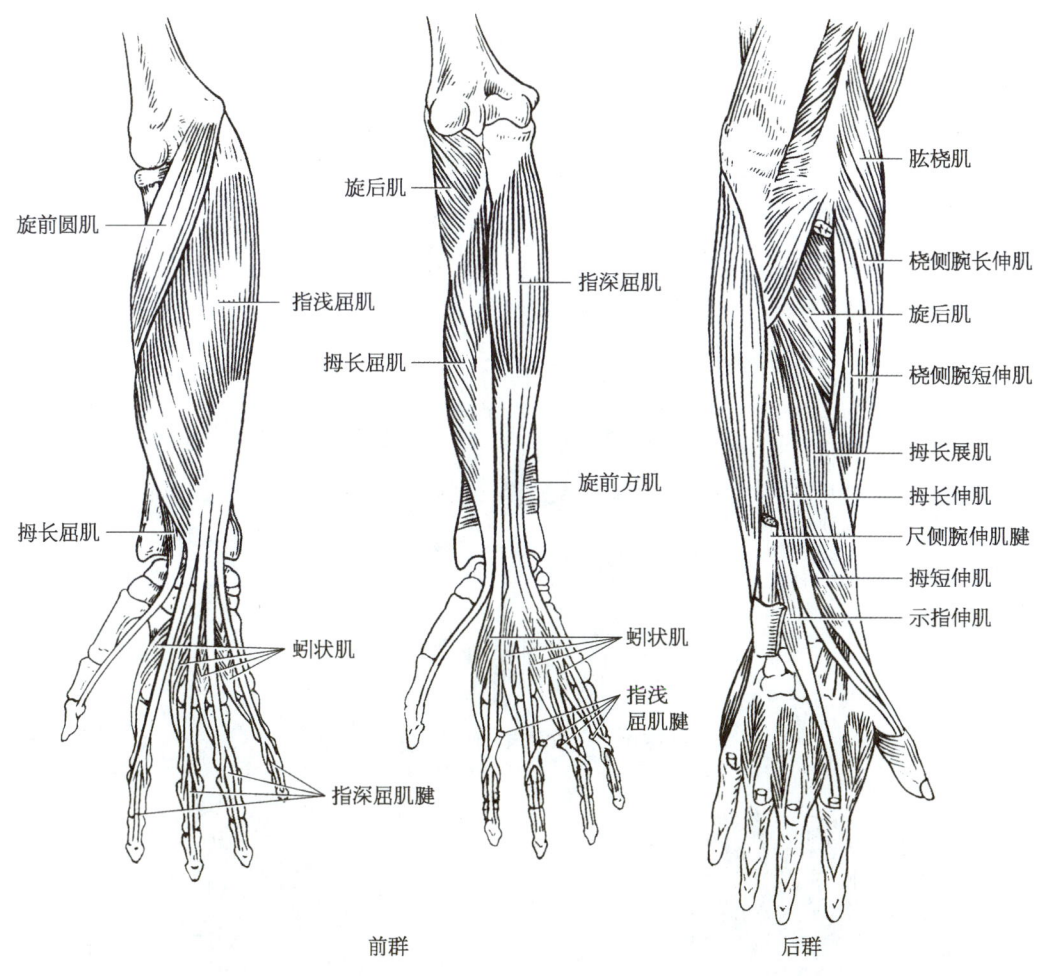

图 1-2-59 前臂深层肌

(四) 手肌

手指活动有许多肌参与,除有从前臂来的长肌腱外,还有许多短小的手肌,这些肌都在手掌面,可分为外侧、中间和内侧 3 群(图 1-2-60)。

六、下肢肌

下肢肌可分为髋肌、大腿肌、小腿肌和足肌。

(一) 髋肌

按其所在的部位和作用,可分为前、后两群。

1. 前群 主要有髂腰肌(iliopsoas)(图 1-2-50、图 1-2-61)。髂腰肌由**腰大肌**(psoas major)和**髂肌**(iliacus)组成。腰大肌起自腰椎,髂肌起自髂窝,两肌向下互相结合,经腹股沟韧带深面,止于股骨上端。主要作用是屈和旋外髋关节。

2. 后群 主要有**臀大肌**(gluteus maximus)(图 1-2-62)。臀大肌起于髂骨外面和骶、尾骨的后面,肌束斜向下外,止于股骨的臀肌粗隆。臀大肌肌束肥厚,其外上部又无重要的血管和神经,故为肌内注射的常用部位。主要作用是伸髋关节。

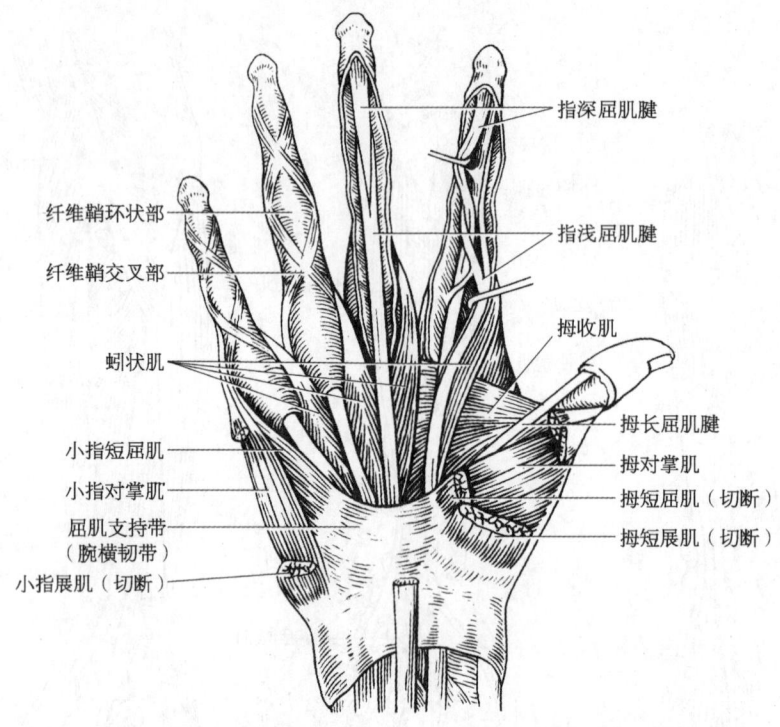

图 1-2-60 手肌前面

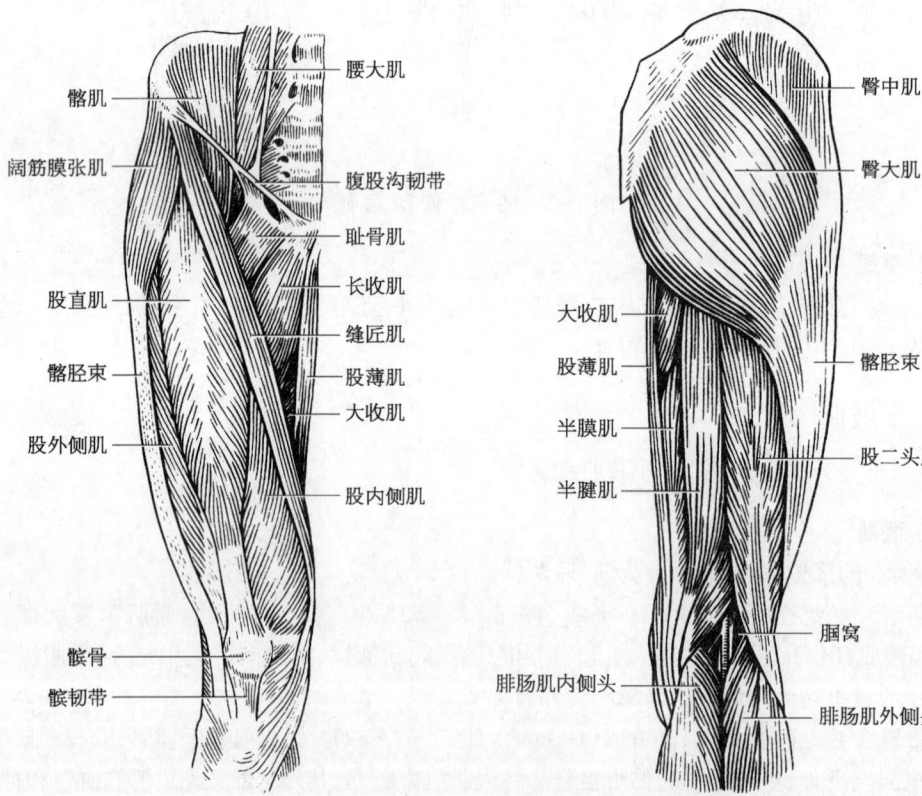

图 1-2-61 髋肌和大腿肌前群（浅层）　　图 1-2-62 髋肌和大腿肌后群（浅层）

(二)大腿肌

大腿肌位于股骨周围,可分为前群、内侧群和后群。

1. 前群 位于股骨前方,主要有股四头肌(quadriceps femoris)。股四头肌有4个头,分别称为股直肌、股内侧肌、股外侧肌和股中间肌(图1-2-61)。股直肌起自髂骨,其余三肌起自股骨。4个头向下形成一个肌腱,包绕髌骨的前面和两侧缘,向下延续为髌韧带,止于胫骨粗隆。主要作用是伸膝关节和屈髋关节。

2. 内侧群 也称内收肌群,有5块肌(图1-2-61),在浅层自外侧向内侧依次为耻骨肌、长收肌和股薄肌,中层有位于长收肌深面的短收肌,深层有大收肌。主要作用是内收髋关节。

3. 后群 位于股骨的后方,有股二头肌、半腱肌和半膜肌(图1-2-62)。股二头肌(biceps femoris)位于大腿后面外侧,有长、短两头。长头起自坐骨结节,短头起自股骨后面,两头合并,止于腓骨头。半腱肌(semitendinosus)位于股二头肌的内侧,起于坐骨结节,止于胫骨上端的内侧。半膜肌(semimembranosus)位于半腱肌的深面,以扁薄的腱膜起自坐骨结节,止于胫骨上端的后面。主要作用是屈膝关节和伸髋关节。

(三)小腿肌

小腿肌分为前群、外侧群和后群。

1. 前群 位于小腿骨前方,自胫侧向腓侧依次为胫骨前肌、姆长伸肌和趾长伸肌(图1-2-63)。主要作用是伸踝关节(足背屈),胫骨前肌可使足内翻。

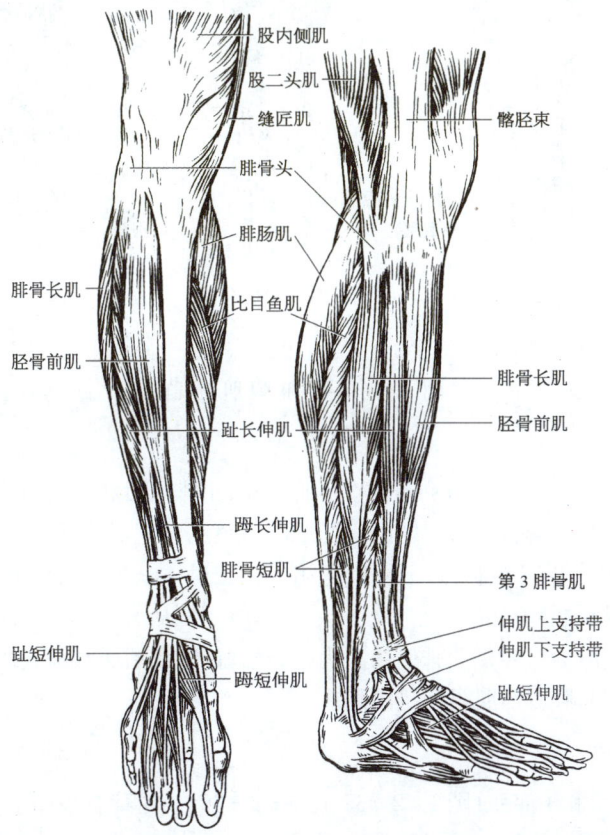

图1-2-63 小腿肌前群和外侧群

2. 外侧群 包括**腓骨长肌**和**腓骨短肌**(图1-2-63),均位于腓骨的外侧。主要作用是使足外翻。

3. 后群 位于小腿骨后方,分浅、深两层(图1-2-64)。

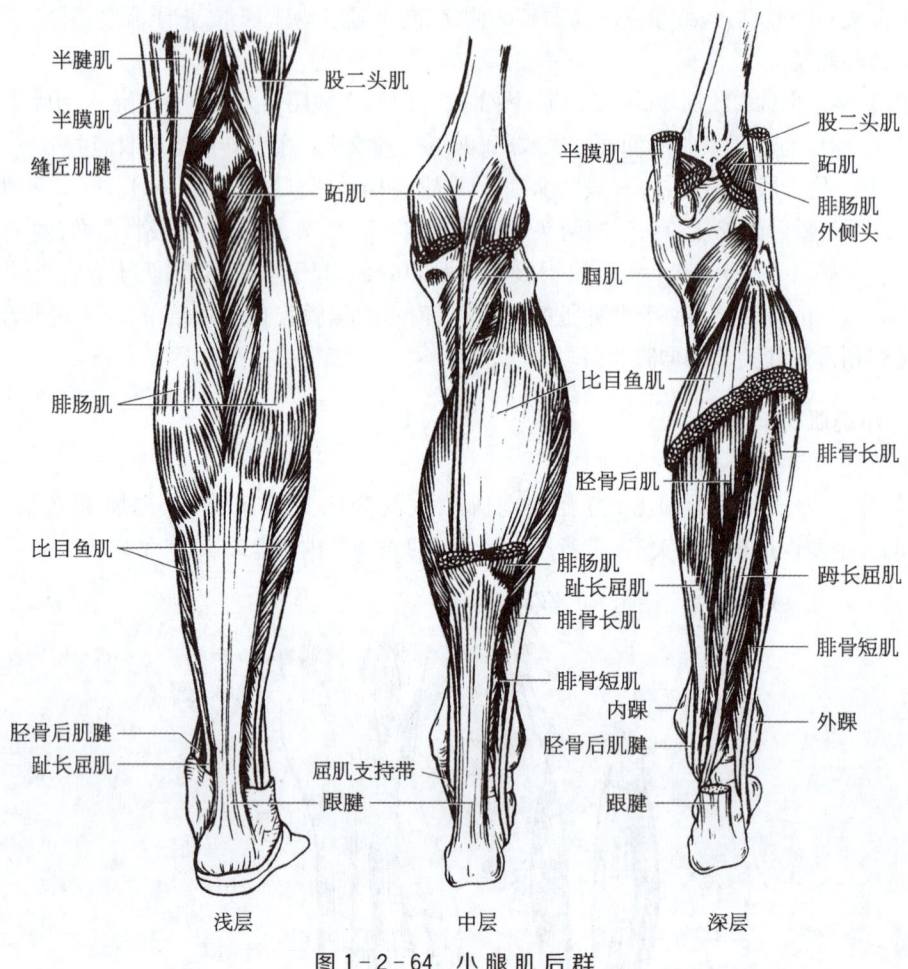

图1-2-64 小腿肌后群

(1) 浅层:为**小腿三头肌**(triceps surae),该肌强大,由腓肠肌和比目鱼肌构成。**腓肠肌**位置表浅,有内、外侧两个头,分别起自股骨上端的后面。**比目鱼肌**位于腓肠肌深面,起自胫、腓骨上端的后面。3个头会合组成小腿三头肌,向下移行为粗大的**跟腱**(tendo calcaneus),止于跟骨。主要作用是屈距小腿关节(足跖屈)。

(2) 深层:有3块肌。自胫侧向腓侧依次为**趾长屈肌**、**胫骨后肌**和**踇长屈肌**。后群深层肌都可屈距小腿关节(足跖屈),胫骨后肌可使足内翻。

(四) 足肌

足肌可分为**足背肌**和**足底肌**(图1-2-65、图1-2-66)。足背肌较弱小,足底肌配布情况和作用与手肌近似。

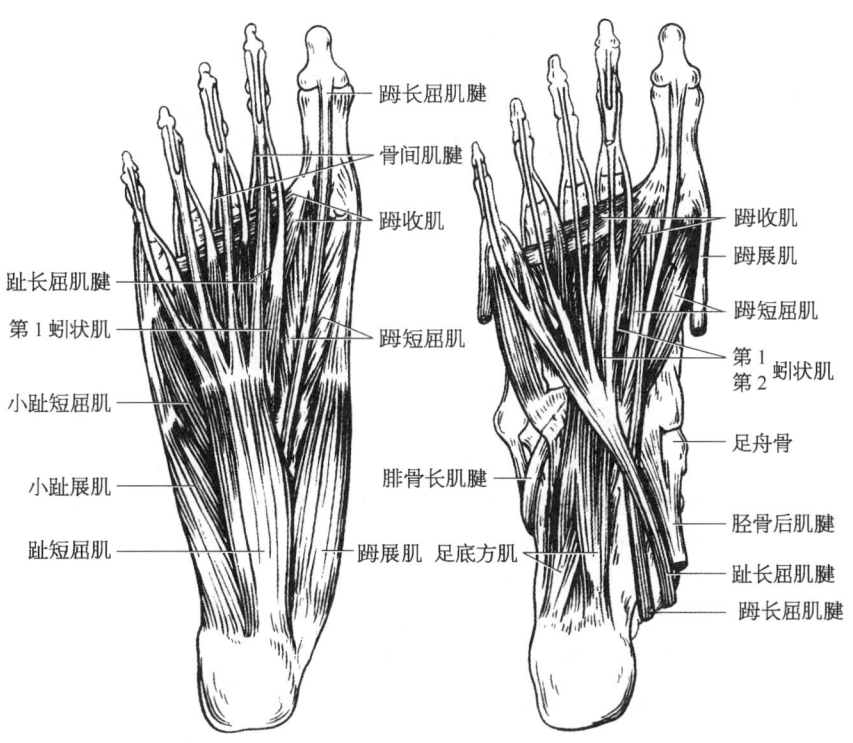

图 1-2-65 足底肌（浅、中层）

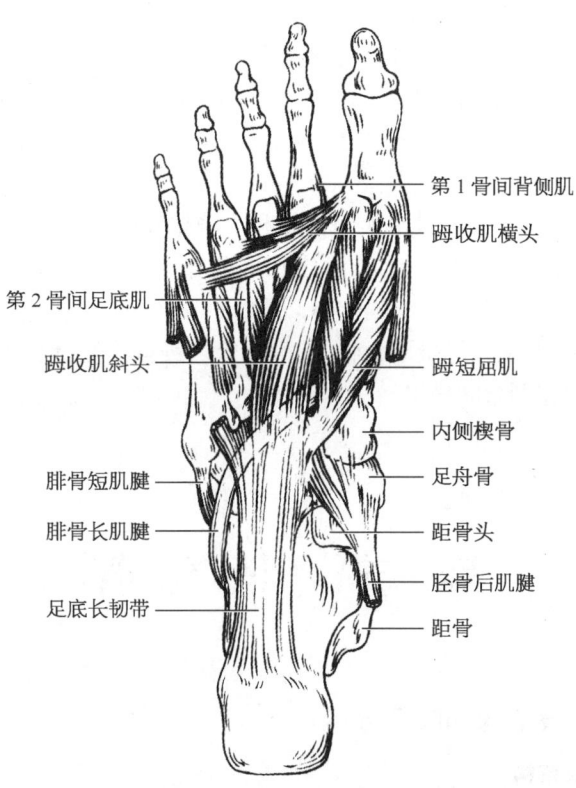

图 1-2-66 足底肌深层

第三章 消化系统

> **导学**
>
> 1. 掌握 消化系统的组成;咽峡的组成,舌的主要形态,咽的分部和结构,腭扁桃体的位置,食管的位置和三个生理性狭窄,胃的形态、分部和位置,小肠的分部和位置,大肠的分部和位置,阑尾的位置及其根部的体表投影;肝的主要形态和位置,输胆管道的组成及开口部位,胰的形态、位置和胰管的开口部位。
> 2. 熟悉 腹部标志线和腹部分区;直肠的位置、形态及肛管结构;肝的组织结构和肝的血管,胆囊的形态、分部、位置及胆囊底的体表投影。
> 3. 了解 消化管的一般结构;口腔的分部,牙的形态和构造,大唾液腺的位置及腺管开口;腹膜和腹膜腔的概念。

消化系统(alimentary system)由消化管和消化腺两部分组成(图1-3-1)。

消化管是从口腔至肛门的迂曲的管道,全长约9 m,包括口腔、咽、食管、胃、小肠(又分十二指肠、空肠和回肠)和大肠等部分。临床上通常将从口腔到十二指肠的一段,称为上消化道;空肠到肛门的一段,称为下消化道。

消化腺是分泌消化液的腺体,包括大消化腺和小消化腺两种。大消化腺是肉眼可见、独立存在的器官,如大唾液腺、肝和胰等。小消化腺则分布于消化管壁内,如食管腺、胃腺和肠腺等。

消化系统的主要功能是从外界摄取食物,在消化管内进行消化(包括物理性和化学性消化),吸收其中的营养物质,排出剩余的糟粕。

第一节 消化管

一、消化管的一般结构和腹部分区

(一)消化管的一般结构

消化管的大部分管壁由内向外分为黏膜、黏膜下层、肌织膜和外膜4层结构(图1-3-2)。

1. 黏膜 位于最内层，具有保护、吸收和分泌等功能。

2. 黏膜下层 位于黏膜和肌织膜之间，由疏松结缔组织构成，内含丰富的血管、淋巴管和神经丛等。

3. 肌织膜 又称肌层，位于外膜深方，多由平滑肌构成。一般分为内、外两层，内层肌纤维呈环形排列，外层呈纵行排列。

4. 外膜 位于最外层。腹腔内大部分消化管外膜主要为一层间皮，又称浆膜。浆膜可分泌浆液，减少器官之间的摩擦。

(二) 腹部分区

为了便于描述腹腔脏器的位置，一般用两条水平线和两条垂直线将腹部划分为若干区域(图1-3-3)。两条水平线，一是通过左、右肋弓最低点(相当于第10肋最低点)所作的连线，二是通过左、右髂结节之间的连线。两条垂直线是通过左、右腹股沟韧带中点向上所作的垂直线。由以上四条线可将腹部分为三部九区。其中两条水平线将腹部分为上、中、下腹3部。再由两条垂直线与上述两条水平线相交，则把腹部分为9区。即上腹部分成中间的腹上区和左、右季肋区；中腹部分成中间的

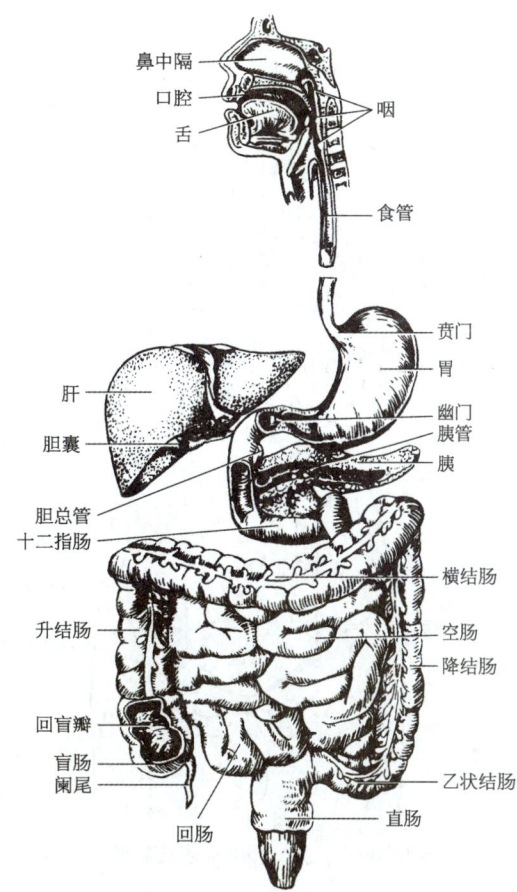

图1-3-1 消化系统模式图

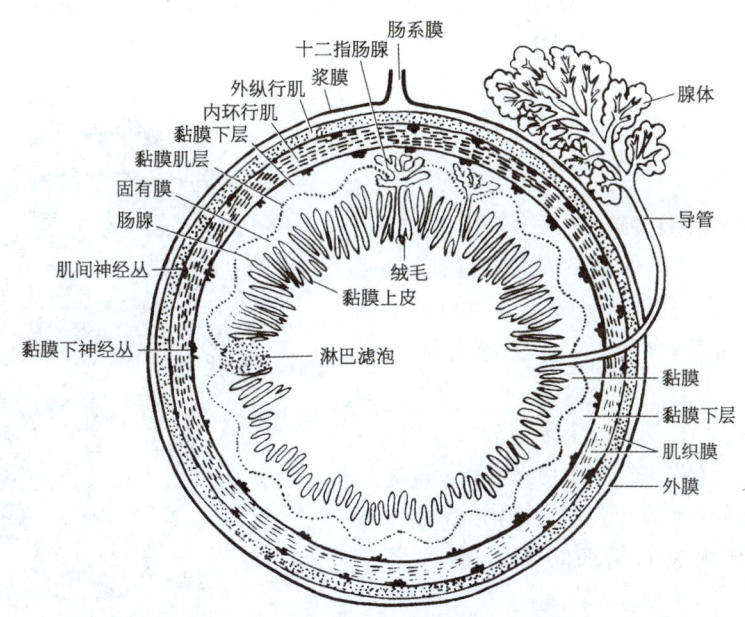

图1-3-2 消化管结构模式图(横切面)

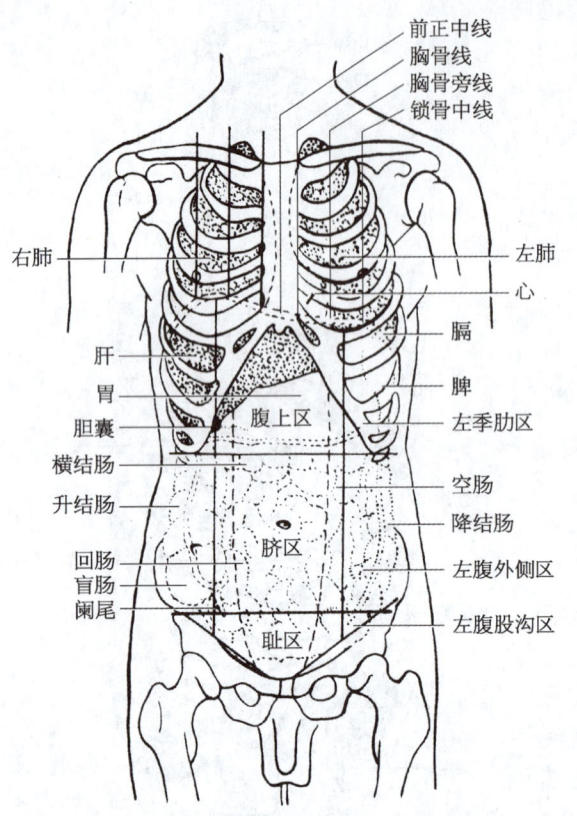

图 1-3-3 胸、腹部标志线和腹部分区

脐区和左、右腹外侧区(又称腰区);下腹部分成中间的耻区(又称腹下区)和左、右腹股沟区(又称髂区)。

二、口腔

口腔(oral cavity)为消化管的起始部,具有咀嚼食物、辅助发音、感受味觉和初步消化食物等功能。以上、下牙弓为界,口腔可分为口腔前庭和固有口腔两部,牙弓与口唇、颊之间的腔隙称为**口腔前庭**,牙弓以内的腔隙称为**固有口腔**。

(一)口腔壁

口腔前壁为口唇,侧壁为颊,上壁为腭,下壁为口腔底。口腔向前以口裂通体外,向后经咽峡通咽。

1. 口唇(oral lips) 由皮肤、口轮匝肌和黏膜构成,分上唇和下唇。上唇表面正中线上有一浅沟称为**人中**。在上唇的外面两侧有一浅沟称为**鼻唇沟**。

2. 腭(palate) 分为硬腭和软腭两部分。腭的前 2/3 以骨质为基础,表面覆以黏膜,称为**硬腭**;腭的后 1/3 由骨骼肌和黏膜构成,称为**软腭**。软腭后缘游离,中央有一下垂的突起,称为**腭垂**。由腭垂向两侧各有两条弓形的黏膜皱襞,其前方的一条向下连于舌根,称为**腭舌弓**;后方的一条向下连于咽侧壁,称为**腭咽弓**(图 1-3-4)。

3. 咽峡(isthmus of fauces) 是口腔通咽腔的门户,由腭垂,左、右腭舌弓和舌根共同围成(图 1-3-4)。

(二)口腔内和口腔旁结构

1. 牙(teeth) 是人体最坚硬的器官,嵌入上、下颌骨的牙槽内,分别排列成上牙弓和下牙弓,用以咬切和磨碎食物,并对发音有辅助功能。

(1)牙的形态和构造:每个牙都分为牙冠、牙颈和牙根 3 部分(图 1-3-5)。**牙冠**是暴露在牙龈以外的部分;**牙根**是嵌入牙槽内的部分;**牙颈**为牙冠和牙根之间稍细的部分,外包有**牙龈**。

牙主要由**牙质**构成。在牙冠部牙质表面包

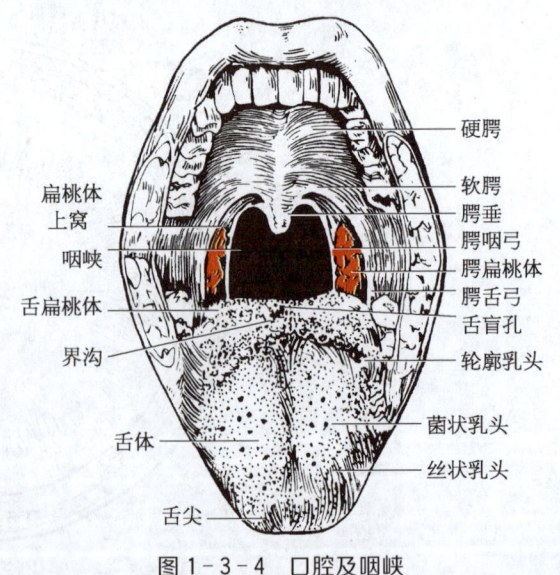

图 1-3-4 口腔及咽峡

有一层白色、光亮的牙釉质,其钙化程度最高,也是人体中最坚硬的物质。而在牙根部牙质的表面包有一层牙骨质。牙的内部有空腔,称为牙腔。牙腔内的血管、神经和结缔组织等构成牙髓。

(2) 出牙和牙的数目及排列(图1-3-6):人的一生中出2次牙。第1次出的牙为乳牙,在生后6个月始,至2~3岁出齐。乳牙共20个,包括上、下颌乳牙各10个,由前向后依次为切牙2个、尖牙1个、磨牙2个。第2次出的牙为恒牙,自6~7岁乳牙先后脱落,至12岁左右,除第3磨牙外共出恒牙28个,包括上、下颌恒牙各14个,由前向后依次为切牙2个、尖牙1个、前磨牙2个、磨牙2个。第3磨牙生出较晚,在18~30岁萌出,有的人可终生不出。因此,恒牙28~32个均属正常。

2. 舌(tongue) 是口腔中随意运动的器官,位于口腔底,以骨骼肌为基础,表面覆以黏膜构成。具有感受味觉、协助咀嚼、吞咽食物和辅助发音等功能。

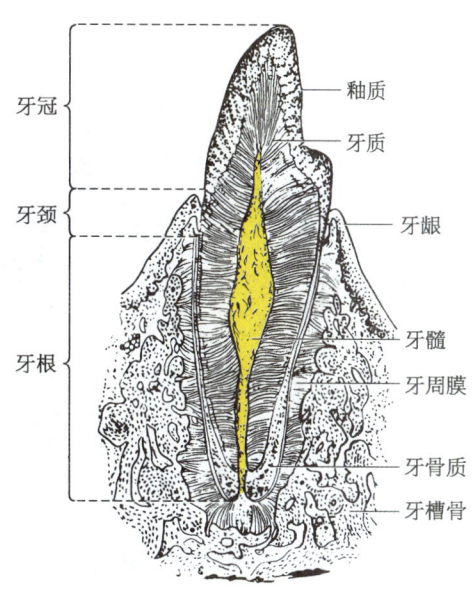

图1-3-5 牙的形态和构造

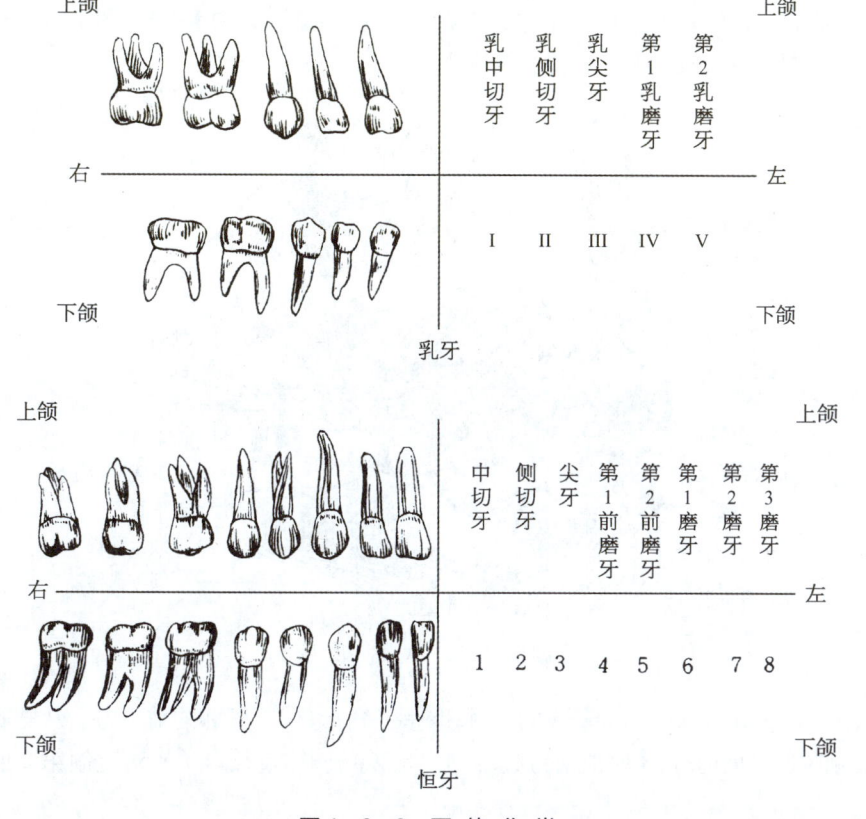

图1-3-6 牙的分类

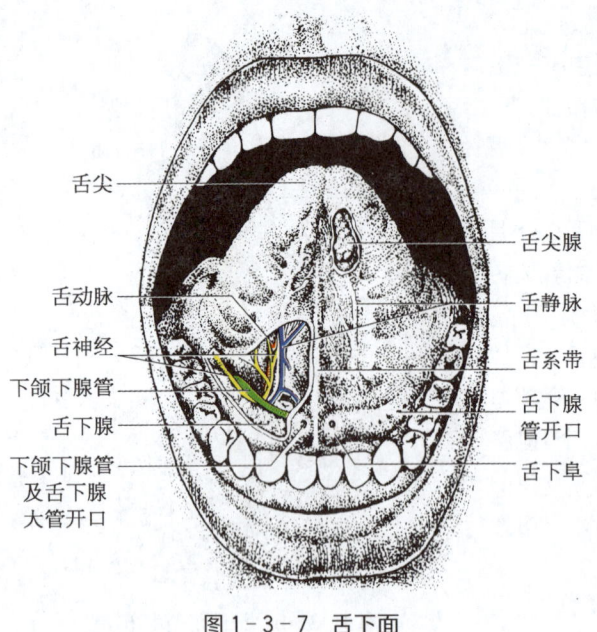

图 1-3-7 舌下面

(1) 舌的形态：舌上面有一条"人"字形界沟，将舌分为后 1/3 的舌根和前 2/3 的舌体，舌体的前端称为舌尖。舌下面正中两侧各有一小的黏膜隆起，称为舌下阜（图1-3-7），阜的顶端有下颌下腺管和舌下腺大管的共同开口。

(2) 舌黏膜：舌上面的黏膜表面有许多小突起，称为舌乳头，按其形态可分为丝状乳头、菌状乳头和轮廓乳头等（图1-3-4）。丝状乳头数量最多，体积最小，呈白色丝绒状，具有一般感觉功能。菌状乳头数量较少，为红色圆形的小突起，散布于丝状乳头之间，内含味蕾，司味觉。轮廓乳头最大，有7~11个，排列于界沟前方，乳头中部隆起，周围有环形浅沟，沟壁内含有味蕾，亦司味觉。

(3) 舌肌：为骨骼肌，可分为舌内肌和舌外肌。舌内、外肌共同协调运动，不但可改变舌的形态和位置，还可以使舌的运动灵活。

3. 大唾液腺 在口腔周围有3对大唾液腺，即腮腺、下颌下腺和舌下腺（图1-3-8）。其分泌物有湿润口腔黏膜、调和食物及分解淀粉等作用。

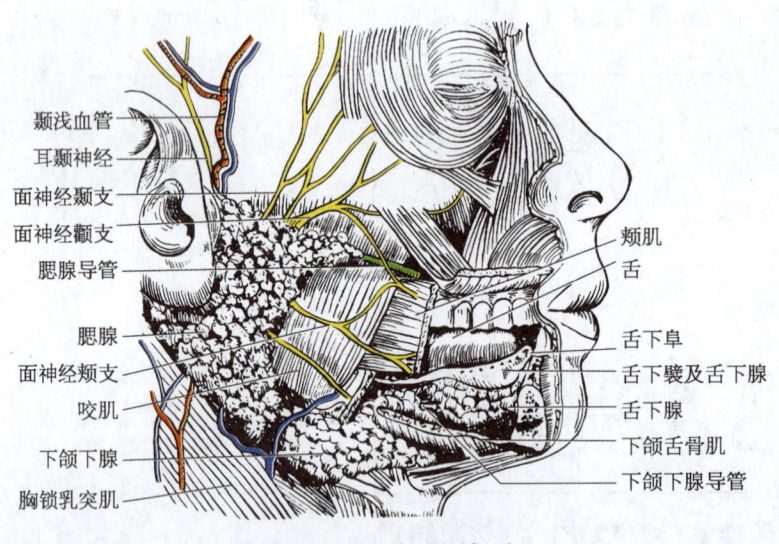

图 1-3-8 大唾液腺

(1) 腮腺（parotid gland）：为最大的1对，略呈三角形，位于耳郭的前下方。从腮腺前缘发出腮腺管，紧贴咬肌表面前行，至咬肌前缘处转向内侧，穿过颊肌，开口于平对上颌第2磨牙的颊黏膜上。

(2) 下颌下腺（submandibular gland）：呈卵圆形，位于下颌骨体的内侧，其腺管开口于舌下阜。

(3) 舌下腺（sublingual gland）：呈杏核状，位于口腔底的黏膜下，其腺管常与下颌下腺汇合开口于舌下阜。

三、咽

（一）咽的形态和位置

咽（pharynx）为上宽下窄、前后略扁的漏斗形肌性管道，是消化和呼吸的共同通道。咽上起自颅底，下至第6颈椎下缘水平与食管相连，咽的前方与鼻腔、口腔和喉腔相邻，后方与上6个颈椎相邻（图1-3-9）。

（二）咽的分部和结构

咽自上而下可分为鼻咽、口咽和喉咽3部分（图1-3-9）。

1. 鼻咽（nasopharynx） 位于鼻腔的后方，向前借鼻后孔与鼻腔相通。在其侧壁上各有一个咽鼓管咽口，空气可经此口进入中耳的鼓室。该口的后上方有一半环形的隆起，称为咽鼓管圆枕，在圆枕的后方有一深窝，称为咽隐窝。

2. 口咽（oropharynx） 位于口腔的后方，向前借咽峡与口腔相通。在其侧壁上，腭舌弓和腭咽弓之间的凹陷，称为扁桃体窝，窝内容纳腭扁桃体。

3. 喉咽（laryngopharynx） 位于喉的后方，向前借喉口与喉腔相通。喉咽下接食管。

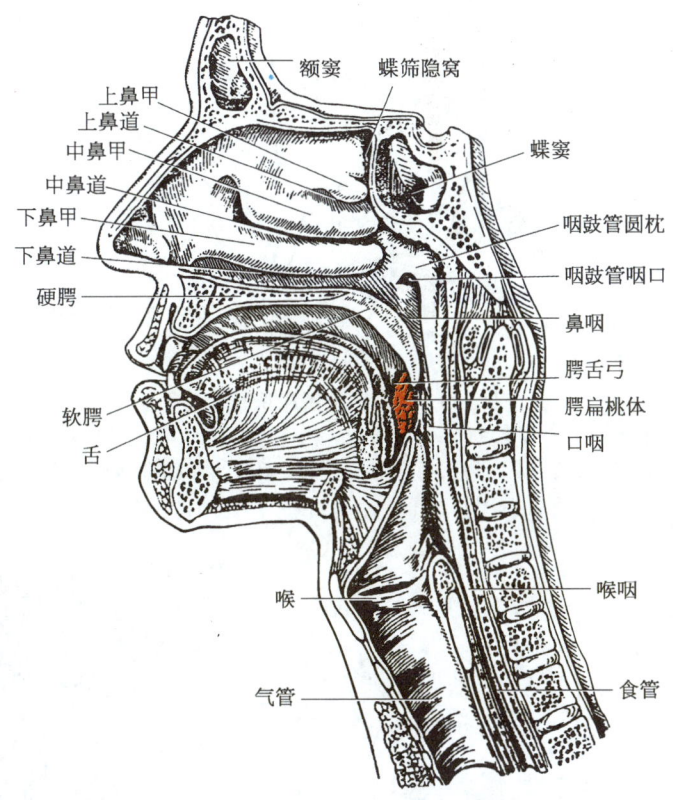

图1-3-9 头颈部正中矢状切面

四、食管

（一）食管的位置

食管（esophagus）是一个前后略扁的肌性管道，长约25 cm，上端在平第6颈椎椎体下缘处续于咽，下端至第11胸椎左侧连于胃。食管在颈部沿脊柱的前方和气管的后方下行入胸腔，继经过左主支气管之后，再沿胸主动脉右侧下行，然后穿膈的食管裂孔至腹腔，续于胃的贲门（图1-3-10）。

（二）食管的狭窄

食管全长有3个生理性狭窄（图1-3-10）。

1. 第1个狭窄 位于咽和食管相续处，距中切牙约15 cm。

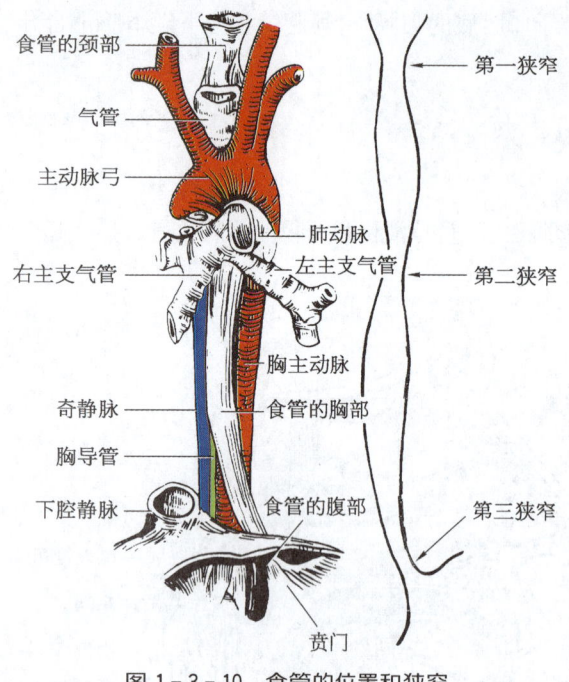

图 1-3-10 食管的位置和狭窄

2. 第 2 个狭窄 位于食管与左主支气管交叉处,距中切牙约 25 cm。

3. 第 3 个狭窄 位于食管穿过膈的食管裂孔处,距中切牙约 40 cm。

五、胃

胃 (stomach) 是消化管中最膨大的部分。食物由食管入胃,混以胃液,经初步消化后,再逐渐被输送至十二指肠。

(一) 胃的形态和分部

胃可分为两口、两壁、两缘和四部。两口:入口为食管与胃相连处,称为贲门;出口为胃与十二指肠相续处,称为幽门。两壁:胃前壁朝向前上方;胃后壁朝向后下方。两缘:上缘称为胃小弯;下缘称为胃大弯。四部:靠近贲门的部分,称为贲门部;自贲门向左上方膨出的部分,称为胃底;胃的中间广大部分,称为胃体;近于幽门的部分,称为幽门部。幽门部中紧接幽门呈管状的部分,称为幽门管;幽门管左侧稍膨大部分,称为幽门窦(图 1-3-11)。

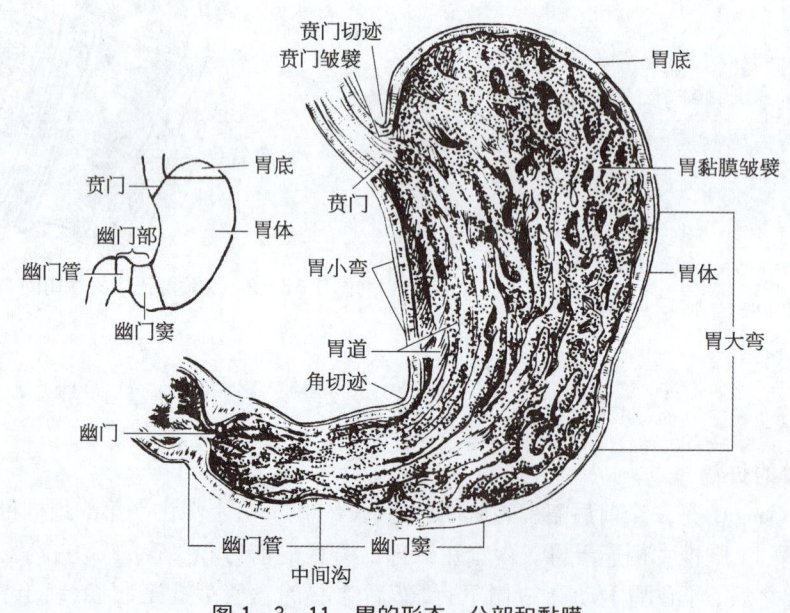

图 1-3-11 胃的形态、分部和黏膜

(二) 胃的位置

胃在中等充盈时,大部分位于左季肋区,小部分位于腹上区。贲门位于第 11 胸椎左侧,幽门位于第 1 腰椎右侧。

六、小肠

小肠 (small intestine) 是消化管中最长的一段,也是食物消化和吸收最重要的场所。上端起于幽门,下端与盲肠相连。小肠全长 5~7 m,由上而下可分为十二指肠、空肠和回肠 3 部分(图 1-3-1)。

(一) 十二指肠

十二指肠 (duodenum) 为小肠的起始段,约相当于十二个横指并列的距离。位于腹后壁第 1~3 腰椎的高度,呈"C"字形包绕胰头,可分为上部、降部、水平部和升部。上部左侧与幽门相连接的一段肠壁较薄,黏膜面光滑无环状皱襞,称为十二指肠球,是十二指肠溃疡的好发部位。在降部的左后壁上有一纵行的黏膜皱襞,其下端为十二指肠大乳头,有胆总管和胰管的共同开口,胆汁和胰液由此流入十二指肠内(图 1-3-12)。

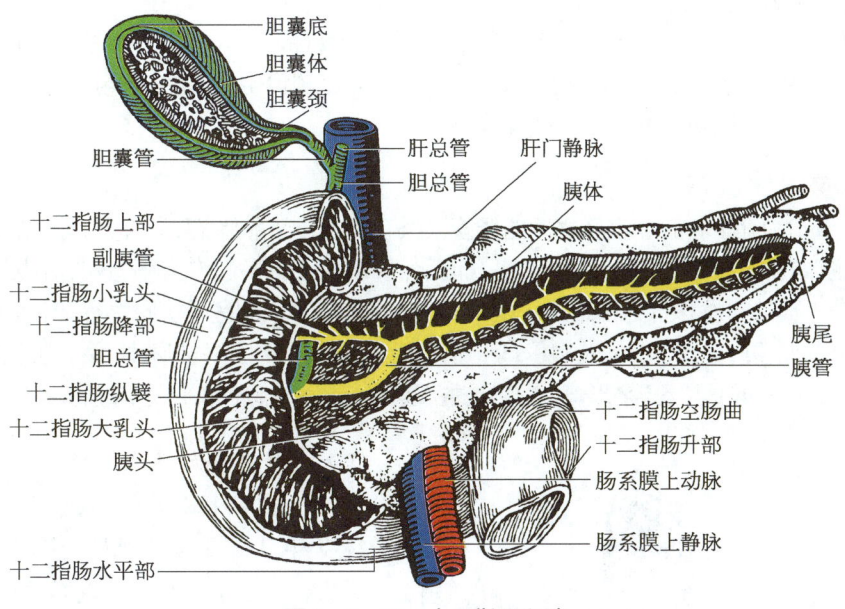

图 1-3-12 十二指肠和胰

(二) 空肠和回肠

空肠 (jejunum) 和回肠 (ileum) 位于腹腔的中部和下部,周围为大肠所环抱(图 1-3-1)。空肠上端起于十二指肠升部末端,回肠下端借回盲口与大肠的盲肠连通。空肠和回肠之间无明显界限,空肠约占空、回肠的上 2/5,回肠约占空、回肠的下 3/5。

七、大肠

大肠 (large intestine) 起自右髂窝内的回肠末端,终于肛门,全长 1.5 m,略呈方框形,围绕在空、回肠的周围。根据大肠的位置和特点,可分为盲肠、阑尾、结肠、直肠和肛管 5 部分(图 1-3-1)。

(一) 盲肠和阑尾

1. 盲肠 (cecum) 是大肠的起始部,长 6~8 cm(图 1-3-13),下端为膨大的盲端,上续于升结肠,位于右髂窝内。在其后上方有回肠末端的开口,此口称为回盲口。回盲口处有回盲瓣。在回盲

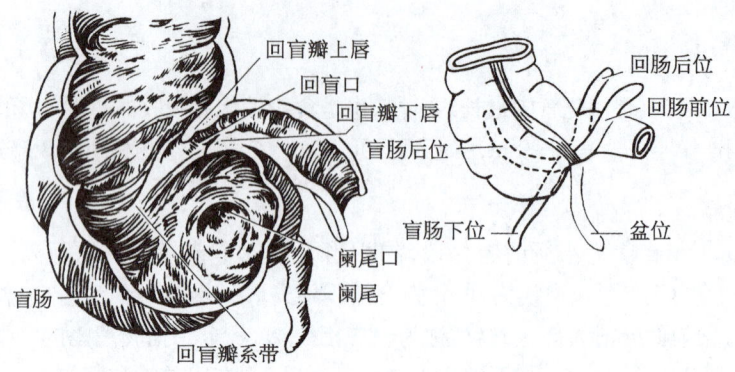

图 1-3-13 盲肠和阑尾

口的下方约 2 cm 处,有阑尾的开口。

2. 阑尾 (vermiform appendix) 其形似蚯蚓,又称蚓突(图 1-3-13)。上端连通盲肠,下端则以盲端游离,长 7~9 cm。阑尾根部的体表投影位置相对比较恒定,通常在脐与右髂前上棘连线的中、外 1/3 交界处,急性阑尾炎时该处可有压痛。

(二) 结肠

结肠 (colon) 为介于盲肠和直肠之间的肠管。按其所在位置和形态,又可分为升结肠、横结肠、降结肠和乙状结肠 4 部分(图 1-3-1)。升结肠 (ascending colon) 起自盲肠上端,沿腹后壁右侧上升,至肝右叶下面转向左移行为横结肠。横结肠 (transverse colon) 呈弓状向左行,至脾下端转折向下,移行为降结肠。降结肠 (descending colon) 沿腹后壁左侧下降,至左髂嵴处移行为乙状结肠。乙状结肠 (sigmoid colon) 呈"乙"字形弯曲,向下进入盆腔,至第 3 骶椎水平续于直肠。

(三) 直肠和肛管

1. 直肠 (rectum) 的位置和毗邻 位于盆腔内,上端平第 3 骶椎处接乙状结肠,下端至盆膈处续于肛管。直肠后面与骶骨和尾骨相邻;直肠前面,在男性邻膀胱、前列腺、精囊等,在女性邻子宫和阴道。

2. 直肠的形态 直肠侧面观,可见有两个弯曲,上段与骶骨前面的曲度一致,形成一凸向后的弯曲,称为骶曲;下段绕过尾骨尖前面转向后下方,形成一凸向前的弯曲,称为会阴曲。

3. 肛管 (anal canal) 为大肠的末段,长 3~4 cm,上端于盆膈处与直肠相连,下端开口于肛门。肛管处的环形平滑肌特别增厚,形成肛门内括约肌;肛门内括约肌的周围有环形的骨骼肌,称为肛门外括约肌,可随意括约肛门(图 1-3-14)。

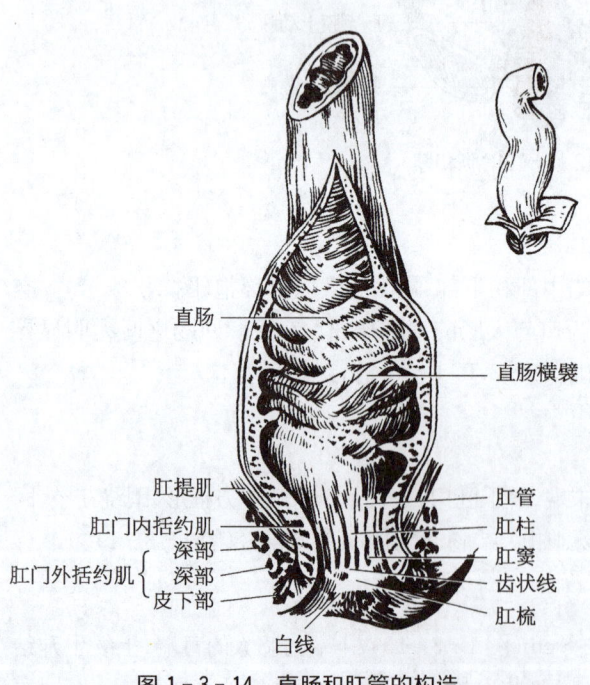

图 1-3-14 直肠和肛管的构造

第二节 消化腺

一、肝

肝(liver)是人体中最大的腺体,也是最大的消化腺,重约1 350 g,相当于体重的1/50。呈棕红色,质软而脆,受暴力打击易破裂出血。

(一)肝的形态

肝呈楔形,可分为上(膈)、下(脏)两面,前、后两缘,左、右两叶(图1-3-15、图1-3-16)。肝的上面隆凸,与膈相贴;肝的下面凹凸不平,与许多内脏相邻。肝的前缘(也称下缘)锐利,后缘钝圆。在肝的上面,可由镰状韧带为界,将肝分为肝左叶和肝右叶。肝右叶大而厚,左叶小而薄。肝下面中间部位为肝门,有肝门静脉、肝固有动脉、肝左管、肝右管、淋巴管和神经等出入。

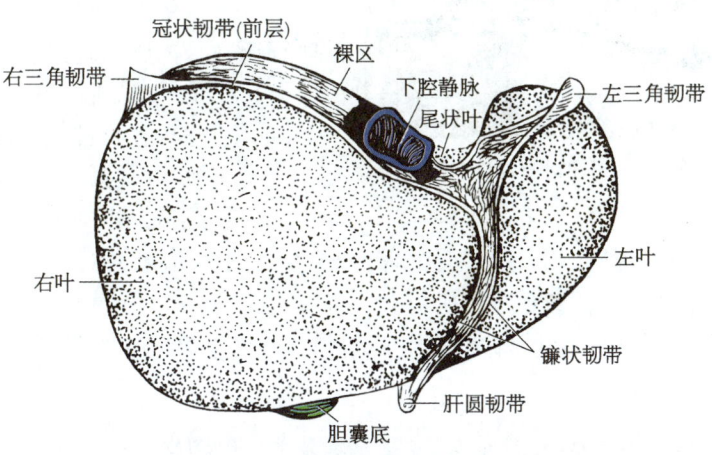

图1-3-15 肝的上面

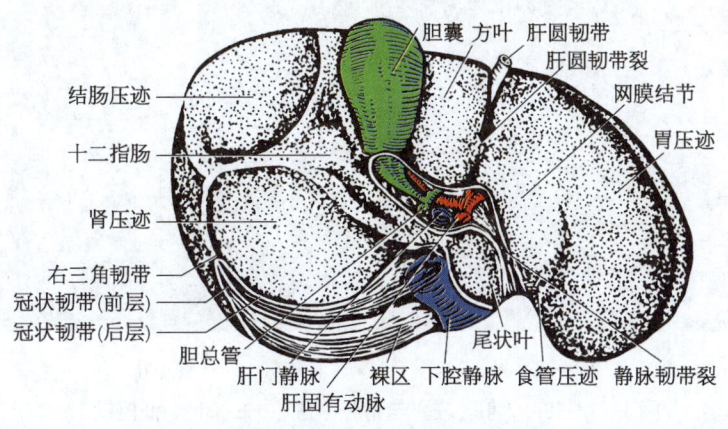

图1-3-16 肝的下面

(二)肝的位置

肝大部分位于右季肋区和腹上区,小部分可达左季肋区。在成年人,右肋弓下缘不应触及正常肝脏。但在腹上区,剑突下 3~5 cm 范围内,触及肝下缘尚属正常。

(三)肝的组织结构

肝表面大部分覆盖着浆膜,浆膜深面又有一层较为致密的纤维膜包绕。纤维膜在肝门处增厚,随血管深入肝的实质,将肝脏分隔成许多肝小叶(hepatic lobule)。入肝小叶周围的结缔组织少,故肝小叶界限不明显。

1. 肝小叶 是肝的基本结构和功能单位,为多角形棱柱体,横切面呈多边形,长约 2 mm,宽约 1 mm。每个肝小叶都由中央静脉、肝细胞板、肝血窦、窦间隙和胆小管构成,彼此共同构成肝小叶复杂的主体构型(图 1-3-17)。

肝小叶中央有一条沿长轴走行的中央静脉。中央静脉的管壁由一层内皮细胞围成,管壁上有肝血窦的开口。肝细胞以中央静脉为中心呈放射状排列,形成肝细胞板。肝细胞板彼此吻合成网,肝血窦在此分布。肝血窦窦壁由内皮细胞构

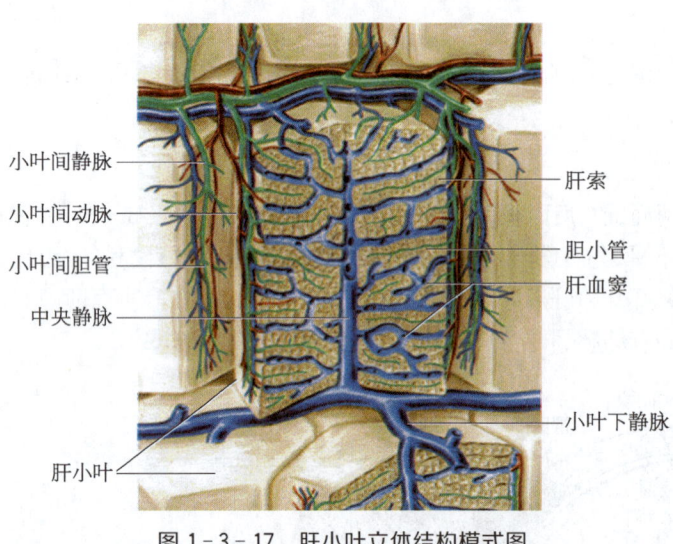

图 1-3-17 肝小叶立体结构模式图

成,外被网状纤维包绕。窦间隙位于肝细胞和肝血窦之间,内有储脂细胞,能储存脂肪和维生素 A 等。胆小管则由两个相邻的肝细胞膜围成。

2. 门管区 位于肝小叶之间结缔组织内,包括小叶间动脉、小叶间静脉和小叶间胆管(图 1-3-18)。

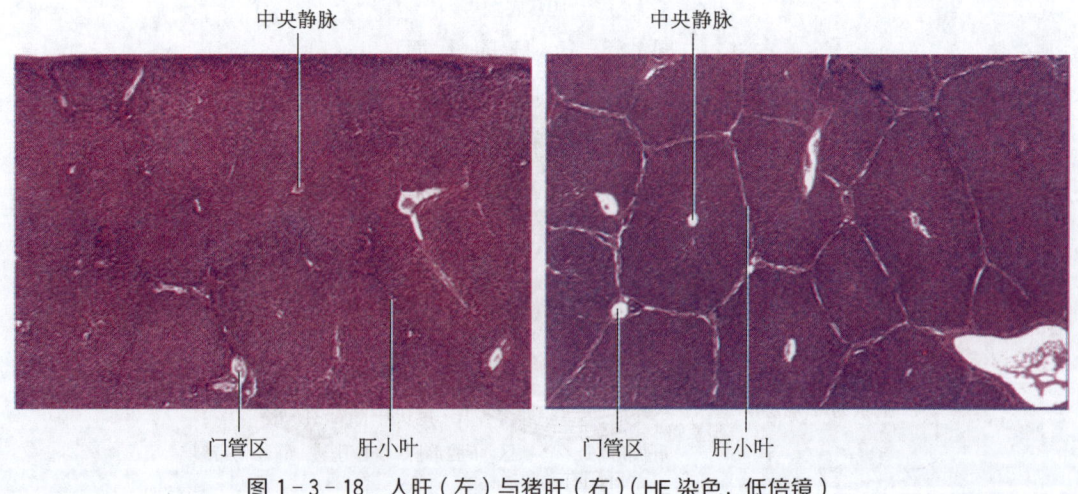

图 1-3-18 人肝(左)与猪肝(右)(HE 染色,低倍镜)

3. **肝的血管** 肝的血液供应丰富,有两个来源,即肝门静脉和肝固有动脉。

(1) 肝门静脉:这是肝脏的功能血管,主要汇集来自消化管道的静脉,血液内含丰富的营养物质,输入肝内供肝细胞加工和储存。肝门静脉入肝后经多次分支形成小叶间静脉。小叶间静脉又不断分支,将血液输入肝血窦。肝血窦的血液从肝小叶周边向小叶中央流动,与肝细胞进行物质交换后,流入中央静脉。中央静脉汇入小叶下静脉,小叶下静脉再汇合成肝静脉,最后注入下腔静脉。

(2) 肝固有动脉:这是肝的营养动脉,随肝门静脉入肝后,反复分支,形成小叶间动脉。小叶间动脉的血液一部分供应小叶间组织的营养,另一部分则与肝门静脉血液共同进入肝血窦,故肝血窦的血液是混合性的。

4. **胆汁的排出途径** 肝细胞分泌的胆汁流入胆小管,继而汇入小叶间胆管,再经肝左、右管出肝。

(四) 肝外胆道

肝外胆道包括胆囊和输胆管道。

1. **胆囊(gallbladder)** 位于肝右叶下面,略呈鸭梨形,可分为底、体、颈、管 4 部分(图 1-3-19)。**胆囊底**为凸向前下方的盲端,其体表投影相当于右侧腹直肌外侧缘与右肋弓相交处深面。胆囊炎时,此处可有压痛。胆囊有储存和浓缩胆汁的功能。

2. **输胆管道** 包括肝左管、肝右管、肝总管、胆囊管和胆总管。

肝内小叶间胆管逐渐汇合成肝左管和肝右管,两管出肝门后汇合成**肝总管**。肝总管末端与位于其右侧的胆囊管汇合,共同形成**胆总管**(图1-3-20)。胆总管向下经十二指肠上部的后方,至胰头和十二指肠降部之间,进入十二指肠降部的左后壁,在此与胰管汇合,形成略膨大的**肝胰壶腹**(Vater 壶腹),开口于十二指肠大乳头。在肝胰壶腹的壁内有环形平滑肌,称为**肝胰壶腹括约肌**(Oddi 括约肌)。此肌有控制胆汁排出和防止十二指肠内容物反流入胆总管和胰管的作用。

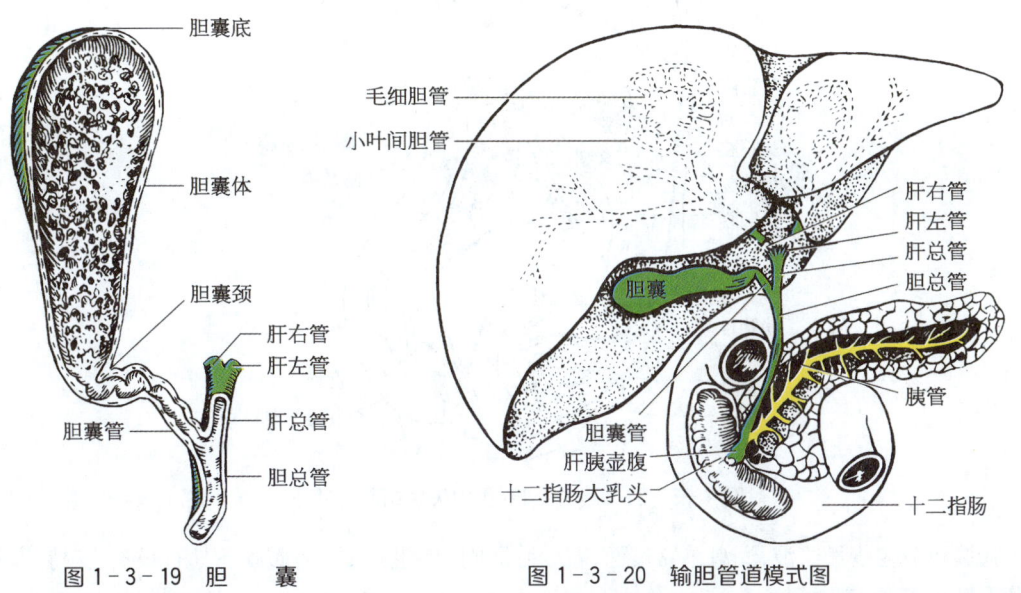

图 1-3-19 胆囊　　　　图 1-3-20 输胆管道模式图

二、胰

(一) 胰的形态

胰(pancreas)为长棱柱状,可分为头、体、尾3部分(图1-3-12)。胰头较宽大,被十二指肠所环抱;胰体是胰的中间大部分;胰尾是左端狭细部,抵达脾门后下方。

在胰的实质内有与长轴平行的胰管。胰管起自胰尾部,沿途汇集各小叶导管,最后与胆总管合并,共同开口于十二指肠大乳头。

(二) 胰的位置

胰位于胃的后方,在第1、第2腰椎水平横贴于腹后壁,前面有腹膜覆盖。

第三节 腹 膜

腹膜(peritoneum)是一层浆膜,由间皮和结缔组织构成,薄而光滑,呈半透明状。衬于腹、盆壁的内面和腹、盆腔脏器的表面。衬于腹、盆壁内面的部分,称为壁腹膜;衬于腹、盆腔脏器表面的部分,称为脏腹膜。脏、壁腹膜两层互相移行,共同围成一个潜在性腔隙,称为腹膜腔。男性腹膜腔是一个完全封闭的囊,与外界不通。而女性腹膜腔则借输卵管、子宫和阴道与外界相通(图1-3-21)。

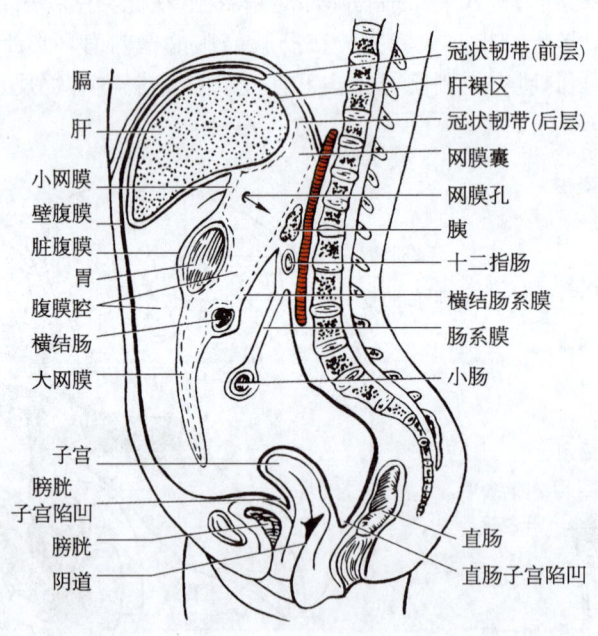

图1-3-21 腹 膜(正中矢状切面,女性)

腹膜可分泌少量浆液,润滑脏器表面,减少脏器间的摩擦。此外,腹膜还具有吸收、支持、保护、修复及防御等功能。

第四章 呼吸系统

导学

1. 掌握 呼吸系统的组成及上、下呼吸道的划分；喉的位置、主要结构；气管的位置及结构，左、右主支气管的区别；肺的位置、形态和分叶。
2. 熟悉 外鼻的形态结构，鼻腔的分部；喉腔的分部；肺的组织结构。
3. 了解 胸膜腔和纵隔的概念。

呼吸系统（respiratory system）由呼吸道和肺组成。呼吸道包括鼻、咽、喉、气管和各级支气管（图1-4-1），临床上常将鼻、咽、喉称为上呼吸道，气管和各级支气管称为下呼吸道。肺由肺实质和肺间质组成，肺实质包括支气管树和肺泡，肺间质包括结缔组织、血管、淋巴管和神经等。呼吸系统的主要功能是进行气体交换，即吸入氧气，排出二氧化碳。

第一节 肺外呼吸道

一、鼻

鼻（nose）是呼吸道的起始部，又是嗅觉器官，由外鼻、鼻腔和鼻旁窦3部分组成（图1-4-1）。

(一) 外鼻

外鼻（external nose）以骨和软骨为支架，表面被覆皮肤。上端为鼻根，下延为鼻尖。鼻尖两侧膨隆部分为鼻翼。在平静呼吸的情况下，鼻翼无明显活动，在呼吸困难时可出现鼻翼煽动。

(二) 鼻腔

鼻腔（nasal cavity）以骨和软骨为支架，内衬黏膜和皮肤。鼻中隔将鼻腔分为左、右两腔，鼻腔向前以鼻孔通外界，向后经鼻后孔通鼻咽部。鼻腔分为鼻前庭和固有鼻腔两部分。鼻前庭（nasal vestibule）为鼻腔的前下部，由鼻翼和鼻中隔的前下部所围成，其内衬皮肤，生有鼻毛，借以过滤、净化空气。固有鼻腔（proper nasal cavity）为鼻腔的后上部，在其外侧壁上可见上鼻甲、中鼻甲和下鼻甲（图1-4-2）。各鼻甲下方裂隙，分别称为上鼻道、中鼻道和下鼻道。鼻腔的内侧壁为鼻中隔（图1-4-3）。鼻中隔由骨性鼻中隔和鼻中隔软骨覆以黏膜构成。

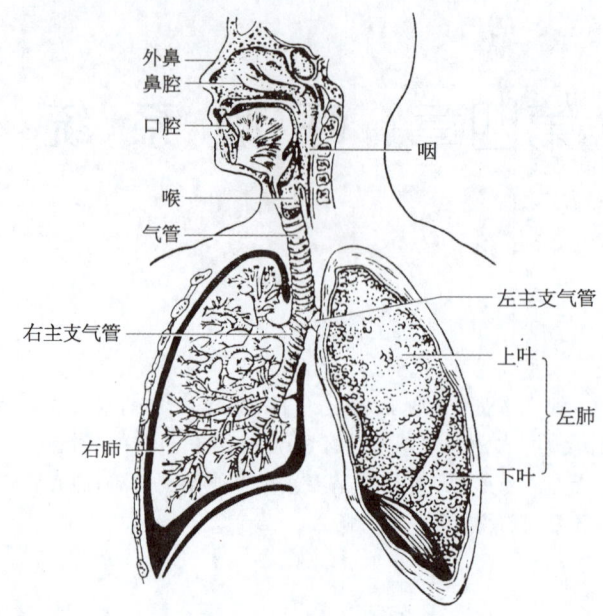

图 1-4-1 呼吸系统模式图

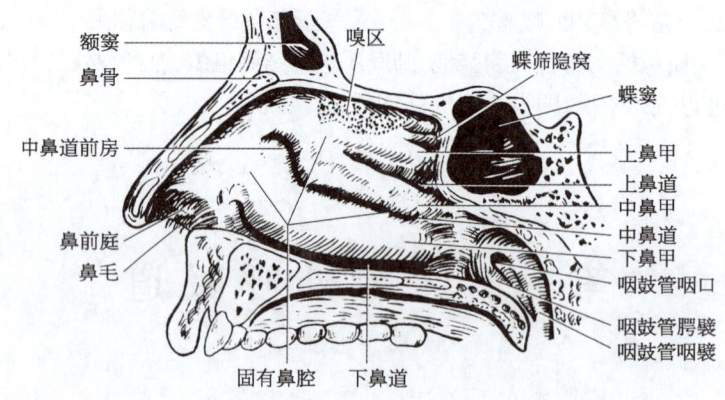

图 1-4-2 鼻腔外侧壁(右侧)

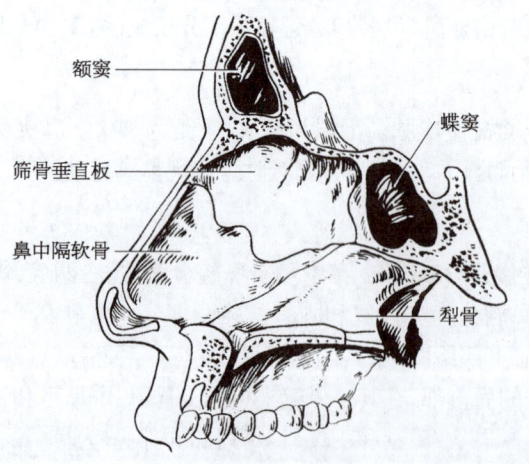

图 1-4-3 鼻中隔

固有鼻腔的黏膜分为嗅部和呼吸部。**嗅部**位于上鼻甲及其相对应的鼻中隔部分，黏膜内含有嗅细胞，能感受嗅觉刺激。**呼吸部**为嗅部以外的部分，内含丰富的血管、黏液腺和纤毛，可调节吸入空气的温度和湿度。

(三) 鼻旁窦

参见"运动系统"相关内容。

二、咽

参见"消化系统"相关内容。

三、喉

喉（larynx）由喉软骨、软骨的连接、喉肌和黏膜构成。既是呼吸的管道，又是发音的器官。它位于颈前区的中部，上连舌骨，下接气管，成人的喉平对第4~6颈椎。

1. 喉软骨（laryngeal cartilages） 喉软骨是喉的支架，包括甲状软骨、会厌软骨、环状软骨和成对的杓状软骨（图1-4-4）。

2. 喉肌（muscles of larynx） 喉肌对声带紧张或松弛、声门裂开大或缩小及喉口的开大和关闭等，均有调节作用。

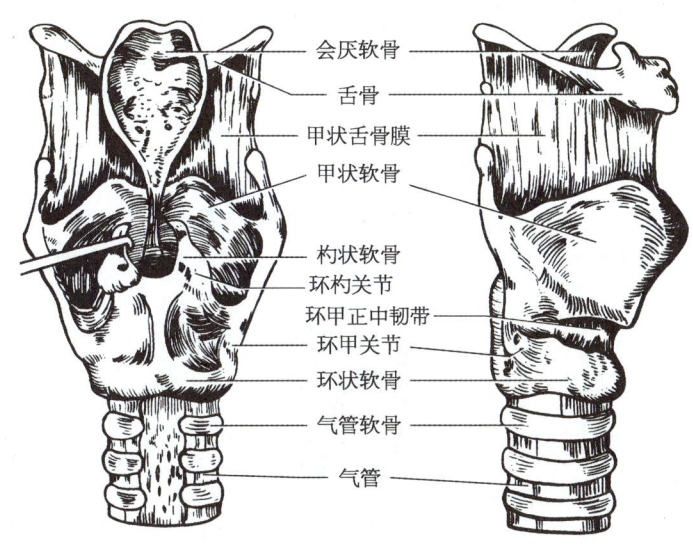

图 1-4-4　喉软骨及其连结

3. 喉腔和喉黏膜 喉的内腔称为喉腔（laryngeal cavity）（图1-4-5、图1-4-6），向上经喉口通喉咽，向下通气管。喉腔内衬黏膜，喉腔的黏膜与咽和气管的黏膜相延续。喉腔两侧壁的中部可见上、下两对呈矢状位的黏膜皱襞。上方的一对称为前庭襞或室襞，在活体时呈粉红色，其间的裂隙称为前庭裂。下方的一对称为声襞，在活体时颜色较白。两侧声襞之间的裂隙称为声门裂，声门裂是喉腔最狭窄的部位，当气流通过声门裂时振动声带而发音。声襞及其所覆盖的声韧带和声带肌三者共同组成声带。

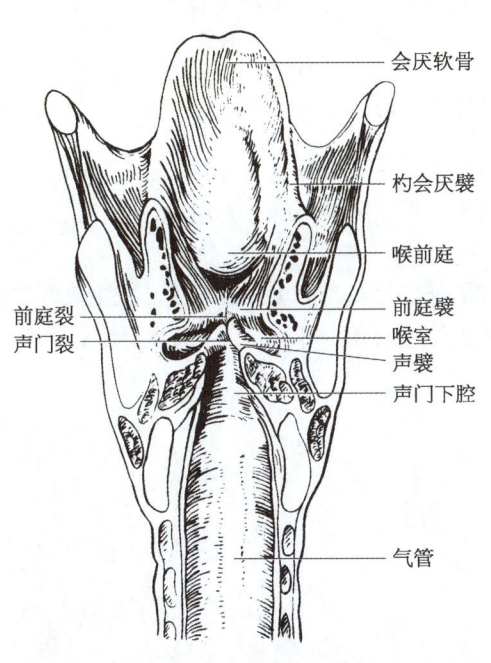

图 1-4-5　喉腔冠状切面

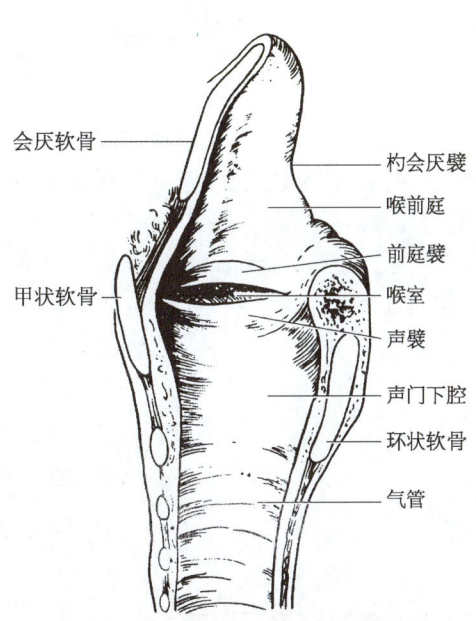

图 1-4-6　喉正中矢状切面

喉腔以前庭裂和声门裂为界分为上、中、下3部分。前庭裂平面以上的部分称为**喉前庭**,前庭裂和声门裂之间的部分称为**喉中间腔**,其两侧的隐窝称为**喉室**。声门裂平面以下的部分称为**声门下腔**(图1-4-5、图1-4-6)。

四、气管和主支气管

气管和**主支气管**是连于喉和肺之间的管道,由"C"形的气管软骨以及连接各气管软骨之间的结缔组织和平滑肌构成,内衬黏膜。它们的后壁缺少软骨,由平滑肌和结缔组织封闭(图1-4-7)。

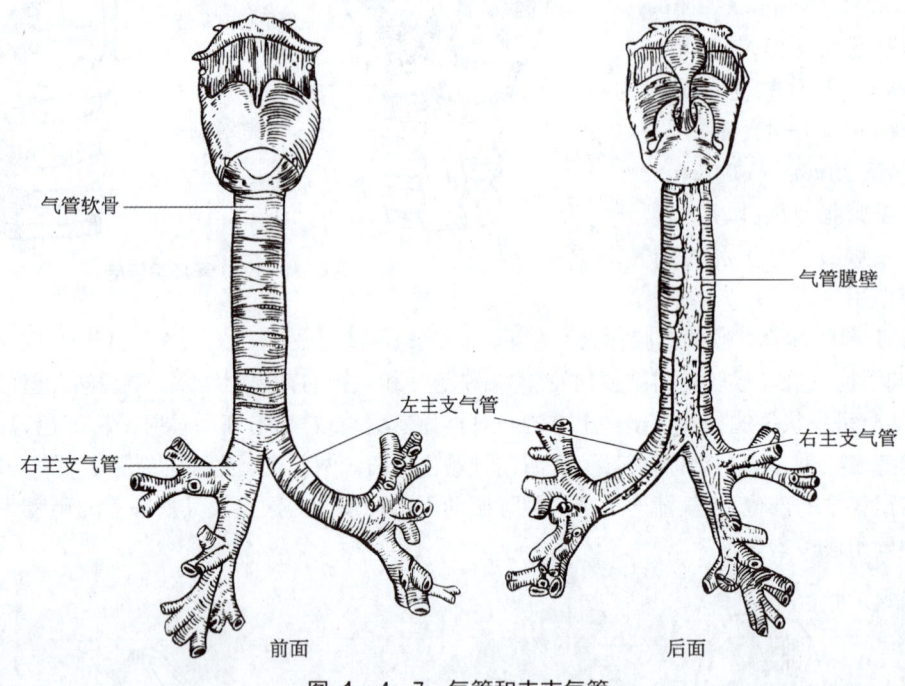

图 1-4-7 气管和主支气管

1. 气管(trachea) 位于食管前方,上端于第6颈椎下缘平面接环状软骨,经颈部正中,下行入胸腔。根据行程和位置,气管可分为颈、胸两部。气管平对第4胸椎下缘分为左、右主支气管,分叉处称**气管杈**。

2. 主支气管(principal bronchus) 左、右主支气管是气管分出的第1级支气管。左主支气管细长,走向较水平。右主支气管粗短,走向较垂直,故误吸入气管的异物多坠入右主支气管或右肺内。

第二节 肺

一、肺的位置、形态和分叶

肺(lung) 位于胸腔内,纵隔的两侧,膈的上方,左右各一。肺近似半圆锥形,有一尖、一底、两面和三缘(图1-4-8、图1-4-9)。**肺尖**圆钝,经胸廓上口突入颈根部。**肺底**邻接膈,又称膈面,稍向上凹。**肋面**邻接肋和肋间肌。**内侧面**朝向纵隔,其中部有一长圆形凹陷,称为**肺门**,为主支气管、肺血管、淋巴管和神经出入的部位。肺的**前缘**和**下缘**锐薄,而**后缘**钝圆。左肺前缘下部有**心切迹**。

左肺由斜裂分为上、下2叶;右肺由斜裂和水平裂分为上、中、下3叶(图1-4-8、图1-4-9)。

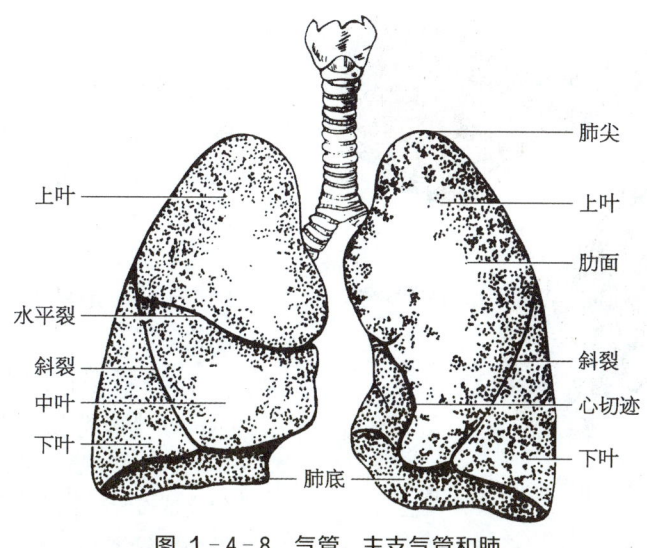

图 1-4-8 气管、主支气管和肺

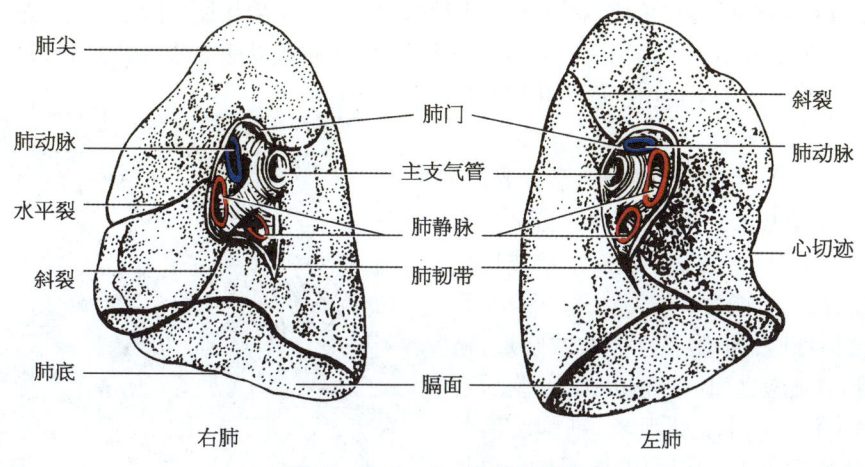

图 1-4-9 左、右肺内侧面

二、肺的组织结构

肺的表面覆以浆膜。肺组织分为实质和间质两部分,实质即肺内的各级支气管和肺泡,间质为肺内的结缔组织、血管、淋巴管和神经等。主支气管从肺门入肺后反复分支呈树状,称为**支气管树**。肺内的叶支气管、段支气管、小支气管、细支气管和终末细支气管称为肺的导气部。终末细支气管以下为肺的呼吸部,包括呼吸性细支气管、肺泡管、肺泡囊和肺泡。每一个细支气管连同以下各级分支和肺泡组成一个**肺小叶**(图1-4-10),呈锥体形,尖端朝向肺门,底朝向肺的表面。

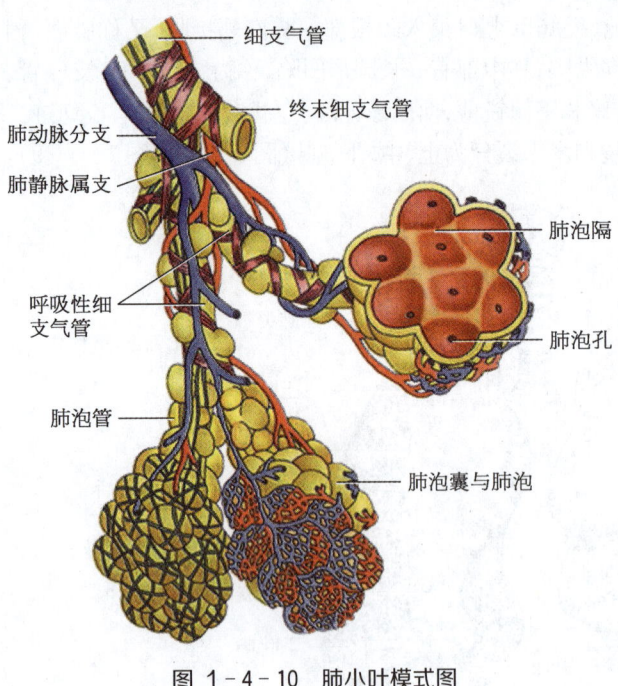

图 1-4-10 肺小叶模式图

1. 肺的导气部 这是支气管进入肺内后连续性分支的气体通道。组成管壁的黏膜、黏膜下层和外膜,随着管道的不断分支,管径渐细,管壁渐薄,管壁结构也逐渐变化。

细支气管和终末细支气管外膜的环形平滑肌,在自主神经支配下收缩或舒张,以调节进入肺泡的气流量。在正常吸气时平滑肌松弛,管腔扩大;呼气末时平滑肌收缩,管腔变小。

2. 肺的呼吸部 其共同特点是都有肺泡开口,是肺组织完成气体交换的部位。

(1) 呼吸性细支气管:它是肺的导气部和呼吸部之间的过渡性管道。

(2) 肺泡管:每个呼吸性细支气管分支成2~3个肺泡管,它是由许多肺泡围成的管道。

(3) 肺泡囊:与肺泡管相连续,由众多肺泡围成,并有共同开口。

(4) 肺泡:它是支气管树的终末部分,是进行气体交换的主要场所。肺泡壁薄,由单层肺泡上皮围成,有基膜(图1-4-11、图1-4-12)。相邻肺泡之间仅隔以薄层结缔组织,即肺泡隔。

1) 肺泡上皮:肺泡上皮由Ⅰ型和Ⅱ型两种细胞组成。

Ⅰ型肺泡细胞:细胞呈扁平形,表面光滑,胞核为扁圆形,含核部分略厚,其余部分薄。胞质内细胞器少,有许多吞饮小泡。主要作用是参与气体交换。

Ⅱ型肺泡细胞:细胞呈立方体或圆形,镶嵌于Ⅰ型肺泡细胞之间。胞核为圆形,胞质着色较浅,呈泡沫状。电镜下观察,细胞游离面有少量的微绒毛,胞质内粗面内质网和高尔基复合体等细胞器发达,还有许多大小不一的分泌颗粒,颗粒内的物质进入肺泡腔,在肺泡上皮的表面铺展成一层薄膜,称为表面活性物质,有降低肺泡的表面张力和稳定肺泡大小的作用。

2) 肺泡隔:由相邻两肺泡之间薄层的结缔组织构成。内有丰富的连续型毛细血管,以利于肺泡内 O_2 与血液中的 CO_2 进行气体交换。

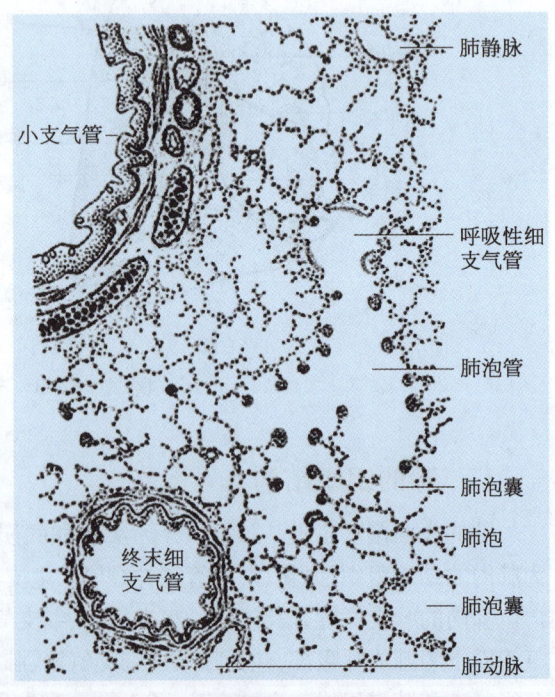

图 1-4-11 肺切面(HE染色,低倍镜)

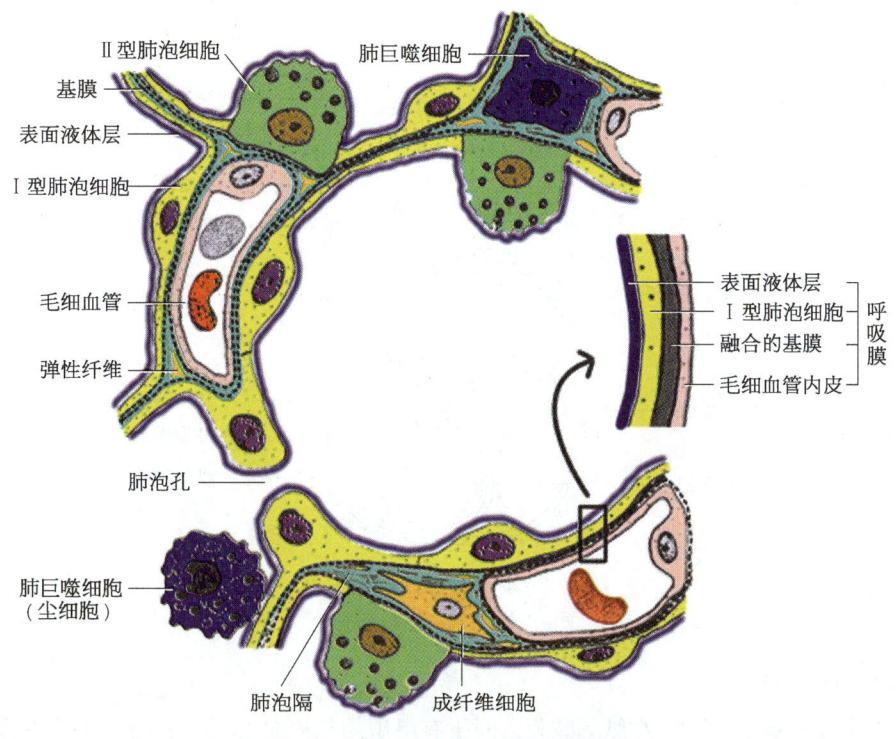

图 1-4-12 肺泡和肺泡孔模式图

3) 肺泡孔：相邻肺泡之间有小孔相通，每个肺泡可以有一个或多个肺泡孔，直径在 10～15 μm，是沟通相邻肺泡腔的通道。

4) 气-血屏障：肺泡与血液间气体交换所通过的结构，称为气-血屏障。气-血屏障依次由下列结构组成：① 肺泡内表面的液体层。② Ⅰ 型肺泡细胞及其基膜。③ 薄层结缔组织。④ 毛细血管基膜与内皮。有些部位的肺泡上皮与毛细血管内皮之间没有结缔组织，两层基膜直接相贴而融合。气-血屏障厚 0.2～0.5 μm，有利于气体交换。

第三节 胸膜和纵隔

一、胸膜

胸膜（pleura）为被覆于胸廓内面及肺表面的浆膜，可分为脏、壁两层（图 1-4-13）。脏胸膜（又称肺胸膜）被覆在肺的表面，与肺实质紧密结合，并伸入到左、右肺斜裂和右肺水平裂中。壁胸膜覆于胸廓各壁的内面，可分为胸膜顶、肋胸膜、膈胸膜、纵隔胸膜 4 部。胸膜的脏、壁两层在肺门周围相互移行，围成两个完全封闭的胸膜腔。腔内为负压，含有少量浆液，可减少呼吸时两层胸膜之间的摩擦。

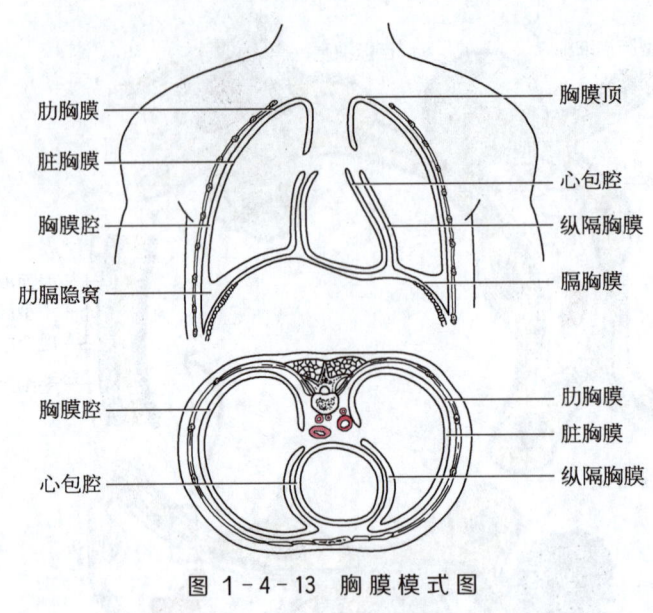

图 1-4-13 胸膜模式图

二、纵隔

纵隔（mediastinum）是左、右纵隔胸膜之间所有组织结构的总称，呈矢状位，上窄下宽，且显著偏左，这是由于心偏左的缘故。它的前界为胸骨，后界为胸椎体，两侧界为纵隔胸膜，上界至胸廓上口，下界达膈。纵隔通常以胸骨角平面（平对第4胸椎体下缘）分为上纵隔和下纵隔。下纵隔又以心包为界分为前纵隔、中纵隔和后纵隔3部分。前纵隔位于胸骨和心包前壁之间；后纵隔位于心包后壁与脊柱之间；中纵隔位于前、后纵隔之间，即相当于心包的位置（图1-4-14）。

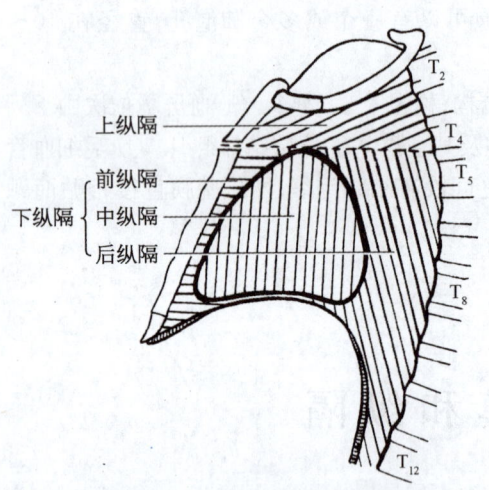

图 1-4-14 纵隔的分部示意图

上纵隔内主要含有胸腺、左右头臂静脉、上腔静脉、膈神经、迷走神经、喉返神经、主动脉弓及其三大分支、食管、气管、胸导管和淋巴结等。前纵隔仅含有少量结缔组织和淋巴结。中纵隔主要含有心包、心及出入心的大血管根部等。后纵隔内主要含有胸主动脉、奇静脉及其属支、主支气管、食管、胸导管、迷走神经、胸交感干和淋巴结等。

第五章 泌尿系统

导学

1. 掌握　泌尿系统的组成；肾的形态和位置，膀胱的形态、位置和膀胱三角的特点，女性尿道的结构特点及开口部位。
2. 熟悉　肾的内部结构和组织结构，输尿管的位置和3个狭窄部位。
3. 了解　肾的被膜。

泌尿系统（urinary system）由肾、输尿管、膀胱和尿道4部分组成（图1-5-1）。它的主要功能是排出机体新陈代谢中产生的废物和多余的水，维持机体内环境的平衡和稳定。

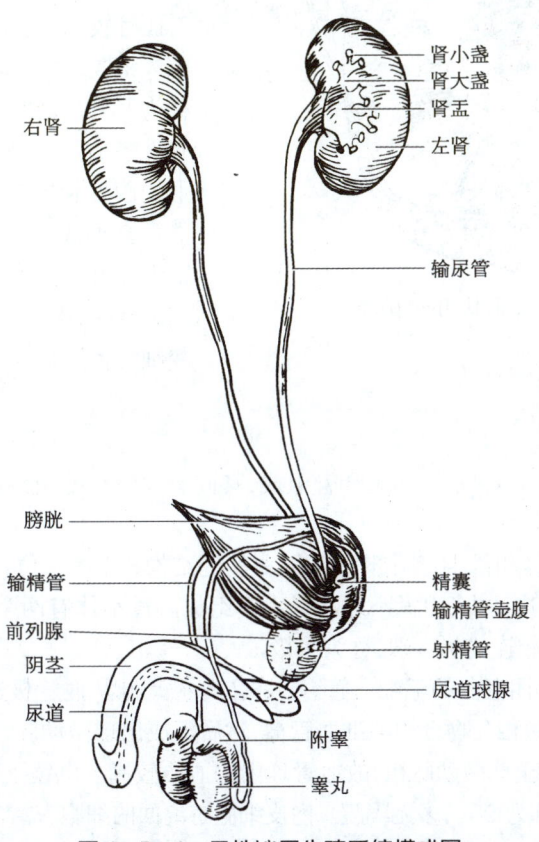

图1-5-1　男性泌尿生殖系统模式图

第一节 肾

一、肾的形态

肾（kidney）为实质性器官，左右各一，形似蚕豆，前后略扁，新鲜肾呈褐红色。肾可分为上、下两端，前、后两面，内、外两缘。外侧缘隆凸，内侧缘中部凹陷。凹陷处是肾的血管、淋巴管、神经和肾盂等出入的部位，称为肾门。

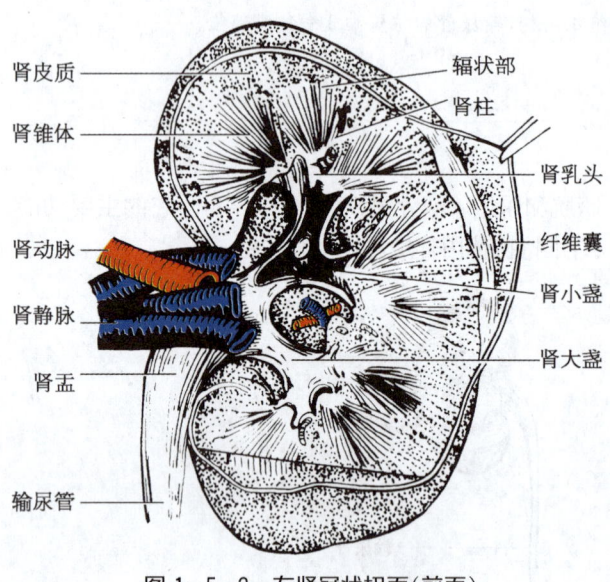

图1-5-2 左肾冠状切面（前面）

二、肾的内部结构

肾实质分为肾皮质（renal cortex）和肾髓质（renal medulla）（图1-5-2）。在肾的冠状切面上，可见肾皮质位于浅部，新鲜标本上为红褐色，主要由肾小体和肾小管构成。肾髓质位于深部，约占实质的2/3，血管较少，色淡。肾髓质由15~20个肾锥体组成，肾锥体的基底朝向肾皮质，尖端称为肾乳头，朝向肾窦。每个肾乳头顶端有许多小孔，称为乳头孔。肾乳头被漏斗形的膜性管即肾小盏包绕。2~3个肾小盏汇合形成一个较大的肾大盏。2~3个肾大盏再汇合成一个肾盂。肾盂呈前后扁的漏斗状，出肾门后，在下行过程中，逐渐变细移行为输尿管。

三、肾的组织结构

肾实质由大量肾单位（nephron）和集合管组成，其间有少量结缔组织、血管和神经等构成的肾间质（图1-5-3）。

1. 肾单位 由肾小体和肾小管两部分组成，是肾的结构和功能单位。

（1）肾小体：位于肾皮质内，由肾小球和肾小囊组成。肾小体有两个极，微动脉出入的一端，称为血管极；与近曲小管相连的另一端，称为尿极。

肾小球是肾小囊中一团盘曲的毛细血管。一条入球微动脉从血管极进入肾小囊后，分出4~5个分支，每支再分支成几条相互吻合的毛细血管襻，然后汇成出球微动脉，从血管极离开肾小囊（图1-5-4）。入球微动脉比出球微动脉粗，故血管球内的血压较高。电镜下，血管球毛细血管为有孔型，孔径为50~100 nm，称为窗孔，多无隔膜。内皮细胞游离面的细胞衣富含唾液酸，带负电荷；基底面有基膜。窗孔是原尿形成的第一道屏障，通常认为窗孔能阻挡血细胞和较大分子的物质通过。

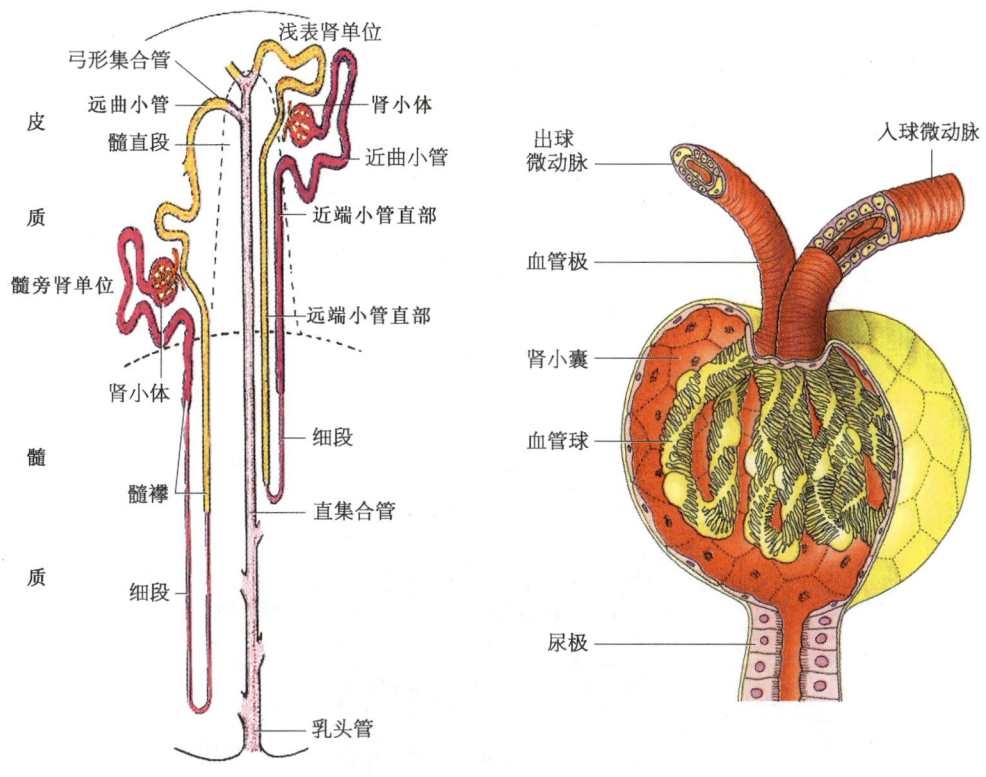

图1-5-3 肾单位和集合管结构模式图　　图1-5-4 肾小体模式图

肾小囊为肾小管起端膨大凹陷而成的杯状双层膜，包裹肾小球。肾小囊两层间的腔隙称为肾小囊腔，与近曲小管腔相通。肾小囊的壁层（外层）为单层扁平上皮，在尿极处与近曲小管上皮相延续；肾小囊的脏层（内层）由一层多突起的足细胞构成。电镜下可见足细胞发出较大的初级突起，初级突起再发出较小的、指状的次级突起，次级突起包绕肾小球毛细血管襻。相邻的次级突起相互嵌合成栅栏状，相嵌突起间有宽约25 nm的裂隙称为裂孔，裂孔上有厚4~6 nm的裂孔膜封闭（图1-5-5）。足细胞突起内的微丝收缩可改变裂孔的大小，影响滤液的通透。

肾小体类似一个滤过器，以过滤方式形成滤液。肾小球血管内血压较高，血浆内的部分物质经有窗孔的内皮细胞、毛细血管基膜、足细胞裂孔膜滤入肾小囊腔，这3层结构合称为**滤过膜**或**滤过屏障**（图1-5-5）。滤入肾小囊腔的滤液称为原尿。滤过膜的通透性具有对分子大小和电荷的双重选择性，水、电解质、葡萄糖、尿素等小分子物质容易通过滤过膜，而分子量大、带负电荷的蛋白质则难以通过。

(2) 肾小管：是由单层上皮围成的长而弯曲的管道，按结构可分为近端、细段和远端小管3部分。肾小管具有重吸收、分泌和排泄等作用。

紧连肾小体的一段肾小管弯曲盘绕于肾小体周围，称为**近端小管曲部**（近曲小管），然后下行至肾髓质，形成**近端小管直部**（近直小管）。直部在肾髓质内变细，称为**细段**。继而管道折转上行变粗，形成**远端小管直部**（远直小管）。近端小管直部、细段、远直小管，在髓质内形成"U"字形的襻状结构，称为**髓襻**。远端小管直部在肾髓质内上行，回到皮质，靠近肾小体，再度弯曲盘绕，成为**远端小管曲部**（远曲小管）。

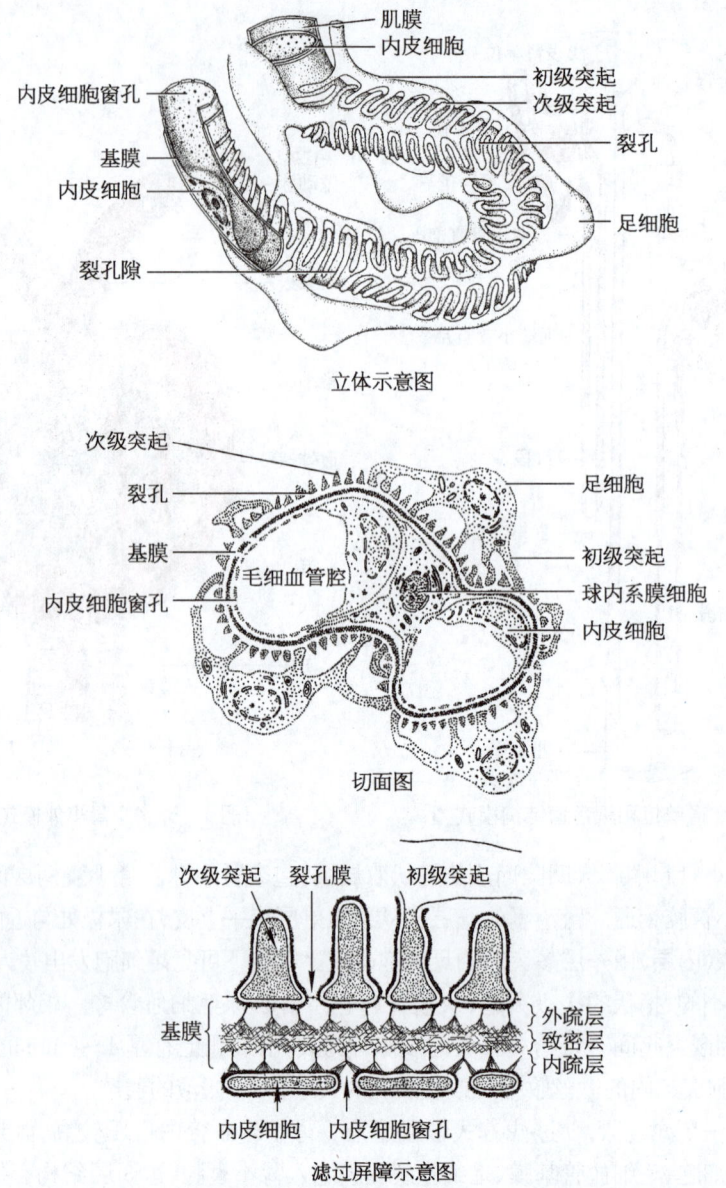

图 1-5-5 肾小体毛细血管、基膜和足细胞超微结构模式图

2. 集合管系 是一些直的小管,可分为弓形集合管、直集合管和乳头管 3 段(图 1-5-3)。**弓形集合管**很短,位于皮质内,一端与远曲小管相连,另一端延续为直集合管。**直集合管**下行进入肾髓质,沿途不断汇合其他弓形集合管,至肾乳头处改称**乳头管**,开口于乳头孔。集合管系能进一步吸收水和无机离子,使原尿进一步浓缩。

3. 球旁器 又称**球旁复合体**,位于肾小体血管极,主要由球旁细胞和致密斑等组成(图 1-5-4)。**球旁细胞**位于入球微动脉进入肾小体处,由入球微动脉管壁的平滑肌细胞转化为上皮样细胞而成,能合成和分泌肾素。**致密斑**位于肾小体血管极,是由远曲小管靠近肾小体侧的上皮细胞变高变窄、细胞核密集而形成的一个椭圆形隆起,它是一种化学感受器,通过感受远端小管内原尿中的 Na^+ 浓度的变化来调节肾素的分泌。

肾实质的结构简要归纳如表1-5-1。

表1-5-1 肾实质的结构简表

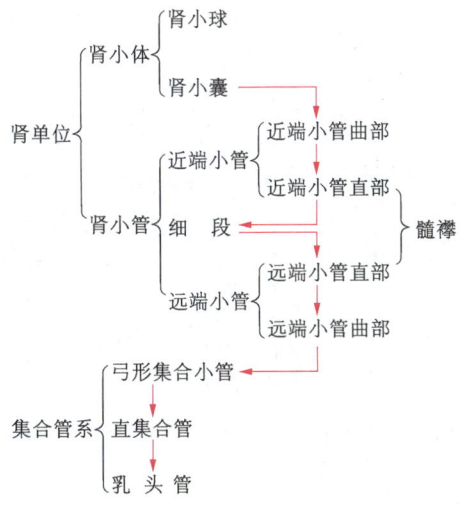

四、肾的位置和被膜

正常成年人的肾位于脊柱两侧,腹后壁上部,腹膜后方(图1-5-6)。两肾上端距离较近,下端稍远,呈"八"字形排列。左肾上端平第11胸椎下缘,下端平第2腰椎下缘。右肾的位置约低于左肾半个椎体。

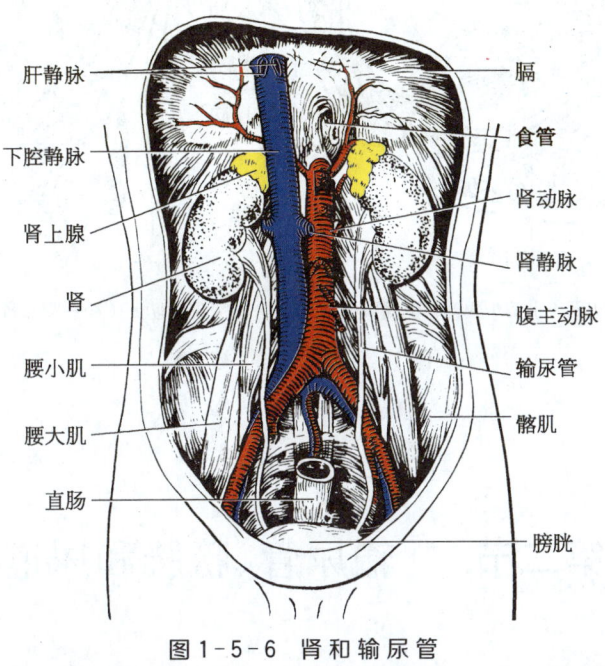

图1-5-6 肾和输尿管

左侧第12肋斜越左肾后面的中部,右侧第12肋斜越右肾后面的上部(图1-5-7)。肾门约平第1腰椎平面。在竖脊肌的外侧缘与第12肋之间的部位称为**肾区**。在某些肾脏疾病患者,叩击或触压此区可引起疼痛。肾共有 3 层被膜,由内向外分别为 纤维囊、脂肪囊和 肾筋膜(图 1-5-8)。

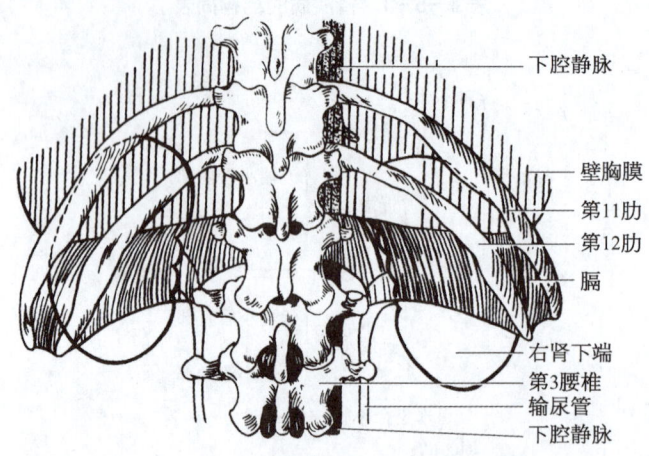

图 1-5-7 肾与肋骨、椎骨的位置关系(后面观)

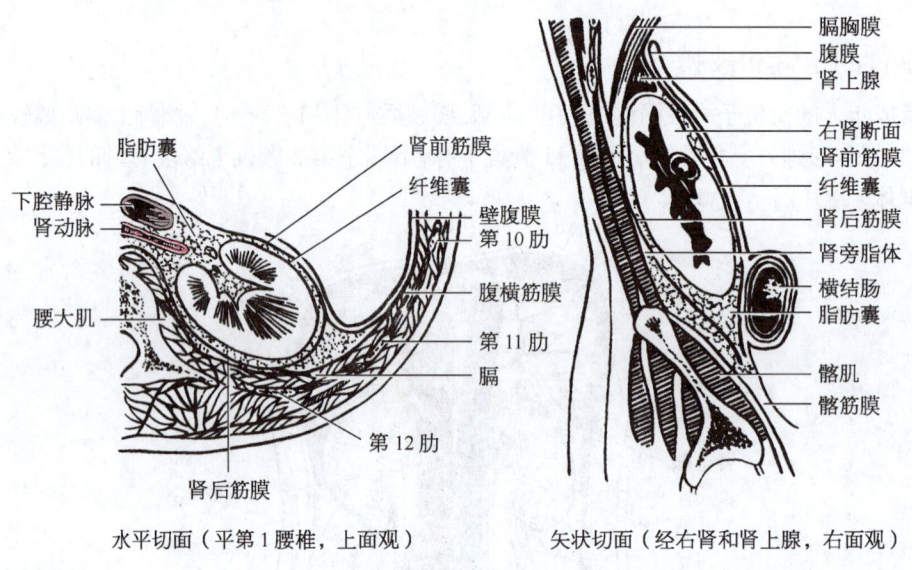

水平切面(平第 1 腰椎,上面观)　　矢状切面(经右肾和肾上腺,右面观)

图 1-5-8 肾 的 被 膜

第二节　输尿管、膀胱和尿道

一、输尿管

输尿管(ureter)是细长的肌性管道,起自肾盂,终于膀胱。成人输尿管长 25~30 cm(图

1-5-6、图1-5-9)。

输尿管位于腹膜的后方,沿腹后壁向内下方斜行,越过小骨盆上缘。在此处,右输尿管跨过右髂外动脉起始部的前方;左输尿管跨过左髂总动脉末端的前方。两者向下进入骨盆腔,再走向前内侧,斜穿膀胱壁,开口于膀胱。

输尿管有3个生理性狭窄部位:第1个在输尿管起始处;第2个在越过髂血管处;第3个在贯穿膀胱壁处。

二、膀胱

1. 膀胱的形态 膀胱(urinary bladder)是储尿的囊状器官,空虚的膀胱近似锥体形,可分为**膀胱尖、膀胱底、膀胱体和膀胱颈**4部(图1-5-10),膀胱各部间没有明显的界限,当膀胱充盈时呈卵圆形。

2. 膀胱的位置和毗邻 膀胱位于骨盆腔内,在耻骨联合的后方(图1-5-11)。膀胱底在男性,直接与精囊和输精管末端接触,再向后邻接直肠;在女性,与子宫和阴道邻接。膀胱下方,男性邻接前列腺,女性邻接尿生殖膈。

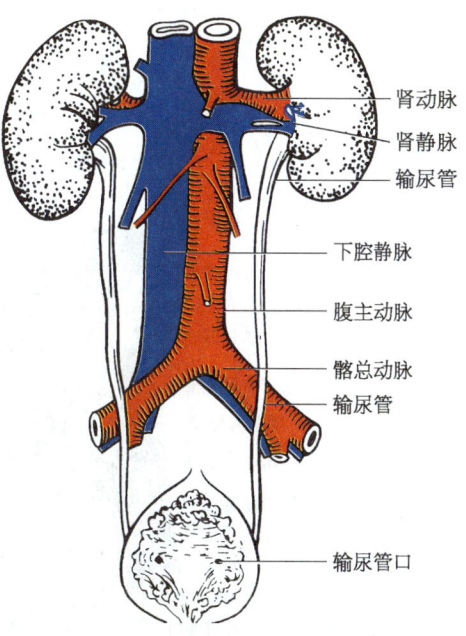

图1-5-9 肾、输尿管和膀胱

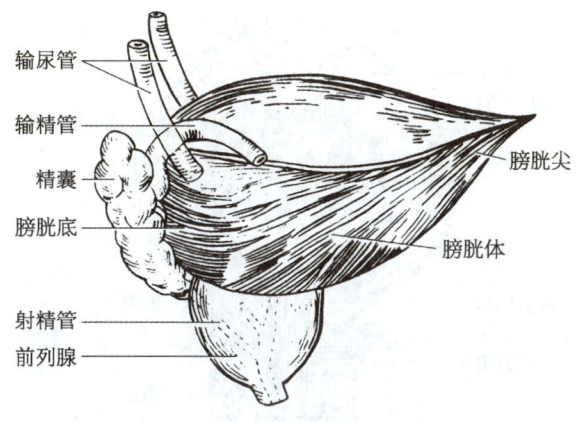

图1-5-10 男性膀胱侧面观

3. 膀胱壁的结构 膀胱壁由黏膜、黏膜下层、肌层和外膜4层结构构成。在膀胱底内面的黏膜有一个呈三角形区域,位于两个输尿管口和尿道内口三者连线之间,称为**膀胱三角(trigone of bladder)**(图1-5-12),临床上是膀胱肿瘤、结核好发部位。

三、尿道

男、女尿道的构造和功能不完全相同。男尿道除有排尿功能外,还兼有排精作用,故在生殖系统中叙述。

女尿道(female urethra)短而直,长3~5cm,直径约0.8cm。上端起自膀胱的尿道内口,沿阴

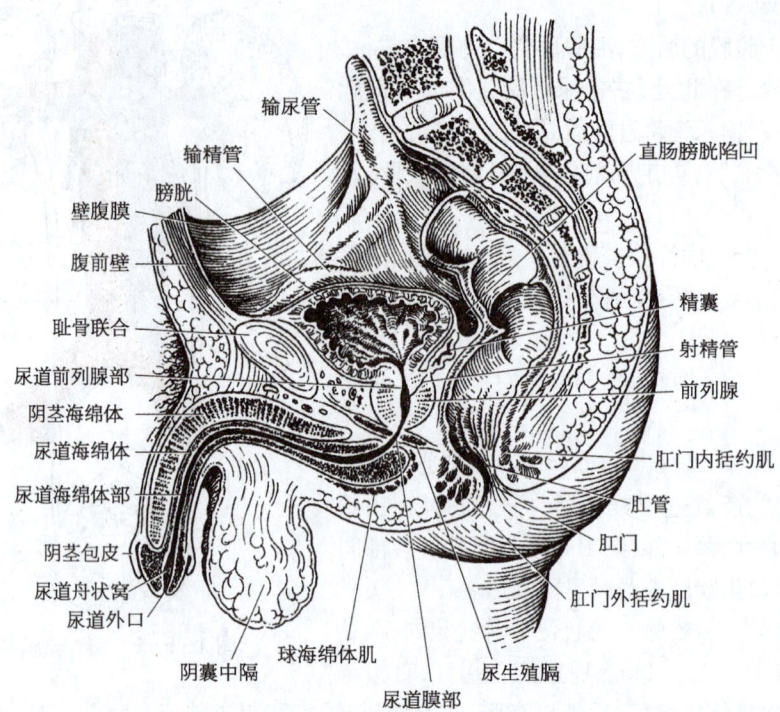

图 1-5-11　男性盆腔正中矢状切面

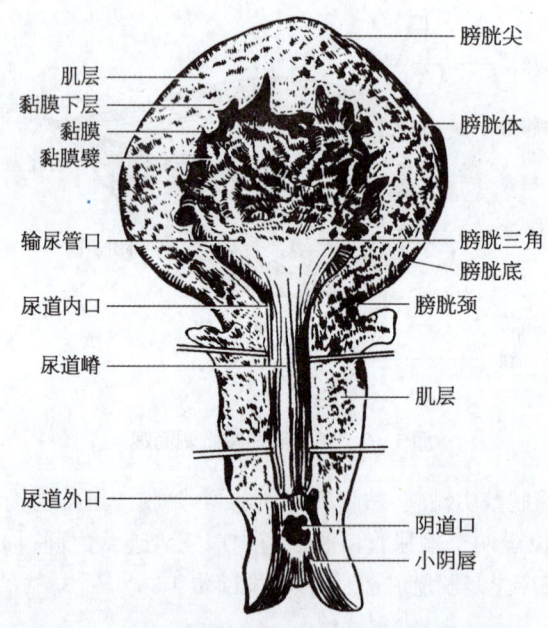

图 1-5-12　女性膀胱及尿道冠状切面（前面观）

道的前方向前下行，尿道中段和阴道周围有**尿道阴道括约肌**环绕。该肌为骨骼肌，受意识支配。下端开口于阴道前庭的**尿道外口**（图1-5-12）。

第六章 生殖系统

导学

1. 掌握 男、女性生殖器的组成；睾丸、附睾的位置及主要形态结构，男尿道的分部；卵巢的位置和形态，输卵管的位置和分部，子宫的位置和形态。
2. 熟悉 射精管的组成和开口，前列腺的位置；子宫壁的结构。
3. 了解 输精管的走行，精索的概念，阴茎的基本结构；阴道的位置和阴道穹，女阴的一般结构；女乳房的位置和形态结构。

生殖系统（reproductive system）包括男性生殖器和女性生殖器，它们都可分为内、外生殖器两部分。内生殖器由生殖腺、生殖管道和附属腺组成，外生殖器则以两性交接器官为主。

第一节 男性生殖器

男性的生殖腺是睾丸，它是产生精子和分泌男性激素的器官；生殖管道（输精管道）包括附睾、输精管、射精管和尿道；附属腺包括精囊和前列腺。男性外生殖器为阴囊和阴茎（图1-6-1、图1-6-2）。

一、内生殖器

（一）睾丸

1. 睾丸的位置和形态 睾丸（testis）位于阴囊内，左右各一，呈微扁的椭圆形，表面光滑。睾丸随性成熟而迅速生长，至老年萎缩变小。

2. 睾丸的结构 睾丸表面有一层由致密结缔组织构成的白膜。白膜在睾丸后缘增厚形成睾丸纵隔。从纵隔发出许多睾丸小隔，呈扇形伸入睾丸实质内，将其分隔为许多睾丸小叶。每个小叶内含有2~4条盘曲的精曲小管。精曲小管在近睾丸纵隔处变成短而直的精直小管，精直小管进入睾丸纵隔互相交织成睾丸网。从睾丸网发出15~20条睾丸输出小管，穿出睾丸后缘的上部，进入附睾头部（图1-6-3）。

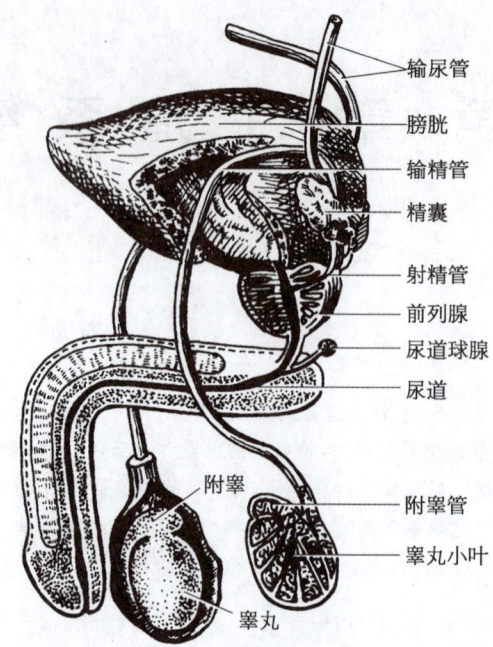

图 1-6-1 男性生殖器概况

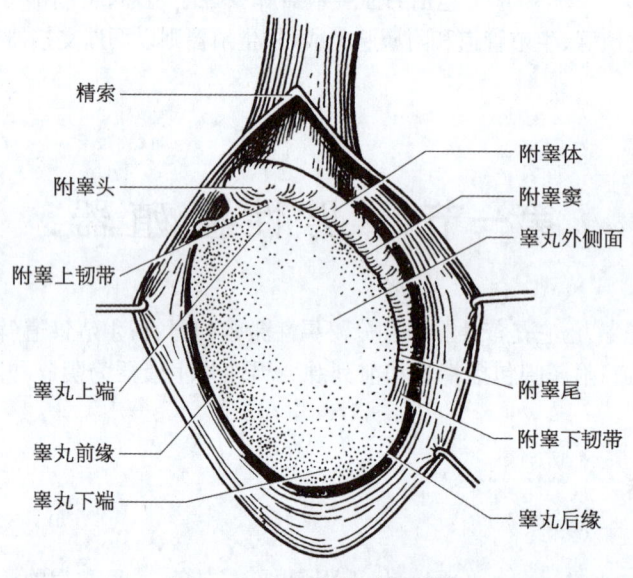

图 1-6-2 左侧睾丸和附睾

(二)附睾

附睾(epididymis)位于睾丸的上端和后缘(图 1-6-2、图 1-6-3),可分为附睾头、体、尾 3 部。附睾主要由附睾管构成,其下端弯向后上移行为输精管。附睾有暂时储存精子的作用,并促进精子进一步成熟。

(三)输精管和射精管

1. 输精管(ductus deferens) 是附睾管的直接延续(图 1-6-3),起于附睾下端,出阴囊,经阴

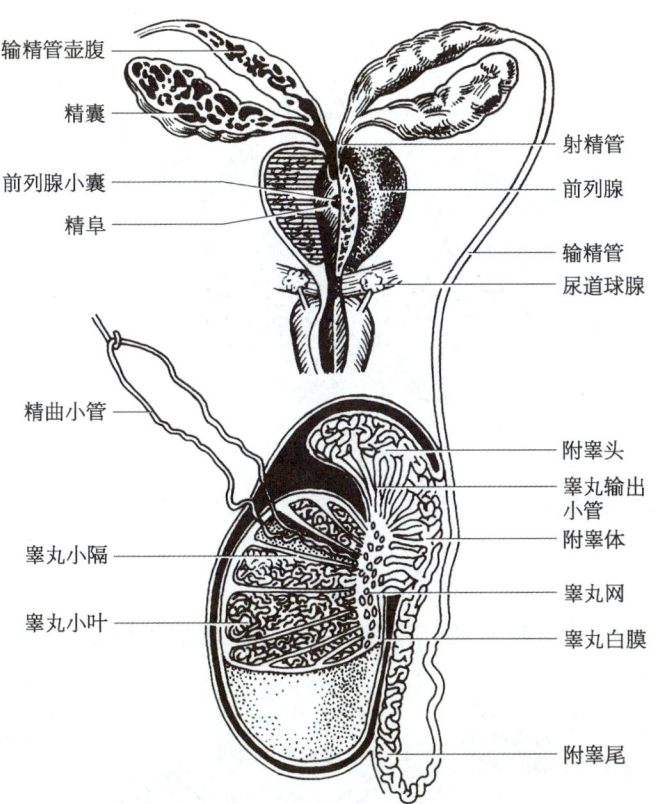

图 1-6-3　睾丸、附睾的结构及排精途径

茎根部两侧的皮下上行,穿腹股沟管进入腹腔,再弯向内下至膀胱底后面,输精管末端与精囊的排泄管汇合成射精管。

2. 射精管（ejaculatory duct）　由输精管末端和精囊的排泄管汇合而成,穿经前列腺实质,开口于尿道的前列腺部。

精索是柔软的圆索,位于腹股沟管深环至睾丸上端之间,精索的主要成分为输精管、睾丸动脉、蔓状静脉丛、神经丛和淋巴管等,其外面有被膜包裹。

（四）附属腺

1. 精囊（seminal vesicle）　位于膀胱底和直肠之间,在输精管末端的下外侧,是一对长椭圆形的囊状器官(图 1-6-3、图 1-6-4)。其排泄管与输精管的末端汇合成射精管。

2. 前列腺（prostate）　为不成对的实质性器官,呈前后稍扁的栗子形(图 1-6-3、图 1-6-4)。位于膀胱下方,直肠的前方。前列腺后面紧贴直肠,活体直肠指诊可触及前列腺的后面。前列腺实质有尿道贯穿,中年以后前列腺内腺组织逐渐退化,结缔组织增生,常形成前列腺肥大,可压迫尿道,引起排尿困难。

二、外生殖器

（一）阴囊

阴囊（scrotum）是位于阴茎后下方的囊袋状结构,阴囊壁由皮肤和肉膜组成(图 1-6-5)。肉

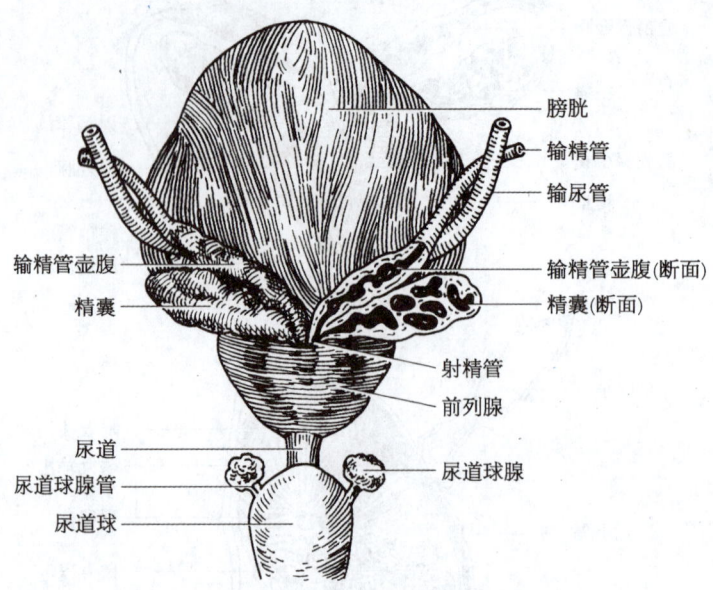

图 1-6-4 前列腺、精囊和尿道球腺(后面观)

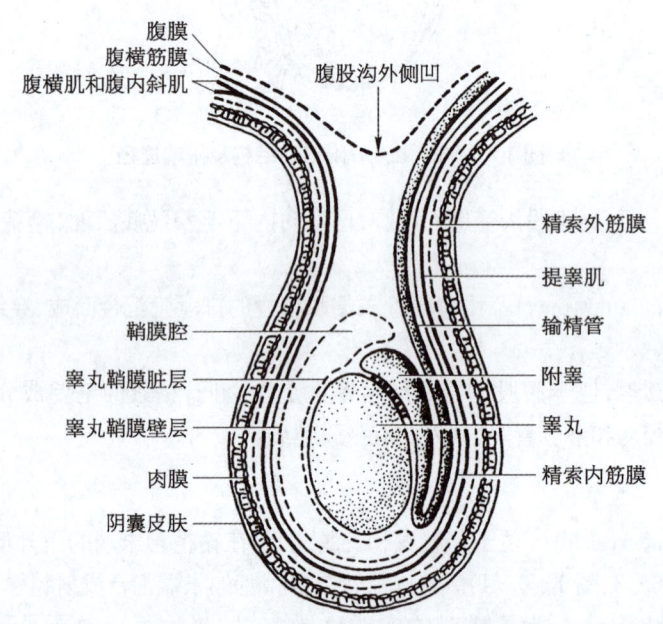

图 1-6-5 阴囊结构及其内容模式图

膜属浅筋膜,含平滑肌纤维,可随外界温度的变化而舒缩,以调节阴囊内的温度,有利于精子的发育。

(二) 阴茎

阴茎 (penis)由前向后可分为头、体和根 3 部分(图 1-6-6)。阴茎头与体交界处有一环状沟称为阴茎颈,阴茎头前部有尿道外口。阴茎主要由两条阴茎海绵体和一条尿道海绵体构成,外包筋膜和皮肤。阴茎海绵体位于背侧,左右各一,互相紧密结合;尿道海绵体位于腹侧,有尿道贯穿其

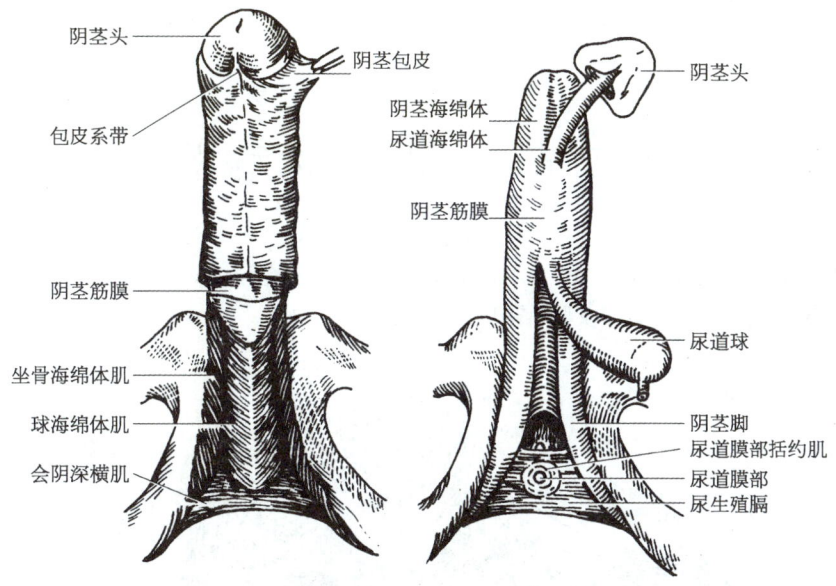

图 1-6-6 阴茎的外形和结构

全长。海绵体内部由许多海绵体小梁和腔隙构成,腔隙与血管相通。当腔隙充血时,阴茎即变粗变硬而勃起。阴茎的皮肤在阴茎颈处游离向前,然后向内后方反折再附于阴茎颈,形成双层环形皱襞,包绕阴茎头,称为**阴茎包皮**。

(三) 男尿道

男尿道(male urethra)兼具排尿和排精的功能,起于膀胱的尿道内口,终于阴茎头的尿道外口(图1-6-1,图1-6-7)。成人男尿道长 16~22 cm,管径平均 0.5~0.7 cm,全长可分为前列腺部、膜部和海绵体部3部分。

1. 前列腺部(prostatic part) 为尿道穿过前列腺的部分,是管腔最宽的一段。此部后壁上有射精管和前列腺排泄管的开口。

2. 膜部(membranous part) 为尿道穿过尿生殖膈的部分,是最短、管腔最窄的一段。其周围有**尿道膜部括约肌**环绕,该肌属横纹肌,有控制排尿的作用。

3. 海绵体部(cavernous part) 为尿道通过尿道海绵体的部分,是最长的一段。

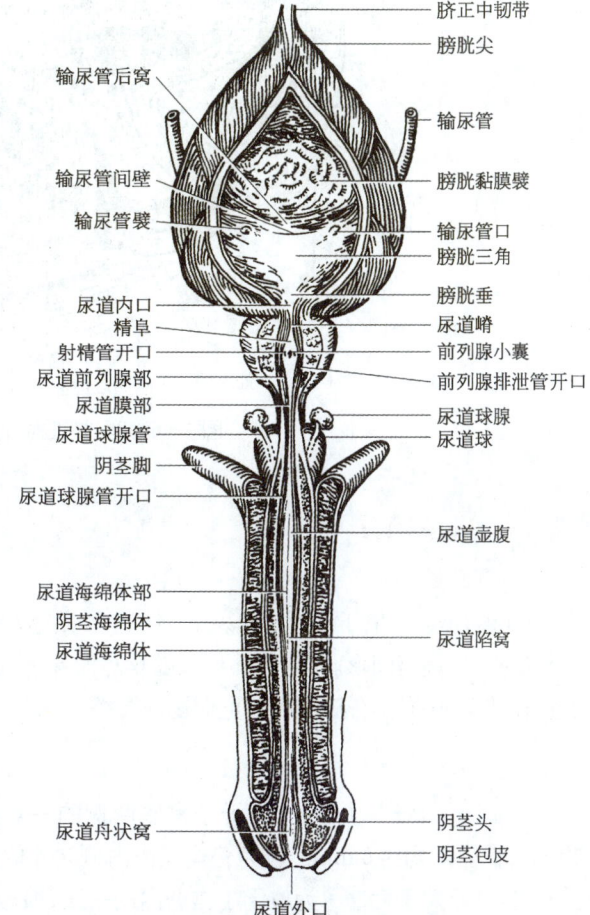

图 1-6-7 膀胱与男性尿道

第二节　女性生殖器

女性的生殖腺是卵巢,它产生卵子并分泌女性激素;生殖管道包括输卵管、子宫和阴道;附属腺为前庭大腺。女性外生殖器即女阴(图1-6-8)。

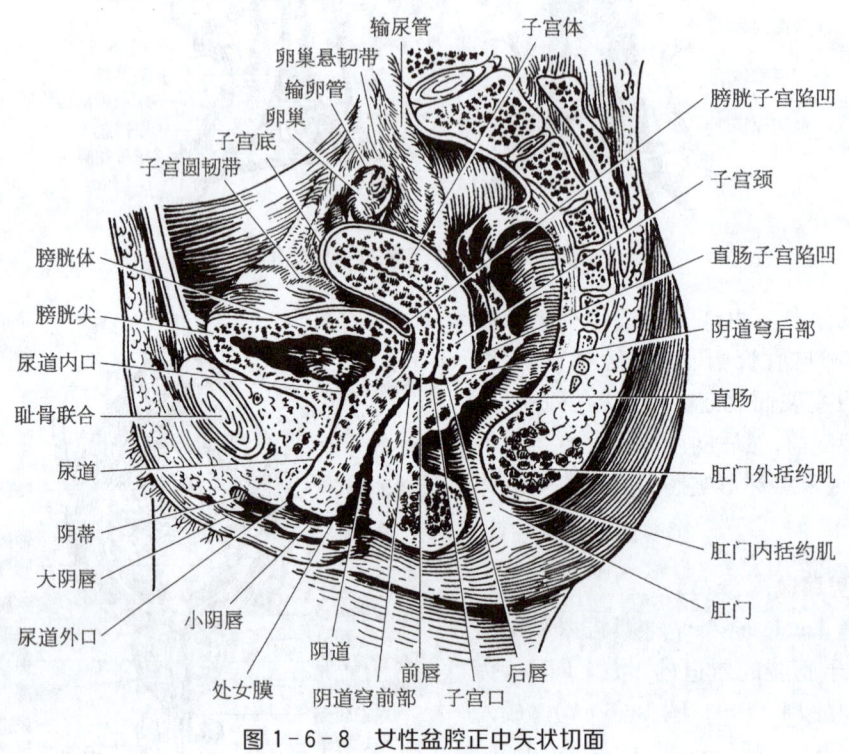

图1-6-8　女性盆腔正中矢状切面

一、内生殖器

(一) 卵巢

卵巢 (ovary)位于盆腔内,左右各一,紧贴盆腔侧壁,在髂内、外动脉起始部的夹角处(图1-6-8),呈扁卵圆形。其大小、形状随年龄而异,性成熟期最大,由于多次排卵,表面留有瘢痕,故凹凸不平。50岁左右随月经停止而逐渐萎缩。

(二) 输卵管

输卵管 (uterine tube)为连于子宫底两侧的一对细长弯曲的肌性管道(图1-6-9),长10～14 cm,直径平均约5 mm。输卵管全长由内侧向外侧分为下列4部。

1. 输卵管子宫部　为位于子宫壁内的一段,很短,其内侧端以输卵管子宫口通子宫腔,外侧续连于输卵管峡。

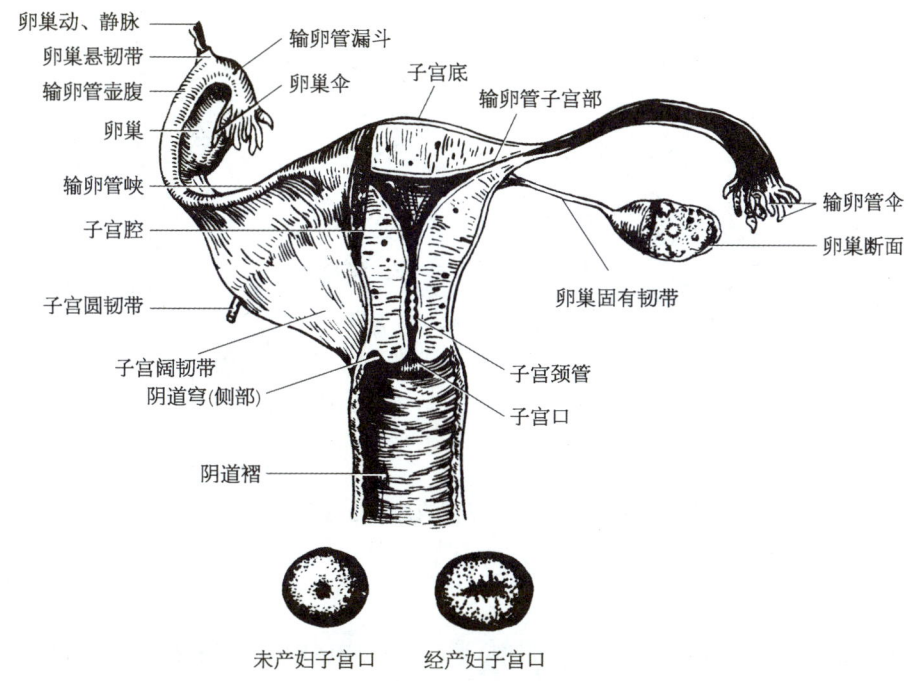

图 1-6-9 女性内生殖器（前面）

2. 输卵管峡 其短而狭窄，水平向外侧移行为输卵管壶腹。输卵管结扎术多在此部进行。

3. 输卵管壶腹 此段管腔膨大成壶腹状，约占输卵管全长的 2/3，卵子通常在此部受精。若受精卵未能移入子宫，而在输卵管或腹膜腔内发育，临床上称为宫外孕。

4. 输卵管漏斗 为输卵管的外侧端，管腔扩大成漏斗状，漏斗中央有输卵管腹腔口，与腹膜腔相通。

（三）子宫

子宫（uterus）为一壁厚腔小的肌性器官，是产生月经和孕育胎儿的场所。其形态、结构、大小和位置随年龄、月经和妊娠情况而变化（图 1-6-9）。

1. 子宫的位置 位于骨盆腔的中央，膀胱和直肠之间。成年女子子宫的正常姿势为前倾前屈位，即人体直立时，整个子宫向前倾倒，子宫体与子宫颈之间、子宫和阴道之间均向前弯曲（图 1-6-10）。

2. 子宫的形态 成年未孕子宫呈前后略扁、倒置的梨形，可分为底、体、颈 3 部分。子宫底是顶部圆凸的部分，子宫颈是下端呈圆柱状的部分，底和颈之间的部分称为子宫体。子宫的内腔可分为上部的子宫腔和下部的子宫颈管。

3. 子宫壁的结构 子宫壁分为 3 层。外层为浆膜，是腹膜脏层；中间为肌层，由平滑肌构成；内层为黏膜，称为子宫内膜。子宫底和体部的黏膜随月经周期发生周期性变化，子宫颈的黏膜不随月经周期发生变化。

（四）阴道

阴道（vagina）为前后略扁的肌性管道，前壁紧贴膀胱底和尿道，后壁邻直肠（图 1-6-8）。阴道上端围绕子宫颈，两者间形成环状的阴道穹；下端以阴道口开口于阴道前庭。阴道口周缘有处女膜附着。

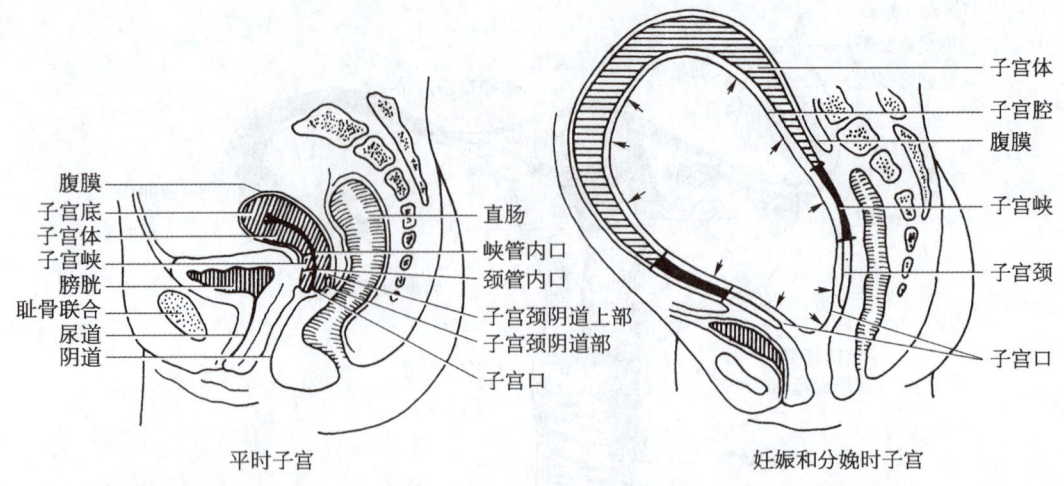

平时子宫　　　　　　　　妊娠和分娩时子宫

图 1-6-10　子宫的分部和位置

二、外生殖器

女性外生殖器又称**女阴（vulva）**，包括阴阜、大阴唇、小阴唇和阴蒂等（图 1-6-11）。

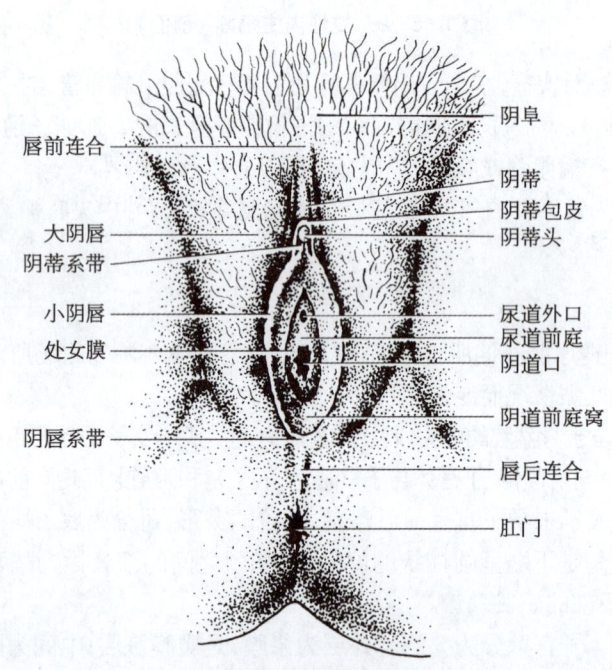

图 1-6-11　女性外生殖器

1. **阴阜（mons pubis）**　位于耻骨联合前面的皮肤隆起区，皮下富有脂肪。
2. **大阴唇（greater lip of pudendum）**　是大腿内侧一对纵行隆起的皮肤皱襞。
3. **小阴唇（lesser lip of pudendum）**　位于大阴唇的内侧，为一对较薄的皮肤皱襞。两侧小阴唇之间的裂隙，称为**阴道前庭**，前部有尿道外口，后部有阴道口。
4. **阴蒂（clitoris）**　位于耻骨联合的前下方，由两个阴蒂海绵体构成。阴蒂头富有感觉神经末梢,感觉敏锐。

[附] 乳房

乳房(mamma)为成对的器官,男性乳房不发达,女性乳房于青春期开始发育生长,妊娠和哺乳期的乳房有分泌活动,老年妇女乳房萎缩。乳房位于胸前部,在胸大肌的表面。成年未哺乳女子的乳房呈半球形,紧张而富有弹性。乳房的中央有乳头。乳头周围颜色较深的环形区域,称为乳晕。乳房由皮肤、乳腺组织和脂肪组织构成。乳腺组织被脂肪组织分割为15～20个乳腺叶,以乳头为中心呈放射状排列。每个乳腺叶有一条排泄管,称为输乳管,开口于乳头(图1-6-12、图1-6-13)。

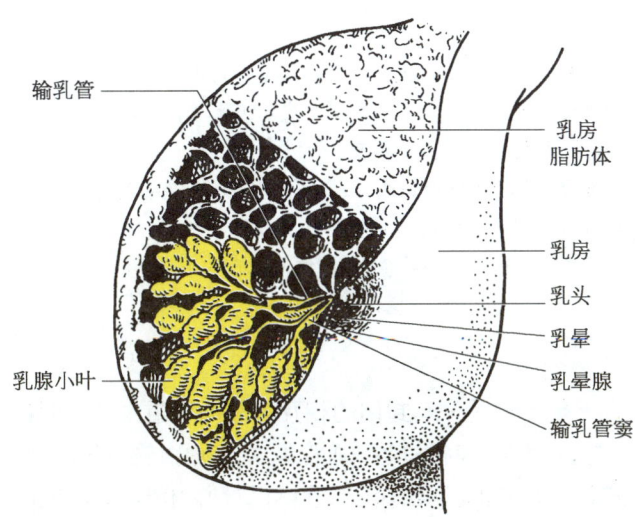

图1-6-12 女性乳房示意图

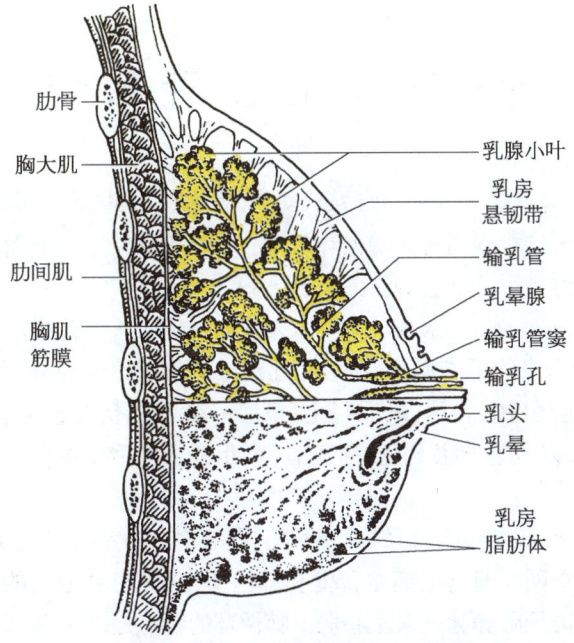

图1-6-13 女性乳房矢状切面

第七章 循环系统

导学

1. 掌握 循环系统的组成；体、肺循环的概念；心的位置、外形、各腔的主要结构；主动脉的分部和各部动脉的重要分支，上、下肢浅静脉的位置；淋巴导管的组成和收集范围，脾的位置和主要形态。
2. 熟悉 淋巴系统的组成；心壁的构造、心的传导系统和心的血管；肺循环的动脉和静脉，肝门静脉的组成和收集范围；淋巴干的名称及收集范围。
3. 了解 心包的形态结构，淋巴结的分布和形态。

循环系统（circulatory system）是一套封闭的相互连续的管道系统，包括心血管系统和淋巴系统两部分。**心血管系统**由心、动脉、静脉和毛细血管组成，在心血管系统的管道内循环流动着血液。**淋巴系统**由淋巴管道、淋巴器官和淋巴组织组成，在淋巴管道内流动着淋巴（液）。

第一节 心血管系统

心血管系统（cardiovascular system）包括心、动脉、静脉和毛细血管。血液由心室射出，经动脉、毛细血管、静脉返回心房，这种周而复始的循环流动称为血液循环。依循环途径不同，分为体循环和肺循环。两个循环同时进行，彼此相通（图1-7-1）。

体循环（systemic circulation） 又称**大循环**。当心室收缩时，血液由左心室射入主动脉，再经主动脉的各级分支到达全身的毛细血管，血液在此通过毛细血管壁与其周围的组织、细胞进行物质交换和气体交换后，再经各级静脉，最后经上、下腔静脉和冠状窦返回右心房。体循环的特点是路径长，流经范围广，以动脉血滋养全身各器官、组织和细胞，并将其代谢产物经静脉血运回心。

肺循环（pulmonary circulation） 又称**小循环**。血液由右心室射出，经肺动脉干及其各级分支到达肺泡周围的毛细血管网。通过毛细血管壁和肺泡壁，血液与肺泡内的空气进行气体交换，排出二氧化碳，吸入氧气，再经肺静脉进入左心房。肺循环的特点是路径短，血液只通过肺，其主要功能是使静脉血变成含氧丰富的动脉血。

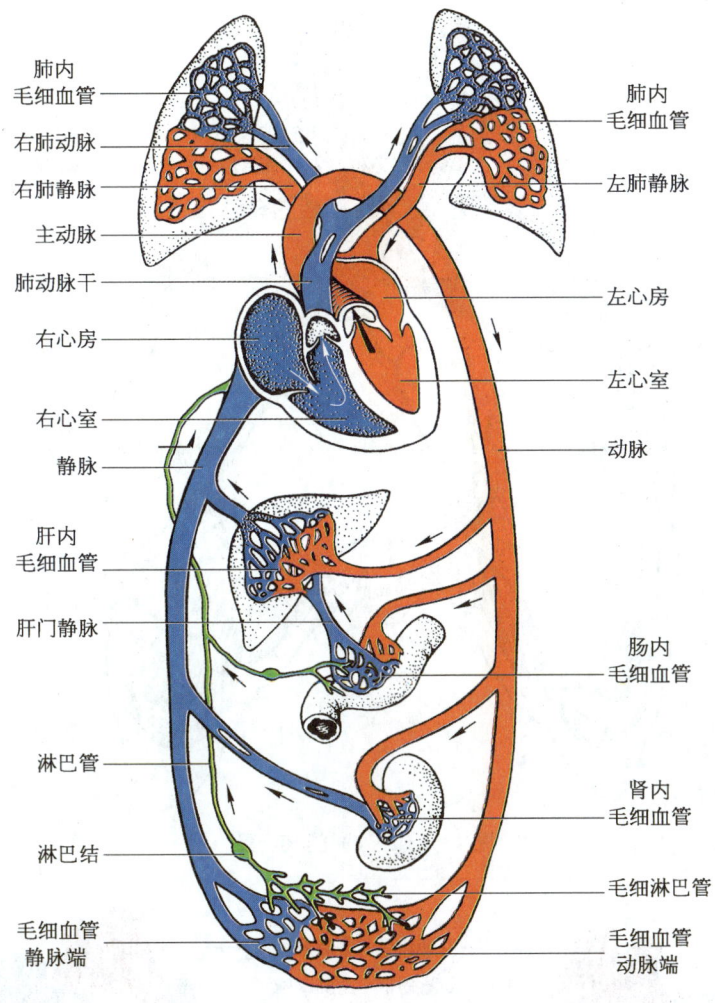

图 1-7-1 循环系统示意图

一、心

心（heart）是中空的肌性器官，是连接动、静脉的枢纽和心血管系统的"动力泵"。心在神经和体液的调节下，有节律地收缩和舒张，不停地将血液从静脉吸入，由动脉射出，使血液在心血管内周而复始地循环。

（一）心的位置和外形

1. 心的位置 位于胸腔纵隔内，外裹心包，约 2/3 位于正中线的左侧，1/3 位于正中线的右侧。上方与出入心的大血管相连；下方为膈；两侧借纵隔胸膜与肺相邻；后方有食管、胸主动脉和迷走神经；前方大部分被肺和胸膜遮盖（图 1-7-2）。

2. 心的外形 心近似倒置、前后稍扁的圆锥体，大小似本人拳头。可分为一尖、一底、两面、三缘，表面尚有 3 条浅沟（图 1-7-3、图 1-7-4）。

心尖朝向左前下方，圆钝而游离，位于左侧第 5 肋间隙、锁骨中线内侧 1~2 cm 处。心底朝向右后上方，与出入心的大血管相连。两面为胸肋面（朝向前上方）和膈面（朝向后下方）。三缘即

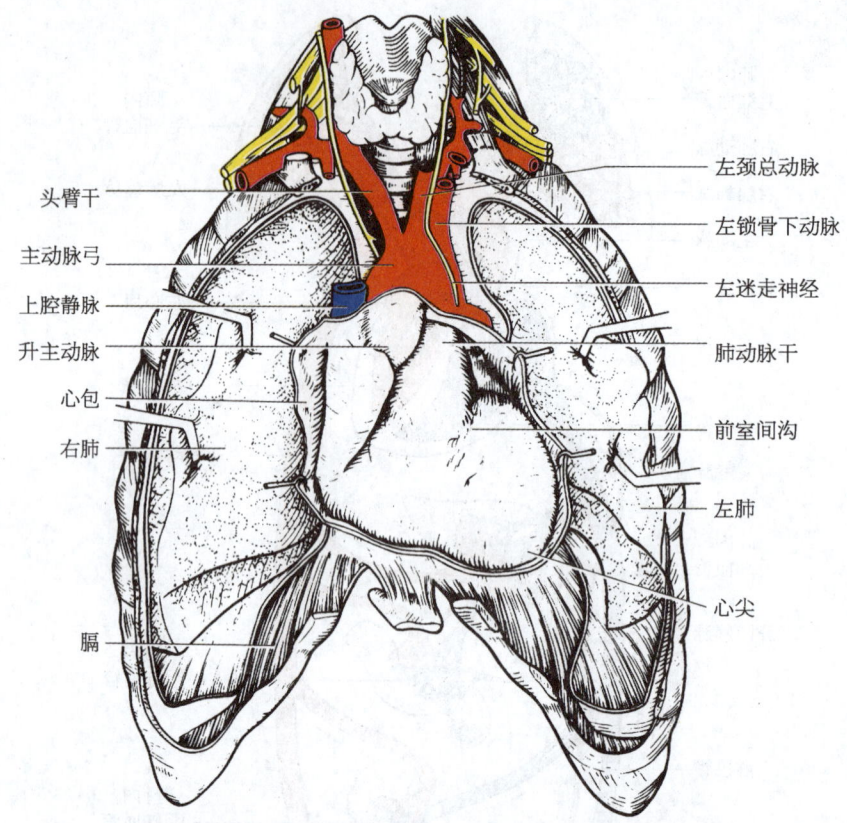

图 1-7-2 心 的 位 置

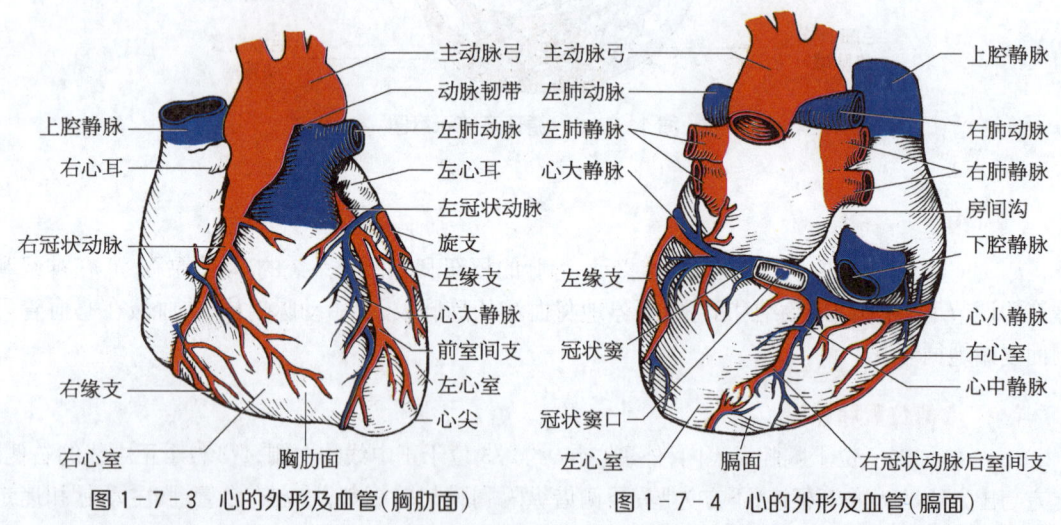

图 1-7-3 心的外形及血管（胸肋面）　　图 1-7-4 心的外形及血管（膈面）

心右缘、**心左缘**和**心下缘**。3条浅沟分别是冠状沟和前、后室间沟，**冠状沟**是心房和心室的表面分界标志，**前、后室间沟**是左、右心室的表面分界标志。

（二）心各腔的结构

心借**房间隔**和**室间隔**分为左、右两半，左半心流动着动脉血，右半心流动着静脉血。每侧半心又分为上方的心房和下方的心室,故心共有4个腔,即右心房、右心室、左心房和左心室。左、右心房和左、右心室互不相通,但每侧的心房借房室口与心室相通。

1. **右心房 (right atrium)**(图1-7-5) 位于心的右上部,壁薄腔大,其向左前方突出的部分称为**右心耳**。右心房有3个入口和1个出口:上方有**上腔静脉口**,下方有**下腔静脉口**,在下腔静脉口和右房室口之间有**冠状窦口**,它们分别引导人体上、下半身和心壁的静脉血汇入右心房;出口是**右房室口**,右心房的血液由此流入右心室。在房间隔的下部有一卵圆形的浅窝,称为**卵圆窝**。胎儿时期为**卵圆孔**,出生以后此孔逐渐封闭,遗留的凹陷为卵圆窝,是房间隔缺损的好发部位。

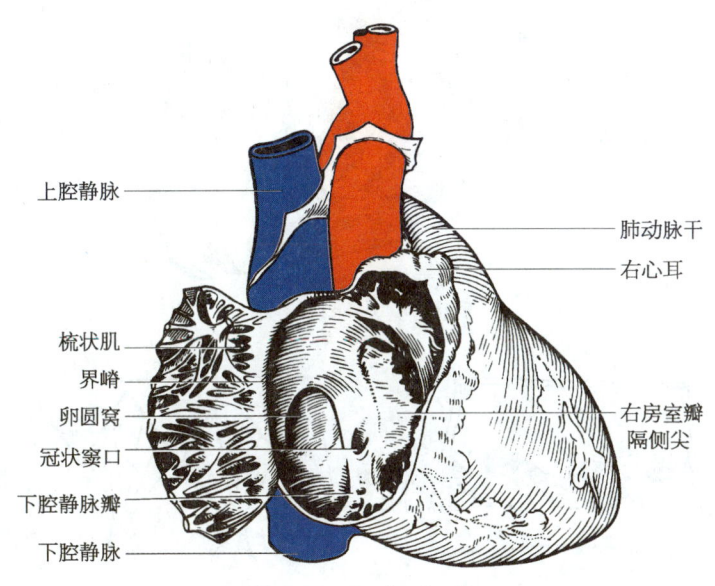

图1-7-5 右心房

2. **右心室 (right ventricle)**(图1-7-6) 位于右心房的前下方,有出入两口:入口为**右房室口**,口周缘的纤维环上附有3片呈三角形的瓣膜,称为**右房室瓣**(又称**三尖瓣**),瓣的游离缘借**腱索**连于乳头肌(图1-7-7)。**乳头肌**为从室壁突入室腔的锥形隆起,每个乳头肌的尖端发出数条腱索分别连于相邻两个尖瓣。心室收缩时,右房室瓣受血流冲压而关闭右房室口,可防止血液逆流回右心房。右心室的出口为**肺动脉口**,口周缘附有3个袋口向上的半月形瓣膜,称为**肺动脉瓣**。当心室收缩时,血液冲开肺动脉瓣,进入肺动脉干中;当心室舒张时,瓣膜袋口被血液充盈而关闭,可防止血液从肺动脉干逆流回右心室。

3. **左心房 (left atrium)**(图1-7-8) 位于右心房的左后方,其向右前方突出的部分称为**左心耳**。左心房有4个入口,均为**肺静脉口**,即左右肺各发出两条肺静脉,一起通向左心房。左心房只有1个出口,即**左房室口**,血液由此流向左心室。

4. **左心室 (left ventricle)**(图1-7-9) 位于右心室的左后方,有出入两口:入口即**左房室口**,口周围的纤维环上附有两片近似三角形的瓣膜称为**左房室瓣**(又称**二尖瓣**),瓣膜的边缘通过腱索连到乳头肌上。每个乳头肌也发出数条腱索连于相邻的两个尖瓣上。上述结构的功能与右心室相同,防止血液从左心室逆流回左心房。出口是**主动脉口**,口周围也附有3个袋口向上的半月形瓣膜,称为**主动脉瓣**,其功能与肺动脉瓣相同,防止血液从主动脉逆流回左心室。

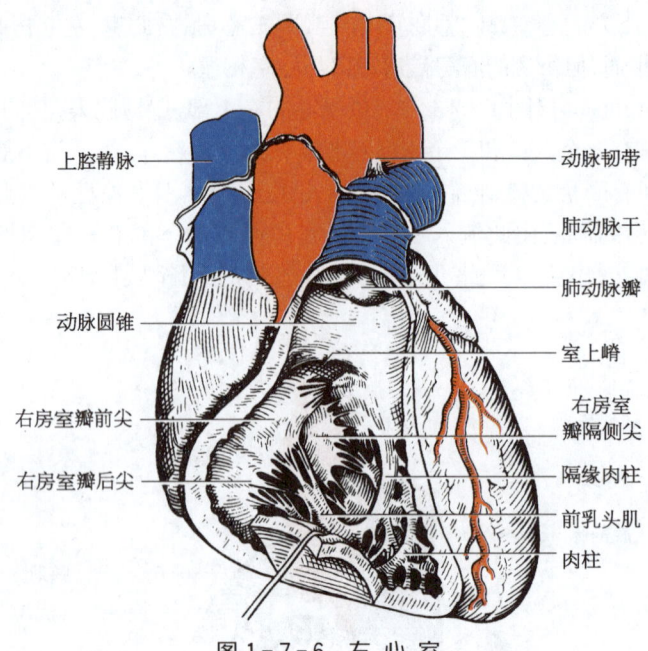

图 1-7-6 右心室

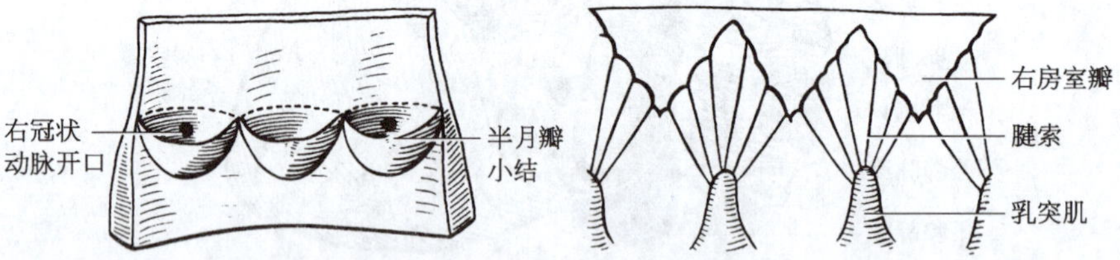

图 1-7-7 心瓣膜示意图

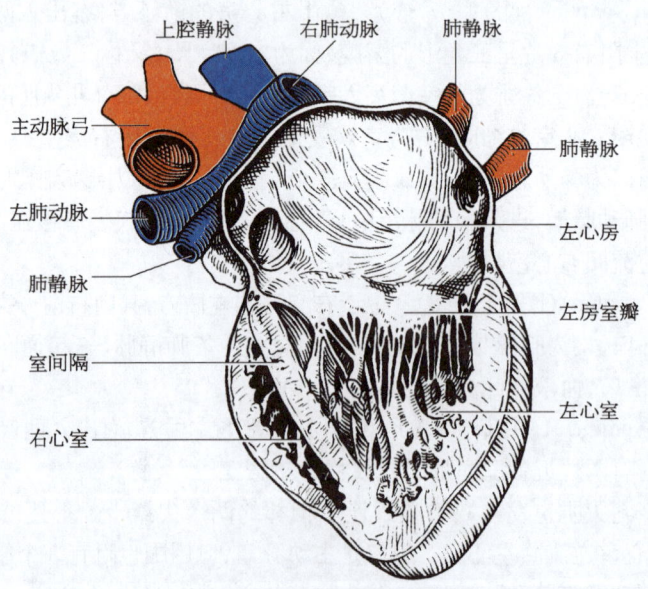

图 1-7-8 左心房和左心室

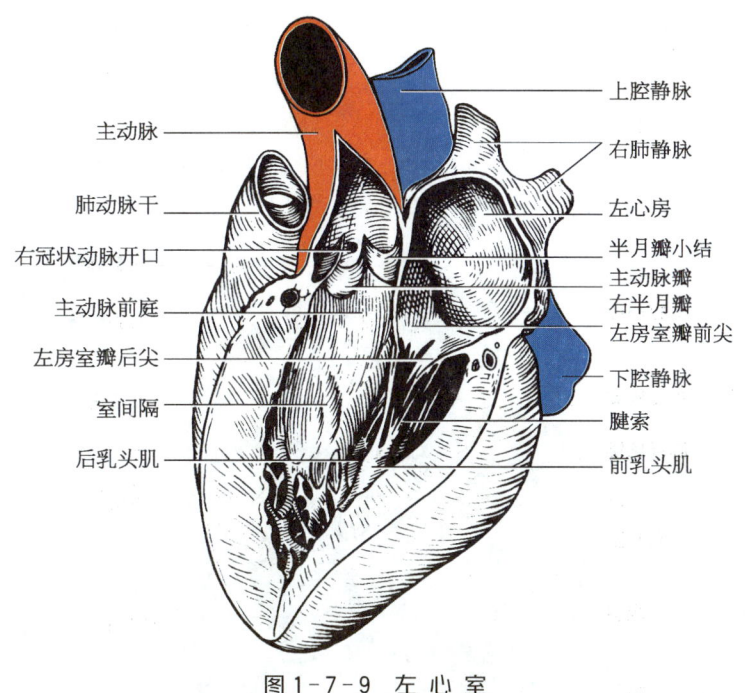

图1-7-9 左心室

心像一个"血泵",瓣膜类似闸门,充分保证血液在心内定向流动。当心室收缩时,左房室瓣和右房室瓣关闭,主动脉瓣和肺动脉瓣开放,血液由心室射入动脉;当心室舒张时,左房室瓣和右房室瓣开放,肺动脉瓣和主动脉瓣关闭,血液由心房进入心室(图1-7-10)。

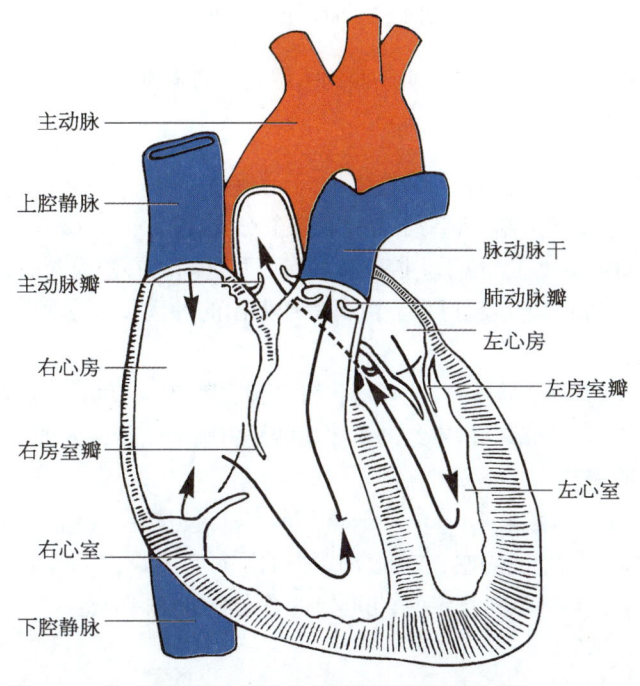

图1-7-10 心各腔的血流方向

(三) 心壁

心壁由心内膜、心肌和心外膜组成。

1. 心内膜（endocardium） 是衬于心房和心室壁内面的一层光滑的薄膜，与血管的内膜相连续。心腔的各瓣膜就是由心内膜在各房室口和动脉口处折叠并夹有一层致密结缔组织而构成的。

2. 心肌（myocardium） 是构成心壁的主体，由心肌细胞（心肌纤维）构成，可分为心房肌和心室肌。心房肌较薄弱，心室肌肥厚，尤以左心室最发达（图1-7-11）。

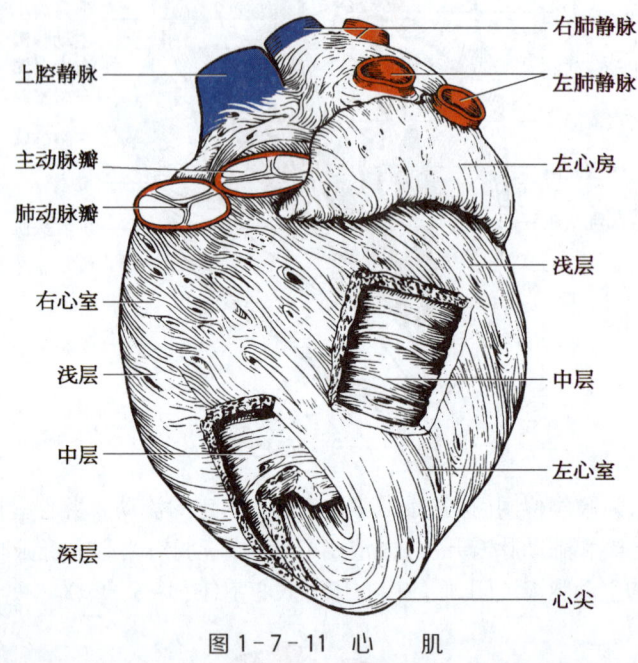

图1-7-11 心肌

3. 心外膜（epicardium） 是包在心肌外面的一层光滑的浆膜，即浆膜心包的脏层。

(四) 心的传导系统

心的传导系统由特殊分化的心肌纤维构成，位于心壁内，具有产生兴奋、传导冲动和维持心正常节律性搏动的功能，包括窦房结、房室结、房室束及其分支（图1-7-12）。

1. 窦房结（sinuatrial node） 位于上腔静脉和右心耳之间的心外膜深面，呈椭圆形，是心自动节律性兴奋的发源地，即心的正常起搏点。由窦房结发出的冲动传向心房肌使心房收缩，同时向下将冲动传到房室结。

2. 房室结（atrioventricular node） 位于冠状窦口和右房室口之间的心内膜深面，呈扁椭圆形，它从前下方发出房室束入室间隔。房室结的主要功能是将窦房结传来的冲动传向心室，保证心房收缩后再开始心室的收缩。

3. 房室束及其分支 房室束（atrioventricular bundle）自房室结发出后入室间隔上部，立即分为**左、右束支**。左、右束支沿室间隔左、右侧心内膜深面下行至左、右心室，再分散成许多细小的分支并交织成网，称**浦肯野（Purkinje）纤维网**，与心室的普通心肌细胞相连。

(五) 心的血管

1. 动脉 心的血液供应来自左、右冠状动脉，它们均发自升主动脉的起始部（图1-7-3、图

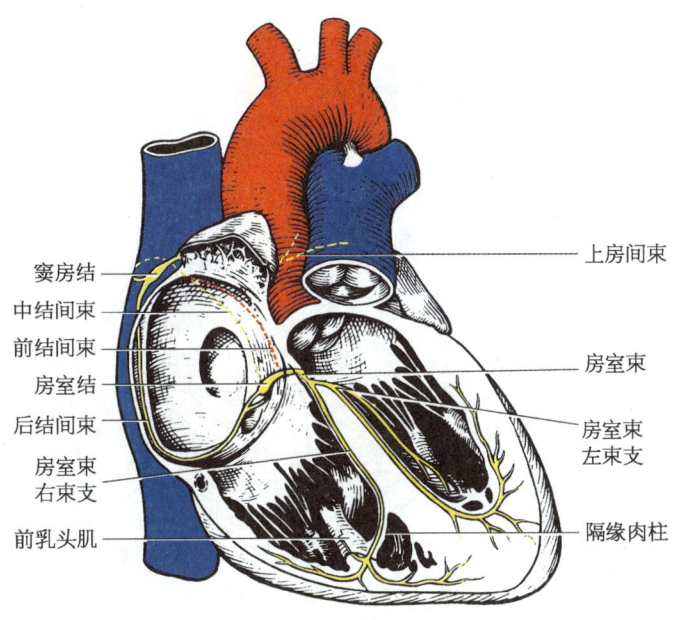

图 1-7-12 心的传导系统

1-7-4)。

(1) **左冠状动脉**（left coronary artery）：起自升主动脉起始部的左侧，在肺动脉干和左心耳之间左行，随即分为前室间支和旋支。**前室间支**沿途发出分支分布到左心室前壁、室间隔前 2/3 和右心室前壁的一部分。**旋支**的分支分布到左心房、左心室左侧面和膈面。

(2) **右冠状动脉**（right coronary artery）：起自升主动脉起始部的右侧，行于右心耳和肺动脉干之间，再沿冠状沟右行，绕过心右缘随即分为**后室间支**和**右旋支**。右冠状动脉沿途发出分支分布到右心房、右心室、室间隔后 1/3 和左心室膈面一部分，另还有分支分布到窦房结和房室结。

2. **静脉**　心壁各层静脉网主要汇合成**心大静脉**、**心中静脉**和**心小静脉**，上述静脉均注入**冠状窦**（coronary sinus）（图 1-7-3、图 1-7-4）。冠状窦位于心膈面的冠状沟内、左心房和左心室之间，心壁的静脉绝大部分都汇集于冠状窦，再经冠状窦口汇入右心房。

（六）心包

心包（pericardium）为包裹心和出入心大血管根部的纤维浆膜囊，可分为内、外两层，外层为纤维心包，内层为浆膜心包（图 1-7-13）。

1. **纤维心包**（fibrous pericardium）　是坚韧的结缔组织囊，上方与出入心的大血管外膜相移行，下方与膈结合紧密。

2. **浆膜心包**（serous pericardium）　位于纤维心包内面，可分脏、壁两层。**脏层**紧贴在心肌的表面，构成心外膜；**壁层**贴在纤维心包的内面。脏、壁两层在出入心的大血管根部相互移行，两层之间的潜在性腔隙称为**心包腔**，内含少量浆液，起润滑作用，可减少心搏动时的摩擦。

二、血管

（一）肺循环的血管

1. **肺循环的动脉**　**肺动脉干**（pulmonary trunk）为一条短而粗的动脉干，起自右心室的肺动脉

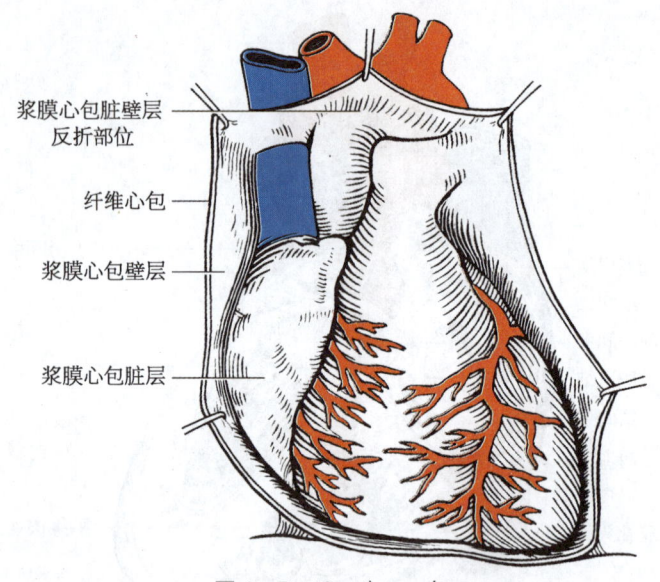

图 1-7-13 心 包

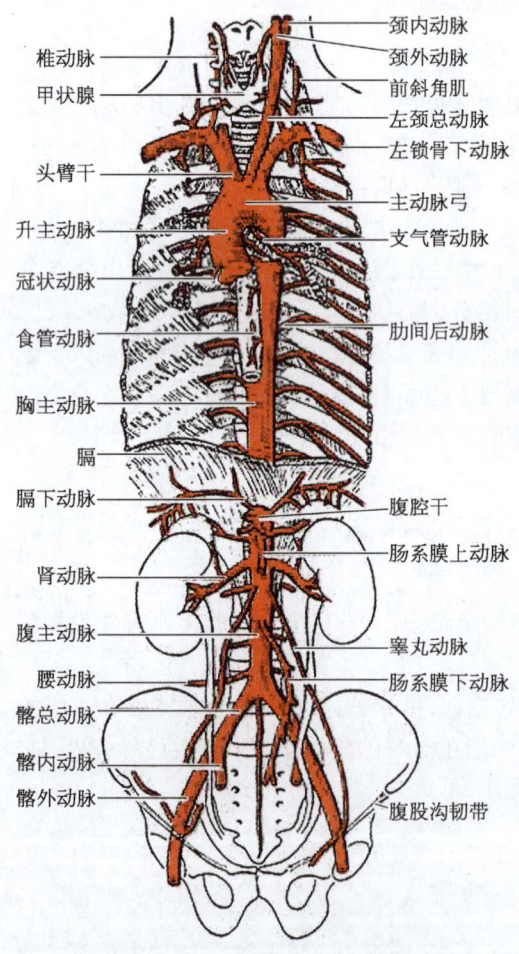

图 1-7-14 主动脉分部及其分支

口,在升主动脉前方向左后上斜行,至主动脉弓的下方分为左、右肺动脉,经肺门进入肺内(图 1-7-3、图 1-7-4)。

在肺动脉干分叉处与主动脉弓下缘之间连接有一条短的结缔组织索,称为**动脉韧带**(图 1-7-3),是胎儿的动脉导管在出生后闭锁的遗迹。

2. 肺循环的静脉 肺静脉(pulmonary veins)起自肺泡周围毛细血管网,逐渐汇合成左、右两对肺静脉,出肺门后,注入左心房(图 1-7-4)。

(二)体循环的血管

1. 体循环的动脉

(1) **主动脉(aorta)**:为体循环的动脉主干,起自左心室,根据它的行程可分为升主动脉、主动脉弓和降主动脉(图 1-7-14)。

1) **升主动脉(ascending aorta)**:起自左心室的主动脉口,其起始部有左、右冠状动脉发出。升主动脉经上腔静脉左侧上升,续于主动脉弓。

2) **主动脉弓(aortic arch)**:接续升主动脉,呈弓形弯向左后方,再向左后方移行于降主动脉。从主动脉弓凸侧自右向左发出头臂干、左颈总动脉和左锁骨下动脉。**头臂干**为一粗短动脉干,向右上斜行至右胸锁关节后方,分为**右颈总动脉**和**右锁骨下动脉**。

3) 降主动脉 (descending aorta)：为主动脉最长的一段，续于主动脉弓，沿脊柱左前方下降，至第 12 胸椎水平穿过膈主动脉裂孔入腹腔，下行至第 4 腰椎下缘平面，分为左、右髂总动脉。降主动脉位于主动脉裂孔以上的部分称为胸主动脉，位于主动脉裂孔以下的部分称为腹主动脉。

(2) 头颈部的动脉：头颈部的主要动脉干为颈总动脉 (common carotid artery)（图 1-7-14、图 1-7-15）。右侧起自头臂干，左侧起自主动脉弓，两者均沿气管、食管和喉的外侧上升，到甲状软骨上缘处分为颈内动脉和颈外动脉。在此分叉处有两个重要结构：颈动脉窦为颈内动脉起始处的膨大部分，壁内有特殊感觉神经末梢，为压力感受器；颈动脉体（又称颈动脉小球）是一个扁椭圆形小体，位于颈总动脉分叉处的稍后方，为化学感受器。

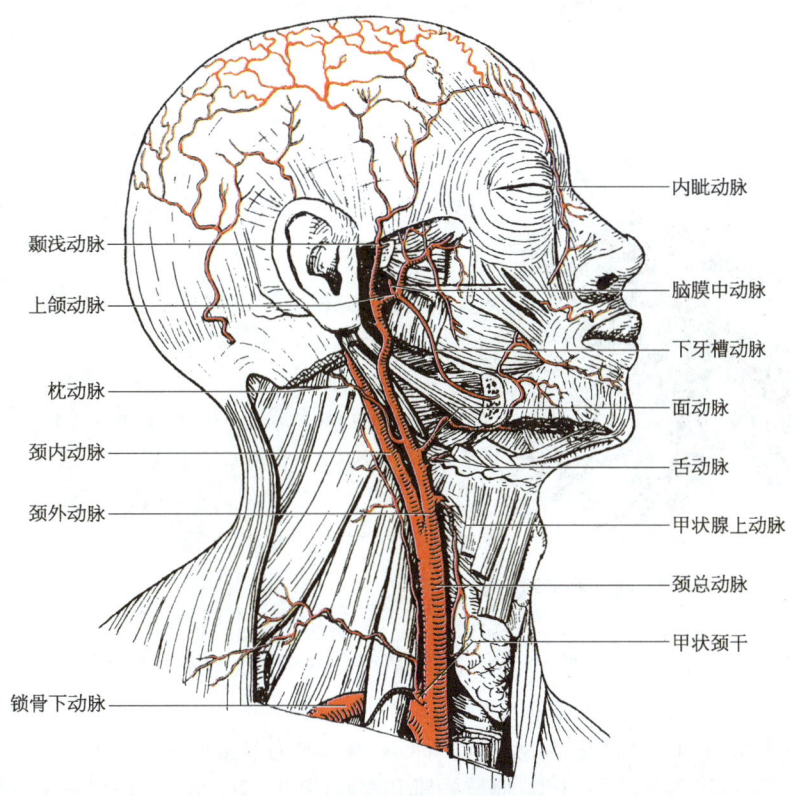

图 1-7-15 颈外动脉及其分支

1) 颈外动脉 (external carotid artery)：自颈总动脉发出后上升，至下颌头稍下方处分为颞浅动脉和上颌动脉两个终支（图 1-7-15）。颈外动脉分布到头颈部和脑膜等处。

2) 颈内动脉 (internal carotid artery)：由颈总动脉发出后，向上经颅底的颈动脉管入颅腔，分布于脑和视器（参见中枢神经系统）。

(3) 锁骨下动脉 (subclavian artery)：左右各一条（图 1-7-14、图 1-7-16）。左侧起自主动脉弓，右侧起自头臂干。横越第 1 肋上面进入腋窝，移行于腋动脉。锁骨下动脉的分支主要有椎动脉、胸廓内动脉等，分布到脑、头颈、胸腹等处。

(4) 上肢的动脉

1) 腋动脉 (axillary artery)：于第 1 肋外侧缘接续锁骨下动脉，行于腋窝深部。腋动脉进入臂部后，向下移行为肱动脉。腋动脉的主要分支分布到胸肌、背阔肌和乳房等（图 1-7-17）。

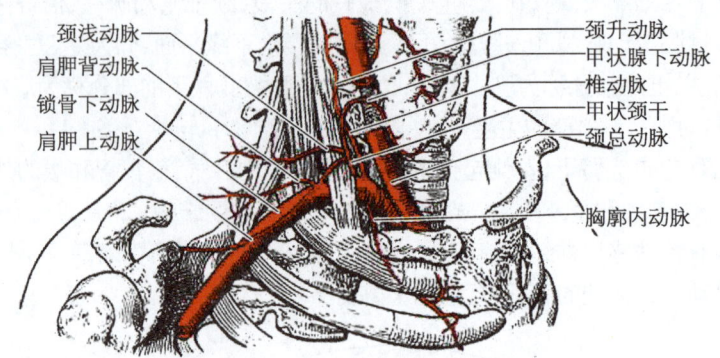

图 1-7-16 右锁骨下动脉

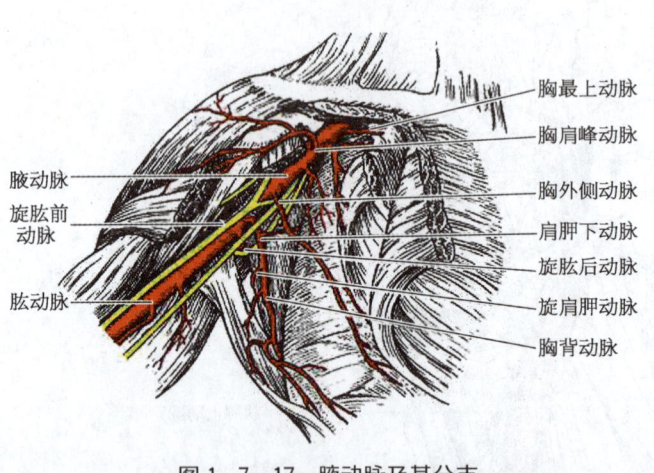

图 1-7-17 腋动脉及其分支

2) **肱动脉**（brachial artery）：沿肱二头肌的内侧沟下行，沿途发出分支分布到臂部和肘关节。在肘关节前方，肱动脉分为桡动脉和尺动脉（图 1-7-18、图 1-7-19）。肱动脉分支分布到臂的屈、伸肌等。

3) **桡动脉**（radial artery）：自肱动脉发出后，沿前臂桡侧下降，上段被肌遮盖，下段仅被筋膜及皮肤覆盖，位置表浅，是常用的诊脉部位。其终支与尺动脉分支于手掌处吻合成**掌深弓**（图 1-7-19）。桡动脉分支分布到前臂屈肌和手肌等。

4) **尺动脉**（ulnar artery）：自肱动脉发出后，斜行向内侧，沿前臂尺侧下降，经豌豆骨外侧入手掌，其终支与桡动脉的分支吻合成**掌浅弓**（图 1-7-19）。尺动脉分支分布到前臂屈、伸肌和手肌等。

(5) 胸部的动脉：主干为**胸主动脉**（thoracic aorta），分为壁支和脏支两类。壁支主要为**肋间后动脉**，行于相应的肋间隙内，分布于胸、腹壁的肌和皮肤（图 1-7-14、图 1-7-20）；脏支分布于食管、气管、支气管及肺。

(6) 腹部的动脉：主干为**腹主动脉**（abdominal aorta），在膈的主动脉裂孔处接续胸主动脉。腹主动脉的主要分支如下（图 1-7-14），成对的脏支包括：**肾上腺中动脉**分布到肾上腺；**肾动脉**经肾门入肾；**睾丸动脉**分布到睾丸和附睾（女性称**卵巢动脉**，分布到卵巢等）。不成对的脏支包括：**腹腔干**为一条短动脉干，其分支分布到食管腹段、胃、十二指肠、肝、胆囊、胰和脾等；**肠系膜上动脉**分支分布到十二指肠、空肠、回肠、盲肠、阑尾、升结肠和横结肠等；**肠系膜下动脉**分支分布到降结肠、乙状结肠和直肠上部等。壁支主要分布于腹后壁、脊髓、膈和盆腔后壁等处。

(7) 盆部的动脉：**髂总动脉**（common iliac artery）向外下方斜行，分为**髂内动脉**（internal iliac artery）和**髂外动脉**（external iliac artery）（图 1-7-14、图 1-7-21）。髂内动脉为盆部动脉的主干，入盆腔分为壁支和脏支。壁支主要有闭孔动脉、臀上动脉和臀下动脉，分布到盆壁及臀部等。脏支包括：直肠下动脉分布到直肠中、下部；子宫动脉分布到子宫、卵巢和输卵管等；阴部内动脉分布到外生殖器。

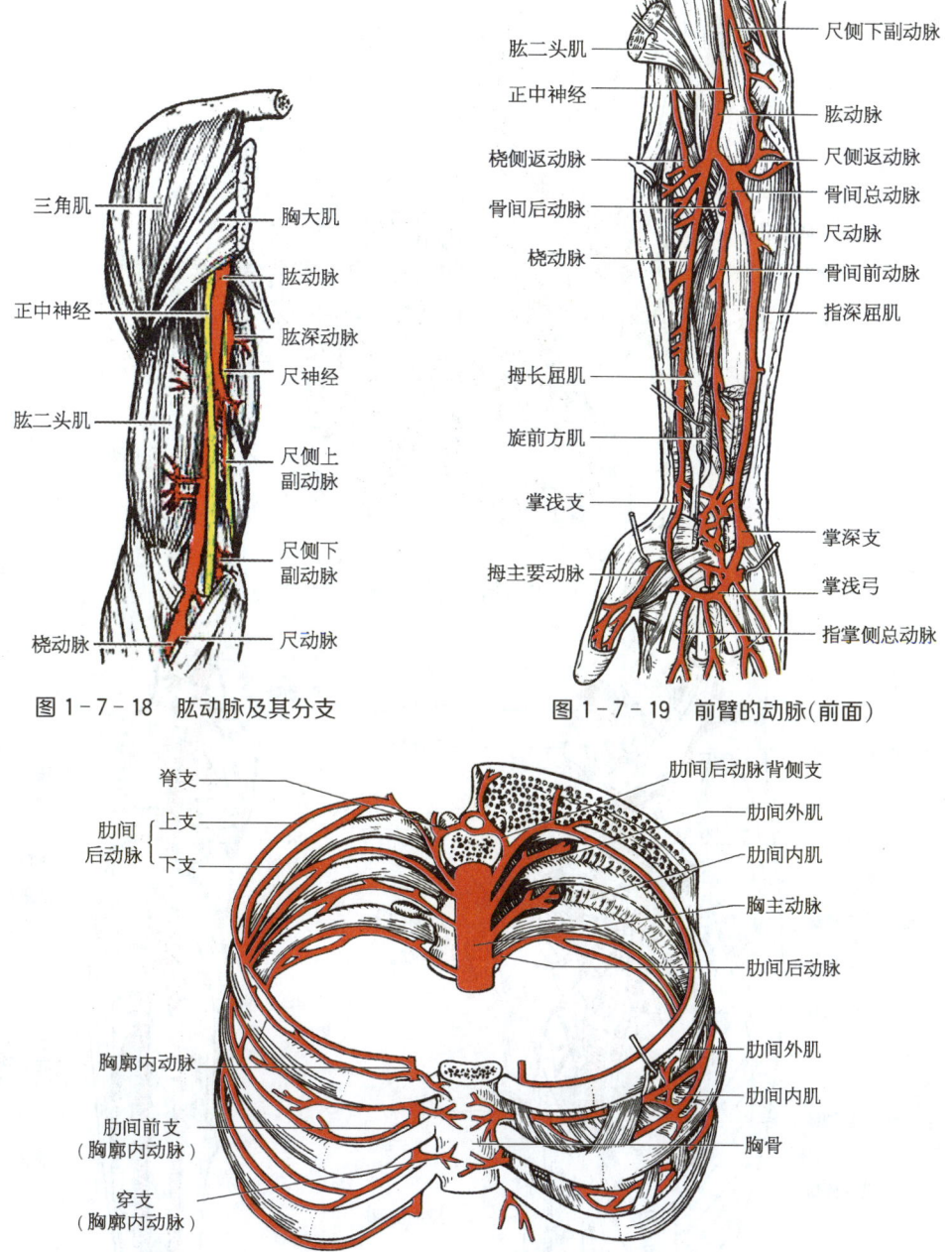

图 1-7-18 肱动脉及其分支

图 1-7-19 前臂的动脉（前面）

图 1-7-20 胸壁的动脉

(8) 下肢的动脉：髂外动脉自髂总动脉发出后，向外下方斜行经腹股沟韧带深面到股前部移行于股动脉。

1) **股动脉（femoral artery）**：为下肢动脉的主干，沿大腿前面行向内下方，进入腘窝移行于腘动脉。股动脉主要分布到大腿肌（图1-7-22）。

2) **腘动脉（popliteal artery）**：在腘窝深部下降，发出分支分布到膝关节及其周围的肌，行至腘窝下部分为胫前动脉和胫后动脉（图1-7-23）。

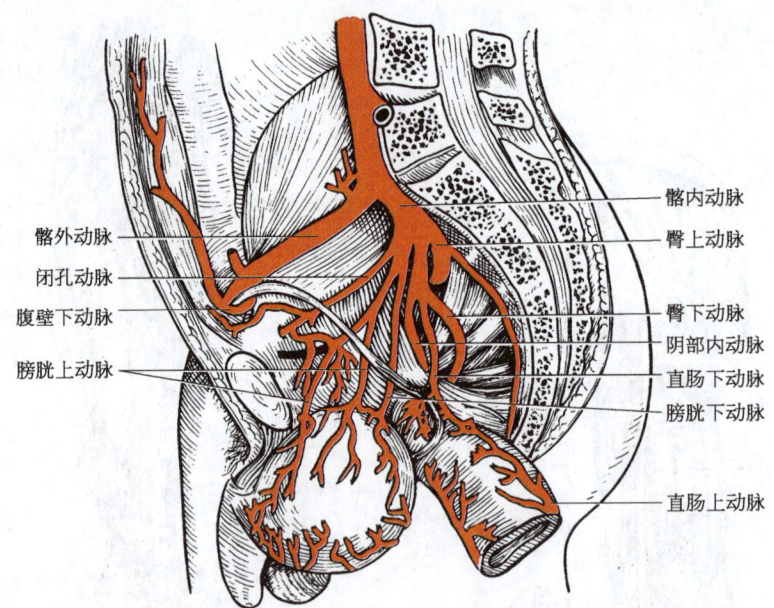

图 1-7-21 髂内、外动脉及其分支

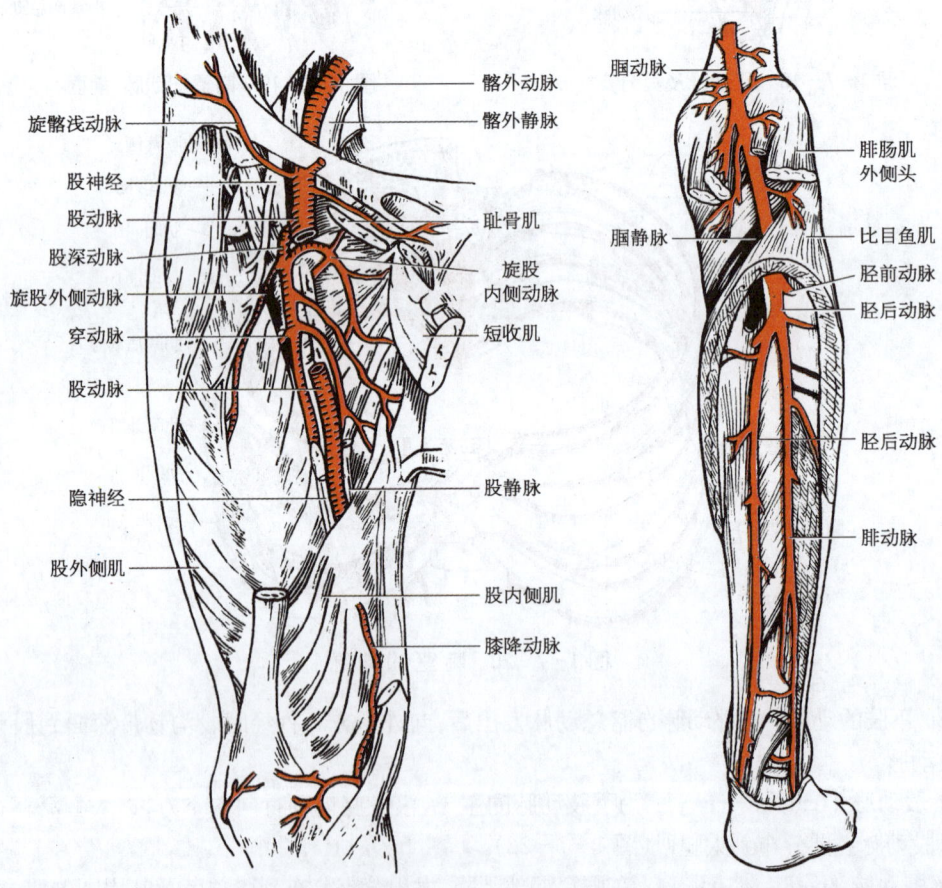

图 1-7-22 股动脉及其分支　　图 1-7-23 右小腿动脉（后面）

3) **胫前动脉（anterior tibial artery）**：于小腿前群肌之间下降，经距小腿关节前方至足背，改称足背动脉（图1-7-23、图1-7-25）。胫前动脉和足背动脉分布到小腿前部、足背和足趾等。

4) **胫后动脉（posterior tibial artery）**：在小腿后群浅、深两层肌之间下降，进入足底后分为足底内侧动脉和足底外侧动脉（图1-7-23、图1-7-24）。胫后动脉及其分支分布到小腿后部、足底和足趾等。

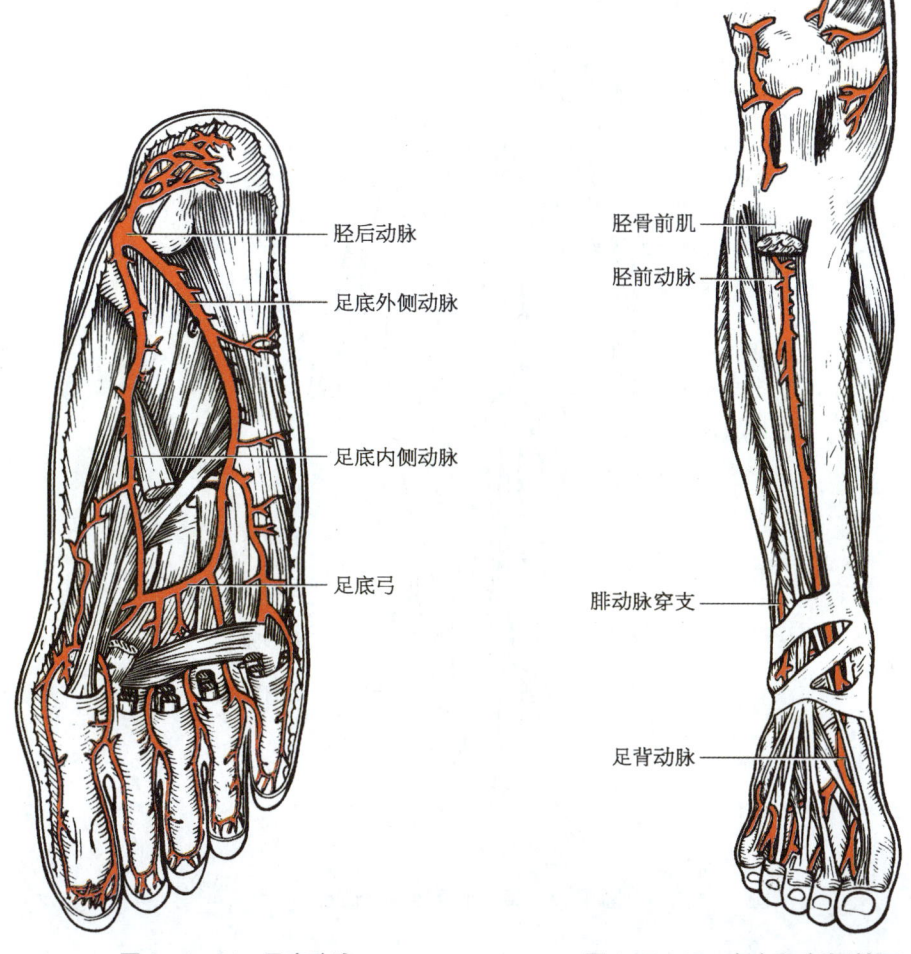

图1-7-24　足底动脉　　　　图1-7-25　右小腿动脉（前面）

2. 体循环的静脉　包括心静脉系（见"心的血管"）、上腔静脉系和下腔静脉系（图1-7-26）。

(1) 上腔静脉系：由上腔静脉及其属支组成，收集头颈部、上肢和胸部的静脉血。**上腔静脉（superior vena cava）**由左、右头臂静脉合成（图1-7-26），沿升主动脉右侧下降，注入右心房。**头臂静脉（brachiocephalic vein）**左右各一，由同侧的颈内静脉和锁骨下静脉合成，汇合处形成的夹角称为静脉角，有淋巴导管注入。

1) 头颈部的静脉：包括颈内静脉和颈外静脉（图1-7-27）。

颈内静脉（internal jugular vein）是颈部的深静脉，与颈内动脉、颈总动脉和迷走神经伴行，向下汇入头臂静脉。颈内静脉收集颅内和大部分颅外的静脉血。

颈外静脉（external jugular vein）是颈部最大的浅静脉，在颈部的皮下，由耳郭前、后方的静脉

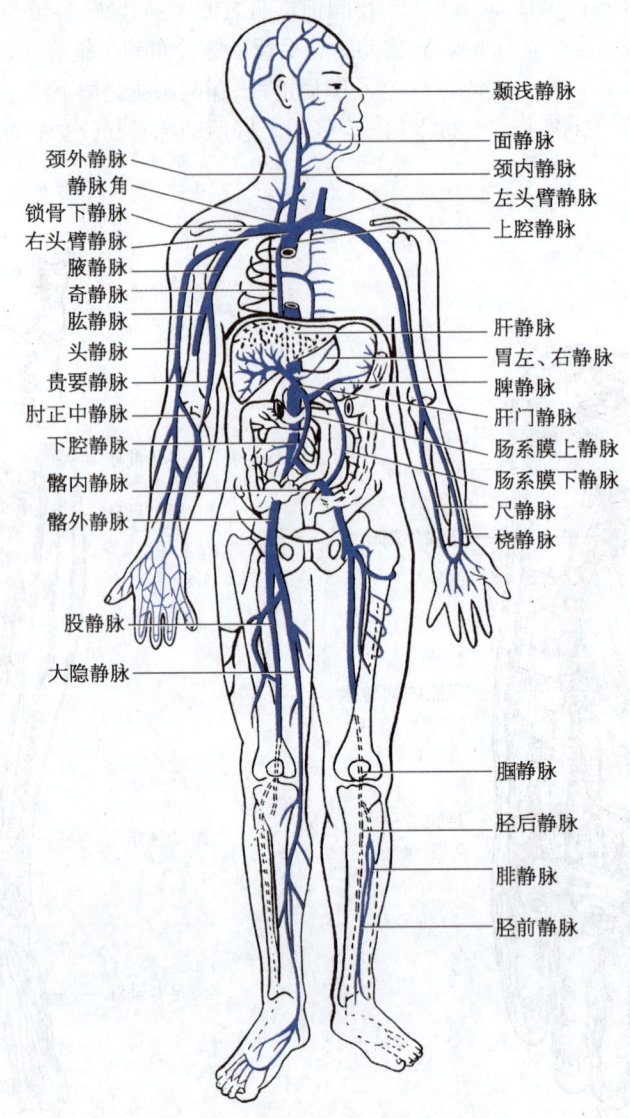

图 1-7-26 全身静脉模式图

汇合而成,沿胸锁乳突肌表面下行,注入锁骨下静脉。

2) 上肢的静脉:有浅静脉和深静脉两种。上肢的深静脉与同名动脉伴行。

上肢的浅静脉主要有头静脉、肘正中静脉和贵要静脉(图 1-7-28)。头静脉 (cephalic vein)起于手背静脉网的桡侧部,在皮下沿前臂和臂的外侧上行,经三角肌和胸大肌之间穿深筋膜注入腋静脉或锁骨下静脉。贵要静脉 (basilic vein)起自于手背静脉网的尺侧部,沿前臂及臂的内侧上行,到臂的中部穿深筋膜注入肱静脉或腋静脉。在肘部,头静脉和贵要静脉之间有肘正中静脉 (median vein)相连,临床上常在此进行静脉输液或采血。

3) 胸部的静脉:主要有奇静脉和肋间后静脉等。奇静脉 (azygos vein)收集胸壁、食管和支气管等脏器的静脉血,奇静脉注入上腔静脉(图 1-7-29)。肋间后静脉收集胸壁、腹壁的静脉血,最后大多注入奇静脉。

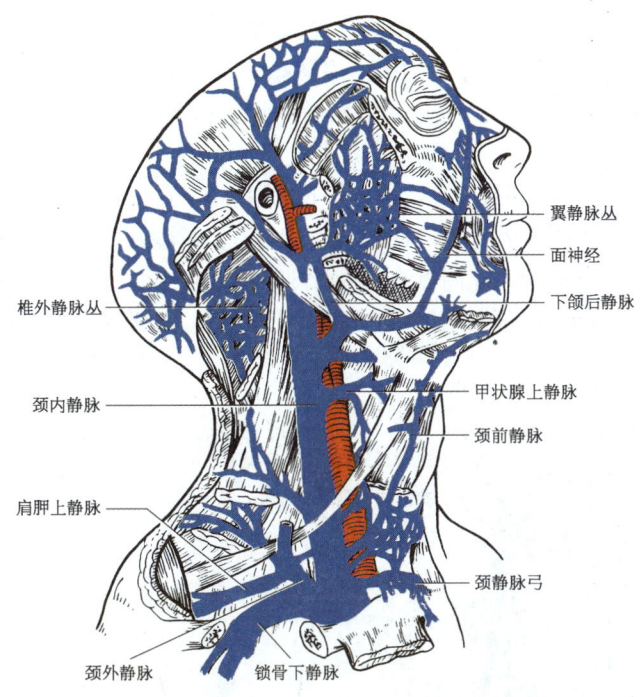

图 1-7-27 头颈部的静脉

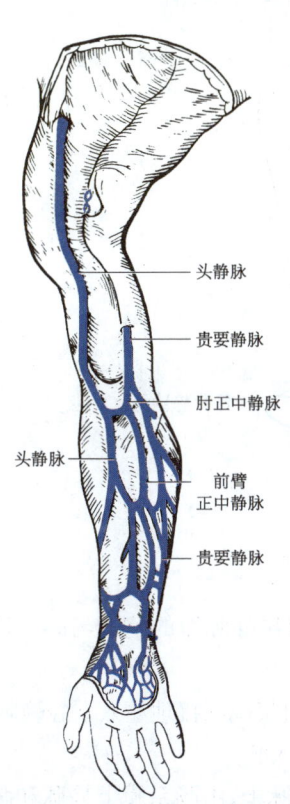

图 1-7-28 上肢的浅静脉

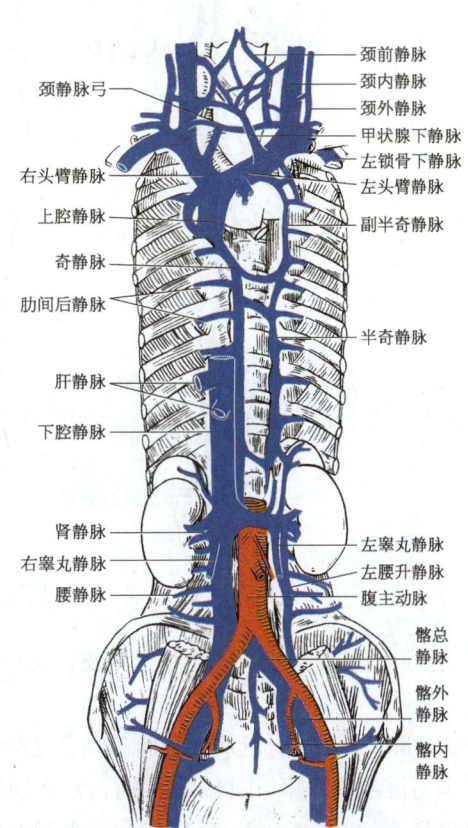

图 1-7-29 上腔静脉和下腔静脉

(2) 下腔静脉系：由下腔静脉及其属支组成，收集下肢、盆部和腹部的静脉血。下腔静脉 (inferior vena cava) 是人体最粗大的静脉，由左、右髂总静脉合成(图1-7-29)，沿腹主动脉的右侧上行，穿过膈的腔静脉孔入胸腔，注入右心房。髂总静脉 (common iliac vein) 由髂内静脉和髂外静脉合成。

1) 下肢的静脉：有浅静脉和深静脉两种。下肢的深静脉与同名动脉伴行。

下肢的浅静脉有大隐静脉和小隐静脉(图1-7-30)。大隐静脉 (great saphenous vein) 自足背静脉弓内侧部起始，经内踝前方，沿小腿内侧及大腿前内侧皮下向上行，注入股静脉。小隐静脉 (small saphenous vein) 起于足背静脉弓外侧部，沿小腿后面的皮下上行，到腘窝处穿深筋膜，注入腘静脉。

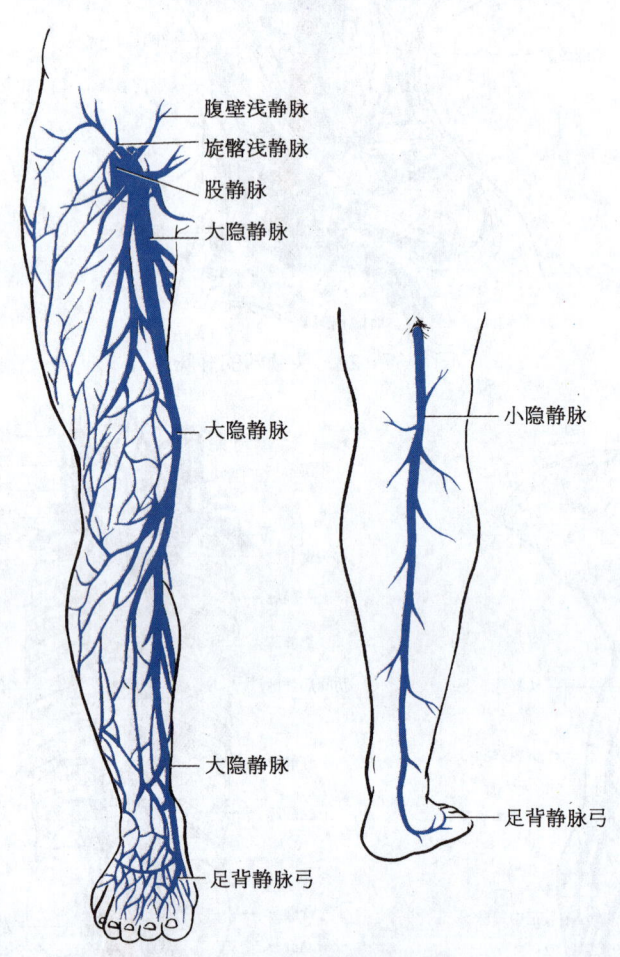

图1-7-30 下肢的浅静脉

2) 盆部的静脉：主要有髂内静脉及其属支。髂内静脉收集静脉血的范围与髂内动脉的分布区域相同。

3) 腹部的静脉：腹部成对脏器的静脉与同名动脉伴行，直接或间接地注入下腔静脉(图1-7-29)。腹部不成对脏器的静脉与同名动脉伴行，汇入肝门静脉入肝。

4) 肝门静脉 (hepatic portal vein)：这是一条短而粗的静脉干，由肠系膜上静脉和脾静脉汇合而成(图1-7-31)。肝门静脉的属支主要包括肠系膜上静脉、脾静脉、肠系膜下静脉、胃左静脉和附脐静脉。肝门静脉收集腹腔内除肝以外的不成对脏器即胃、小肠、大肠(直肠下段除外)、胰、胆囊及脾的静脉血。肝门静脉合成后上行经肝门入肝,在肝内反复分支,续于肝血窦。肝血窦汇合成3条肝静脉,肝静脉注入下腔静脉。

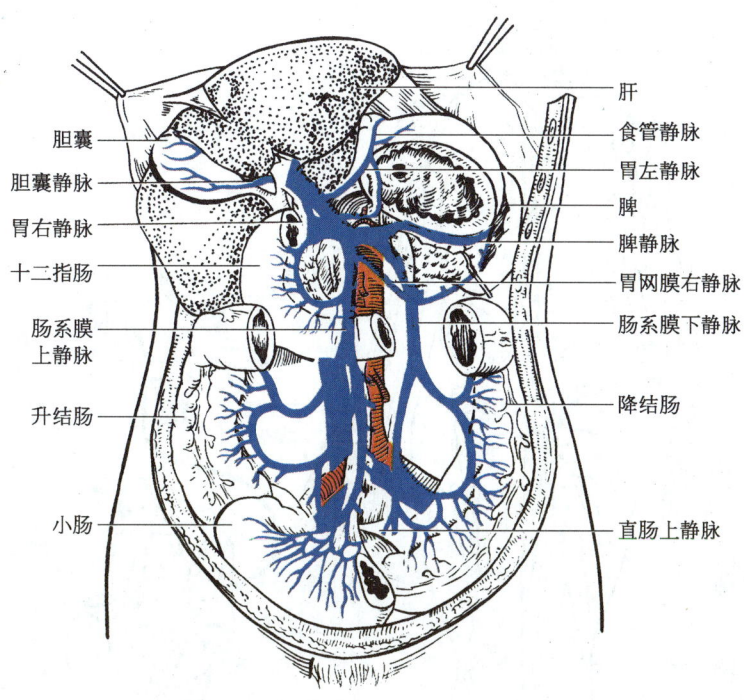

图 1-7-31 肝门静脉及其属支

第二节 淋巴系统

淋巴系统 (lymphatic system)由淋巴管道、淋巴器官和淋巴组织组成(图1-7-32)。

一、淋巴管道

淋巴管道可分为毛细淋巴管、淋巴管、淋巴干和淋巴导管4种。

(一)毛细淋巴管

毛细淋巴管 (lymphatic capillary)为淋巴管道中最细小者,是淋巴管道的起始部,以膨大的盲端起于组织间隙(图1-7-32)。毛细淋巴管分布广泛,除脑、脊髓、上皮、角膜、晶状体、牙釉质和软骨外,遍及全身各部。

毛细淋巴管由单层内皮细胞构成,无基膜和外周细胞,故其管壁有较大的通透性,一些不易透过毛细血管的大分子物质,如蛋白质、异物或细菌,甚至癌细胞等均较易进入毛细淋巴管。

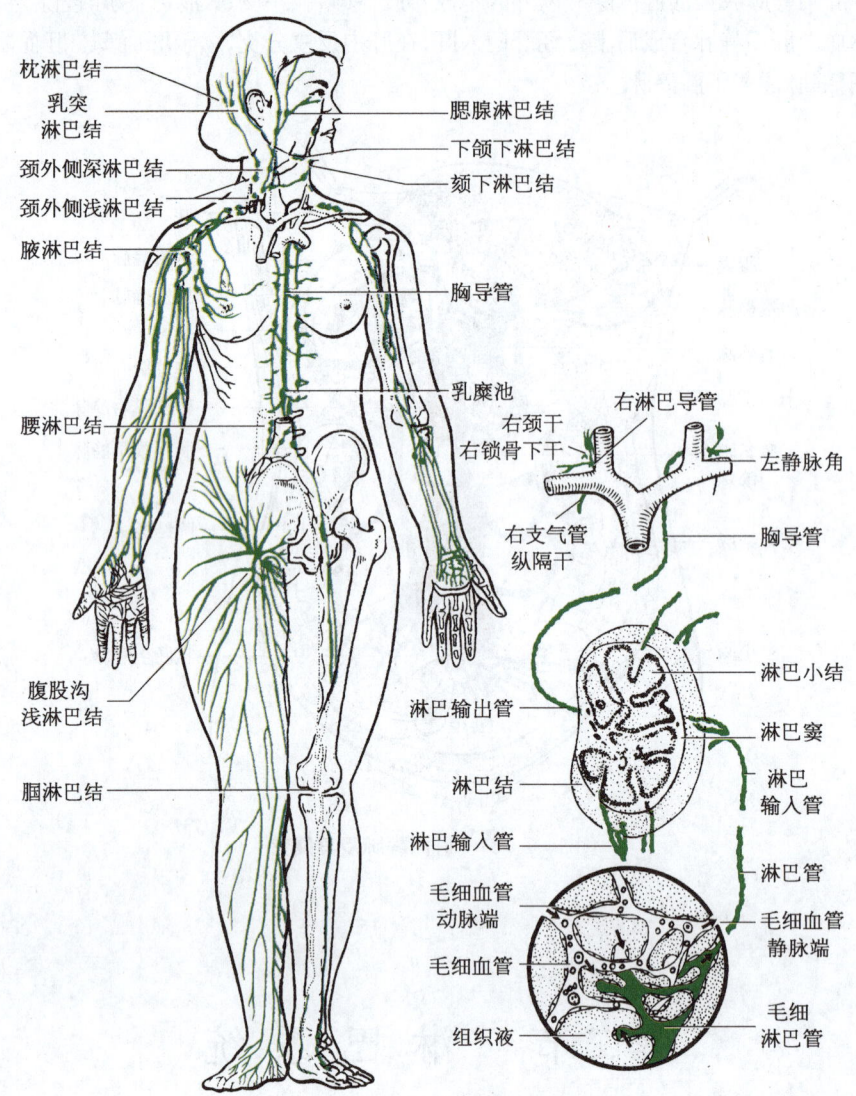

图 1-7-32 全身淋巴管和淋巴结

(二) 淋巴管

淋巴管 (lymphatic vessel) 由毛细淋巴管汇合而成 (图 1-7-32)。管壁内有丰富的瓣膜,可防止淋巴(液)逆流,保证淋巴向心流动。淋巴管之间有许多吻合支。根据淋巴管的位置不同,可分为浅、深两种。浅淋巴管位于皮下,深淋巴管与深部血管伴行。浅、深淋巴管之间有吻合支相连。

(三) 淋巴干

淋巴干 (lymphatic trunk) 由淋巴管汇合而成 (图 1-7-32、图 1-7-33)。全身浅、深淋巴管共汇合成 9 条淋巴干,即收集头颈部淋巴的左、右颈干,收集上肢淋巴的左、右锁骨下干,收集胸部淋巴的左、右支气管纵隔干,收集下肢、盆部和腹部成对脏器淋巴的左、右腰干,收集腹部不成对脏器淋巴的肠干。

(四)淋巴导管

1. 胸导管（thoracic duct） 长30~40 cm，为全身最大的淋巴管道。胸导管起始于乳糜池(图1-7-33)。乳糜池呈梭形，位于第1腰椎体前面，有左、右腰干和肠干汇入。胸导管自乳糜池起始后上行，穿膈主动脉裂孔入胸腔，沿脊柱右前方上行，至第5胸椎水平转向左，出胸廓上口至颈根部，在该处，有左支气管纵隔干、左颈干和左锁骨下干汇入，最后胸导管注入左静脉角。胸导管收集全身约3/4的淋巴回流。

2. 右淋巴导管（right lymphatic duct） 为一短干，长约1.5 cm，由右颈干、右锁骨下干和右支气管纵隔干汇合而成，注入右静脉角(图1-7-33)。右淋巴导管收集全身约1/4淋巴回流。

二、淋巴器官

淋巴器官主要有淋巴结、脾、腭扁桃体和胸腺等。下面主要阐述淋巴结和脾。

(一)淋巴结

淋巴结(lymph nodes)为圆形或椭圆形小体。淋巴结一般成群分布于较隐蔽的部位，如腋窝、腹股沟等处；也可以在胸、腹腔中，多位于大血管的周围和内脏器官的门附近。淋巴结上有淋巴管道相连。淋巴结一侧隆凸，另一侧向内凹陷。输入淋巴管自凸侧进入，输出淋巴管自凹陷侧穿出(图1-7-32)。前一淋巴结的输出管又是后一淋巴结的输入管。

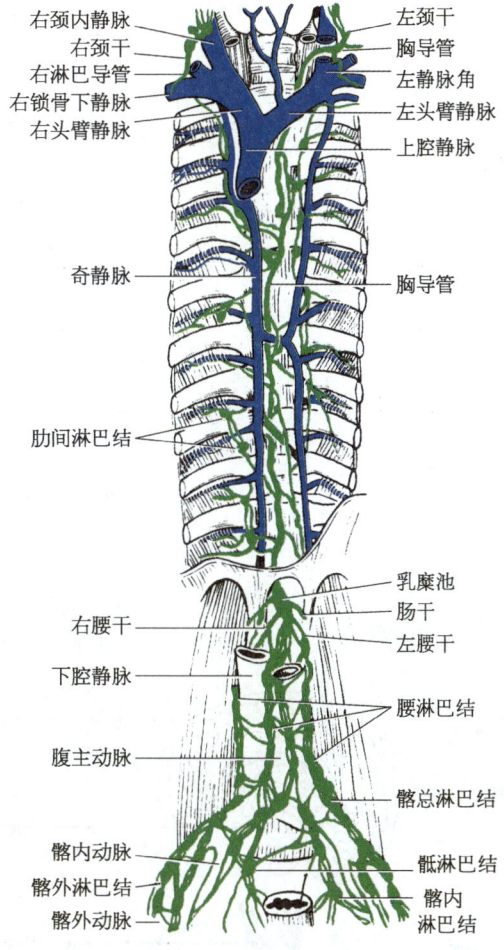

图1-7-33 胸导管和右淋巴导管

(二)脾

1. 脾的位置 脾(spleen)位于左季肋区，平对第9~11肋，其长轴与第10肋一致，在左肋弓下不能触及(图1-7-34)。

2. 脾的形态 脾略呈扁椭圆形，可分为两面、两端和两缘。两面，即膈面和脏面。膈面稍隆凸，贴膈；脏面凹陷，中央是脾动、静脉，神经和淋巴管出入的门户，称为**脾门**。两端，即前端和后端。两缘，即上缘和下缘。上缘较锐利，有2~3个切迹，称为**脾切迹**。

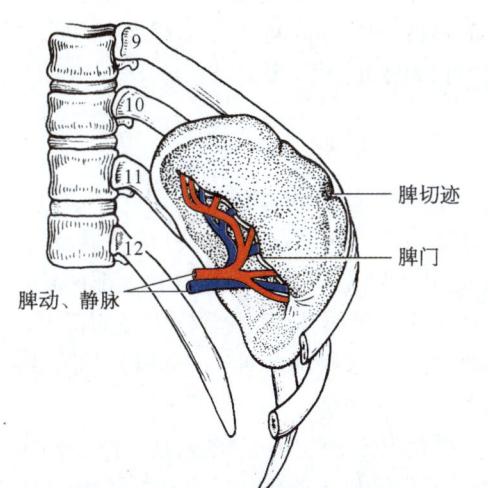

图1-7-34 脾的位置

第八章 内分泌系统

> **导学**
> 1. 掌握 甲状腺、垂体、肾上腺的位置和一般功能。
> 2. 熟悉 甲状旁腺、胸腺、松果体的位置和一般功能。
> 3. 了解 内分泌腺的组成和一般功能。

内分泌系统（endocrine system）指全身内分泌腺而言，是机体的重要调节系统，它与神经系统一起共同调节机体的生长、发育和各种代谢活动。内分泌腺是一种无排泄管的腺体，又称**无管腺**。腺细胞所分泌的物质，称为**激素（hormone）**，直接进入血液或淋巴，借循环系统运送到全身，调节人体功能活动。

内分泌腺依其存在形式，可分为内分泌器官和内分泌组织。**内分泌器官**独立存在，肉眼可见，如甲状腺、甲状旁腺、垂体、松果体、胸腺和肾上腺等。**内分泌组织**是分散存在于其他器官组织中的内分泌细胞群，如胰中的胰岛、睾丸中的间质细胞、卵巢中的卵泡细胞和黄体细胞等（图1-8-1）。

一、甲状腺

甲状腺（thyroid gland）（图1-8-2）位于颈部，由**左、右叶**及连接两叶的**甲状腺峡**组成，两叶贴附在喉下部和气管上部两侧。甲状腺峡位于第2~4气管软骨环的前方，有时从甲状腺峡向上伸出一突起，称为**锥状叶**。

甲状腺分泌的甲状腺激素是一种含碘的物质，有促进机体的生长发育和新陈代谢的作用。

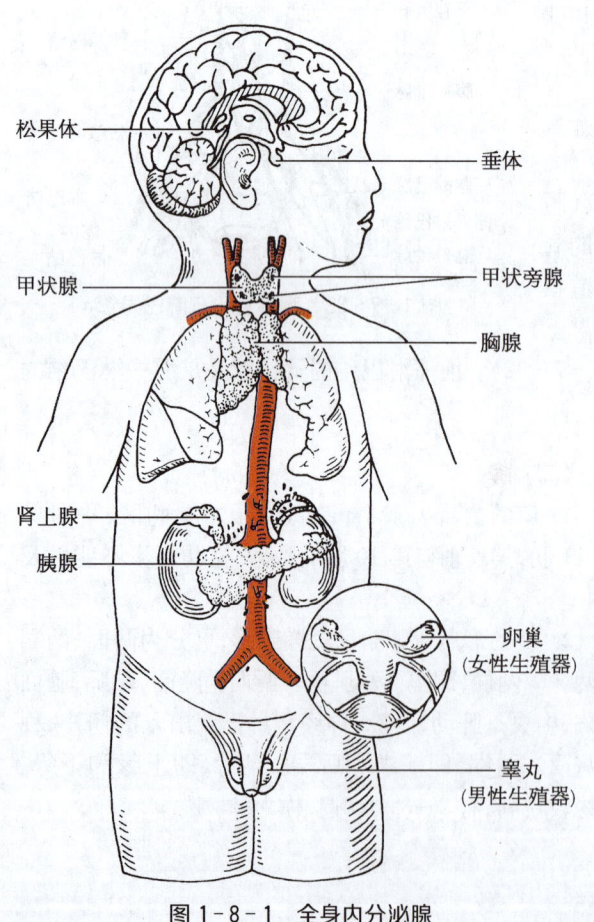

图1-8-1 全身内分泌腺

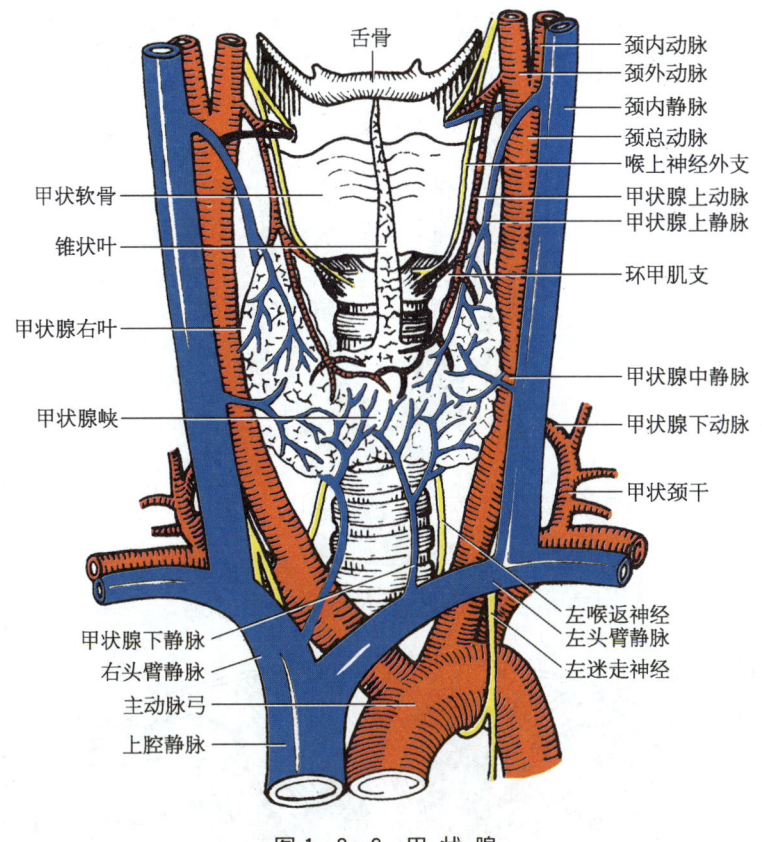

图 1-8-2 甲状腺

二、甲状旁腺

甲状旁腺（parathyroid gland）（图1-8-3）呈扁圆形，贴于甲状腺两叶的后缘，一般为上、下两对，每个如绿豆大。有时一个或几个埋于甲状腺组织之中。

甲状旁腺分泌的甲状旁腺激素，可调节体内钙的代谢，维持血钙平衡。

三、肾上腺

肾上腺（suprarenal gland）（图1-8-4）位于两肾的上方。左侧者近似半月形，右侧者呈三角形。肾上腺可分为外层的皮质和内部的髓质。这两部分结构不同，所分泌的激素也完全不同。

肾上腺皮质分泌多种激素，如调节水盐代谢的盐皮质激素，调节糖和蛋白质代谢的糖皮质激素。此外，还有分泌性激素的功能。肾上腺髓质分泌肾上腺素和去甲肾上腺素，它们的生理功能是使心跳加快，心肌收缩力加强；促进小动脉收缩，维持血压和调节内脏平滑肌的活动。

四、垂体

垂体（hypophysis）（图1-8-5）位于蝶骨体的垂体窝内，呈卵圆形，借漏斗连于下丘脑，分前、

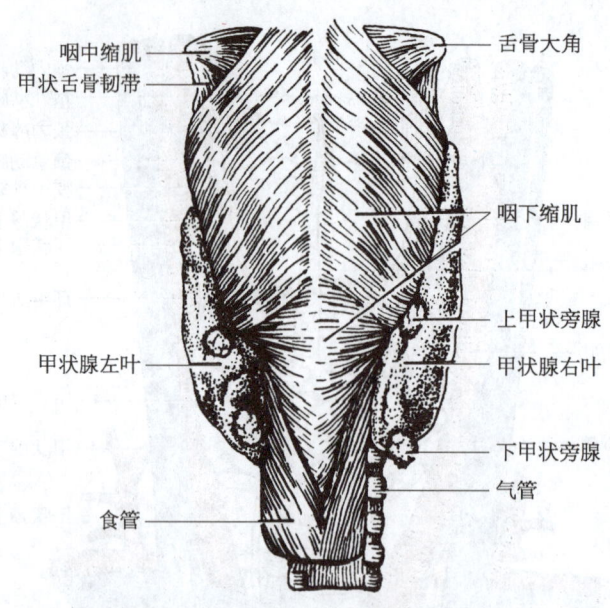

图 1-8-3 甲状腺和甲状旁腺(后面观)

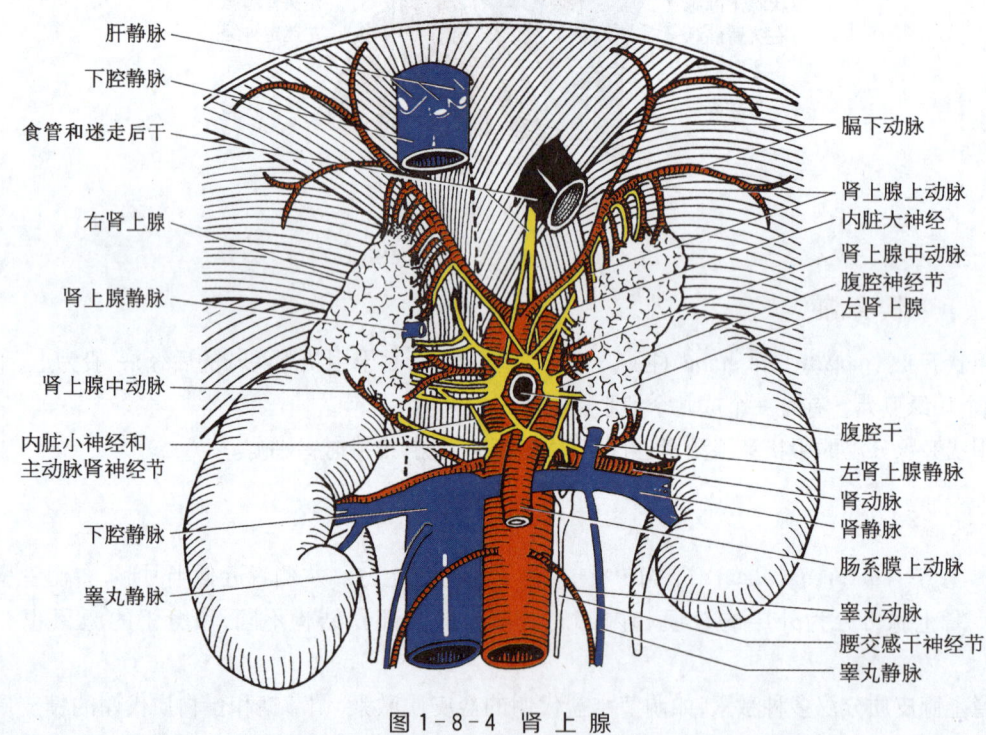

图 1-8-4 肾上腺

后两叶。前叶与后叶的结构和功能完全不同。

前叶又称**腺垂体**,占垂体的大部分,能分泌多种激素,可促进身体的生长和影响其他内分泌腺的活动等。后叶又称**神经垂体**,无分泌作用。后叶具有储存和释放由下丘脑分泌的抗利尿激素和催产素的作用。

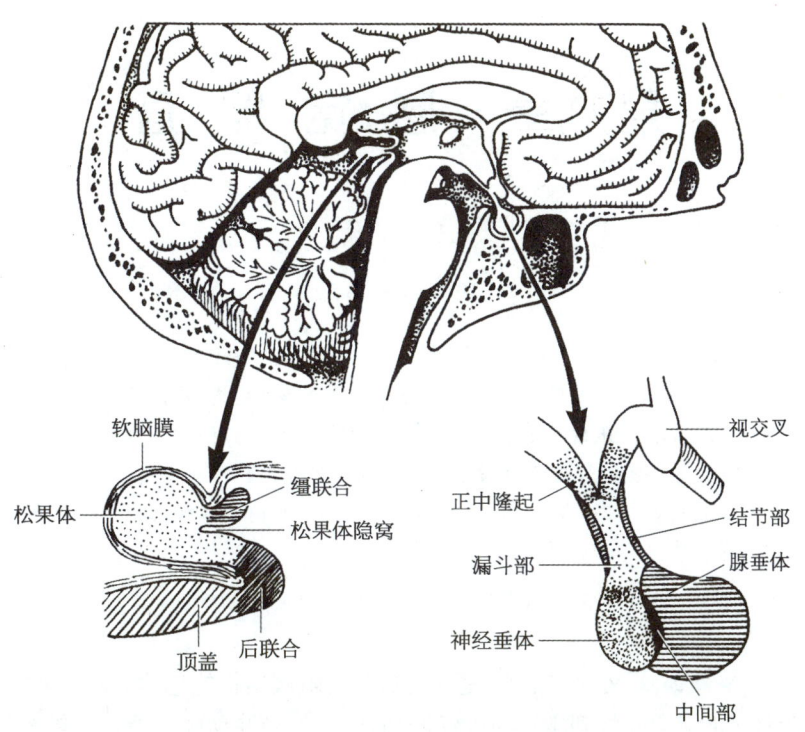

图 1-8-5 垂体和松果体

五、松果体

松果体(pineal body)(图1-8-5)位于背侧丘脑的内上后方,颜色灰红,形似松果。在儿童7~8岁时松果体发育至顶峰,以后逐渐萎缩退化。

一般认为松果体分泌的褪黑素具有抑制机体发育和性早熟的作用。

六、胸腺

胸腺(thymus)(图1-8-6)位于胸骨柄及上部肋软骨的后方,可分大小不等的左叶和右叶。胸腺在出生后两年内生长很快,以后随年龄继续生长,到青春期发育至顶峰。青春期以后逐渐退化和萎缩,被脂肪组织代替。

胸腺是个淋巴器官,兼有内分泌功能。胸腺分泌胸腺素,参与细胞免疫功能。

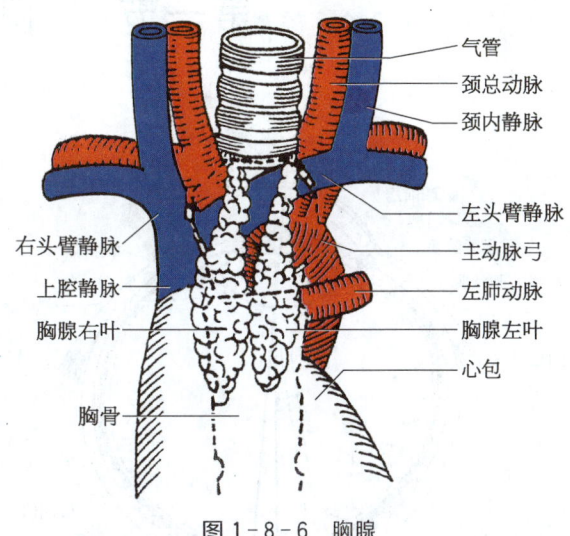

图 1-8-6 胸腺

第九章 感觉器官

> **导学**
> 1. 掌握 眼球壁各层的位置、分部及主要形态结构;前庭蜗器的组成和分部。
> 2. 熟悉 眼的屈光系统的组成,房水的产生和循环;中耳和内耳的组成、分部和各部的主要形态结构,前庭器官和听觉器官的位置。
> 3. 了解 感觉器官的组成及其一般功能;眼副器的组成和一般功能;外耳的组成和结构,声波的传导途径。

感觉器官(sense organs)又称感受器,是感受器及其附属结构的总称。感受器(receptor)的功能是感受内、外环境的刺激并将刺激转为神经冲动,这些神经冲动经过特定的神经传导通路传到大脑皮质的特定部位,从而产生特定的感觉。

第一节 视觉器官

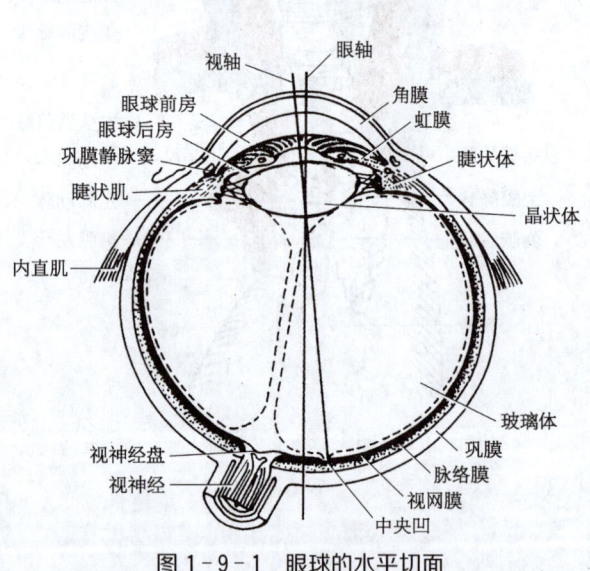

图 1-9-1 眼球的水平切面

视觉器官(visual organ)又称视器,由眼球和眼副器组成,是感受光波刺激的器官。

一、眼球

眼球(eyeball)近似于球形,位于眶的前部,其后端通过视神经连于间脑。眼球由眼球壁和眼球内容物组成。

(一) 眼球壁

眼球壁从外向内依次分为眼球纤维膜、眼球血管膜和视网膜3层(图1-9-1)。

1. **眼球纤维膜** 由坚韧的致密结缔组织构成,具有维持眼球外形和保护眼球内容物的作用,分为角膜和巩膜。

(1) 角膜(cornea)：占眼球纤维膜的前1/6,无色透明,曲度较大,有屈光作用。角膜内无血管和淋巴管,但富有感觉神经末梢,感觉敏锐。

(2) 巩膜(sclera)：占眼球纤维膜的后5/6,乳白色,不透明。在靠近巩膜和角膜交界处的深面有环形的巩膜静脉窦,为房水回流的通道。

2. 眼球血管膜 由前向后依次分为虹膜、睫状体和脉络膜3部分,含有丰富的血管和色素细胞。

(1) 虹膜(iris)(图1-9-1、图1-9-2)：位于眼球血管膜的前部,为圆盘状薄膜,中央有圆形的瞳孔。虹膜内有两种排列方向不同的平滑肌：一种环绕于瞳孔周围,称为瞳孔括约肌,受副交感神经支配；另一种以瞳孔为中心,呈放射状排列,称为瞳孔开大肌,受交感神经支配。它们分别缩小和开大瞳孔,起调节进入眼球光线的作用。虹膜的颜色因人种不同有较大的差异。

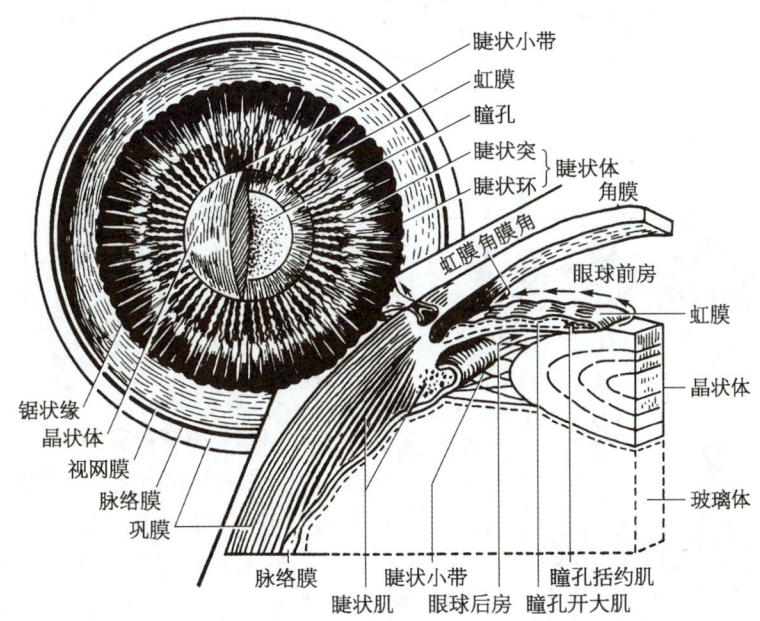

图1-9-2 眼球前部后面观(示虹膜、睫状体)

(2) 睫状体(ciliary body)(图1-9-1、图1-9-2)：位于眼球血管膜的中部,是血管膜环形增厚的部分。睫状体发出睫状小带与晶状体相连。睫状体内有平滑肌,称为睫状肌,受副交感神经支配。睫状肌的收缩和舒张,可通过睫状小带调节晶状体的曲度,从而起到调节视力的作用。睫状体还具有产生房水的作用。

(3) 脉络膜(choroid)：占眼球血管膜的后2/3,贴于巩膜内面,后部有视神经穿过。脉络膜具有营养视网膜和吸收眼内散射光线的作用。

3. 视网膜(retina) 是眼球壁的最内层。贴于虹膜和睫状体内面的部分无感光作用,称为视网膜盲部；贴于脉络膜内面的部分有感光作用,称为视网膜视部。视网膜的后部称为眼底。在眼底的鼻侧,有一呈白色的圆形隆起,称为视神经盘(optic disc)。此处无感光细胞,不能感光,称为盲点。在视神经盘的颞侧约3.5 mm处,有一黄色区域,称为黄斑(macula lutea)。其中央为一凹陷,称为中央凹,此区由密集的感光细胞构成,是感光最敏锐处(图1-9-3)。

视网膜的组织结构可分为两层(图1-9-4)：外层为色素细胞层,由单层色素上皮构成。内层

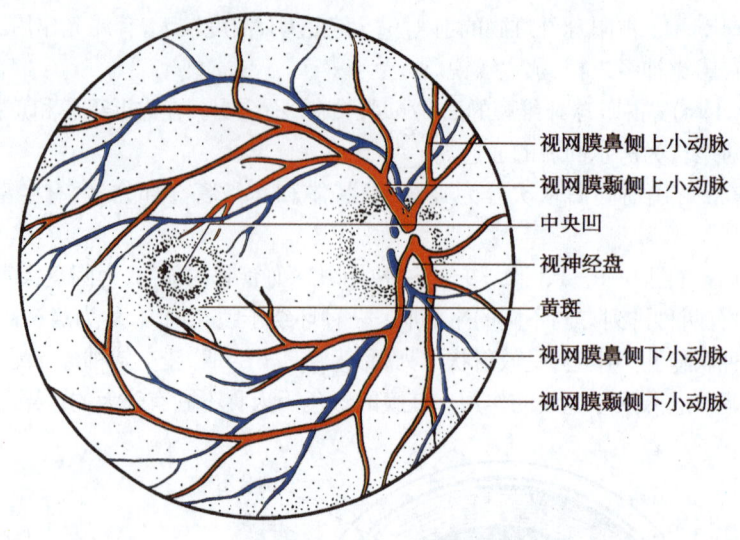

图 1-9-3 右侧眼底

为**神经细胞层**,主要由 3 层细胞组成:① 外层为**视锥细胞**和**视杆细胞**,它们是感光细胞,紧邻色素细胞层。② 中层为**双极细胞**,将感光细胞的神经冲动传导至神经节细胞。③ 内层为**神经节细胞**,节细胞的轴突构成视神经。

(二)眼球内容物

眼球内容物包括晶状体、玻璃体和房水(图 1-9-1)。这些结构与角膜一样都是无色透明,具有屈光作用。眼球内容物和角膜共同组成眼的屈光系统,使物像聚焦于视网膜上。

1. 房水(aqueous humor) 为无色透明的液体,充满于眼球房。眼球房是角膜和晶状体之间的空隙,被虹膜分隔为**眼球前房**和**眼球后房**,两者借瞳孔相通。房水由睫状体产生,进入眼球后房后经瞳孔至眼球前房,然后经过巩膜静脉窦,最后回流至眼静脉。

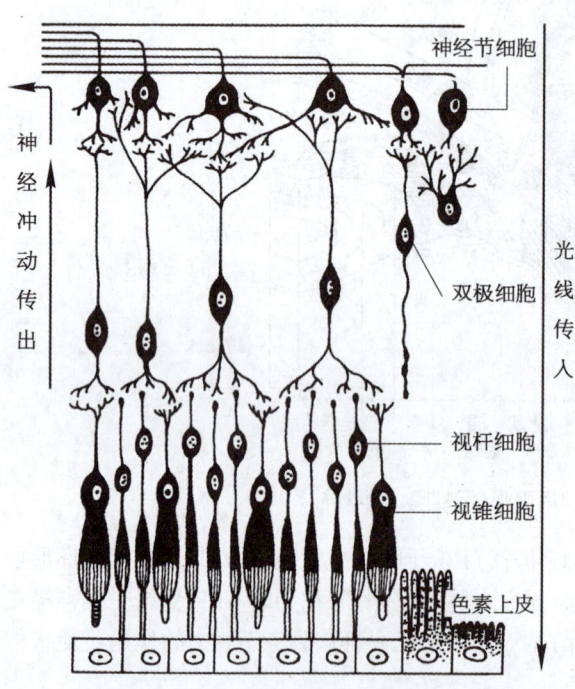

图 1-9-4 视网膜的结构(示意图)

房水除有屈光作用外,还有营养角膜和晶状体以及维持眼内压的作用。

2. 晶状体(lens)(图 1-9-1、图 1-9-2) 为富有弹性的双凸透镜状透明体,位于虹膜和玻璃体之间,周围以睫状小带与睫状体相连。晶状体是眼球屈光系统中主要的调节结构。当视近物时,睫状肌收缩,睫状体向中轴移动,睫状小带放松,晶状体由于其本身的弹性而变凸,曲度增大,屈光能力增强,从而使物像能聚焦于视网膜上。视远物时,睫状肌松弛,睫状体远离中轴,睫状小带被拉紧,使晶状体变薄,曲度减小,屈光能力减弱,物像仍聚焦于视网膜上。晶状体若因疾病或损伤而变混浊,称为白内障。

3. 玻璃体（vitreous body） 为无色透明的胶状物质,充满于晶状体和视网膜之间。玻璃体除有屈光作用外,还有支撑视网膜的作用。

二、眼副器

眼副器（accessory organs of eye）包括眼睑、结膜、泪器和眼球外肌等,对眼球具有保护、支持和运动等作用。

（一）眼睑

眼睑（eyelids）是保护眼球的屏障,可分为上睑和下睑。上、下睑之间的裂隙称为睑裂。睑裂的外侧角和内侧角分别称为外眦和内眦。睑的游离缘上长有睫毛。

（二）结膜

结膜（conjunctiva）是一层薄而透明的黏膜,覆盖于眼睑的内面和巩膜前部表面(图1-9-5)。两部相互移行而形成结膜穹,可分为结膜上穹和结膜下穹。上、下睑闭合时,结膜形成的囊状腔隙称为结膜囊(图1-9-5)。

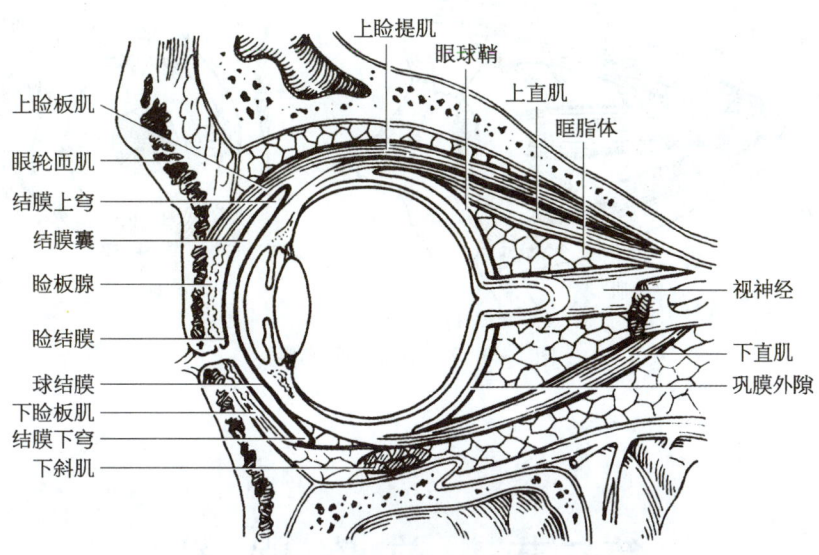

图1-9-5 眶（矢状切面）

（三）泪器

泪器（lacrimal apparatus）由泪腺和泪道构成(图1-9-6)。

1. 泪腺（lacrimal gland） 这是分泌泪液的腺体,位于眶上壁前外侧,其排泄小管开口于结膜上穹。

2. 泪道（lacrimal duct） 包括泪点、泪小管、泪囊和鼻泪管。

(1) 泪点（lacrimal punctum）：位于上、下睑缘内侧端处的小孔,为泪小管的开口,是泪道的起始部位。

(2) 泪小管（lacrimal ductule）：分上、下泪小管,起自泪点,汇入泪囊。

(3) 泪囊（lacrimal sac）：位于眶内侧壁的前部,为一膜性的囊。上端为盲端,下端移行为鼻

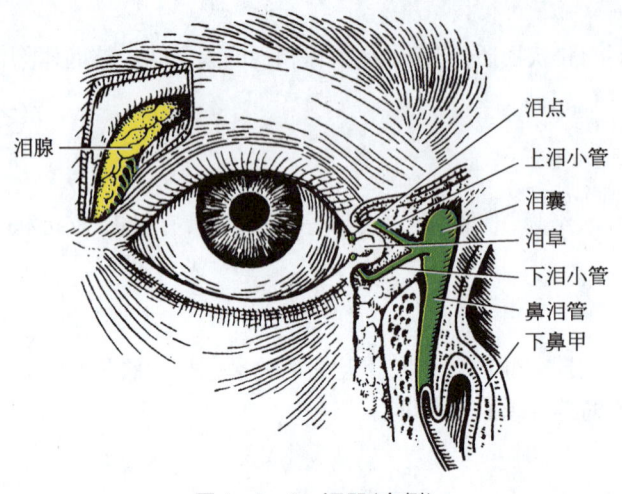

图 1-9-6 泪器（右侧）

泪管。

(4) **鼻泪管**（nasolacrimal duct）：为接续于泪囊下端的膜性管道，向下开口于鼻腔。

（四）眼球外肌

眼球外肌（Extra ocular muscles）包括6块运动眼球的肌和1块运动上睑的上睑提肌，均属骨骼肌（图1-9-7）。运动眼球的肌有4块直肌和2块斜肌，包括<u>上直肌、下直肌、内直肌、外直肌、上斜肌和下斜肌</u>，它们分别使瞳孔转向上内、下内、内侧、外侧、下外和上外方。<u>上睑提肌</u>的作用为提上睑、开大睑裂。

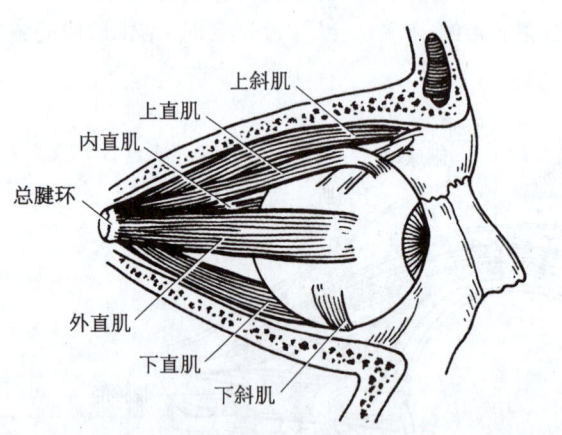 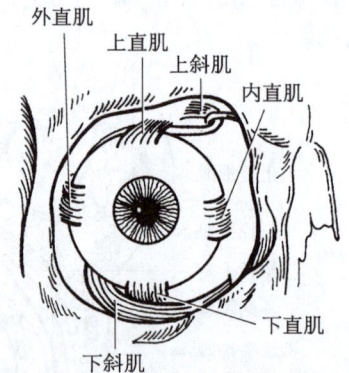

图 1-9-7 眼球外肌（右侧）

第二节 前庭蜗器

前庭蜗器（vestibulocochlear organ）即位听器，又称为<u>耳</u>，包括外耳、中耳和内耳3部分（图1-9-8）。外耳和中耳是收集和传导声波的装置，内耳有接受位置觉刺激的感受器（前庭器官）和接受声波刺激的感受器（蜗器），两者在功能上虽不相同，但在结构上关系密切。

一、外耳

外耳（external ear）包括耳郭、外耳道和鼓膜3部分（图1-9-8）。

1. 耳郭（auricle） 由弹性软骨、结缔组织和皮肤构成，其下方小部分为耳垂，耳垂内无软骨，由结缔组织和皮肤构成。

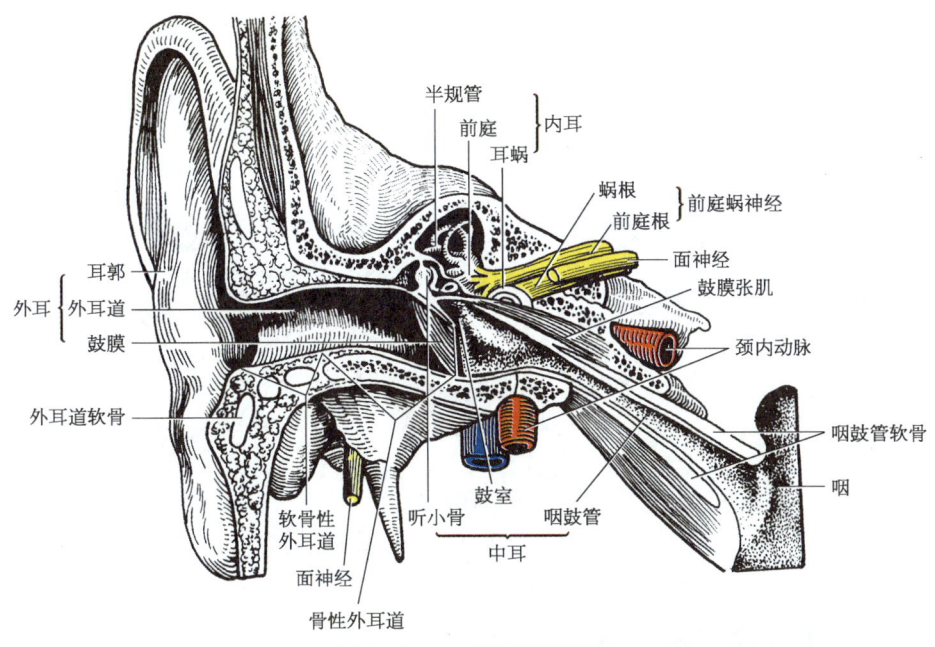

图 1-9-8 前庭蜗器概貌

2. 外耳道（external acoustic meatus） 为外耳门至鼓膜之间的弯曲管道，在成人长约 2.5 cm。外 1/3 为软骨部，内 2/3 为骨性部。外耳道的皮肤较薄，与软骨膜和骨膜结合紧密，皮肤内感觉神经末梢丰富，当发生外耳道皮肤疖肿时疼痛剧烈。

3. 鼓膜（tympanic membrane） 为椭圆形的半透明薄膜，位于外耳道底和鼓室之间。鼓膜随声波振动，是声波传导中的重要结构。

二、中耳

中耳（middle ear）包括鼓室、咽鼓管、乳突窦和乳突小房（图 1-9-8）。

1. 鼓室（tympanic cavity） 为颞骨内含气的不规则小腔，位于鼓膜和内耳外侧壁之间，向前内侧经咽鼓管通咽腔，向后方经乳突窦与乳突小房相通（图 1-9-9、图 1-9-10）。鼓室内含有 3 块听小骨，从外侧向内侧依次称为锤骨、砧骨和镫骨（图 1-9-11），3 骨借关节连结成听骨链。锤骨

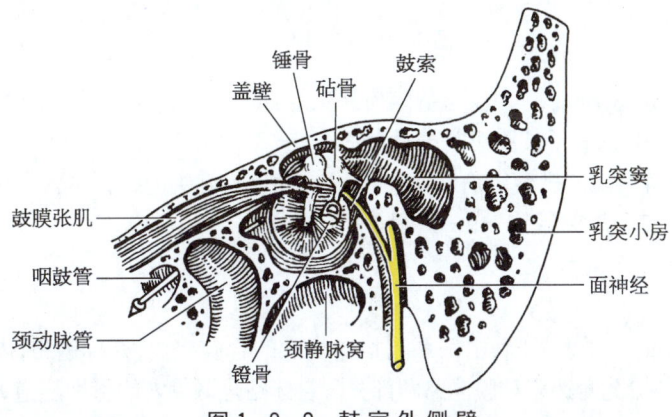

图 1-9-9 鼓室外侧壁

柄紧贴于鼓膜内面,镫骨底封闭前庭窗。当声波振动鼓膜时,3 块听小骨连串运动,使镫骨的底部在前庭窗上摆动,将声波的振动传入内耳。

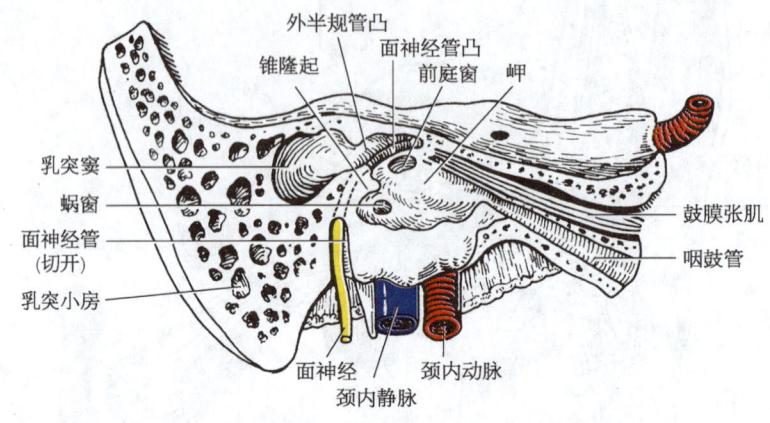

图 1-9-10 鼓室内侧壁

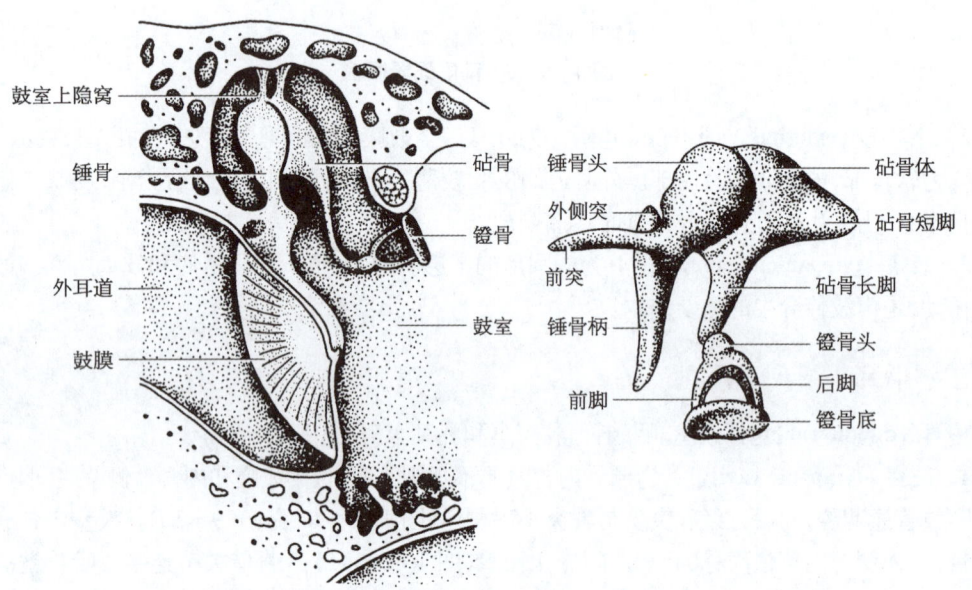

图 1-9-11 听小骨

2. 咽鼓管 (auditory tube)　为连通咽腔与鼓室的管道,使鼓室与外界间接相通,起到维持鼓膜内、外压力平衡的作用,以利于鼓膜正常振动(图 1-9-8)。

3. 乳突小房和乳突窦　乳突小房(mastoid cells)为颞骨乳突内的许多含气小腔,向前经乳突窦(mastoid antrum)开口于鼓室(图 1-9-9、图 1-9-10)。

三、内耳

内耳(internal ear)位于颞骨内,由一系列构造复杂的管腔组成,亦称**迷路**,内有位、听觉感受器(图 1-9-12)。迷路分为骨迷路和膜迷路两部分。骨迷路是颞骨内的骨性隧道,膜迷路是套在骨迷路内的膜性管和囊。膜迷路内含有内淋巴,膜迷路和骨迷路之间有外淋巴。内、外淋巴互不相通。

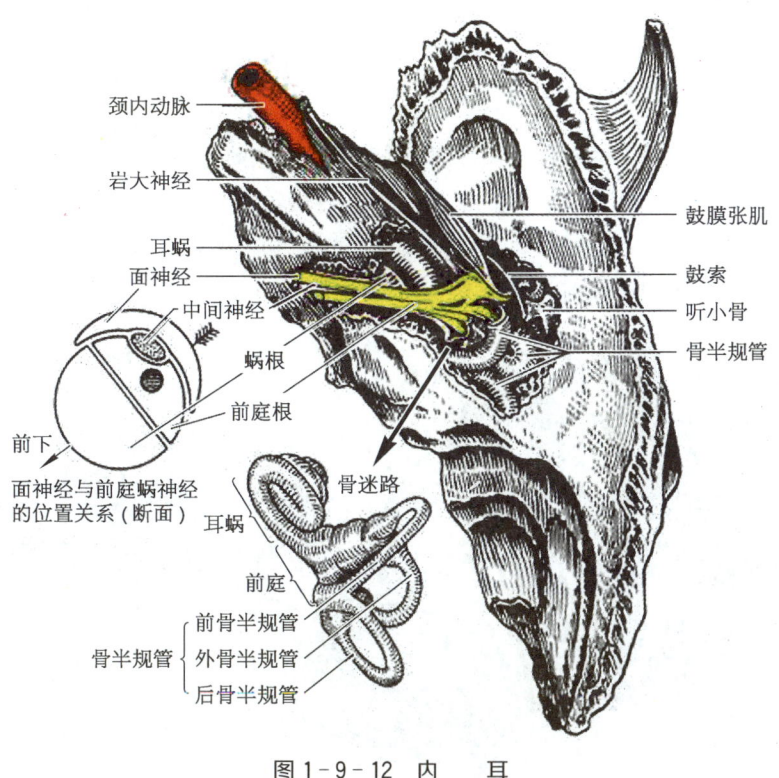

图 1-9-12 内 耳

(一) 骨迷路

骨迷路(bony labyrinth)分为前庭、骨半规管和耳蜗 3 部分。三者形状各异,但彼此相通(图 1-9-13)。

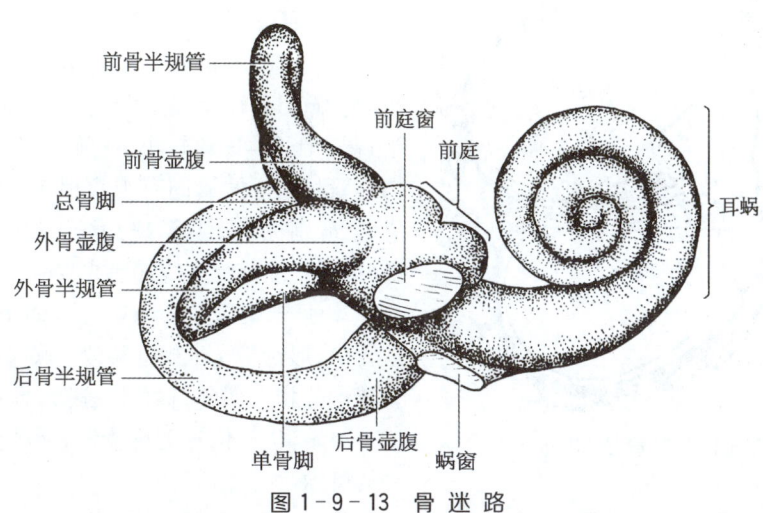

图 1-9-13 骨迷路

1. 前庭(vestibule) 位于骨迷路的中部,为略呈椭圆形的腔隙。前庭后部与 3 个骨半规管相通,前方通耳蜗。前庭的外侧壁有前庭窗和蜗窗。

2. 骨半规管 (bony semicircular canals) 位于前庭的后外方,为前、后、外三个"C"形的互成直角排列的骨管。每个骨半规管有两个骨脚,其中一个骨脚膨大,称为骨壶腹。各个骨半规管的骨脚都开口于前庭。

3. 耳蜗 (cochlea) 位于前庭的前内方,形似蜗牛壳,由蜗螺旋管围绕蜗轴盘曲两圈半而成(图1-9-14)。蜗顶朝向前外下方,蜗底朝向后内上方。自蜗轴发出的骨螺旋板伸入蜗螺旋管,并与蜗管一起将蜗螺旋管分隔为近蜗顶侧的前庭阶(通前庭窗)和近蜗底侧的鼓阶(通蜗窗)(图1-9-15)。前庭阶和鼓阶在蜗顶处借蜗孔彼此相通。

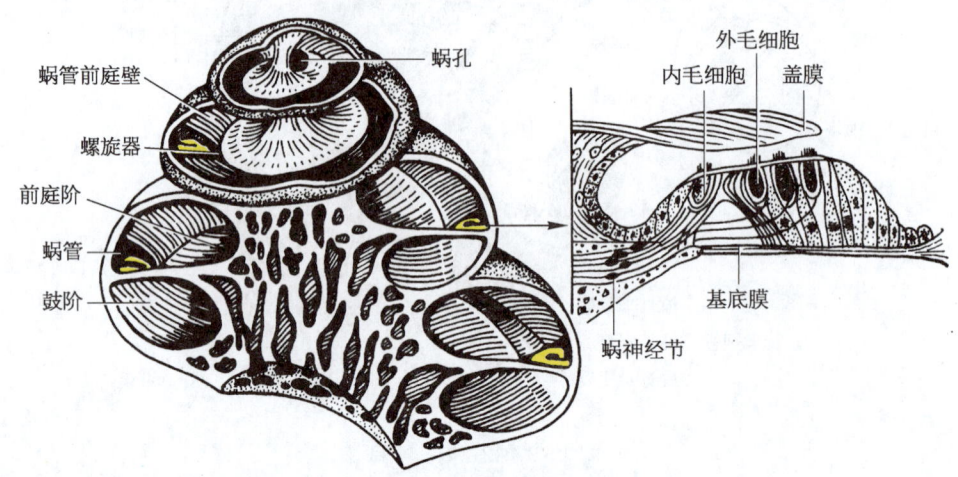

图 1-9-14 耳蜗切面示意图

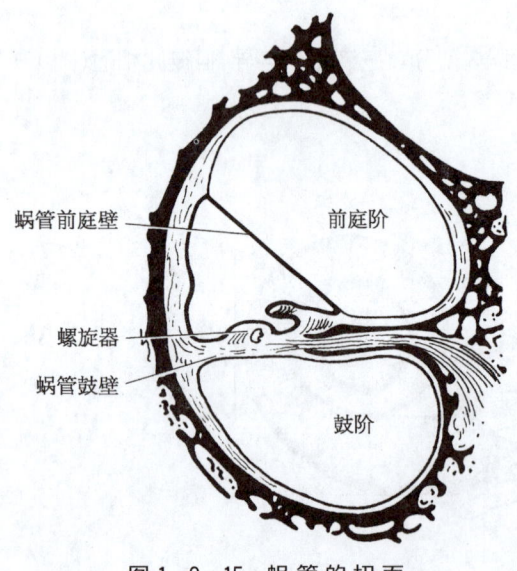

图 1-9-15 蜗管的切面

(二) 膜迷路

膜迷路 (membranous labyrinth) 套在骨迷路内,可分为椭圆囊、球囊、膜半规管和蜗管,它们之间相互连通(图1-9-16)。

1. 椭圆囊 (utricle) 和球囊 (saccule) 位于前庭内。椭圆囊较大,在后上方,其后壁有开口,与膜半规管相通。球囊较小,在前下方,下端经连合管与蜗管相通。两囊间有小管相连。两囊的壁均有囊斑,分别称为椭圆囊斑和球囊斑,它们都是位觉置感受器,能感受直线加速或减速运动的刺激。

2. 膜半规管 (semicircular ducts) 套在骨半规管内,形状与骨半规管类似。膜半规管亦有相应呈球形的膨大部分,称为膜壶腹,壶腹壁上有隆起的壶腹嵴,也是位置觉感受器,能感受旋转变速运动的刺激。

椭圆囊斑、球囊斑和壶腹嵴合称为前庭器(平衡器),与前庭神经相连。

3. 蜗管 (cochlear duct) 套在耳蜗内,也盘曲两圈半。蜗管的尖端为盲端,下端以连合管与球囊相通。蜗管的横切面呈三角形,位于前庭阶和鼓阶之间。蜗管有3个壁:外侧壁与蜗螺旋管外

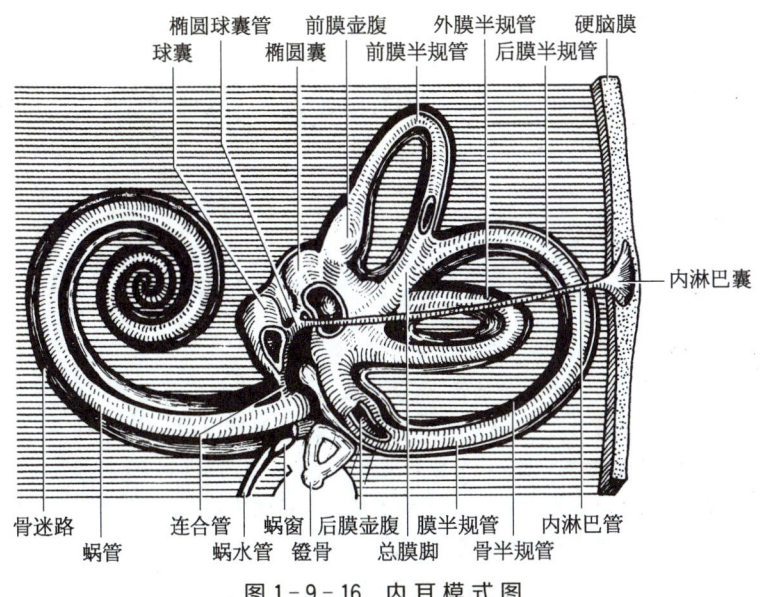

图 1-9-16 内耳模式图

侧壁的骨膜相结合；顶壁为蜗管前庭壁（又称前庭膜）；底壁为骨螺旋板和蜗管鼓壁（又称基底膜）。基底膜上有螺旋器（又称 Corti 器），其为听觉感受器，能感受声波的刺激。螺旋器与蜗神经相连。

声波传导至内耳有空气传导和骨传导两种途径。正常情况下以空气传导为主：声波→外耳道→鼓膜→听骨链→前庭窗→前庭阶的外淋巴→蜗管的内淋巴→螺旋器→蜗神经→大脑皮质听觉中枢。在正常情况下骨传导的意义不大，但在听力检查时，对于鉴别传导性耳聋和神经性耳聋则有重要意义。

第十章 神经系统

> **导学**
>
> 1. 掌握 神经系统的区分,反射弧的概念;脊髓的位置、外形和内部主要结构,脊神经的数目和纤维成分,脊神经各丛的组成及其主要分支;脑的分部和位置,脑干和小脑的位置和外形,大脑半球的分叶和主要沟回,脑神经的数目、名称和性质;意识性本体感觉传导路,躯干和四肢的浅感觉传导路;交感神经和副交感神经中枢的位置;脑和脊髓的被膜。
>
> 2. 熟悉 神经系统的常用术语;主要的大脑皮质功能定位;内囊的位置和意义;脑神经的主要分布范围;皮质核束和皮质脊髓束的传导路;内脏运动神经与躯体运动神经的区别;脑脊液的循环途径;大脑的动脉供应。
>
> 3. 了解 脊髓的位置、节段;脑干的内部结构,间脑的分部,基底核的概念;视觉传导路;交感干的概念。

神经系统(nervous system)是机体内起主导作用的系统,具有调节和控制其他各系统功能活动的作用,并使机体成为一个完整的统一体。

第一节 概 述

一、神经系统的区分

(一)按位置和功能区分

1. 中枢神经系统 (central nervous system) 包括脑和脊髓(图1-10-1)。脑位于颅腔内,脊髓位于椎管内。脑与脊髓在枕骨大孔处相连续。中枢神经系统具有控制和调节整个机体活动的功能。

2. 周围神经系统 (peripheral nervous system) 包括脑神经和脊神经(图1-10-1)。脑神经12对,与脑相连;脊神经31对,与脊髓相连。脑神经和脊神经向周围分布到各组织、器官,具有由中枢神经系统向周围神经系统或由周围神经系统向中枢神经系统传递神经冲动的功能。

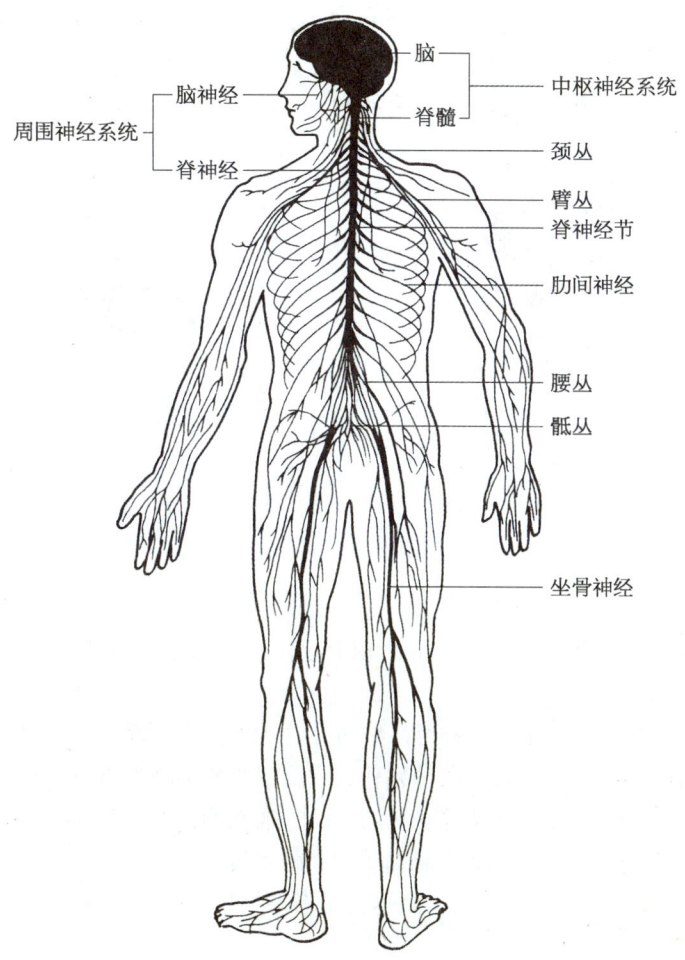

图1-10-1 人体的神经系统

(二) 按分布对象区分

1. 躯体神经系统 (somatic nervous system) 主要分布于皮肤和运动系统,管理皮肤的感觉和运动系统的感觉及运动。躯体神经系统分为中枢部和周围部。中枢部位于脑和脊髓;周围部有感觉(传入)神经和运动(传出)神经之分。

2. 自主神经系统 (autonomic nervous system) 又称内脏神经系统或植物性神经系统,主要分布于内脏、心血管和腺体,管理它们的感觉和运动。自主神经系统分为中枢部和周围部。中枢部位于脑和脊髓,周围部由内脏感觉(传入)神经和内脏运动(传出)神经组成。内脏运动神经根据功能不同,分为交感神经和副交感神经。

二、反射和反射弧

神经系统活动的基本方式是**反射** (reflex)。反射是神经系统对内、外环境的刺激所作出的反应。反射活动的形态学基础称为**反射弧** (reflex arc)。反射弧由5个基本部分构成,即感受器→感觉神经→反射中枢→运动神经→效应器(图1-10-2)。当反射弧中的任何一个环节发生障碍,就可出现反射的减弱或消失。

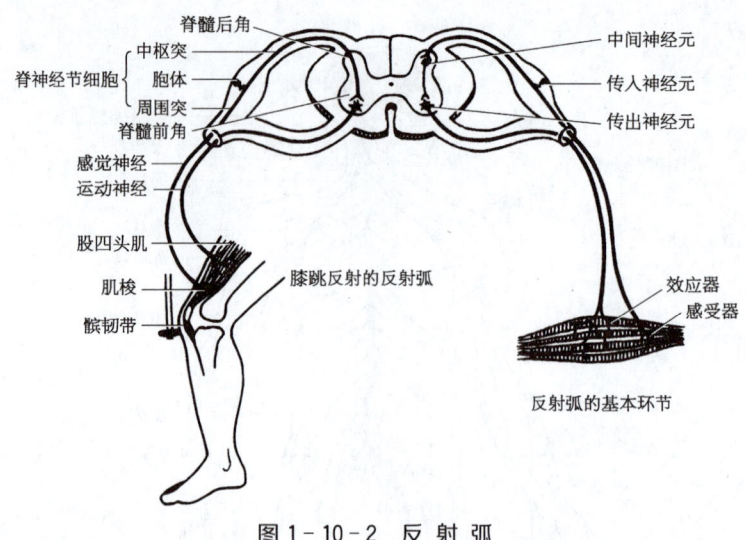

图 1-10-2 反射弧

三、常用术语

在中枢和周围神经系统中，神经元的胞体和突起在不同部位有不同的组合排列方式，故有不同的术语表示。

1. 灰质（gray matter） 位于中枢神经系统内，是神经元的胞体和树突聚集的地方，色泽灰暗，故称灰质。位于大脑和小脑表面的灰质，分别称为大脑皮质和小脑皮质。

2. 白质（white matter） 位于中枢神经系统内，是神经纤维聚集的地方，色泽苍白，故称白质。位于大脑和小脑深部的白质，分别称为大脑髓质和小脑髓质。

3. 神经核（nucleus） 位于中枢神经系统内，是形态相似、功能相同的神经元胞体和树突聚集的灰质团块，称为神经核。

4. 神经节（ganglion） 位于周围神经系统内，由神经元的胞体聚集的地方，外形略膨大，称神经节。

5. 纤维束（fasciculus） 位于中枢神经系统内，是功能、起止和行径相同的神经纤维聚集而成的束，称为纤维束，又称传导束。

6. 神经（nerve） 位于周围神经系统内，由神经纤维集合而成粗细不等的集束，由不同数目的集束再集合成一条神经。

第二节 脊髓和脊神经

一、脊髓

（一）脊髓的位置和外形

1. 脊髓的位置 脊髓（spinal cord）位于椎管内。上端在枕骨大孔处与脑相连续，下端在成年人一般平第1腰椎下缘,在新生儿约平第3腰椎。

2. 脊髓的外形 脊髓呈前后稍扁的圆柱形,下端逐渐缩小呈圆锥形,称为**脊髓圆锥**。脊髓圆锥末端向下延续为一条无神经组织的细丝,称为**终丝**。终丝下端附着于尾骨背面,具有固定脊髓的作用(图1-10-3)。终丝周围的神经根丝,称为**马尾**(图1-10-4)。

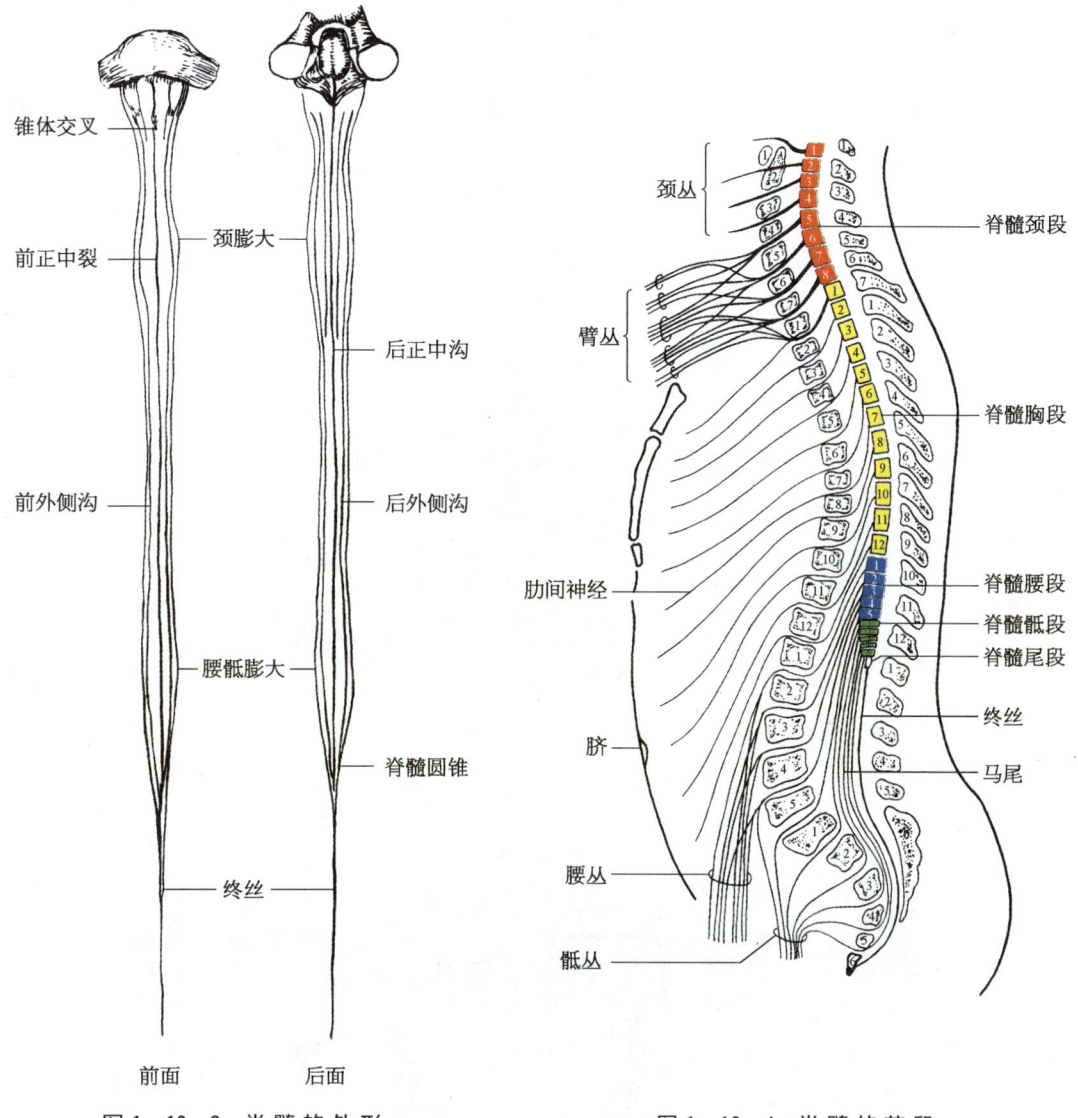

图1-10-3 脊髓的外形　　　　图1-10-4 脊髓的节段

脊髓全长粗细不等,有两个膨大,即**颈膨大**和**腰骶膨大**。在脊髓表面可见6条纵行的沟,**前正中裂**位于脊髓前正中线上,**后正中沟**位于脊髓后正中线上。前正中裂和后正中沟的两侧,分别有成对的**前外侧沟**和**后外侧沟**,在前、后外侧沟内有成排的神经根丝出入。前外侧沟内的神经根丝汇合成31对前根,后外侧沟内的神经根丝汇合成31对后根,在后根上有一膨大的**脊神经节**。由前、后根汇合成脊神经,脊神经共31对,经椎间孔出椎管(图1-10-3、图1-10-5、图1-10-6)。

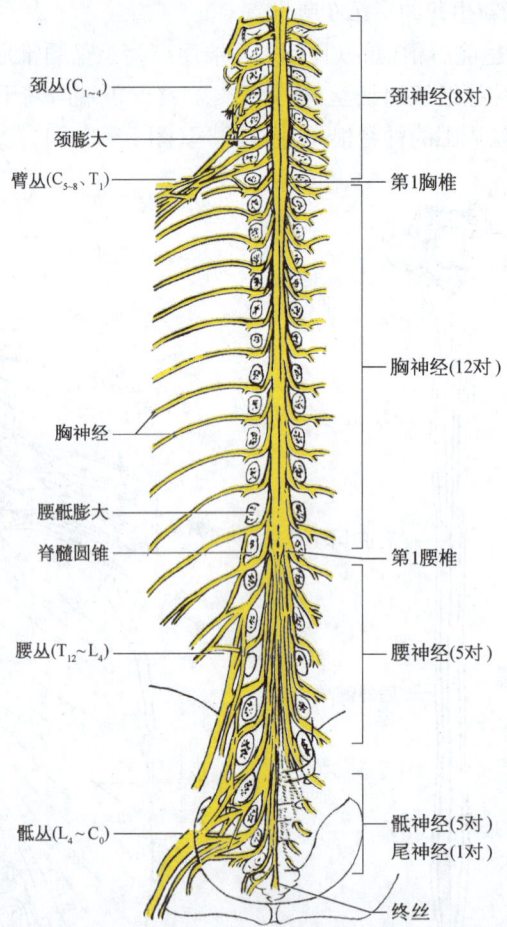

图 1-10-5 脊髓与脊神经

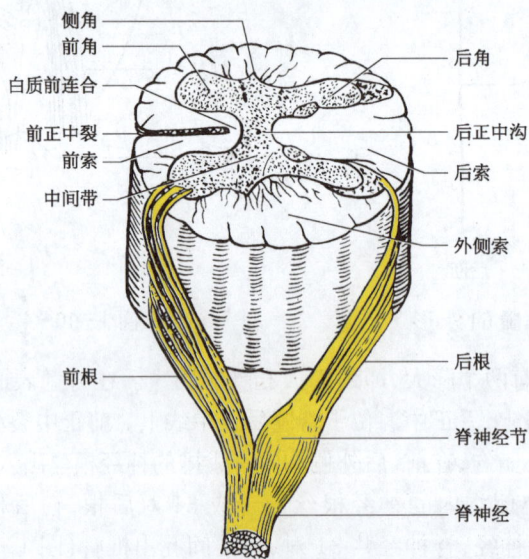

图 1-10-6 脊髓灰、白质的分区

每对脊神经前、后根相连的一段脊髓,称1个脊髓节段。脊神经共31对,故有31个脊髓节段,即8个颈段(C)、12个胸段(T)、5个腰段(L)、5个骶段(S)和1个尾段(Co)(图1-10-4)。

(二)脊髓的内部结构

脊髓由灰质和白质两部分组成,其中灰质位于中央部,白质围绕在灰质周围(图1-10-6、图1-10-7)。

1. 灰质 在横切面上呈"H"形,其中间的横行部,称为灰质连合,中央有纵贯脊髓全长的中央管。每侧灰质前端膨大,称为前角;后端窄细,称为后角。在脊髓第1胸段至第3腰段,前、后角之间向外侧突出部,称为侧角。前角、后角和侧角上下连续成柱状,故又分别称前柱、后柱和侧柱。

(1)前角:主要含有运动神经元,又称前角细胞,其轴突经前根及脊神经直接分布于躯干和四肢的骨骼肌,管理骨骼肌的运动。

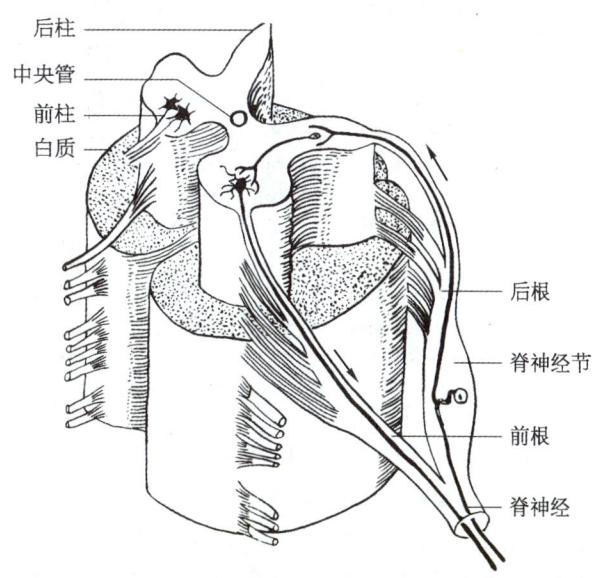

图1-10-7 脊髓节段及内部结构示意图

(2)后角:主要含有中间神经元,又称后角细胞。后角细胞主要接受来自后根的感觉神经冲动,并由后角细胞轴突将神经冲动传至脑或脊髓的节段内、节段间,起联络作用。

(3)侧角:主要含有内脏运动神经元,又称侧角细胞,是交感神经的低级中枢。脊髓骶段无侧角,但脊髓第2~4骶段前后角之间外侧部,有副交感神经的低级中枢。

2. 白质 位于灰质的周围部,每侧白质借脊髓表面纵沟分成3个索。前正中裂和前外侧沟之间的白质称为前索;前外侧沟和后外侧沟之间的白质称为外侧索;后外侧沟和后正中沟之间的白质称为后索。脊髓白质主要由联系脊髓与脑的上、下行纤维束构成。

(1)上行纤维束

1)薄束(fasciculus gracilis)和楔束(fasciculus cuneatus):两束均位于后索内,薄束在内侧,纵贯脊髓全长;楔束位于薄束的外侧,仅见于脊髓第4胸段以上(图1-10-8、图1-10-9)。两束均为脊神经节内假单极神经元的中枢突,经后根入脊髓的同侧后索上延而成。脊神经节假单极神经元周围突随脊神经分布至肌、腱、关节和皮肤等处的感受器。薄束和楔束具有传导同

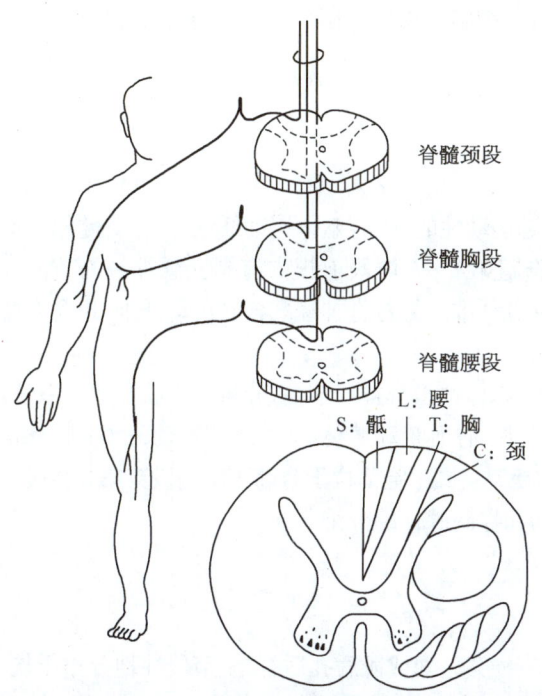

图1-10-8 薄束、楔束的构成

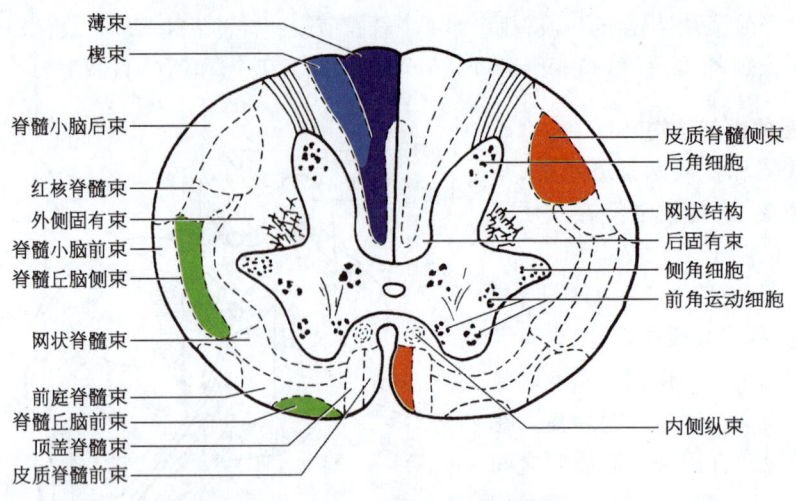

图 1-10-9 脊髓的内部结构

侧躯干、四肢的意识性本体觉和精细触觉功能。

2) 脊髓丘脑束（spinothalamic tract）：包括脊髓丘脑侧束和脊髓丘脑前束，分别位于外侧索前部和前索内（图 1-10-9），均为对侧后角细胞的轴突组成，上行至背侧丘脑。脊髓丘脑侧束具有传导对侧半躯干和四肢的痛觉和温度觉功能，脊髓丘脑前束具有传导对侧半躯干和四肢的粗触觉功能。

(2) 下行纤维束：主要为皮质脊髓束（corticospinal tract）（图 1-10-9），包括皮质脊髓侧束和皮质脊髓前束。两束分别位于脊髓外侧索后部和前索内侧部。皮质脊髓侧束由对侧大脑皮质运动神经元的轴突组成，在脊髓内下行至脊髓下端，沿途陆续分支，直接或间接终止于前角细胞；皮质脊髓前束由同侧大脑皮质运动神经元的轴突组成，一般仅下行至脊髓上胸段，沿途陆续分支，交叉到对侧，直接或间接止于脊髓颈段和上胸段的前角细胞。皮质脊髓束具有传导躯干和四肢的随意运动功能。

二、脊神经

脊神经（spinal nerves）共有 31 对，即颈神经 8 对、胸神经 12 对、腰神经 5 对、骶神经 5 对和尾神经 1 对。脊神经由前根和后根汇合而成。前根是运动性的，除有躯体运动纤维外，在脊髓第 1 胸段至第 3 腰段前根内有交感神经的节前纤维，在脊髓第 2~4 骶段前根内有副交感神经的节前纤维。后根是感觉性的，含有躯体感觉纤维和内脏感觉纤维。每对脊神经既含有运动纤维，也含有感觉纤维，故脊神经是混合性神经（图 1-10-10）。

脊神经内有 4 种神经纤维。① 躯体感觉纤维：胞体位于脊神经节内，分布于皮肤和运动系统。② 内脏感觉纤维：胞体位于脊神经节内，分布于内脏、心血管和腺体。③ 躯体运动纤维：胞体位于脊髓前角，分布于骨骼肌，管理其运动。④ 内脏运动纤维：胞体位于脊髓第 1 胸段至第 3 腰段的侧角和脊髓第 2~4 骶段，支配平滑肌、心肌的运动和控制腺体的分泌。

脊神经出椎间孔后立即分为前、后两支。

（一）后支

后支（posterior branches）均较前支细、短，经相应横突之间或骶后孔后行，呈节段性地分布于枕、项、背、腰、骶和臀部的皮肤及脊柱两侧的深层肌，主要皮支有枕大神经、臀上皮神经、臀中皮神经。

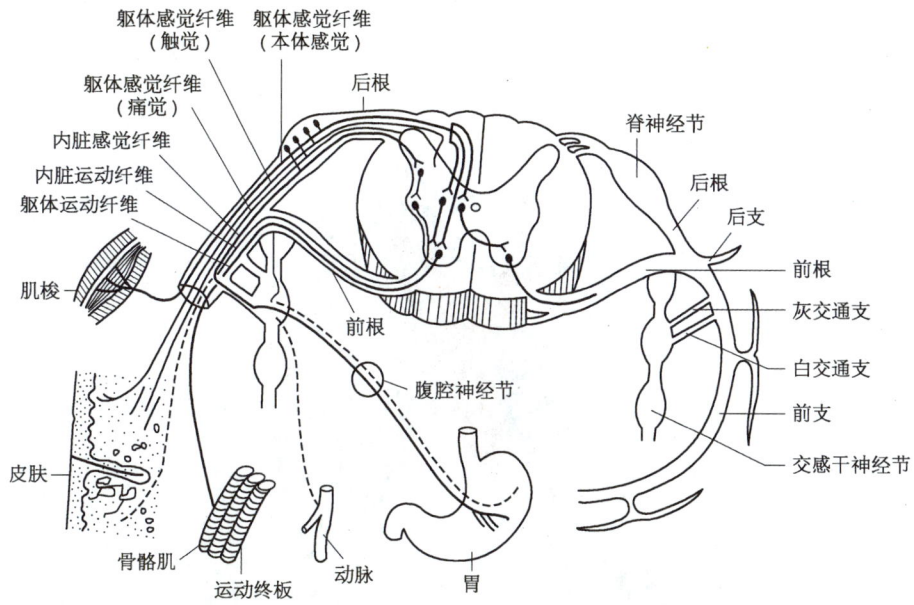

图 1-10-10 脊神经的组成和分布模式

(二) 前支

前支（anterior branches）较后支粗大，除胸神经前支呈节段性分布外，其余的前支分别交织成神经丛，有颈丛、臂丛、腰丛和骶丛。

1. **颈丛**（cervical plexus） 由第1~4颈神经前支交织构成（图1-10-11），位于胸锁乳突肌上部的深面。其分支有皮支和肌支，**皮支**主要分布于枕部、耳部、颈前区和肩部等处的皮肤，有枕小神经、耳大神经、颈横神经和锁骨上神经；**肌支**主要为膈神经。

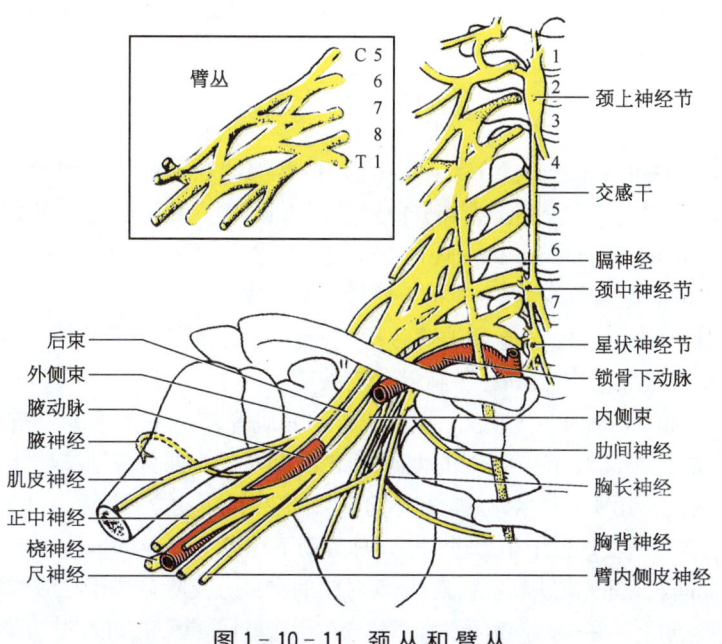

图 1-10-11 颈丛和臂丛

膈神经 (phrenic nerve)（图 1-10-12）由颈丛分出，经胸廓上口入胸腔，沿心包两侧下降至膈。其内的躯体运动纤维支配膈的运动，躯体感觉纤维分布至胸膜、心包和膈。右侧膈神经还分布到肝被膜、胆囊和胆总管等处。

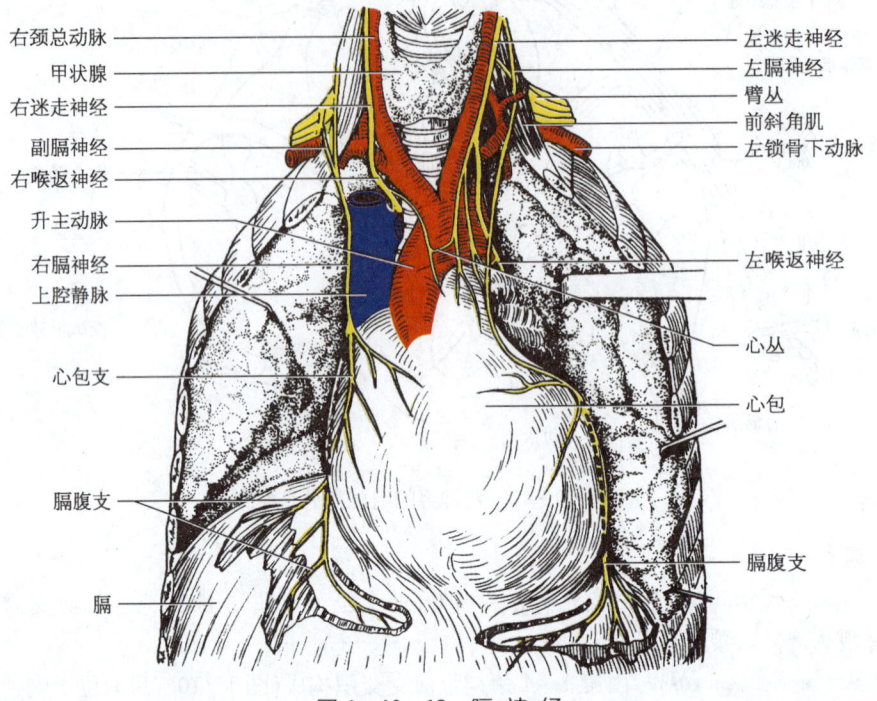

图 1-10-12 膈神经

2. 臂丛 (brachial plexus) 由第 5～8 颈神经前支和第 1 胸神经前支的大部分构成（图 1-10-11），位于锁骨下动脉后上方，经锁骨后方进入腋窝。在腋窝内发出下列主要分支（图 1-10-11、图 1-10-13、图 1-10-14）。

(1) **尺神经 (ulnar nerve)**：走行于臂和前臂的前内侧，至手掌。分支分布于小部分前臂前群肌和部分手肌、部分手部皮肤。

(2) **正中神经 (median nerve)**：由臂丛发出后，在臂部伴肱动脉下行到肘窝。向下行于前臂浅、深层肌之间，至手掌。分支分布于大部分前臂前群肌和部分手肌、部分手部皮肤。

(3) **肌皮神经 (musculocutaneous nerve)**：经肱二头肌深面下行，在肘部外侧浅出，走行于前臂外侧部。其肌支配肱二头肌等，皮支分布于前臂外侧部皮肤。

(4) **桡神经 (radial nerve)**：先走行于臂后，后绕至肘前，再转至前臂后面。沿途发出肌支支配肱三头肌和前臂后群肌等，皮支分布于手背部分皮肤等。

(5) **腋神经 (axillary nerve)**：较短小，肌支支配三角肌等，皮支分布于肩部皮肤。

3. 胸神经前支 共 12 对，除第 1 对的大部分和第 12 对的小部分分别参与臂丛和腰丛外，其余不参与神经丛的构成。第 1～11 对胸神经前支走行于相邻两肋之间，称为**肋间神经 (intercostal nerves)**；第 12 对胸神经前支走行于第 12 肋下方，称为**肋下神经 (subcostal nerve)**。上 6 对肋间神经分支分布于相应的肋间肌、胸壁皮肤和壁胸膜；下 5 对肋间神经分支除分布于相应的肋间肌、胸壁皮肤和壁胸膜之外，还与肋下神经一起向前下入腹壁，分布于腹壁肌、腹壁皮肤和壁腹膜（图 1-10-15）。

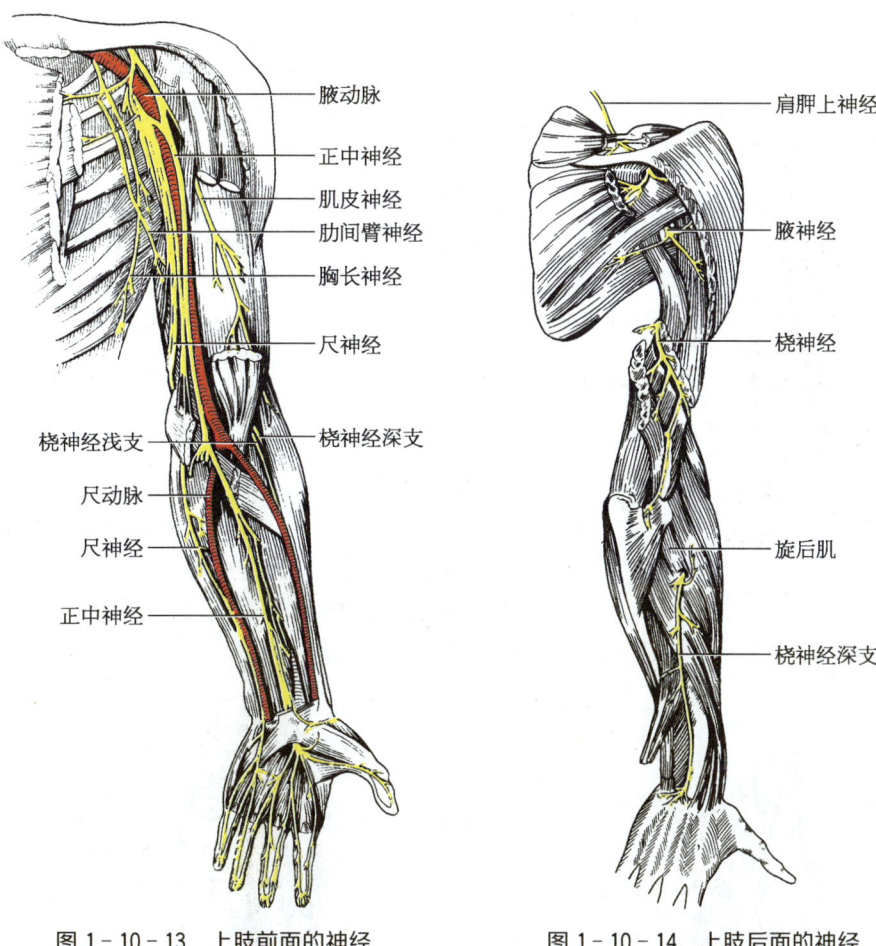

图 1-10-13 上肢前面的神经　　图 1-10-14 上肢后面的神经

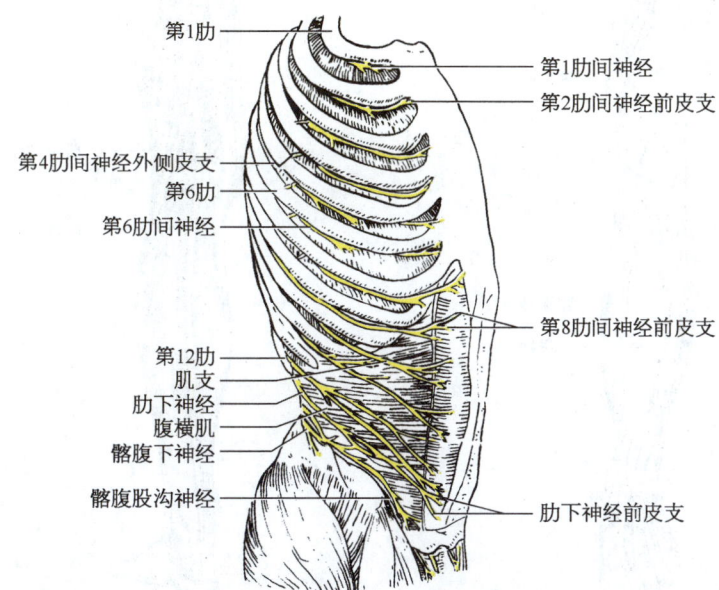

图 1-10-15 胸 神 经

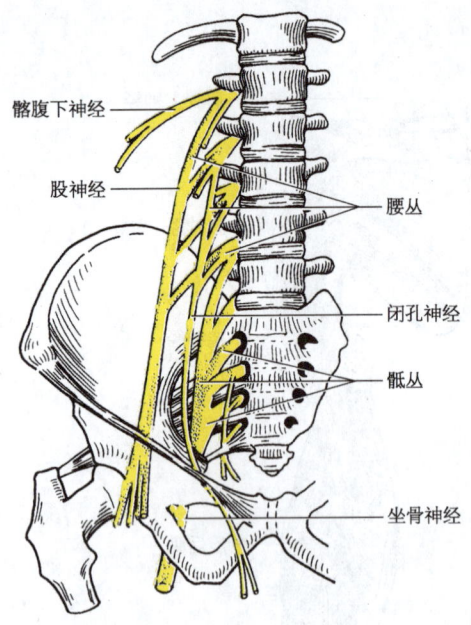

图 1-10-16 腰丛、骶丛及其分支

4. **腰丛**（lumbar plexus） 由第 12 胸神经前支的小部分、第 1~3 腰神经前支和第 4 腰神经前支的一部分组成(图 1-10-16)，位于腰大肌的后面。其主要分支为股神经。

股神经（femoral nerve）(图 1-10-16、图 1-10-17)是腰丛的最大分支，沿腹后壁前面下行，经腹股沟韧带深面至大腿前面，其肌支支配大腿前群肌，其皮支分布于大腿前面、小腿内侧和足内侧的皮肤。

5. **骶丛**（sacral plexus） 由第 4 腰神经前支的一部分和第 5 腰神经前支及全部骶、尾神经的前支组成(图 1-10-16)，位于盆腔后壁。其主要分支为坐骨神经(图 1-10-18)。

坐骨神经（sciatic nerve）是全身最粗大的神经，出盆腔至臀部，沿大腿后方中线深面下行，分支支配大腿后群肌。坐骨神经在腘窝上角处分为胫神经和腓总神经两终支。**胫神经**（tibial nerve）(图 1-10-18)沿腘

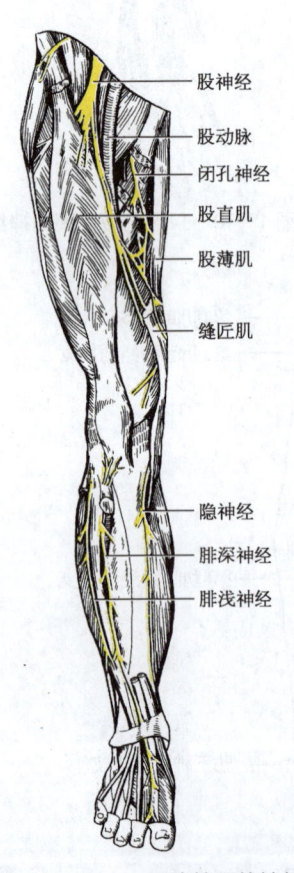

图 1-10-17 下肢前面的神经

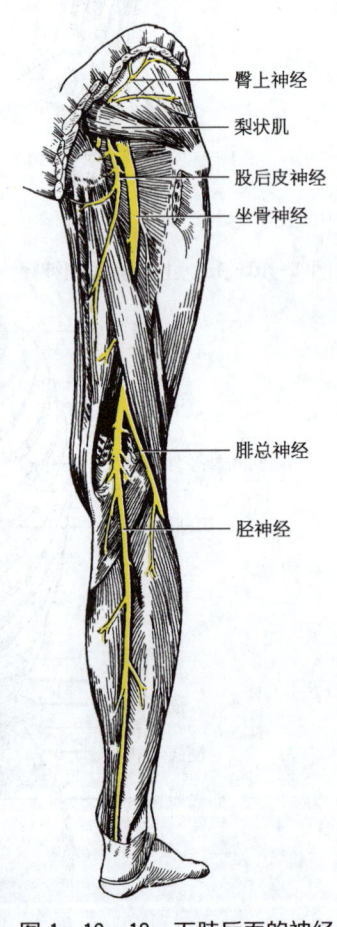

图 1-10-18 下肢后面的神经

腘窝中线下行,走行于小腿后面浅、深层肌之间,经内后下方达足底,分支分布于小腿后群肌、足底肌和小腿后面及足底皮肤。**腓总神经(common peroneal nerve)**(图1-10-17、图1-10-18)经腘窝外上缘下行,绕腓骨颈至小腿前面,分出两支。一支至小腿前面,走行于小腿前群肌之间,过距小腿关节前面,达足背;另一支走行于小腿外侧群肌之间,下行至足背。腓总神经的肌支支配小腿前群肌、外侧群肌和足背肌;皮支分布于小腿前外侧面和足背的皮肤等。

第三节　脑和脑神经

一、脑

脑(brain)位于颅腔内,可分为**端脑、间脑、中脑、脑桥、延髓**和**小脑**6个部分(图1-10-19、图1-10-20)。通常将中脑、脑桥和延髓合称为**脑干**。

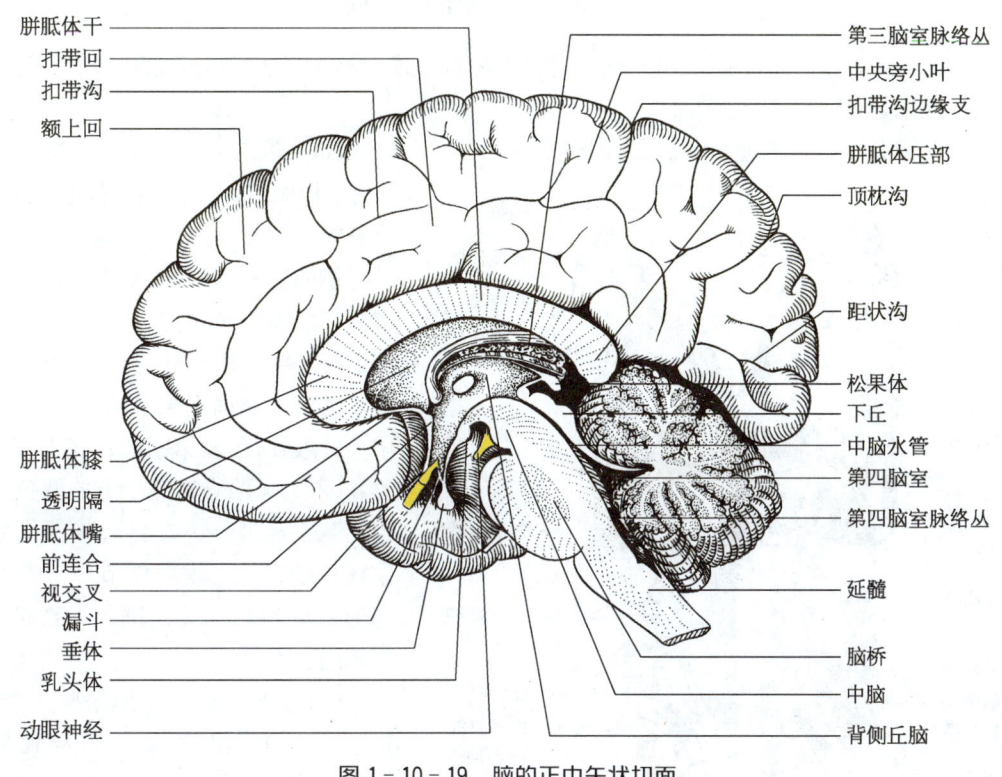

图1-10-19　脑的正中矢状切面

(一)脑干

脑干(brain stem)位于颅底内面的斜坡上,自上向下依次为**中脑、脑桥**和**延髓**。脑干上接间脑,下在枕骨大孔处与脊髓相延续。脑桥和延髓的背侧有小脑。脑桥、延髓与小脑之间的空腔称为第

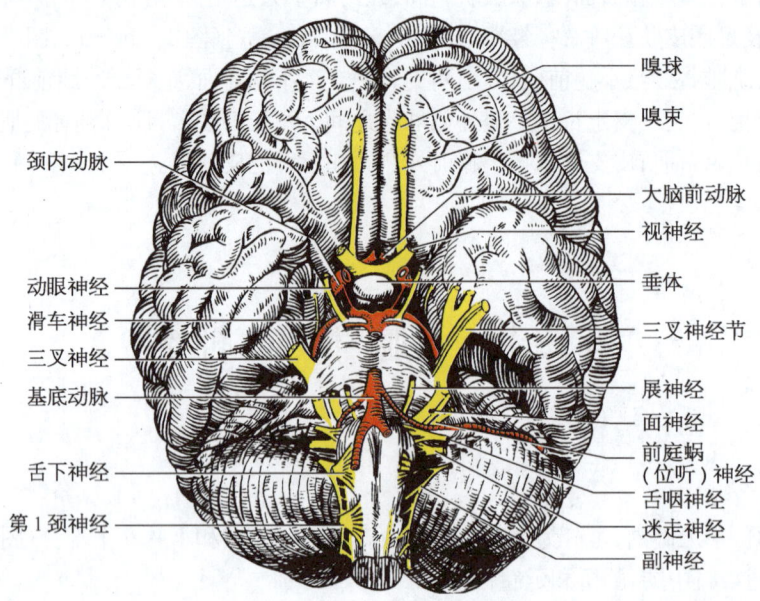

图 1-10-20 大脑半球的下面

四脑室 (fourth ventricle)(图 1-10-19)。第四脑室向上通中脑水管,向下与脊髓中央管相通。

1. 脑干的外形

(1) 延髓 (medulla oblongata):延髓腹侧面(图 1-10-21)前正中裂两旁有一对纵行隆起,称为锥体,由锥体束形成。锥体束中的大部分纤维左右交叉,称为锥体交叉。在锥体外侧的前外侧沟中,有舌下神经根出脑。在延髓腹侧面,自上而下有舌咽神经、迷走神经和副神经的神经根丝附着。延髓背侧面上部(图 1-10-22),中央管敞开,形成第四脑室底下部。在延髓下部,第四脑室底下方的两侧有隆起的薄束结节、楔束结节,其深面有薄束核和楔束核。楔束结节外上方的隆起为小脑下脚,主要由进入小脑的纤维束构成。

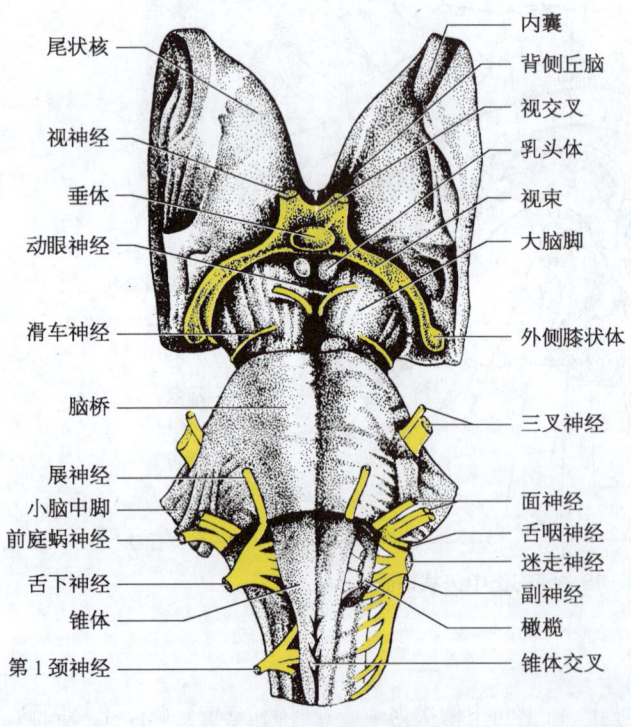

图 1-10-21 脑干的腹面

(2) 脑桥 (pons):脑桥腹侧面(图 1-10-21)膨隆宽阔,下方与延髓之间有一横沟为界。沟内从内侧向外侧依次为展神经、面神经和前庭蜗神经根。脑桥向两侧逐渐变窄,移行为小脑中脚,内有脑桥进入小脑的纤维束。在脑桥腹侧面与小脑中脚交界处,有粗大的三叉神经根。脑桥背侧面(图1-10-22)有第四脑室底上部,其外侧壁为**小脑上脚**,主要由小脑通向中脑的纤维束构成。在延髓上部背侧面和脑桥背侧面,有一呈菱形的凹陷,称为**菱形窝**,即第四脑室底。

(3) **中脑(midbrain)**:中脑腹侧面(图1-10-21)有一对纵行的粗大纤维束,称为**大脑脚**。左、右大脑脚之间的窝,称为**脚间窝**,窝内有动眼神经根出脑。中脑背侧面(图1-10-22)有两对圆形隆起,其中上方一对隆起称为**上丘**,是皮质下视觉反射中枢。下方一对隆起称为**下丘**,是皮质下听觉反射中枢。在下丘的下方,有滑车神经附着。

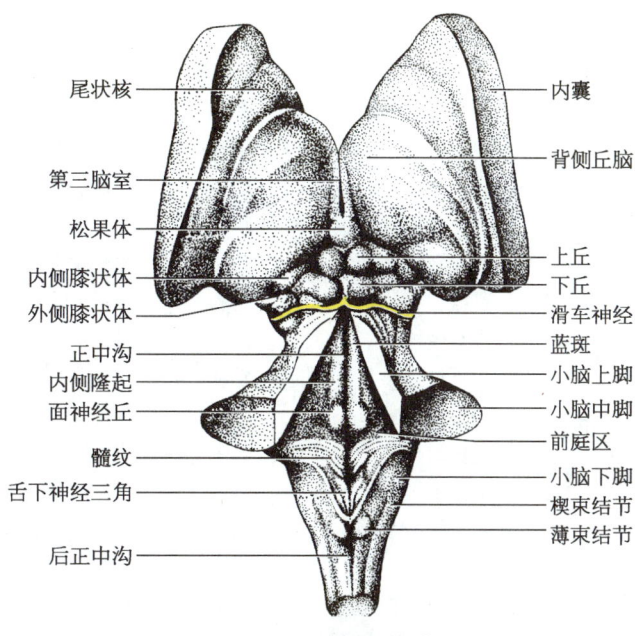

图1-10-22 脑干的背面

2. 脑干的内部结构 脑干的内部结构由灰质、白质和网状结构等构成。脑干内的灰质呈分散的、大小不等的团块,称为**神经核**。脑干内的白质主要由纵行的纤维束构成。脑干网状结构是脑干内分散的神经纤维和神经元胞体相互交织的区域。

(1) 脑干的神经核:脑干内的神经核分为两大类,一类为与第Ⅲ~Ⅻ对脑神经相连的神经核,称为**脑神经核**;另一类为不与脑神经直接相连的神经核,称为**非脑神经核**。

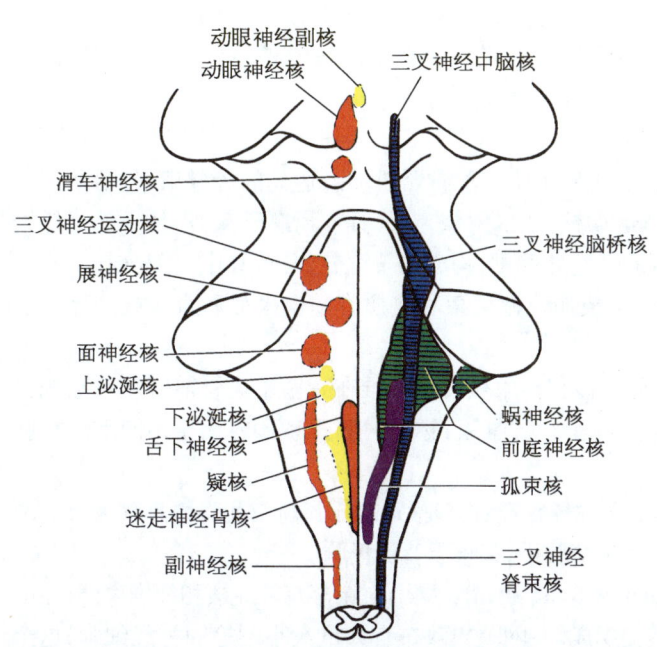

图1-10-23 脑神经核在脑干背面的投影

1) 脑神经核(图1-10-23):脑神经核依据功能、性质可分4类,即躯体运动核、内脏运动核、躯体感觉核和内脏感觉核(表1-10-1)。

躯体运动核:由躯体运动神经元的胞体构成,其轴突组成脑神经中的躯体运动纤维,分布于头颈部的骨骼肌,管理随意运动。

内脏运动核:脑干内的内脏运动核均属副交感神经核,是由副交感神经元的胞体构成,其轴突组成副交感节前纤维,支配平滑肌、心肌和腺体。

躯体感觉核:接受脑神经中的躯体感觉纤维。

内脏感觉核:接受脑神经中的内脏感觉纤维。

表1-10-1 脑神经核的性质、名称、位置和功能

性质	名称	位置	功能
躯体运动核	动眼神经核	中脑	支配上直肌、内直肌、下直肌、下斜肌、提上睑肌
	滑车神经核	中脑	支配上斜肌
	展神经核	脑桥	支配外直肌
	三叉神经运动核	脑桥	支配咀嚼肌
	面神经核	脑桥	支配面肌
	疑核	延髓	支配咽喉肌
	副神经核	延髓	支配胸锁乳突肌和斜方肌
	舌下神经核	延髓	支配舌肌
内脏运动核	动眼神经副核	中脑	支配睫状肌和瞳孔括约肌
	上泌涎核	脑桥	支配泪腺、下颌下腺和舌下腺的分泌
	下泌涎核	延髓	支配腮腺的分泌
	迷走神经背核	延髓	支配胸、腹腔脏器的活动
内脏感觉核	孤束核	延髓	上端接受味觉,其余大部分接受胸、腹腔脏器的一般内脏感觉
躯体感觉核	三叉神经中脑核	中脑	可能接受咀嚼肌和表情肌的本体觉
	三叉神经脑桥核	脑桥	
	三叉神经脊束核	脑桥、延髓	接受面部皮肤、眼、口腔和鼻腔黏膜的一般感觉(触觉,痛、温觉)
	前庭神经核	脑桥、延髓	接受内耳的平衡觉冲动
	蜗神经核	脑桥、延髓	接受内耳的听觉冲动

2) 非脑神经核

薄束核 (gracile nucleus) 和楔束核 (cuneate nucleus) 位于延髓背侧面的薄束结节和楔束结节内,薄束核和楔束核是躯干、四肢意识性本体觉和精细触觉传导路的第二级神经元胞体所在的部位。

黑质 (substantia nigra) 位于中脑的大脑脚内。在黑质中有多巴胺能神经元,能合成多巴胺。当多巴胺含量减少时,可引起震颤等症状,即震颤麻痹(帕金森病)。

(2) 脑干的纤维束

1) **锥体束 (pyramidal tract)**:是大脑皮质发出的支配骨骼肌随意运动的传导束,包括两部分纤维:一部分纤维束终止于脑干内的躯体运动核,即**皮质核束**(又称**皮质脑干束**)。另一部分纤维束经锥体后,左右交叉(锥体交叉)到对侧的脊髓外侧索,构成**皮质脊髓侧束**;其中小部分纤维不交叉,至同侧的脊髓前索,组成**皮质脊髓前束**。皮质脊髓前束和皮质脊髓侧束最后直接或间接止于脊髓前角细胞。

2) **内侧丘系 (medial lemniscus)**:由薄束核和楔束核发出纤维在延髓中央管前方左右互相交叉,纤维交叉处称为**内侧丘系交叉**。交叉后的上行纤维束,称为**内侧丘系**。内侧丘系向上贯穿脑干,终止于背侧丘脑。

3) **脊髓丘脑束 (spinothalamic tract)**:又称**脊髓丘系**,包括**脊髓丘脑前束**和**脊髓丘脑侧束**。两束由脊髓上行至延髓形成脊髓丘脑束,向上贯穿脑干,终止于背侧丘脑。

(3) **脑干网状结构 (reticular formation of brain stem)**:脑干内除含有神经核和纤维束外,在脑干中央区域,还有较分散的神经纤维纵横交织成网,网眼内散布有大量大小不等的神经细胞,这个区域称为**脑干网状结构**。向上可延伸至背侧丘脑,向下延伸到脊髓的上部。脑干网状结构具有广

泛的联系和重要的功能。

(二) 小脑

1. 小脑的位置和外形 小脑 (cerebellum) 位于颅后窝内。上面平坦,下面凸隆。小脑由中间的小脑蚓和两侧的小脑半球组成。小脑通过小脑上脚、小脑中脚和小脑下脚与脑干相连(图 1-10-24、图 1-10-25)。

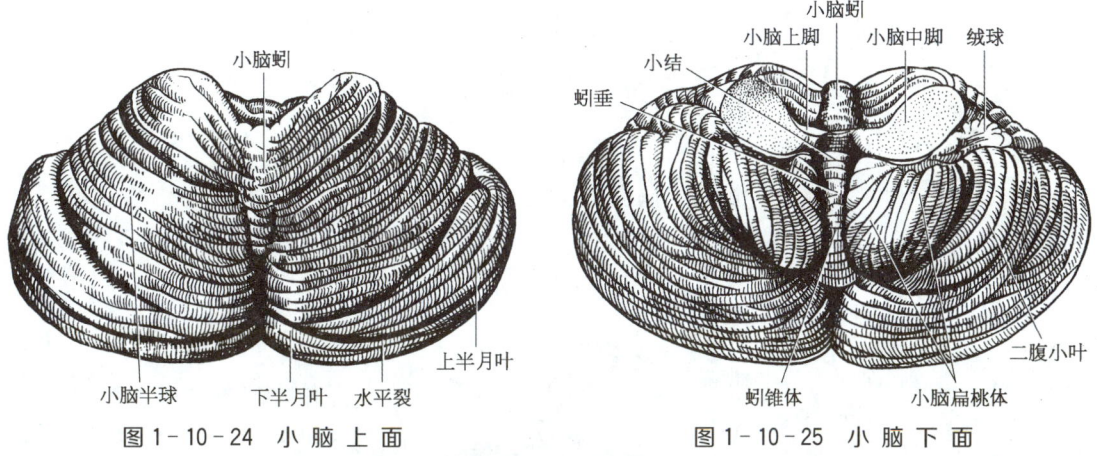

图 1-10-24 小脑上面　　　　图 1-10-25 小脑下面

2. 小脑的结构 小脑表面有一层灰质,称为小脑皮质。小脑皮质深面的白质,称为小脑髓质。小脑髓质内埋有灰质团块,其中最大者为齿状核(图 1-10-26)。

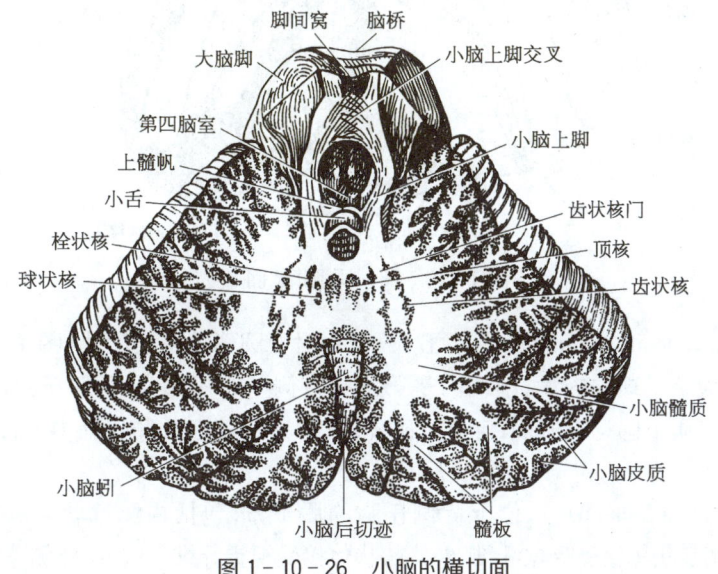

图 1-10-26 小脑的横切面

3. 小脑的功能 主要是维持身体平衡、调节肌张力和协调肌群的随意运动。

(三) 间脑

间脑 (diencephalon) 位于中脑的前上方,大部分被大脑覆盖。两侧的间脑之间有一矢状裂隙,称为第三脑室(图 1-10-19、图 1-10-28)。间脑主要包括背侧丘脑、后丘脑和下丘脑 3 部分(图 1-10-27)。

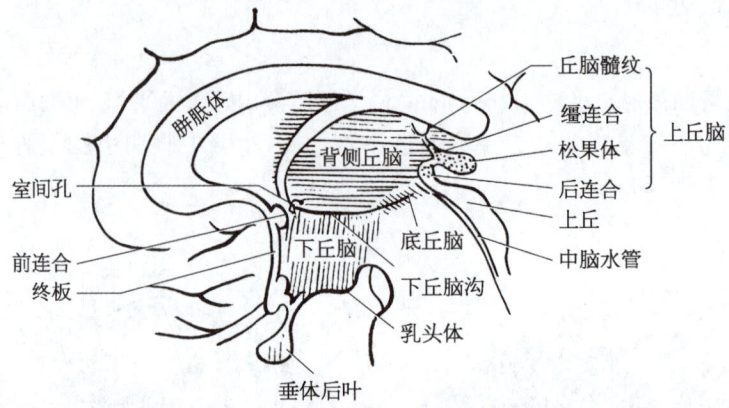

图 1-10-27 脑正中矢状面(示间脑的位置和分部)

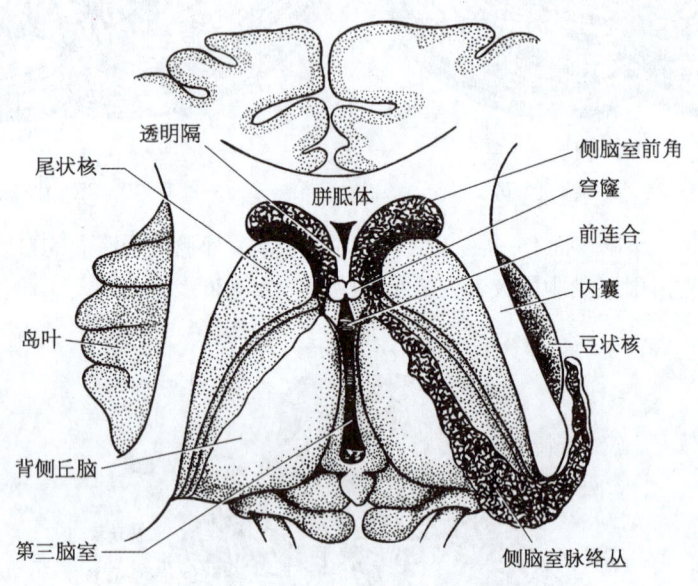

图 1-10-28 间脑背面观

1. 背侧丘脑(dorsal thalamus) 又称丘脑,是一对卵圆形的灰质团块(图 1-10-28)。背侧丘脑外侧面紧贴大脑半球的内囊,内侧面是第三脑室侧壁的一部分,背侧丘脑前下方邻接下丘脑。背侧丘脑是皮质下感觉中枢,来自全身躯体浅、深感觉都在背侧丘脑中继,最后投射到大脑皮质。

2. 后丘脑(metathalamus) 位于背侧丘脑的后下方,包括内侧膝状体和外侧膝状体(图 1-10-22)。内侧膝状体接受听觉纤维,外侧膝状体接受视觉纤维。由内、外侧膝状体发出的纤维分别投射到听觉中枢和视觉中枢。

3. 下丘脑(hypothalamus) 位于背侧丘脑的前下方,构成第三脑室侧壁下部和底,其范围包括视交叉、灰结节和乳头体等(图 1-10-19)。在视交叉的后方伸出单一的细蒂,称为漏斗。漏斗下端连垂体。

下丘脑是重要的皮质下内脏活动中枢,它在大脑皮质的影响下对内脏活动起重要的调节作用。

(四)端脑

端脑(telencephalon)又称大脑(cerebrum),由左、右大脑半球构成。左、右大脑半球之间的裂隙,为大脑纵裂。大脑纵裂底部为胼胝体,是由连接左、右大脑半球的横行纤维构成。

1. 大脑半球的外形 大脑半球凹凸不平,布满浅深不同的大脑沟。相邻大脑沟之间隆起部,称为大脑回。每侧大脑半球均可分为3个面,即上外侧面、内侧面和下面(底面)(图1-10-20、图1-10-29、图1-10-30)。

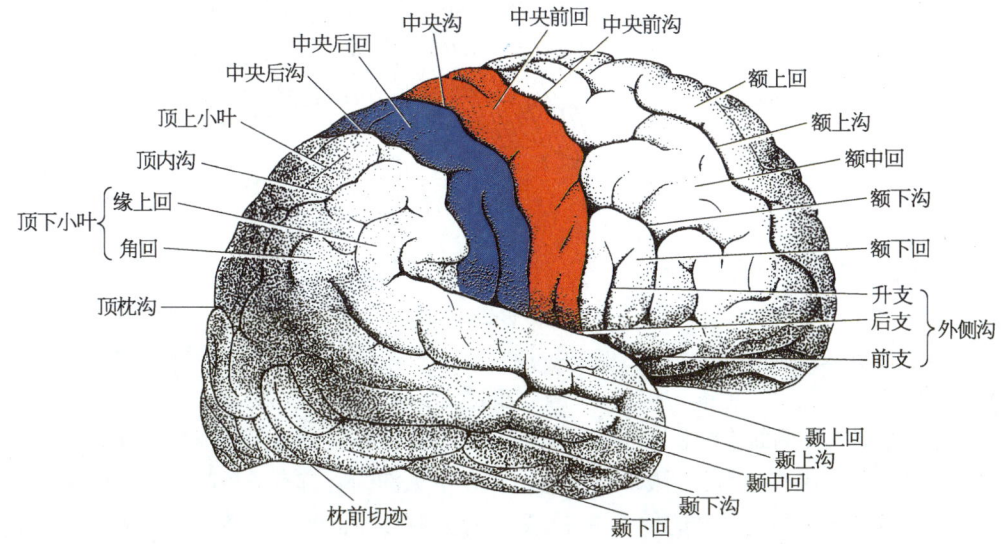

图1-10-29 大脑半球的上外侧面

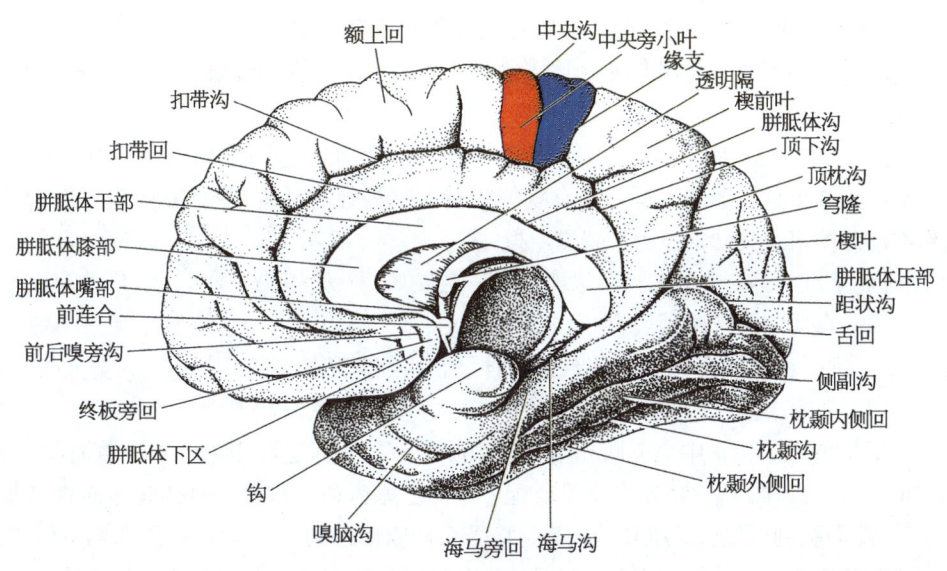

图1-10-30 大脑半球的内侧面

(1) 大脑半球的分叶(图1-10-31):每侧大脑半球由3条恒定的沟将其分为5个叶。中央沟起于大脑半球上缘中点稍后方,沿上外侧面斜向前下方。外侧沟起于大脑半球下面,

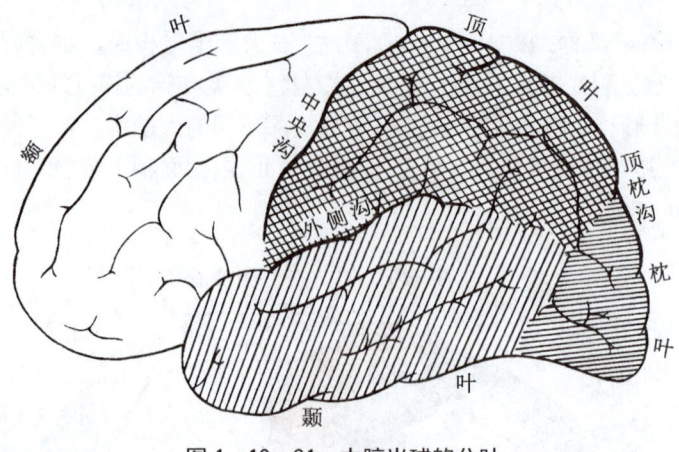

图1-10-31 大脑半球的分叶

绕过下缘,在上外侧面行向后上方。顶枕沟位于大脑半球内侧面后部,由前下向后上并转至上外侧面。额叶(frontal lobe)为外侧沟上方和中央沟之前的部分;顶叶(parietal lobe)为外侧沟上方,中央沟以后,顶枕沟之前的部分;枕叶(occipital lobe)为顶枕沟以后的部分;颞叶(temporal lobe)为外侧沟以下的部分;岛叶(insula lobe)位于外侧沟的深处。

(2) 大脑半球上外侧面的沟和回(图1-10-29):在中央沟的前方有一条与之平行的沟,称为中央前沟。中央沟和中央前沟之间称为中央前回。在中央沟的后方有一条与之平行的沟,称为中央后沟。中央沟与中央后沟之间的称为中央后回。在外侧沟的下壁上,有数条短而横行的回,为颞横回。

(3) 大脑半球内侧面的沟和回(图1-10-30):中央前、后回从大脑半球上外侧面延续到内侧面的脑回,称为中央旁小叶。在胼胝体上缘的回,称为扣带回。扣带回后部变窄,并弯向前下方延续为海马旁回。海马旁回的前端弯成钩形,称为钩。在枕叶内侧面,胼胝体后方,有一条沟,称为距状沟。

(4) 大脑半球的下面(图1-10-20):在额叶的下面,有前后走向的纤维束,称为嗅束。嗅束的前端有一椭圆形膨大称为嗅球。嗅球内有嗅细胞接受嗅神经的纤维,嗅球发出的纤维构成嗅束。嗅觉神经冲动经嗅束及其分支投射到嗅觉中枢。

2. 大脑半球的内部结构 大脑半球表面有一层灰质,称为大脑皮质。大脑半球深面的白质,称为大脑髓质。白质内的灰质团块,称为基底核。左、右大脑半球内的空腔为左、右侧脑室。

(1) 大脑皮质:由许多大小不等的神经元、神经胶质细胞和神经纤维构成。人类大脑皮质不同区域都有不同的功能,这些不同的功能区,称为中枢。主要的中枢如下(图1-10-32,图1-10-33):

1) 躯体运动中枢:位于中央前回和中央旁小叶前部。躯体运动中枢是管理骨骼肌随意运动的最高中枢,主要特点如下。① 左右交叉支配:一侧躯体运动中枢支配对侧肢体的骨骼肌运动,但眼外肌、上部面肌、咀嚼肌、咽肌和喉肌等是接受双侧躯体运动中枢支配。② 局部定位关系:即中央前回上部和中央旁小叶前部支配下肢肌,中央前回中部支配上肢肌和躯干肌,中央前回下部支配头颈肌。

2) 躯体感觉中枢:位于中央后回和中央旁小叶后部,此中枢接受背侧丘脑传来的冲动,主要特点如下。① 左右交叉管理:一侧躯体感觉中枢接受对侧身体浅、深感觉神经冲动。② 局部定位

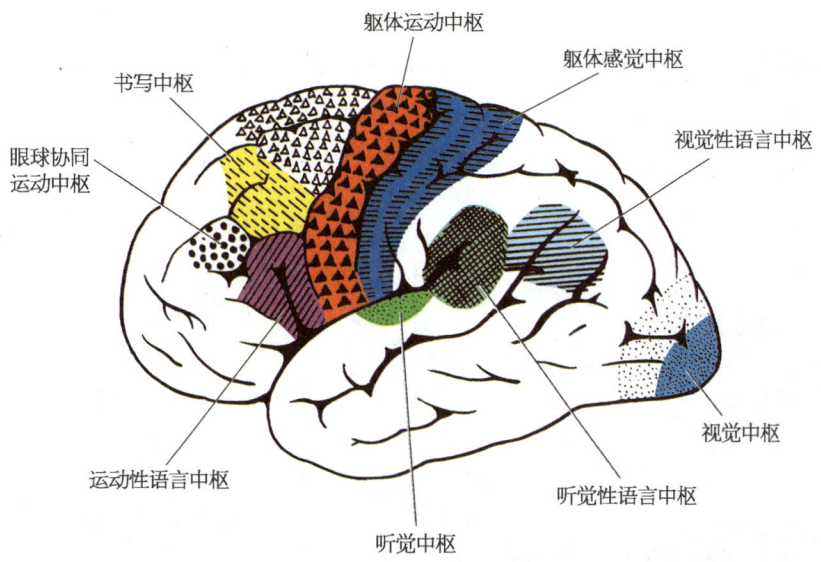

图 1-10-32 大脑皮质的中枢（上外侧面）

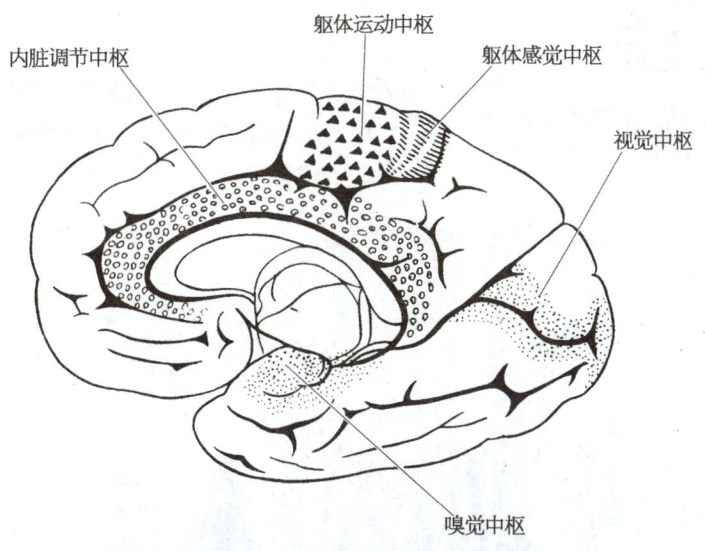

图 1-10-33 大脑皮质的中枢（内侧面）

关系：与躯体运动中枢相似。

3) 听觉中枢：位于颞叶的颞横回。每侧听觉中枢接受内侧膝状体传来的两耳听觉冲动。

4) 视觉中枢：位于枕叶内侧面距状沟上、下皮质。一侧视觉中枢接受同侧视网膜颞侧半和对侧视网膜鼻侧半的传入冲动。

(2) 基底核（basal nucle）：为靠近大脑半球底部，包埋在大脑白质内的灰质核团，称为基底核。基底核主要包括尾状核和豆状核。常将尾状核和豆状核合称为纹状体（corpus striatum）（图1-10-34）。

1) 尾状核（caudate nucleus）：是由前向后弯曲的圆柱体，蜷伏在背侧丘脑的周围，全长都与侧脑室相邻。

2) 豆状核（lentiform nucleus）：位于背侧丘脑的外侧，被白质分成内、外侧两部分。内侧部为

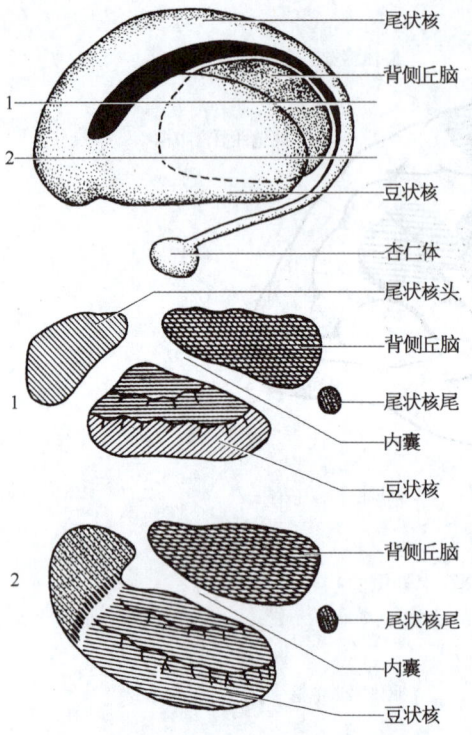

图 1-10-34 纹状体和背侧丘脑示意图
（下两图是上图 1、2 的水平切面）

苍白球，是纹状体中古老的部分，故又称旧纹状体；外侧部为壳。壳和尾状核在进化上较新，故合称为新纹状体。

（3）大脑白质：又称大脑髓质，由大量的神经纤维构成，这些纤维可分为 3 类：

1）连合纤维：由连接左、右大脑半球皮质的神经纤维构成，其中最主要的是胼胝体。

2）联络纤维：为同侧大脑半球各部之间相互联系的纤维。

3）投射纤维：为连接大脑皮质与皮质下各结构之间的上、下行纤维，这些纤维大部经过内囊。

内囊（internal capsule）位于尾状核、背侧丘脑和豆状核之间，是上、下行纤维密集而成的白质区。内囊在水平切面上，呈开口向外的"＞＜"形，可分为内囊前肢、内囊膝和内囊后肢 3 部分（图 1-10-35、图 1-10-36）。内囊前肢位于尾状核和豆状核之间；内囊后肢位于豆状核和背侧丘脑之间；内囊前、后肢相交处，称为内囊膝。经内囊膝部的投射纤维有皮质核束；经内囊后肢的投射纤维主要有皮质脊髓束、丘脑皮质束、视辐射和听辐射等。

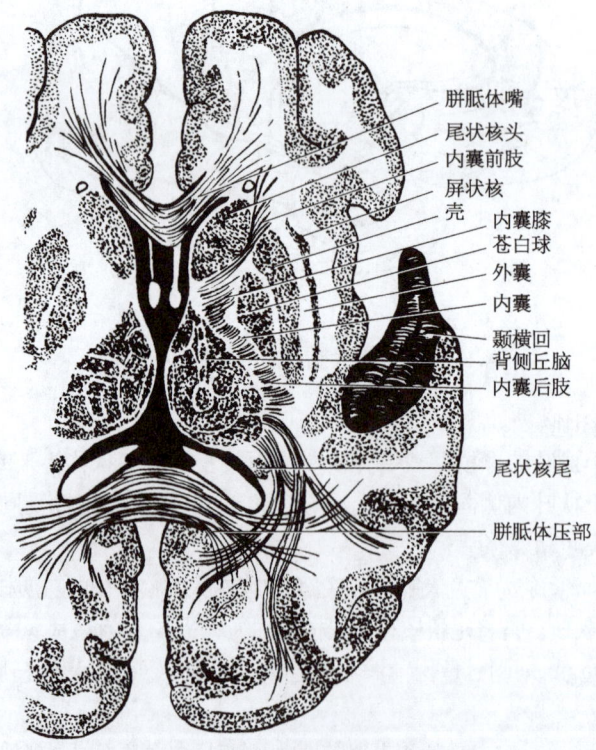

图 1-10-35 大脑半球的水平切面

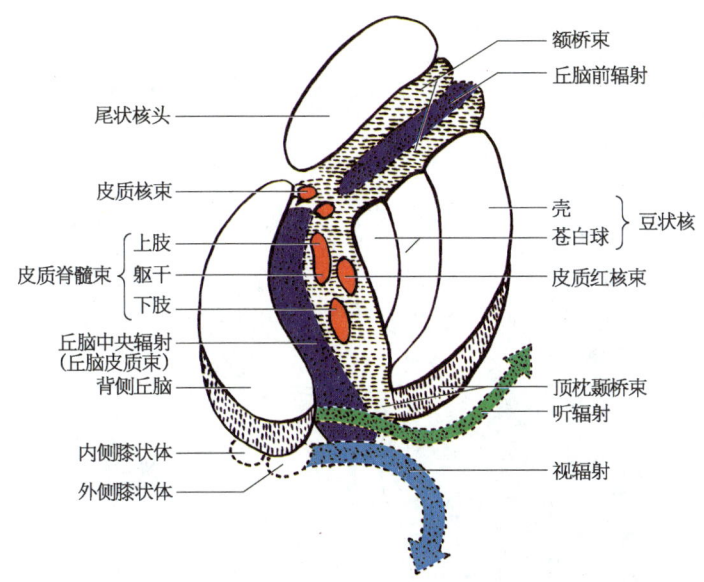

图 1-10-36 内囊模式图

二、脑神经

脑神经（cranial nerves）共 12 对，即 Ⅰ 嗅神经、Ⅱ 视神经、Ⅲ 动眼神经、Ⅳ 滑车神经、Ⅴ 三叉神经、Ⅵ 展神经、Ⅶ 面神经、Ⅷ 前庭蜗神经、Ⅸ 舌咽神经、Ⅹ 迷走神经、Ⅺ 副神经、Ⅻ 舌下神经（图 1-10-37、图 1-10-38）。

脑神经的纤维成分可简化为 4 种。① **躯体感觉纤维**：将头面部躯体感受器接受的刺激传递到脑干内的躯体感觉核。② **内脏感觉纤维**：将内脏感受器接受的刺激传递到脑干内的内脏感觉核。③ **躯体运动纤维**：是脑干内躯体运动核发出的轴突，支配头、颈部的骨骼肌。④ **内脏运动纤维**：是脑干内副交感核发出的副交感纤维，支配平滑肌、心肌和腺体。

各脑神经所含的纤维成分有所不同，根据其所含纤维成分的种类可将脑神经分为感觉性（第 Ⅰ、Ⅱ、Ⅷ 对）、运动性（第 Ⅲ、Ⅳ、Ⅵ、Ⅺ、Ⅻ 对）和混合性（第 Ⅴ、Ⅶ、Ⅸ、Ⅹ 对）3 类。

（一）嗅神经

嗅神经（olfactory nerves）（图 1-10-39）传导嗅觉，起于鼻腔黏膜的嗅细胞，其中枢突集合成 20 多条嗅丝穿筛孔入颅，止于嗅球。

（二）视神经

视神经（optic nerve）（图 1-10-40）传导视觉，由视网膜神经节细胞的轴突在视神经盘处集聚而成，穿眼球后壁，经视神经管入颅中窝。

（三）动眼神经

动眼神经（oculomotor nerve）（图 1-10-40）含有躯体运动纤维和副交感纤维。躯体运动纤维发自中脑的动眼神经核，副交感纤维发自中脑的动眼神经副核。两种纤维集合成动眼神经，自中脑的脚间窝出脑，向前经眶上裂入眶，其躯体运动纤维支配上睑提肌、上直肌、内直肌、下直肌和下斜肌。副交感纤维进入睫状神经节内换元，节后纤维入眼球内支配瞳孔括约肌和睫状肌。

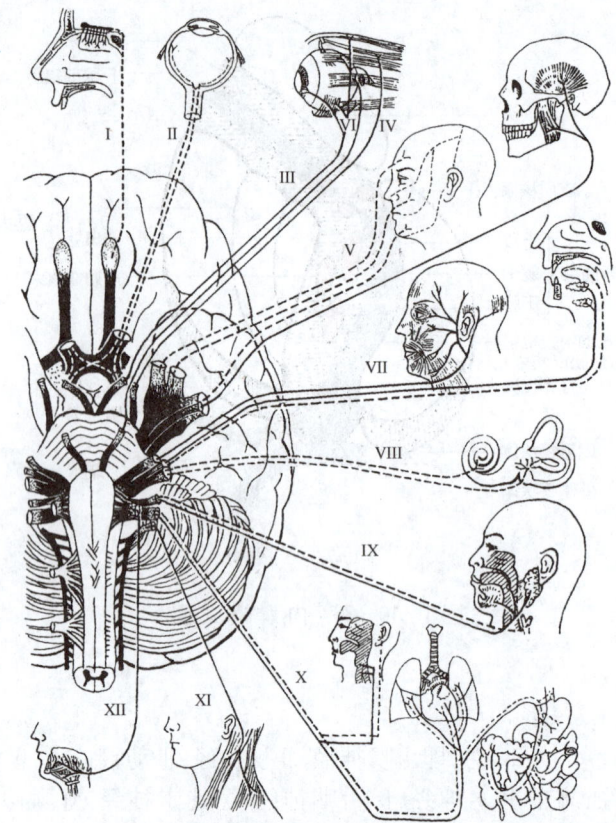

图 1-10-37 脑神经概观

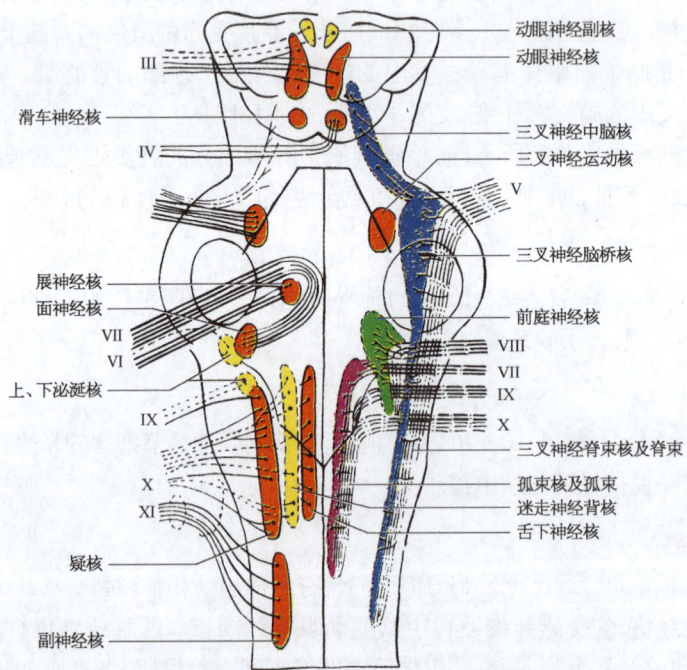

图 1-10-38 脑神经核及其纤维联系

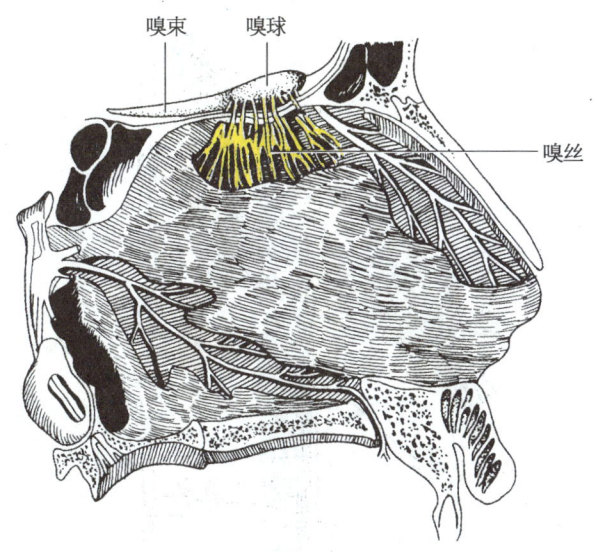

图 1-10-39 嗅 神 经

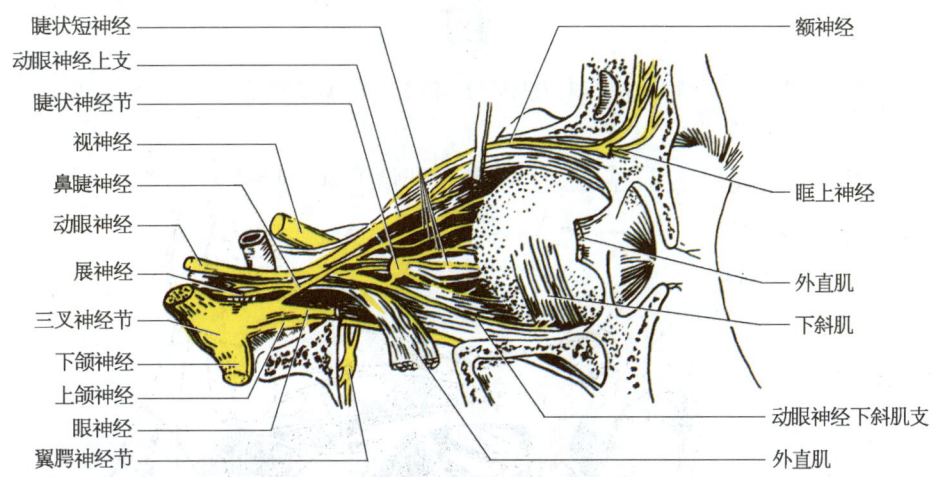

图 1-10-40 眶内的神经(外侧面观)

(四)滑车神经

滑车神经(trochlear nerve)(图 1-10-21、图 1-10-22)起自中脑的滑车神经核,由下丘下方出脑,绕大脑脚外侧向前经眶上裂入眶,支配上斜肌。

(五)三叉神经

三叉神经(trigeminal nerve)含躯体感觉和躯体运动两种纤维。躯体感觉纤维是三叉神经节的假单极神经元的突起,中枢突经三叉神经根入脑,终于三叉神经脑桥核和三叉神经脊束核(图 1-10-41)。周围突形成三大分支:第 1 支为眼神经,第 2 支为上颌神经,第 3 支为下颌神经(图 1-10-42、图 1-10-43)。三叉神经的躯体运动纤维发自脑桥的三叉神经运动核,出脑桥后,加入下颌神经内。

1. 眼神经(ophthalmic nerve) 经眶上裂入眶,分布于泪腺、眼球、部分鼻腔黏膜,以及上睑、鼻背和额部皮肤。

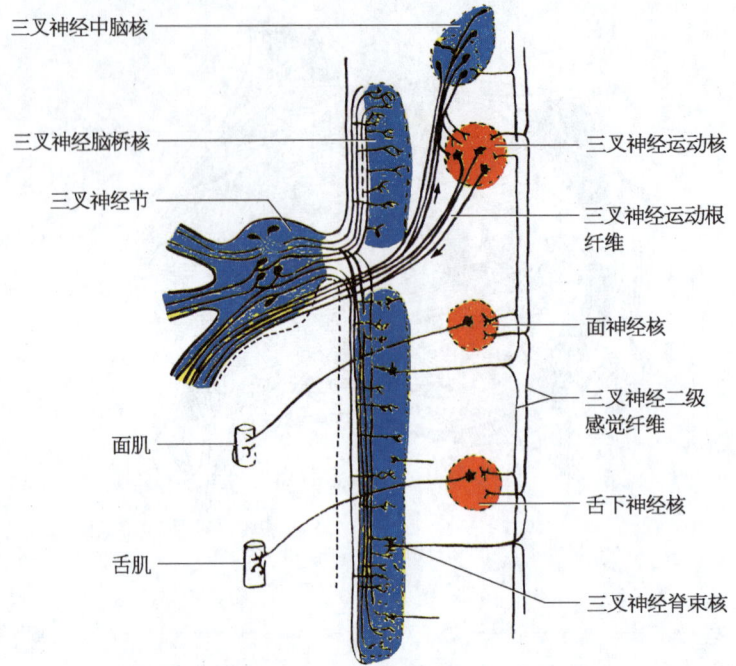

图 1-10-41 三叉神经核团及其与中枢联系

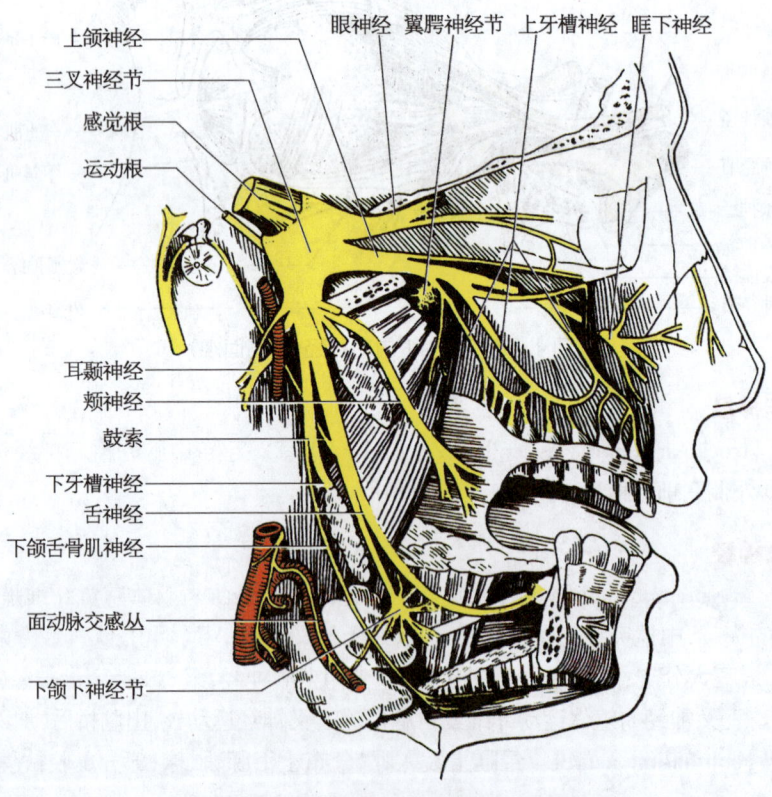

图 1-10-42 三叉神经的分支及其分布

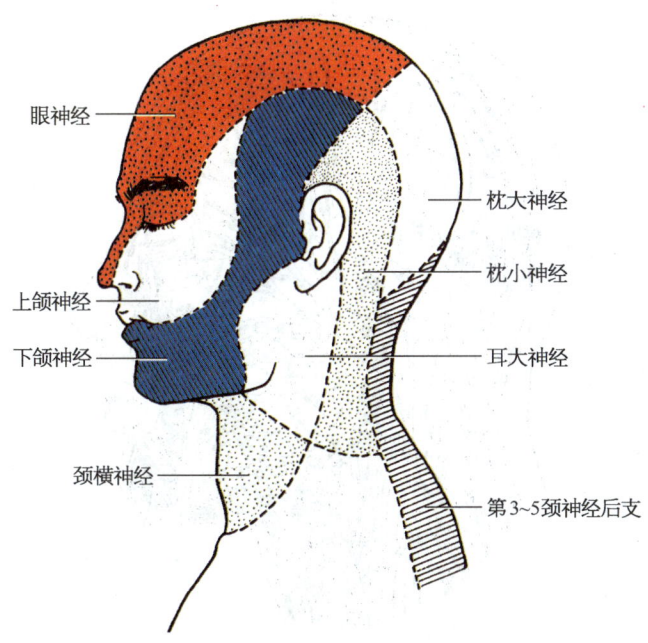

图 1-10-43　三叉神经头面部皮肤分布

2. 上颌神经（maxillary nerve） 由圆孔出颅后，经眶下裂入眶。它沿眶下壁前行出眶下孔至面部，分成数支，分布于睑裂和口裂间的皮肤。上颌神经在穿出眶下孔以前，沿途有分支分布于上颌牙齿、牙龈以及上颌窦和鼻腔的黏膜等处。

3. 下颌神经（mandibular nerve） 含有躯体感觉和躯体运动纤维，经卵圆孔出颅。其躯体感觉纤维主要分布于下颌牙齿、牙龈、颊和舌前 2/3 的黏膜以及耳颞区和口裂以下的面部皮肤，躯体运动纤维支配咀嚼肌。

（六）展神经

展神经（abducent nerve）（图 1-10-40）起自脑桥展神经核，经延髓和脑桥之间出脑，前行经眶上裂入眶，支配外直肌。

（七）面神经

面神经（facial nerve）（图 1-10-44、图 1-10-45）属混合性神经，躯体运动纤维起自脑桥的面神经核，经脑桥和延髓之间出脑，进入内耳道，穿内耳道底进入颞骨内，由茎乳孔出颅，分布于面部的表情肌。

面神经还含有副交感纤维和内脏感觉（味觉）纤维。副交感纤维起自脑桥的上泌涎核，在内脏神经节换元后，节后纤维至泪腺、下颌下腺和舌下腺；内脏感觉纤维分布于舌前 2/3 黏膜的味蕾。

（八）前庭蜗神经

前庭蜗神经（vestibulocochlear nerve）（图 1-10-46）由前庭神经和蜗神经组成，前庭神经传导位置觉，蜗神经传导听觉。两者合成一干，经内耳门入颅，在面神经的外侧，经延髓和脑桥之间入脑。

（九）舌咽神经

舌咽神经（glossopharyngeal nerve）（图 1-10-47）主要含有内脏感觉、躯体运动和副交感纤维

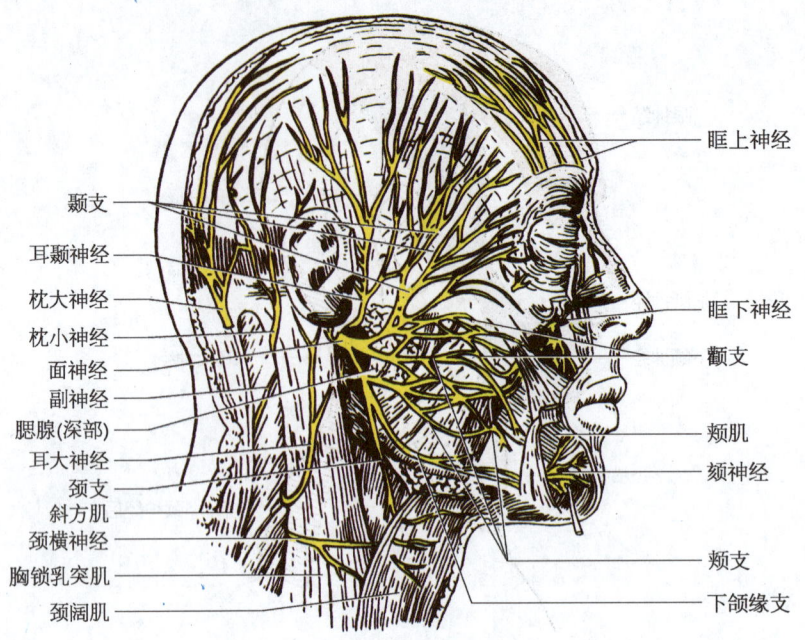

图1-10-44 面神经及其分支

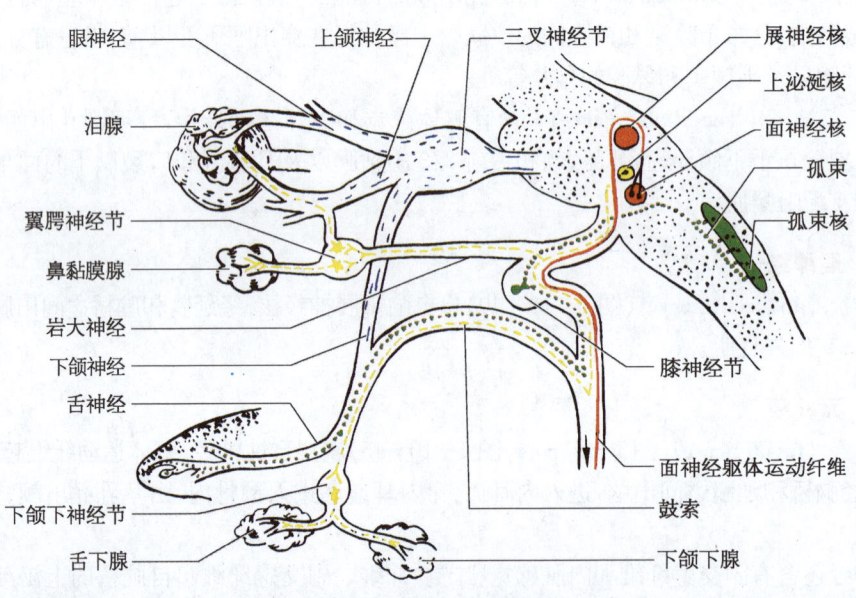

图1-10-45 面神经纤维分布示意图

成分。三种纤维一起在延髓侧面出入脑,经颈静脉孔出入颅。

内脏感觉纤维主要分布到咽和舌后1/3黏膜(司味觉和一般感觉);躯体运动纤维支配咽肌;副交感纤维分布于腮腺,管理腮腺的分泌。

(十)迷走神经

迷走神经(vagus nerve)(图1-10-47、图1-10-48)含有副交感、内脏感觉和躯体运动等纤维

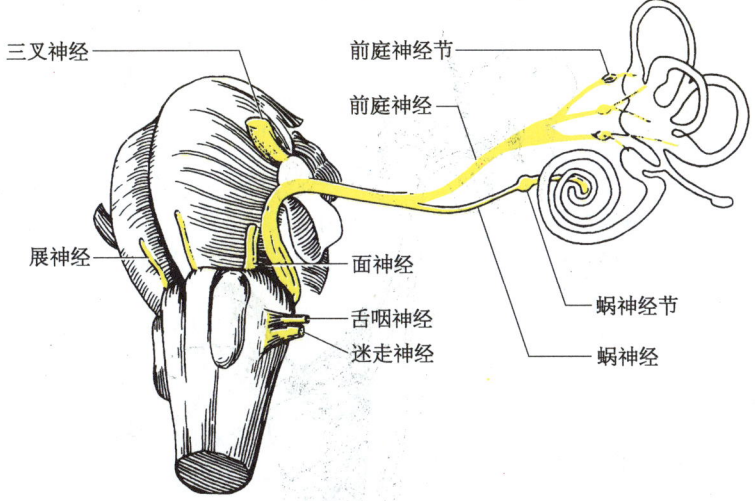

图 1-10-46 前庭蜗神经

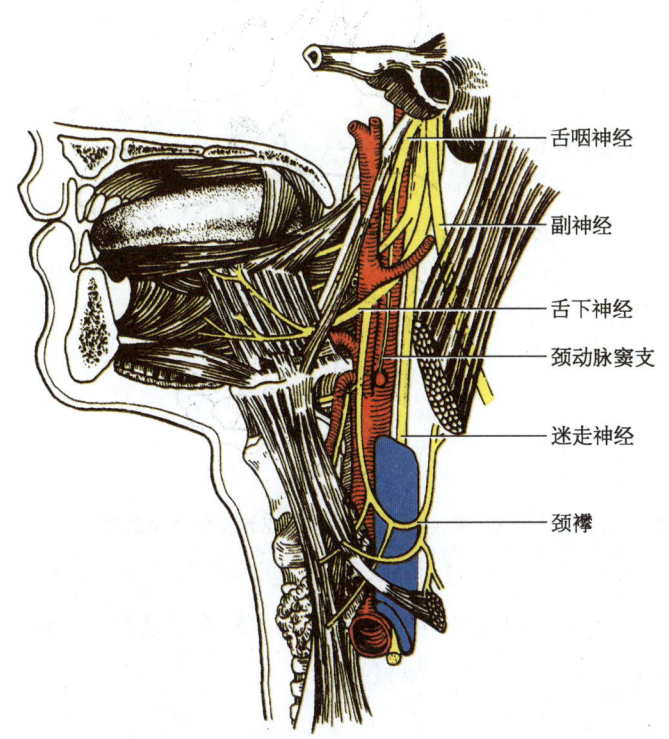

图 1-10-47 舌咽神经、副神经、迷走神经和舌下神经

成分。副交感纤维起自延髓迷走神经背核,管理咽喉部腺体的分泌、胸腹腔器官的运动及其腺体的分泌。内脏感觉纤维分布于咽喉及胸腹腔器官。躯体运动纤维起自疑核,支配咽肌、喉肌的运动。

迷走神经经颈静脉孔出颅,在颈部两侧下行,经胸廓上口入胸腔,沿食管两侧经食管裂孔入腹腔。在颈、胸和腹部形成神经丛,发出许多分支支配相应的器官。

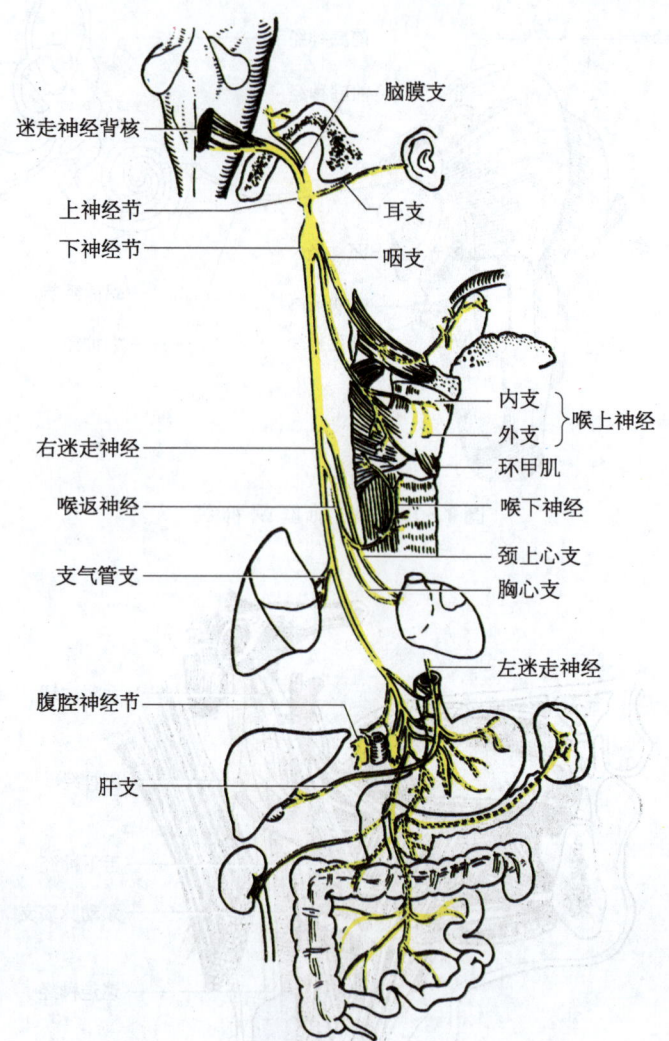

图 1-10-48 迷走神经纤维成分及分布示意图

(十一) 副神经

副神经 (accessory nerve)(图 1-10-47)起自副神经核,在延髓侧面出脑,经颈静脉孔出颅,支配胸锁乳突肌和斜方肌。

(十二) 舌下神经

舌下神经 (hypoglossal nerve)(图 1-10-47)起自舌下神经核,在延髓锥体外侧出脑,经舌下神经管出颅,支配舌肌。

[附] 角膜反射

以棉花轻触一侧角膜时,引起双眼同时闭合,此现象称为角膜反射。其反射通路是:角膜→三叉神经的眼神经→三叉神经脑桥核及脊束核→两侧的面神经核→两侧面神经→两侧的眼轮匝肌。

第四节 传 导 通 路

机体内、外感受器能将接受的刺激转变为神经冲动,经传入神经传到中枢神经系统,最后至大脑皮质产生感觉。大脑皮质将这些信息经整合后发出指令,传递到脑干或脊髓的运动神经元,经传出神经到达躯体或内脏的效应器,引起效应。高级中枢和感受器或效应器之间,通过神经元传导神经冲动的通路,称为传导通路。

由感受器经过传入神经、皮质下各级中枢至大脑皮质的神经通路,称为感觉传导通路或上行传导通路;由大脑皮质经皮质下各级中枢、传出神经至效应器的神经通路称为运动传导通路或下行传导通路。

一、感觉传导通路

(一) 本体觉传导通路

本体觉又称深感觉,是指来自肌、腱、关节等的位置觉、运动觉和震动觉。躯干和四肢的本体觉传导路可分为意识性和非意识性两种。本节仅述意识性本体觉传导路。

躯干和四肢意识性本体觉传导路为传入大脑皮质而引起感知的本体觉传导路,本体觉传导路还传导皮肤感觉中的精细触觉,由3级神经元组成(图1-10-49、图1-10-50)。

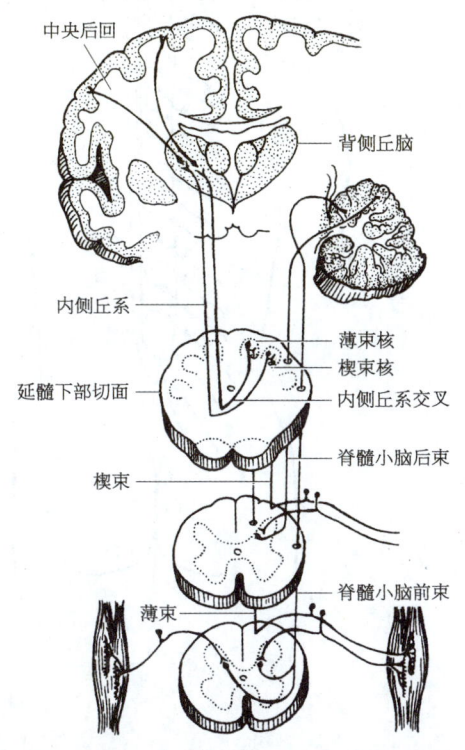

图1-10-49 本体感觉和精细触觉传导通路

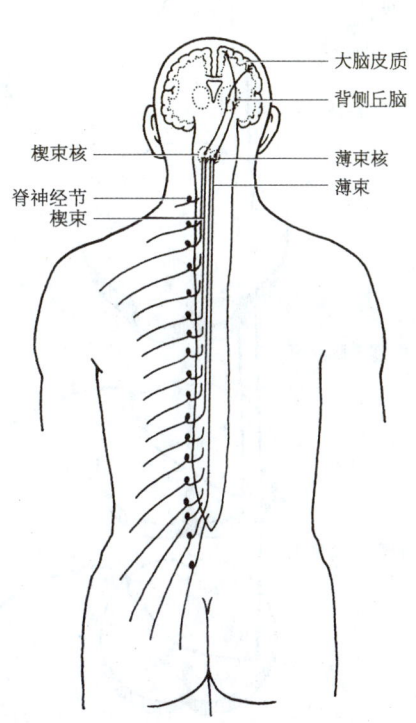

图1-10-50 薄束和楔束的构成

第1级神经元胞体位于脊神经节内,其周围突至肌、腱和关节的本体觉感受器和皮肤的精细触觉感受器;中枢突经后根,进入脊髓同侧的后索上行,其中来自脊髓第4胸段以下的纤维在后索中形成薄束;来自脊髓第4胸段以上的纤维,在薄束的外侧形成楔束。薄束和楔束上行到延髓,分别止于薄束核和楔束核。

第2级神经元胞体位于薄束核和楔束核,它们发出的纤维呈弓形前行至中央管的腹侧,在中线与对侧纤维交叉,称为内侧丘系交叉,交叉后的纤维在中线两侧上行,称为内侧丘系,经过脑桥和中脑止于背侧丘脑。

第3级神经元胞体位于背侧丘脑,它们发出纤维组成丘脑皮质束,经内囊后肢投射到中央后回的上2/3和中央旁小叶的后部。

(二) 浅感觉传导通路

浅感觉传导通路传导皮肤、黏膜的痛觉、温度觉和粗触觉的冲动,由3级神经元组成(图1-10-51、图1-10-52)。

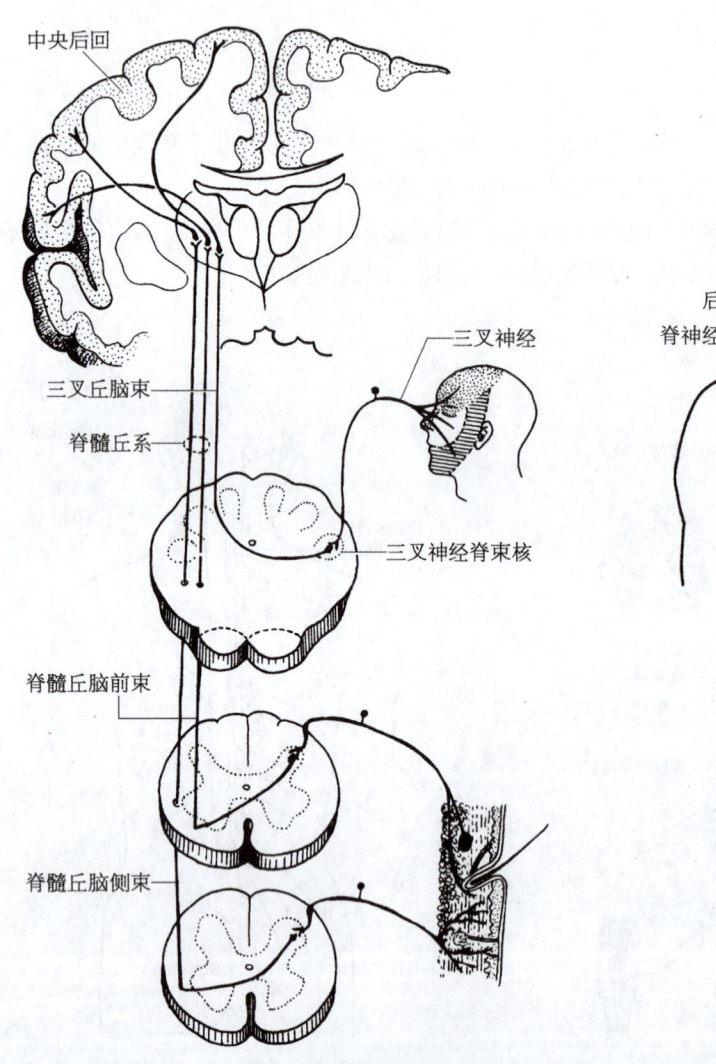
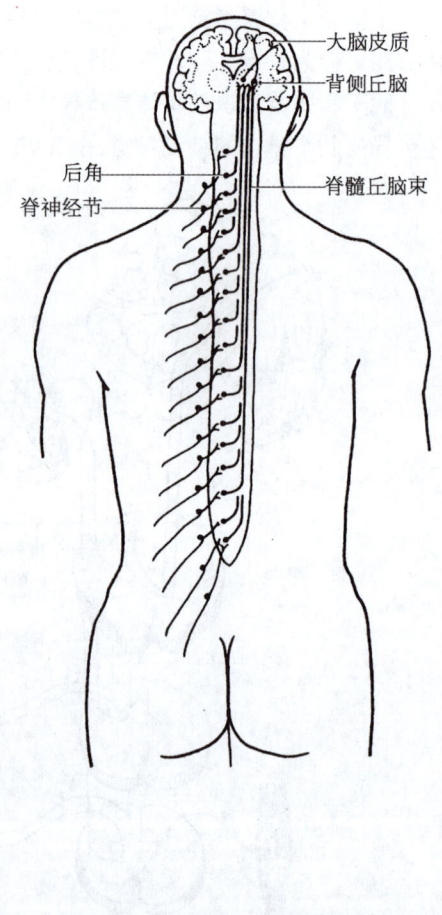

图1-10-51 浅感觉传导通路　　　　图1-10-52 脊髓丘脑束的构成

1. 躯干和四肢浅感觉传导通路　第 1 级神经元胞体位于脊神经节内,其周围突组成脊神经的躯体感觉纤维,分布至躯干和四肢皮肤内的感受器;中枢突经后根进入脊髓止于同侧的后角细胞。

第 2 级神经元胞体位于后角细胞,它们发出纤维,经中央管前方的白质前连合交叉到对侧的外侧索和前索上行,组成脊髓丘脑侧束和脊髓丘脑前束,向上经延髓、脑桥和中脑止于背侧丘脑。脊髓丘脑侧束传导痛、温觉,脊髓丘脑前束传导粗触觉。

第 3 级神经元胞体位于背侧丘脑,它们发出的轴突形成丘脑皮质束,经内囊后肢投射到中央后回上 2/3 和中央旁小叶的后部。

2. 头面部浅感觉传导通路　第 1 级神经元胞体位于三叉神经节内,其周围突经三叉神经分布于头面部皮肤和口、鼻腔黏膜的感受器,中枢突组成三叉神经根入脑桥,其中传递痛、温觉的纤维下行,形成三叉神经脊束,止于三叉神经脊束核;传递触觉的纤维终止于三叉神经脑桥核。

第 2 级神经元胞体位于三叉神经脊束核、三叉神经脑桥核内,它们发出纤维交叉到对侧,组成三叉丘脑束,止于背侧丘脑腹后内侧核。

第 3 级神经元胞体位于背侧丘脑腹后内侧核,它们发出纤维参与组成丘脑皮质束,经内囊后肢,投射到中央后回下 1/3。

(三) 视觉传导通路

第 1 级神经元为视网膜的双极细胞,其周围突至视觉感受器(视杆细胞和视锥细胞),中枢突与神经节细胞形成突触。

第 2 级神经元为视网膜的神经节细胞,其轴突在视神经盘处集合成视神经,经视神经管入颅腔,形成视交叉,延续为视束(图 1 - 10 - 53)。

视神经纤维在视交叉处作不完全交叉,来自两眼视网膜鼻侧半的纤维相互交叉,而来自颞侧半的不交叉,走在同侧。因此,左侧视束含有来自两眼视网膜左侧半的纤维,右侧视束含有来自两眼视网膜右侧半的纤维。视束纤维绕过大脑脚,终于外侧膝状体。

第 3 级神经元是外侧膝状体的细胞,其轴突组成视辐射,经内囊后肢投射到枕叶距状沟上、下的皮质。

二、运动传导通路

运动传导通路管理骨骼肌运动,包括锥体系和锥体外系两部分。

(一) 锥体系

锥体系(pyramidal system)是管理骨骼肌随意运动的系统,发自大脑皮质,形成一复合的纤维束称为锥体束。锥体束分为皮质脊髓束和皮质核束。

1. 皮质脊髓束　主要起于中央前回上 2/3 及中央旁小叶前部的锥体细胞,其发出的纤维经内囊后肢、中脑大脑脚、脑桥基底部至延髓形成锥体。在锥体下部,大部分纤维互相交叉,称为锥体交叉。交叉后的纤维下行至脊髓外侧索,形成皮质脊髓侧束。皮质脊髓侧束在下行中逐节直接或间接止于各节段同侧的前角细胞。小部分纤维不交叉,下行至脊髓前索,形成皮质脊髓前束,此束仅存在于脊髓中胸段以上,它在下行过程中逐节交叉至对侧,直接或间接终止于前角细胞(图 1 - 10 - 54)。

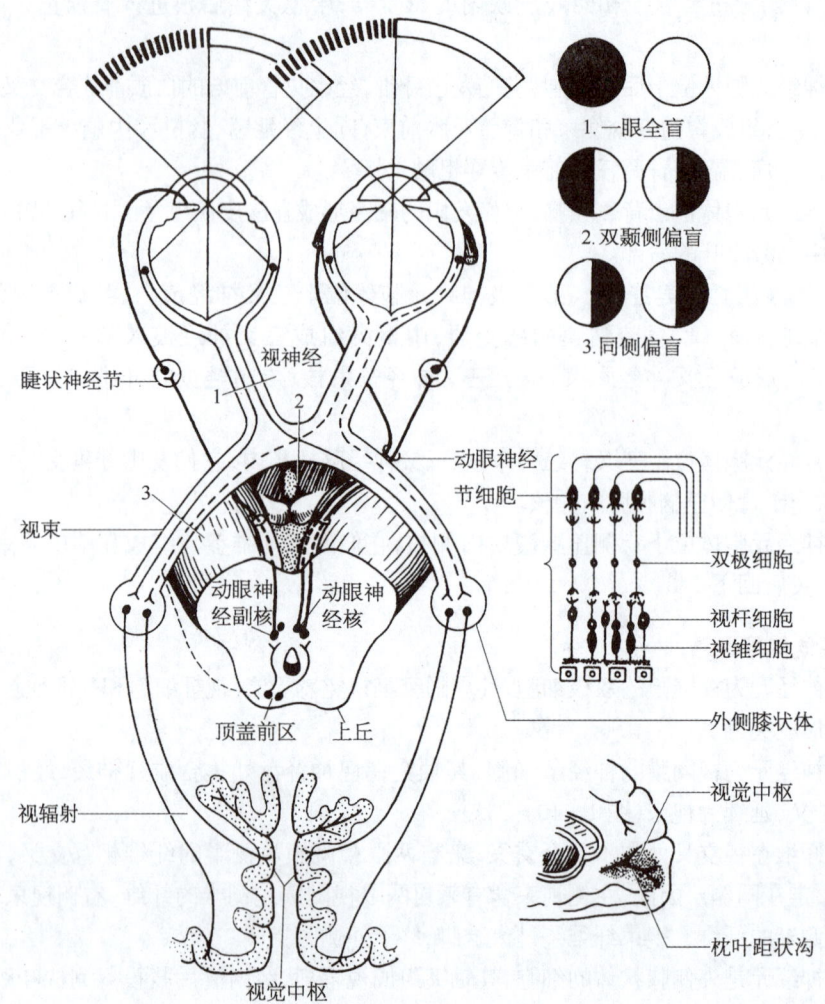

图 1-10-53 视觉传导通路和瞳孔对光反射通路

2. 皮质核束 又称**皮质脑干束**,主要起自中央前回下 1/3 的锥体细胞,其发出的纤维经内囊膝下行至脑干,在行经脑干的过程中,陆续终止于脑干躯体运动核。其中,面神经核下部(支配下部面肌)和舌下神经核只接受对侧皮质脑干束支配,其余脑干躯体运动核及面神经核上部,均受双侧皮质脑干束支配(图 1-10-55)。

(二)锥体外系

锥体外系是指锥体系以外的控制骨骼肌活动的传导路,为多级神经元链,涉及脑内许多结构。锥体外系主要功能是调节肌张力和协调肌的活动等。在保持肌的协调和适宜的肌张力的情况下,骨骼肌得以进行精细的随意运动。

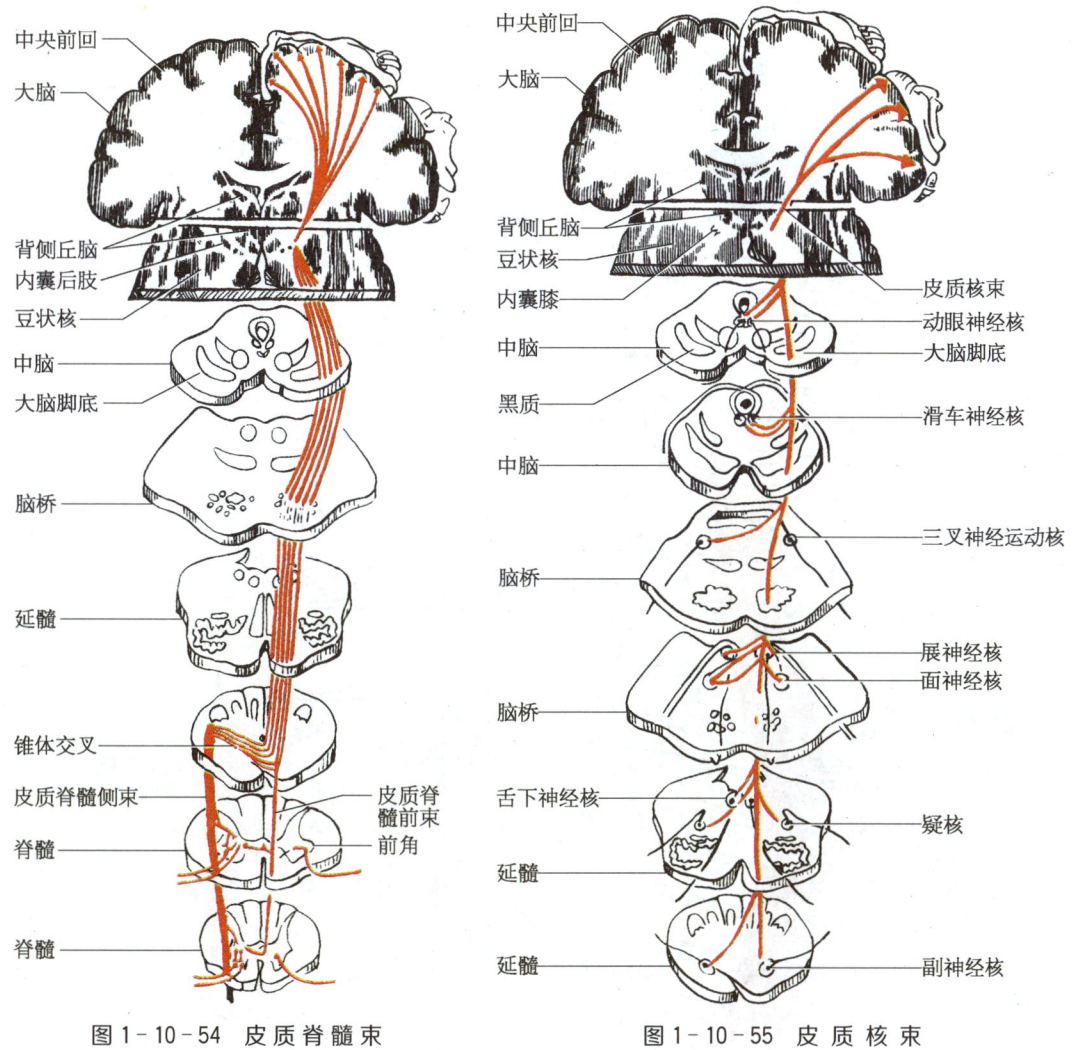

图 1-10-54 皮质脊髓束　　图 1-10-55 皮质核束

第五节　自主神经系统

自主神经系统又称内脏神经系统或植物性神经系统,是神经系统的一个组成部分,主要分布于内脏、心血管和腺体(图 1-10-56)。内脏神经和躯体神经一样,包含有运动神经和感觉神经,分别称为内脏运动神经和内脏感觉神经。

一、内脏运动神经

内脏运动神经(visceral motor nerve)与躯体运动神经比较,在形态结构和生理功能上的差别有:① 躯体运动神经支配骨骼肌;内脏运动神经支配平滑肌、心肌和腺体。② 躯体运动神经自脑

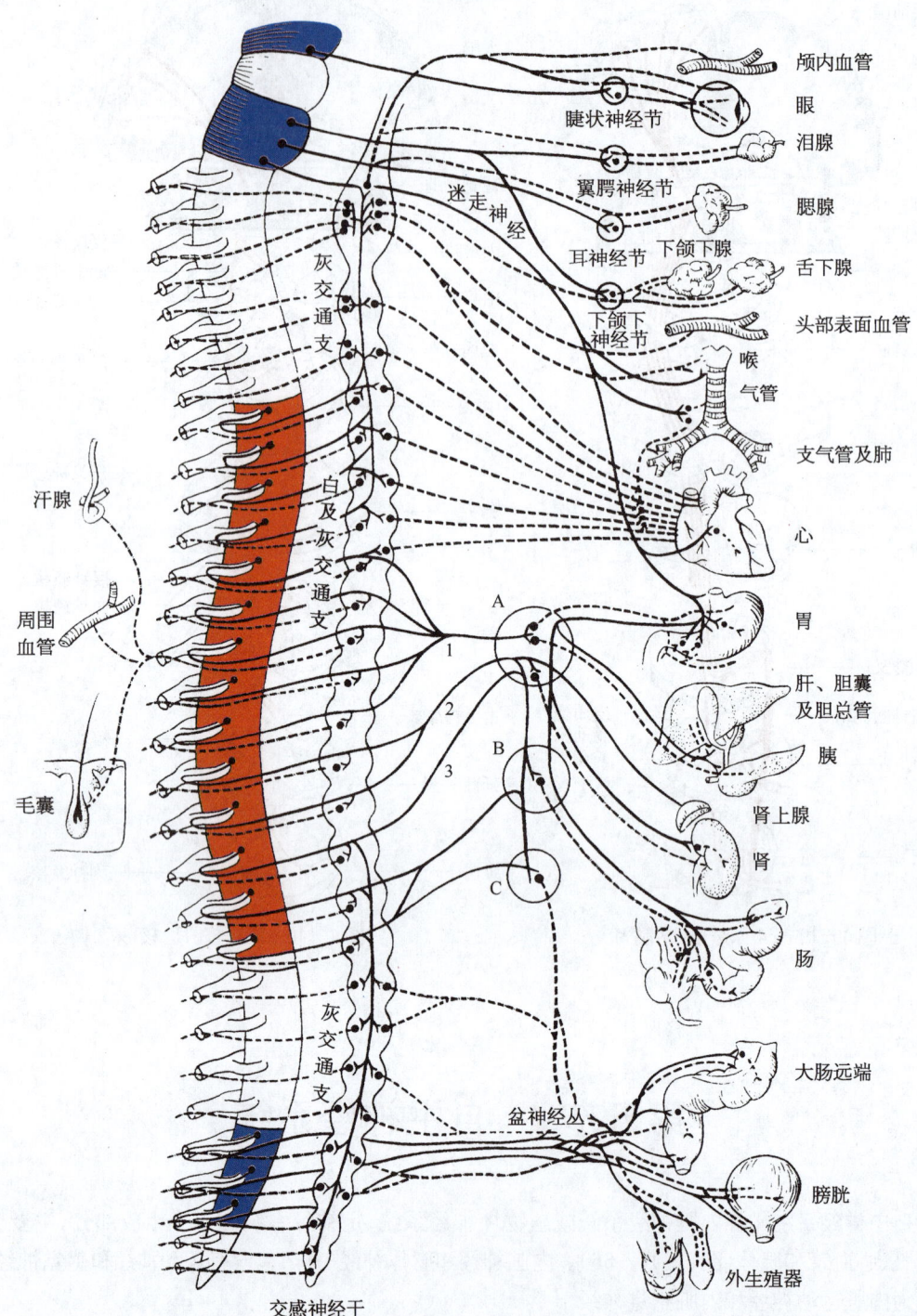

图 1-10-56　自主神经系统
A. 腹腔神经节　B. 肠系膜上神经节　C. 肠系膜下神经节
1. 内脏大神经　2. 内脏小神经　3. 内脏最小神经

干和脊髓的中枢发出后直达骨骼肌,不交换神经元;而内脏运动神经自脑干和脊髓的中枢发出后,要在周围的内脏神经节交换神经元,再由节内神经元发出纤维到达效应器。因此,内脏运动神经从脑干和脊髓的中枢到支配的器官有两个神经元。第一个神经元为节前神经元,其胞体在中枢内,它发出的轴突称为节前纤维;第二个神经元为节后神经元,其胞体在内脏神经节,它发出的轴突称为节后纤维。③ 在功能上,躯体运动神经受意志支配;而内脏运动神经一般不受意志的直接控制。④ 躯体运动神经只有一种纤维成分,即躯体运动纤维;而内脏运动神经有两种纤维成分,分别称为交感神经(sympathetic nerve)和副交感神经(parasympathetic nerve)。多数内脏器官同时接受交感和副交感神经的双重支配。

(一) 交感神经

1. 中枢部 交感神经的低级中枢位于脊髓第1胸段至第3腰段($T_1 \sim L_3$)的侧角内。节前纤维即侧角细胞发出的轴突。

2. 周围部 包括交感神经节和交通支。

(1) 交感神经节:为交感神经节后神经元胞体所在处,主要有交感干神经节、腹腔神经节和肠系膜上、下神经节等(图1-10-57)。按其位置,交感干神经节为椎旁神经节,其他属椎前神经节。

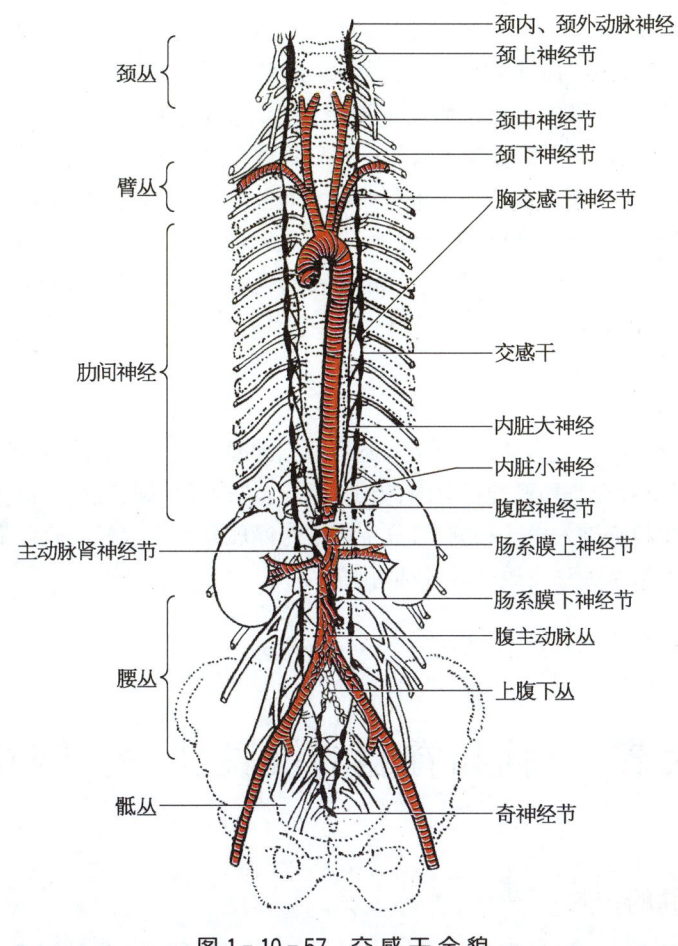

图1-10-57 交感干全貌

1) 交感干神经节：位于脊柱两旁，借节间支连成交感干。**交感干**上自颅底下至尾骨，两干下端合于单个的尾节。颈部交感干神经节有 3 对，胸部有 10~12 对，腰部有 4~5 对，骶部有 2~3 对节，尾部为 1 个单节（奇神经节）。

2) 腹腔神经节：1 对，位于腹腔干根部两旁。

3) 肠系膜上神经节和肠系膜下神经节：均为单个，分别位于肠系膜上、下动脉的根部。

(2) 交通支：交感干神经节借交通支与相应的脊神经相连。交通支分为白交通支和灰交通支（图 1-10-56）。**白交通支**是脊髓侧角细胞发出的节前纤维离开脊神经进入交感干神经节的通路，只见于全部胸神经和上 3 对腰神经与交感干之间。因纤维有髓鞘，故呈白色。**灰交通支**是交感干神经节发出的节后纤维进入脊神经的通路，存在于全部交感干神经节和全部脊神经之间。因纤维无髓鞘，故呈灰色。

(二) 副交感神经

1. 中枢部 副交感神经的低级中枢为脑干的副交感神经核和脊髓第 2~4 骶段的副交感神经元（图 1-10-56）。

2. 周围部 包括副交感神经节和进出于节的节前纤维和节后纤维。副交感神经节有**器官旁节**和**器官内节**两种。

(1) 脑部副交感神经：随动眼神经走行的副交感节前纤维起自中脑的动眼神经副核，随动眼神经进入眶，至睫状神经节交换神经元，节后纤维穿入眼球壁，分布于瞳孔括约肌和睫状肌；随迷走神经走行的副交感节前纤维，起自延髓迷走神经背核，随迷走神经分支到颈、胸、腹腔器官内节或器官旁节交换神经元，节后纤维支配器官的运动和腺体分泌。

(2) 骶部副交感神经：骶部副交感节前纤维起自脊髓第 2~4 骶段的副交感神经元，随骶神经前根、前支出骶前孔至盆腔，然后离开骶神经前支，组成**盆内脏神经**（pelvic splanchnic nerves）参加**盆丛**，随盆丛分支到降结肠、乙状结肠和盆腔脏器，在器官旁节或器官内节交换神经元。节后纤维支配这些器官的运动和腺体分泌。

二、内脏感觉神经

内脏器官除有交感和副交感神经支配外，还有感觉神经分布。内脏感觉神经元也是假单极神经元，其胞体亦位于脑神经节和脊神经节内，周围突随交感神经和副交感神经（主要是迷走神经和盆内脏神经）分布，中枢突进入脊髓和脑干，分别止于脊髓后角和孤束核。脊髓后角和孤束核发出纤维，经过一定的传导，至大脑皮质产生各种内脏感觉。

第六节 脑和脊髓的被膜、脑室、脑脊液

一、脑和脊髓的被膜

脑和脊髓的外面包有 3 层被膜，由外向内依次为**硬膜**（dura mater）**蛛网膜**（arachnoid）和**软膜**

(pia mater)。蛛网膜和软膜之间的腔隙,称为**蛛网膜下隙**(subarachnoid space),内含有脑脊液。

(一) 脊髓的被膜(图 1-10-58、图 1-10-59)

1. 硬脊膜(spinal dura mater) 呈管状包被脊髓。其上端附着于枕骨大孔周缘,与硬脑膜相续。下部在第 2 骶椎平面以下变细,包裹终丝,末端附于尾骨。硬脊膜与椎管内面的骨膜之间有一间隙,称为**硬膜外隙**(epidural space),内含静脉丛、淋巴管、疏松结缔组织和脂肪等。此隙略呈负压,有脊神经根通过,临床上可将麻醉剂注入进行硬膜外麻醉。

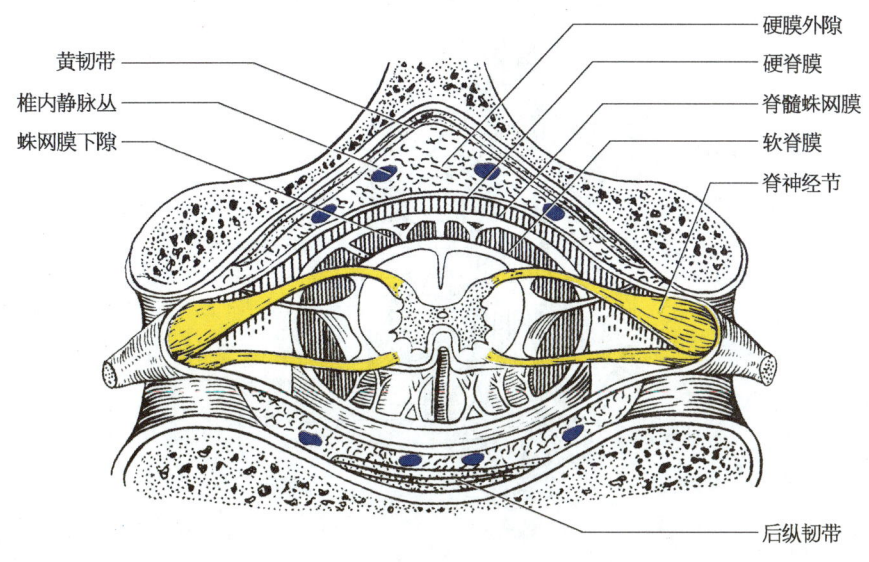

图 1-10-58 脊髓的被膜

2. 脊髓蛛网膜(spinal arachnoid) 向上移行于脑蛛网膜。脊髓蛛网膜下隙自脊髓下端至第 2 骶椎水平特别宽阔,称为**终池**,内有脑脊液、马尾和终丝,临床上常在此处抽取脑脊液。

3. 软脊膜(spinal pia mater) 紧贴于脊髓表面并伸入脊髓的沟裂内。

(二) 脑的被膜

1. 硬脑膜(cerebral dura mater) 由两层膜紧密结合而成,其外层相当于颅骨内面的骨膜,内层在一定部位离开外层折叠形成隔幕,并且凸入脑的裂隙中。主要的隔幕有伸入大脑两半球之间的**大脑镰**(cerebral falx)和伸入大、小脑之间的**小脑幕**(tentorium of cerebellum)。

硬脑膜内、外两层分离处,形成腔隙,为颅内静脉血的回流通道,称为**硬脑膜窦**(sinuses of dura mater)(图 1-10-60)。主要的硬脑膜窦有**上矢状窦**,位于大脑镰上缘;**横窦**,在小脑幕后缘内,沿颅骨横窦沟走行;**乙状窦**,位于乙状窦沟内,是横窦的延续,在颈静脉孔处移行为颈内静脉。

2. 脑蛛网膜(cerebral arachnoid) 脑蛛网膜下隙内有许多小纤维束,呈网状连接着蛛网膜和软脑膜。在有的地方蛛网膜下隙扩大,称为**蛛网膜下池**。其中最宽阔者为**小脑延髓池**,位于小脑和延髓之间。脑蛛网膜在上矢状窦两旁,形成许多颗粒状小突起,突入上矢状窦内,称为**蛛网膜粒**(arachnoid granulations),蛛网膜下隙内的脑脊液经过蛛网膜粒渗入上矢状窦内,最后回流入静脉(图 1-10-61、图 1-10-62)。

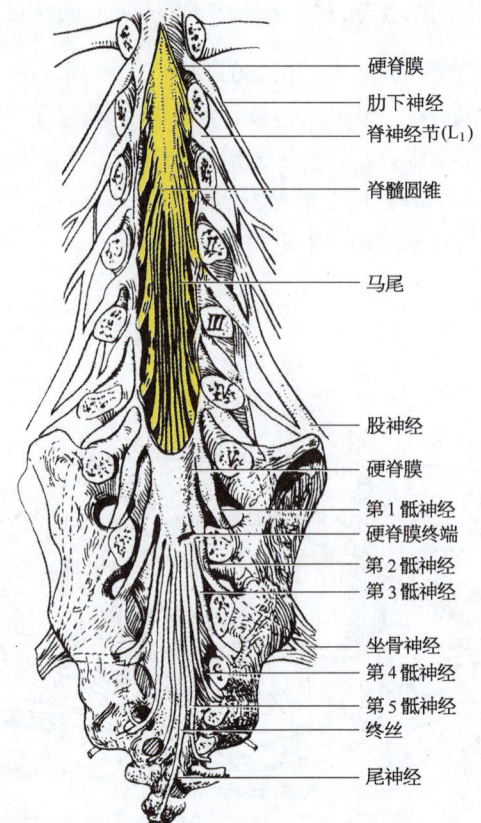

图 1-10-59 脊髓下段的被膜

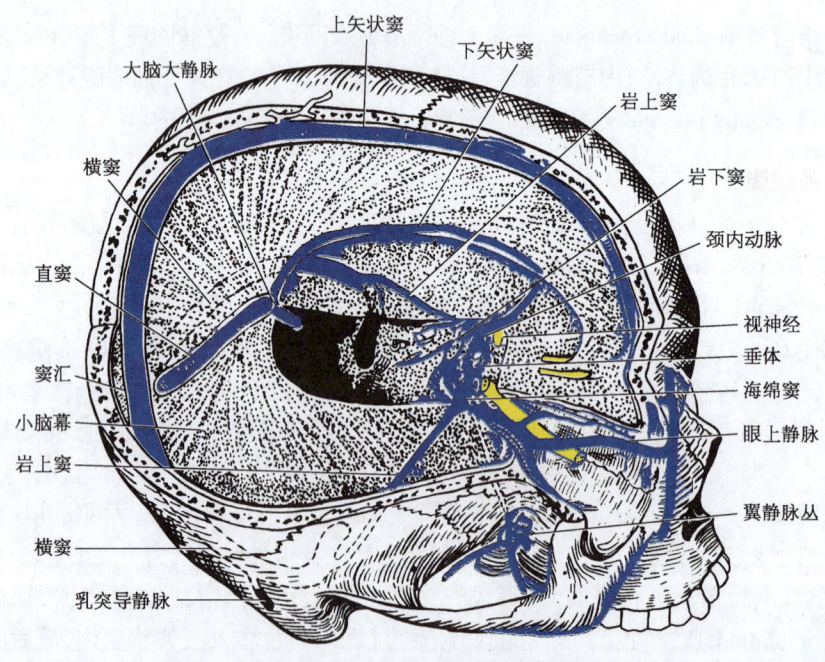

图 1-10-60 硬脑膜和硬脑膜窦

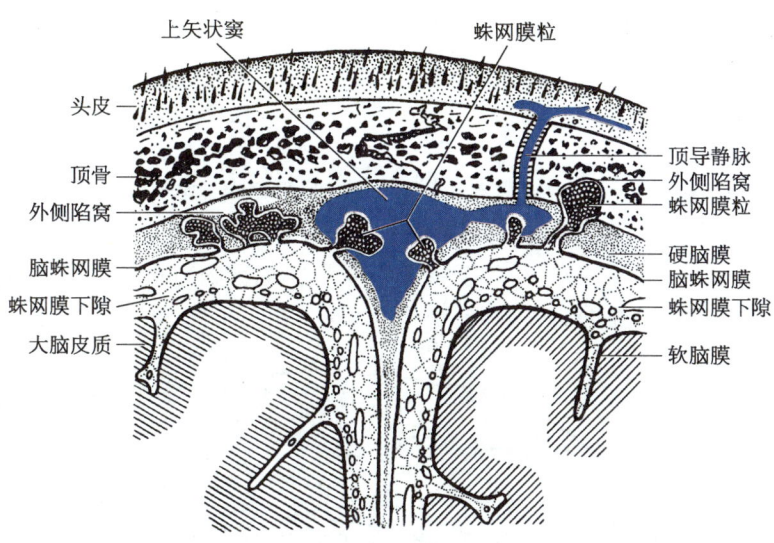

图 1-10-61 蛛网膜粒和上矢状窦

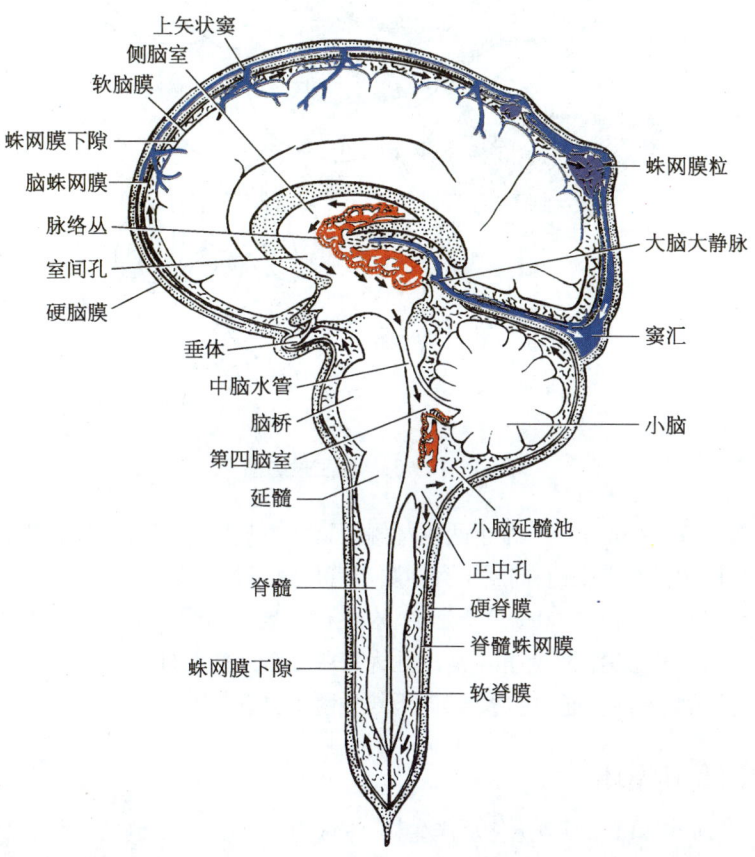

图 1-10-62 脑脊液循环模式图

3. 软脑膜（cerebral pia mater） 薄且富含血管，贴于脑的表面并深入脑的沟裂中。在脑室的一定部位，软脑膜上的血管形成的毛细血管丛和室管膜上皮（脑室壁上的上皮）共同突向脑室，形成**脉络丛**，脑脊液由此产生。

二、脑室

脑室是脑中的腔隙，包括左、右侧脑室和第三脑室、第四脑室，脑室内含有脑脊液。每个脑室均有脉络丛。

1. 侧脑室（lateral ventricles） 左右各一，分别位于左、右大脑半球内。两个侧脑室各自经左、右室间孔与第三脑室相通（图1-10-63）。

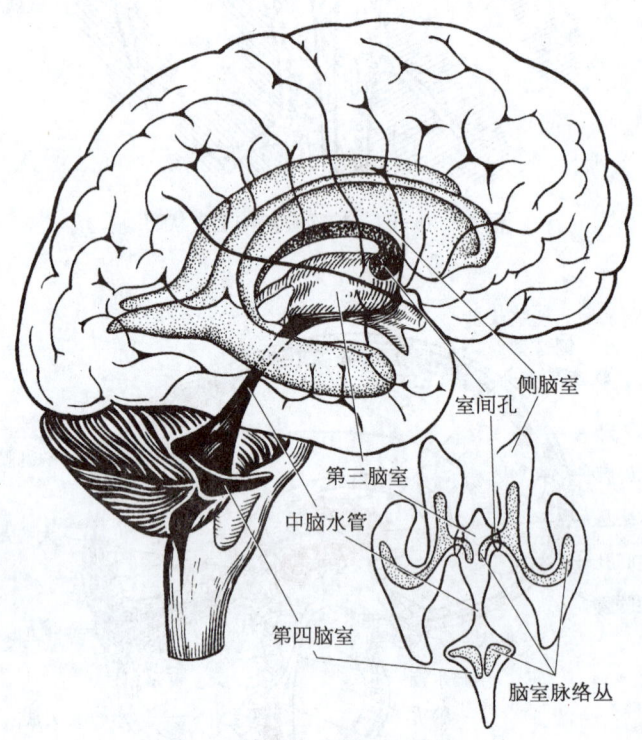

图1-10-63 脑室投影图

2. 第三脑室（third ventricle） 位于两侧背侧丘脑和下丘脑之间的一个矢状裂隙。前上方经左、右室间孔与相应的侧脑室相通，向后下经中脑水管与第四脑室相通。

3. 第四脑室（fourth ventricle） 位于延髓、脑桥和小脑之间的腔隙。靠近菱形窝下角有一孔为**第四脑室正中孔**，在菱形窝两个侧角附近的孔为**第四脑室外侧孔**（图1-10-64），它们皆与蛛网膜下隙相交通。第四脑室向上通中脑水管，向下与脊髓中央管相通。

三、脑脊液及其循环

脑脊液（cerebrospinal fluid）自脉络丛产生，一般认为约95%是由侧脑室脉络丛产生。脑脊液是无色透明的液体，充满于脑和脊髓周围的蛛网膜下隙中，有保护脑和脊髓免受外力振荡的作用，并维持颅内压。此外，脑脊液还可供给脑、脊髓的营养物质和运走其代谢产物。

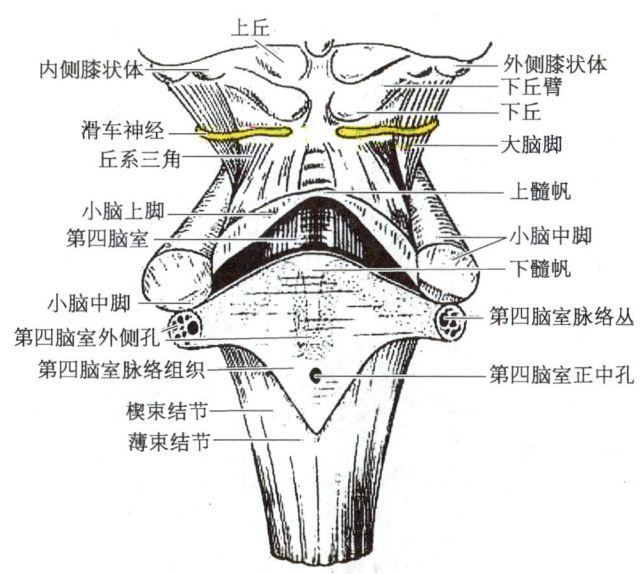

图 1-10-64 第四脑室正中孔和外侧孔

左、右侧脑室脉络丛产生的脑脊液,经左、右室间孔流入第三脑室,与第三脑室脉络丛产生的脑脊液一起,经中脑水管入第四脑室,然后与第四脑室脉络丛产生的脑脊液一起经第四脑室正中孔和两外侧孔流入蛛网膜下隙,经蛛网膜粒渗透至硬脑膜窦,再回流入血液中(图1-10-62)。

第七节 脑 的 血 管

一、脑的动脉

脑的动脉血供应来自颈内动脉和椎动脉(图1-10-65、图1-10-66)。颈内动脉供应大脑半球的前2/3和间脑的前部。椎动脉供应大脑半球的后1/3、间脑后部、脑干和小脑。供应大脑半球的动脉分支可分为皮质支和中央支。皮质支主要分布于大脑的皮质和皮质深面的浅层髓质;中央支穿入脑实质内,供应深部的髓质(包括内囊)、间脑和基底核等处。

(一) 颈内动脉

颈内动脉起自颈总动脉,经颈动脉管入颅腔,主要分支如下。

1. 眼动脉(ophthalmic artery) 穿视神经管入眶内,分布于眼球及其周围结构。

2. 大脑前动脉(anterior cerebral artery) 自颈内动脉发出后行向前内方,进入大脑纵裂内,然后沿胼胝体的背侧向后行,途中分出皮质支分布于额、顶叶的内侧面和两叶上外侧面的边缘部。大脑前动脉在发出处不远,与对侧的同名动脉借**前交通动脉**相连。中央支发自大脑前动脉近侧

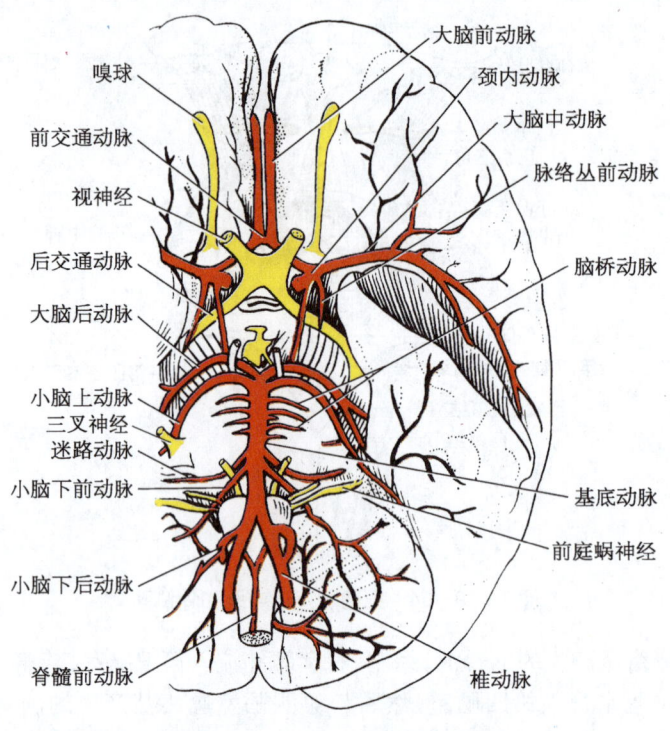

图 1-10-65 大脑动脉环

段,主要营养尾状核和豆状核前部。

3. 大脑中动脉(middle cerebral artery) 为颈内动脉的直接延续,沿大脑外侧沟向后上行,分成数条皮质支,分布于大脑半球的上外侧面。大脑中动脉的中央支细小,垂直向上,营养尾状核、豆状核及内囊等处。

4. 后交通动脉(posterior communicating artery) 较小,向后与大脑后动脉吻合。

(二)椎动脉

椎动脉(vertebral artery) 起自锁骨下动脉,向上穿第6至第1颈椎横突孔,经枕骨大孔入颅腔,行于延髓腹侧。在脑桥下缘,左、右椎动脉合成1条基底动脉(图1-10-65)。**基底动脉(basilar artery)** 沿脑桥基底沟上行至脑桥上缘,分为左、右大脑后动脉。**大脑后动脉(posterior cerebral artery)** 绕大脑脚行向背侧,其皮质支主要分布于颞叶下面和枕叶内侧面,以及两叶上外侧面的边缘部。

大脑动脉环(cerebral arterial circle)(图1-10-65)又称 **Willis 环**,由前交通动脉、两侧大脑前动脉、两侧颈内动脉、两侧后交通动脉和两侧大脑后动脉构成,在颅底中央形成一动脉环路。此环使颈内动脉与椎-基底动脉沟通,对确保大脑的血液供应起调节作用。

二、脑的静脉

脑的静脉不与动脉伴行,它们分别注入附近的硬脑膜窦。

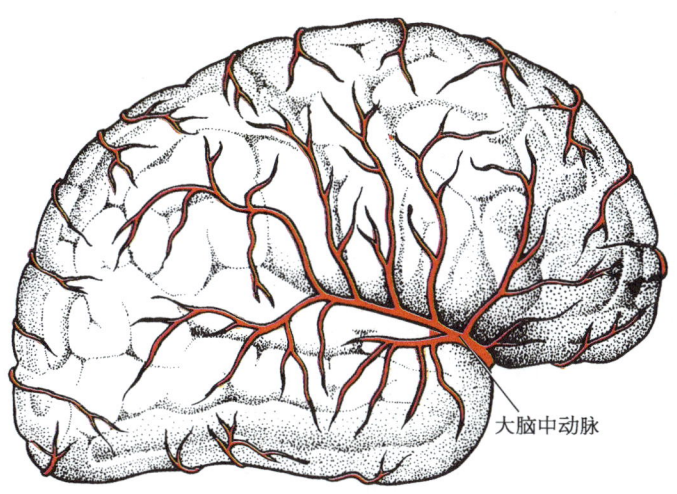

外侧面

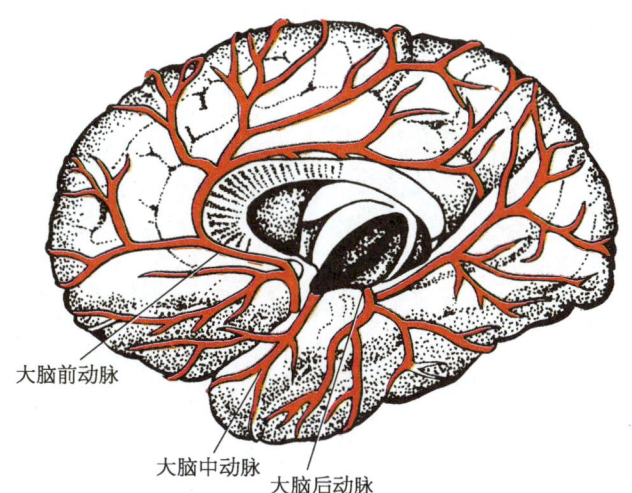

内侧面

图 1-10-66　大脑半球外侧面和内侧面的动脉分布

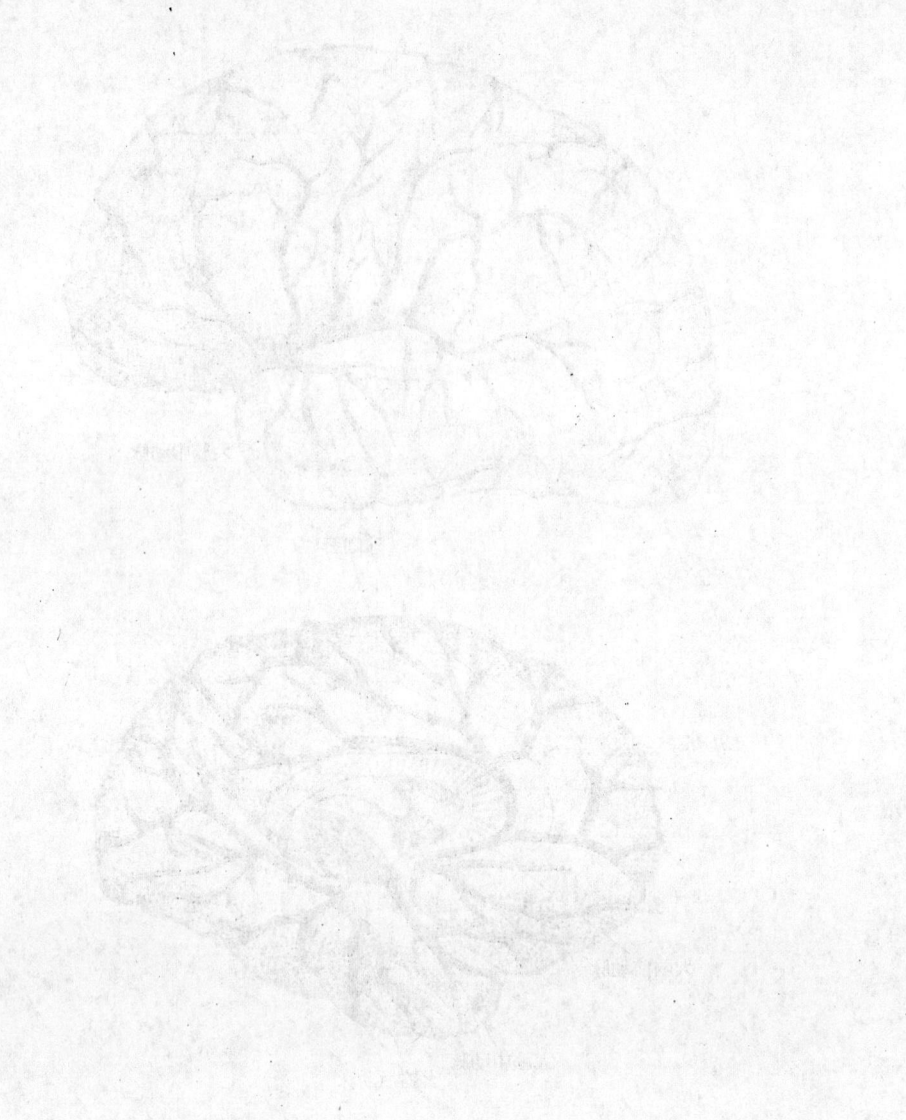

下篇

生理学

绪 论

> **导学**
> 1. 掌握 兴奋性；人体功能的调节方式和特点。
> 2. 熟悉 生理学的研究方法和内容。
> 3. 了解 人体生理学的基本概念与其他学科的关系。

第一节 生理学的研究内容和任务

一、生理学的研究对象和任务

生理学（physiology）是生物学的分支，是研究生物体生命活动规律的科学。以人体为对象，研究其生命活动及其规律的科学，称为**人体生理学**。人体是由多个功能不同的系统、器官、组织和细胞所构成的有机整体，并置身于自然环境之中。因此，人体生理学的研究任务，是探讨和阐明构成机体各个系统、器官、组织和细胞的正常功能活动现象、发生机制、变化规律与相互之间的协调关系，以及整体功能活动与环境之间协调统一的机制等。

生理学是重要的基础医学理论课程之一。它以组织形态学为基础展开，同时也是病理学、药理学和临床诊断学等后续课程的基础，是迈向临床医学的桥梁。此外，生理学的基本理论、基本方法是指导研究中医药基本理论科学内涵的重要基础和手段之一。

二、生理学的研究方法和内容

（一）生理学的研究方法

生理学是一门实验性科学，它的所有知识都是来自医学实践和实验研究。生理学研究通常是人为地创立某种特定的环境，针对机体的整体或某一器官、组织、细胞施加各种因素，客观地观察其各种变化，以此获得生理学的知识。为了避免对人体的损害，一般生理学实验多以动物为对象，只有在不影响机体健康的情况下，才允许对人体进行无创伤性实验观察，如血压、体温、脑电、心电记录和血液、尿液的常规检查等。需要注意的是，人与动物在进化上有很大的差异，动物实验又是在特定条件下进行的。所以，在动物体上获得的资料与人体虽然具有某些共性，但不能将其结果视为人体的规律。

生理学的实验方法很多,但是就时间过程通常分为急性和慢性实验两大类。

1. 急性实验 急性实验根据实验的目的和方法又可分为离体实验和在体实验两种。

(1)离体实验方法:指从活的或是刚被处死的动物体中取出所要研究的器官、组织或细胞等,放置于人工控制的实验环境中,使它能在一定的时间内维持其特定的生理功能,完成实验的观察、分析。例如,离体蛙心灌注、单个细胞膜离子通道活动观察实验等。

(2)在体实验方法:是先将实验动物脑或脊髓破坏或是用药物麻醉后等方法,对实验动物进行活体解剖,选定某一器官进行各种预定的观察、记录等。例如,家兔呼吸运动调节、影响尿生成的因素等实验。

因为急性实验能较为严格地控制实验条件、排除干扰、直接观察等特点,故实验结果比较明确、易于分析。但是其结果未必能够真实地反映出整体状态下的正常功能活动规律。

2. 慢性实验 通常是在完整、清醒的动物身上,并在保持机体内、外环境相对稳定的条件下,进行各种实验的方法。例如,应用外科无菌手术制备各种器官的瘘管或摘除或破坏某些器官,待动物恢复健康后观察机体变化,以判断某一器官的功能及其活动规律。此类实验方法可使实验动物生存时间较长,并可多次、重复进行预定的观察和分析,故获得的结果更接近于整体生理状态。但慢性实验有方法复杂、影响因素较多、耗时费财等欠缺。

(二)生理学的研究内容

人体的结构是功能活动产生的基础,而结构又可以分为多个层次。因此,研究人体生命活动规律通常分为3个层次进行。

1. 细胞分子水平 细胞是人体最基本的结构和功能单位,而细胞的各亚单位及其构成物质均是一些大分子,故细胞水平的研究是阐明这些大分子的物理和化学特性。例如,研究发现肌细胞的收缩是由特殊蛋白质分子排列方式的改变而启动的;心脏节律性舒缩活动是心肌细胞膜离子通道蛋白质的状态周期性变化所引起等。细胞水平的研究有助于对组织和器官功能产生机制的阐明。细胞水平研究属于离体实验,所获得的理论称为细胞生理学。

2. 器官、系统水平 该研究是针对某一器官或系统,阐明其功能产生的机制、活动的基本规律、影响因素以及它们在整体活动中的作用等。如肺的通气与换气、肾脏的尿生成、食物在胃肠道内的消化与吸收等。器官水平研究是阐明整体功能产生的重要途径,在器官水平研究所获得的知识和理论称为器官生理学。

3. 整体水平 以整体作为研究对象,探讨整体功能活动的过程中,各器官、系统功能活动的相互关系,以及自然环境、社会因素对整体功能活动的影响与机体作出的应答反应等。如机体在环境温度发生变化的情况下、在应急状态下,各器官和系统所发生的各种变化等,均属于整体研究。

必须指出,对于分子、器官、系统的研究,是为了更深刻地掌握整个人体生命活动规律,探讨如何去适应自然环境和社会环境的变化;而整体功能活动又绝不是组成整体的各个器官、系统功能活动的简单总和,而是在整体协调统一下产生更复杂、更高级的功能活动。

第二节　生命活动的基本特征

生命活动具有多种征象,但是最基本的特征是新陈代谢、兴奋性、适应性和生殖。

一、新陈代谢

新陈代谢(metabolism)是指机体与环境之间不断地进行物质交换,实现自我更新的过程。它包括物质代谢和能量代谢两个方面,物质代谢又分为合成代谢与分解代谢。

在生命活动进行过程中,机体需要不断地从外界获取营养物质,经化学变化合成自身的物质,并进行能量储存,称为**合成代谢**或**同化作用**;同时又不断地将机体原有物质分解形成代谢产物,同时释放出能量供给机体生命活动的需要,称为**分解代谢**或**异化作用**。由于合成与分解代谢过程均围绕着物质的消化、吸收、合成、分解、转化等,故又称为物质代谢。在物质代谢过程中伴随着能量的合成、储存、释放、转移和利用的过程,称为**能量代谢**(energy metabolism)。合成代谢与分解代谢是物质代谢中的相互对立统一的两个方面,在新陈代谢过程中,能量代谢是在物质代谢过程中实现的,物质代谢是能量代谢的基础,是能量的来源;而能量代谢是激发或推动全身功能活动的动力,是新陈代谢的最终目的,新陈代谢一旦停止,生命也将结束。

二、兴奋性

机体内、外环境的各种因素是在不断地发生变化的,能被机体所感受并且能够引起反应的内、外环境变化因素,称为**刺激**(stimulus)。由刺激引起机体内部代谢过程及外部活动发生改变,称为**反应**(reaction)。而组织或细胞对于刺激所具有的反应能力或特性,称为**兴奋性**(excitability)。内、外环境中构成刺激因素很多,如物理性、化学性、生物学性、温度、压力、声音、光、电等刺激。具有兴奋性的机体接受有效刺激发生反应时,表现为两种形式。一种是由相对静止变为活动状态,或由活动较弱变为活动较强状态的过程,称为**兴奋**(excitation);另一种是由活动转为相对静止状态,或由活动较强转为较弱状态的过程,称为**抑制**(inhibition)。兴奋在不同组织和细胞表现形式各异,如在腺细胞为分泌、在肌细胞为收缩、在神经细胞为神经冲动等。但是不论是何种细胞它们在发生兴奋时均有一个共同的变化,即首先发生**动作电位**(action potential),故动作电位通常被认为是发生兴奋的客观指标。神经、肌肉和腺体等细胞接受刺激后较容易产生动作电位,将此类细胞称为**可兴奋细胞**(excitable cell)。

三、适应性

适者生存是生物进化过程中的基本规律。在内、外环境发生的急剧变化时,生物体的组织或细胞的结构与功能也将发生相应的改变,以求与所在环境保持着动态平衡,通常将机体这种能力称为**适应性**(adaptability)。

生物体长期生存在不断变幻的环境中,逐渐形成了与环境相适应的自身生存模式,并随着生物不断进化而增强。人体的适应性远高于其他动物,当人体遇到各种突然而强烈的环境变化时,能够迅速产生各种适应性反应,以保护机体免受其损害。适应性的功能基础主要是神经-体液-免疫网络系统的调控机制。

机体的适应性是有一定限度的,如超过此限度时,就会产生适应不全,甚至导致病理性损害。例如,人类是恒温动物,能够对外界环境温度的变化及时作出适应性调节反应,以维持体温的稳定。当外界环境温度升高时,机体可通过减少产热,加强散热,以保持体温稳定。但是,当环境温度过高时,超过机体的调节能力,就容易出现适应代偿不全的病理现象,如中暑等。

四、生殖

生物体进行自我复制产生与自己相近似的子代个体的功能称为**生殖(reproduction)**。由于人类及高等动物在进化过程中已经分化为雄性和雌性两种个体,它们分别产生雄性和雌性生殖细胞,由两性生殖细胞的结合才能产生子代个体。通过生殖功能实现了人类或生物的种族延续,即生命活动的延续。

近年来,随着**克隆(clone)**技术的不断成熟与发展,使人类无性繁殖成为可能。虽然它对人类活动将会产生何种影响还存有争议,但是在推进基因动物研究、攻克遗传性疾病、生产可供移植的内脏器官与组织的研究中将会发挥重大作用。

第三节 体液、内环境与稳态

一、体液

体液(body fluid)是机体内液体的总称,约占成年人体重的60%。根据其分布不同分为**细胞内液(intracellular fluid)**和**细胞外液(extracellular fluid)**,前者约占40%,后者约占20%。细胞外液中组织液约占15%,血浆约占5%。此外,还有少量的淋巴液、脑脊液等也属于细胞外液。细胞内液以细胞膜与组织液、血浆等相隔开,而组织液则以血管壁与血浆相隔开。细胞膜与毛细血管壁均是具有一定通透性的半透膜。细胞新陈代谢过程中所需的各种物质及氧直接从细胞外液中获取,而细胞内生成的多种代谢产物也要排放到细胞外液中去。由此可见,细胞外液在生命活动中最为活跃,尤其血浆不停地循环流动,成为沟通各部分体液与外环境的媒介。所以,血浆成分及理化性质的改变能直接反映组织代谢的情况,血液学检验已成为临床诊治疾病的重要依据。

二、内环境

人体的绝大多数细胞并不直接与外界环境相接触,而是浸浴在细胞外液中,故将细胞外液称为机体的**内环境(internal environment)**,以区别机体生存的外部环境。外环境的变化不能直接作用于组织细胞,必须通过细胞外液即内环境才能对组织细胞产生影响。因此,细胞外液是组织、细胞直接接触的生存环境。

三、稳态

内环境的相对稳定是细胞进行生命活动的必要条件。而在生命活动中,组织细胞与内环境之间不停地进行物质交换,因而内环境的理化特性会不断发生改变。因此,机体必须通过多种调节途径使内环境的组成成分、相对比例、酸碱度、温度、渗透压等方面保持相对稳定,这种相对稳定状态称为**稳态**(homeostasis)。稳态是在多种功能系统相互配合下实现的一种动态平衡。例如,由于组织大量消耗 O_2,排出 CO_2,导致内环境的 O_2 和 CO_2 分压的不断改变,而肺的呼吸活动可以使之保持相对稳定;机体通过消化系统对食物的消化、吸收与肾脏排泄功能的平衡,可以实现内环境中水及营养物质、代谢产物的相对稳定。内环境稳态的实现是生命活动进行的基础,稳态的破坏或失衡会引起机体功能的紊乱而出现疾病,临床治疗就是将破坏的稳态重新调整并恢复至正常的过程。

第四节　机体功能活动的调节

人体虽然是由多种功能不同的细胞、组织、器官和系统构成,但是作为整体在执行某一生理活动时,他们不论在空间和时间上均有着严密的组织性,相互配合,相互制约,从而达到整体功能活动的协调统一,称此为**整合作用**(integration action)。整合作用是机体实现各种功能活动和适应内、外环境变化的主要方式。而整合作用的实现则是通过机体内错综复杂的调节机制完成的。机体功能的调节方式归纳起来主要有 3 种,即神经调节、体液调节和自身调节。

一、机体功能的调节方式

(一) 神经调节

神经调节(nervous regulation)是指中枢神经系统的活动通过神经纤维的联系,实现对机体各部位的功能调控。

神经调节的基本方式是**反射**(reflex)。反射是指在中枢神经系统的参与下,机体对内、外环境的变化所作出的有规律性的反应。反射活动的结构基础称为**反射弧**(reflex arc),反射弧由感受器、传入神经、反射中枢、传出神经、效应器 5 部分组成。例如,内、外环境的变化通过不同的感受器转变成一定的神经信号,经传入神经传至相应的神经中枢,中枢对传入信号进行分析综合后再通过传出神经将信息送达到效应器,并改变其活动,这是具体反射的过程。根据反射形成过程可将反射分为**非条件反射**(unconditioned reflex)和**条件反射**(conditioned reflex)两类。

非条件反射是与生俱来的,同种属个体所共有的,反射弧相对固定且永不消退,但其数量有限的一种初级的神经反射活动,如膝跳反射等;条件反射是在后天根据个体所处的环境需要,在非条件反射基础上建立起来的一种高级的神经活动。由于条件反射是后天学习获得,故反射弧可以根据需要反复、大量建立,但不固定,可以由于环境改变使已经建立的反射弧消失,如望梅止渴等。非条件反射是机体维持生命、繁衍后代的本能活动;而条件反射在于扩展其机体的适应范围,增强其适应能力。

神经调节是人体中最重要的调节形式,其特点是反应迅速、精确,作用时间短,影响范围局限等。

(二) 体液调节

体液调节(humoral regulation)是指体内一些细胞分泌或释放某些化学性物质及其代谢产物等通过体液输送到全身,对新陈代谢、生长、发育、生殖等功能进行的调节。体内最常见的体液调节物质是**激素**(hormone)和生物活性因子等。接受某种激素调节的细胞,称为该种激素的**靶细胞**(target cell)。

体液调节的形式主要是通过跨膜信号转导来完成,体液调节包括以激素为核心的全身性体液调节和一般化学物质为主的局部性体液调节。此外,某些分泌激素的腺体直接或间接受神经系统的控制,此时分泌腺实质上成了神经调节中反射弧传出途径的一个延长部分,这类调节称为神经-体液调节,如交感神经-肾上腺髓质分泌的调节等。

体液调节的特点是反应缓慢、持续时间长、影响范围广泛等。

(三) 自身调节

自身调节(autoregulation)是指器官、组织、细胞自身在内、外环境变化时,不依赖于神经或体液调节而发生的适应性反应。例如,全身动脉血压在一定范围发生波动时,肾脏小动脉平滑肌可以通过相应地收缩或舒张以改变血流阻力,使肾血压能够保持相对稳定,肾血流量不会发生较大起落的变化,以保证尿液的正常生成。

自身调节的范围或幅度虽然比较小,但对机体生理功能的维持有着不可替代的作用。

二、机体功能活动的控制方式

机体适应内、外环境变化主要是依赖全身调控系统完成的,各种功能活动的调控多数是在无认识状态下进行的,目前对于调控机制尚不十分清楚。运用数学和物理学的原理和方法,研究各种工程技术和机体内的控制与通信的一般规律的科学,称为**控制论**(cybernetics)。从控制论角度观察,机体内广泛存在着**控制系统**(control system),其功能的调节主要依赖于反馈和前馈两个控制系统完成。如图2-绪-1所示,任何一个控制系统都是一个闭合回路,即控制部分—受控部分—输出变量—监测装置—比较器—控制部分,将此闭合回路的联系称为反馈联系。与人体的对应关系,控制部分可以认为是反射中枢,受控部分是效应器,这两者之间存在着双向联系。由控制部分发出的信息,称为控制信息;由受控部分返回的信息,称为反馈信息。即控制信息与反馈信息通过反馈联系可以相互输送、互为影响。由受控部分发出的信息返回来影响控制部分的过程,称为**反馈**(feedback)。反馈信息主要为电信号或化学信号等形式。

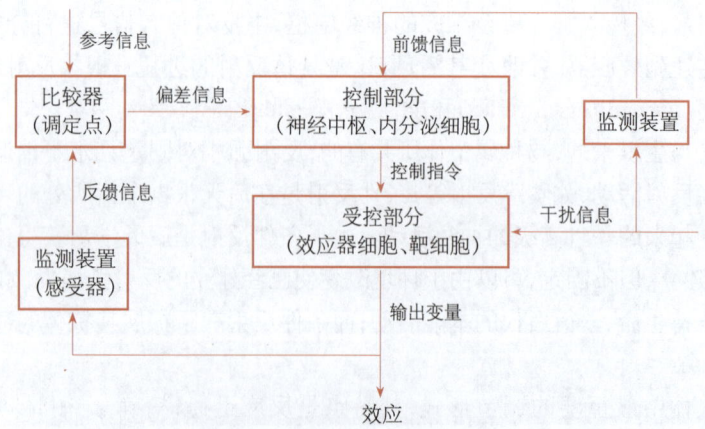

图2-绪-1 生理功能的反馈控制系统和前馈控制系统示意图

(一) 反馈控制系统

1. 负反馈 (negative feedback) 指受控部分发出的反馈信息通过反馈联系,使控制部分的活动向其原来活动相反方向变化。当体内某受控部分活动超出正常范围时,可通过负反馈控制机制使该活动下调或减弱;反之受控部分活动减弱,则可以通过负反馈控制机制使其活动增强。例如,机体通过下丘脑-腺垂体-肾上腺皮质轴,促进肾上腺皮质激素分泌;当血中肾上腺皮质激素达到一定水平时,则通过负反馈控制系统抑制下丘脑-腺垂体的活动,最终使肾上腺皮质激素分泌减少;当血中肾上腺皮质激素水平下降时,解除了对下丘脑-腺垂体的抑制,通过上述途径可再度促进肾上腺皮质激素的分泌。人体内负反馈调节形式最为多见,并且负反馈具有双向性调节的特点,故在维持机体内环境稳态中具有重要的作用。

负反馈调节时,其控制部分通常均设有**调定点 (set point)**,受控部分活动只能在调定点上下较小的范围内变动。调定点在一定条件下是可以变动的,如体温调定点为37℃,但是由于致热源的影响能够将调定点上移,并在较高水平保持相对稳定,称此现象为**重调定 (resetting)**。

2. 正反馈 (positive feedback) 指受控部分发出的反馈信息,通过反馈联系,促进控制部分的活动向其原来活动相同方向变化。因此,控制信息与反馈信息反复往来的结果,是使受控部分的活动逐渐加强、加速,直至某一功能活动过程完成。由此可见,正反馈的作用不在于维持稳态平衡,而是使整个调控系统处于一种不断地重复与加强的状态。在机体功能活动调控系统中正反馈调节较为少见,排尿、排便反射和分娩过程中催产素的分泌等均属于正反馈调节。

(二) 前馈控制系统

前馈 (feed-forward) 是指控制部分尚未接收到反馈信息之前已经受到干扰信号的影响,并发出指令使受控部分的活动局限于调定点附近。其意义是,在输出变量尚未出现偏差而启动负反馈调节之前,对受控部分提前发出预见性信息,避免负反馈调节出现较大波动与滞后反应。如上所述,负反馈调节中回输到控制部分的反馈信息只有与控制信息发生较大偏差后,才能够启动负反馈系统,故其调节总是出现滞后现象。同时,在纠正偏差时又常常由于矫枉过正而出现波动。通常负反馈调节敏感性越高则出现的波动越大,而敏感性越低则滞后越久。因此,负反馈控制只有与前馈相结合共同发挥调节作用,方可达到互补。前馈的信息不但通过非条件反射,更多的是通过条件反射获得。例如,在寒冷环境中,皮肤受到寒冷刺激时,或通过视、听得到了有关气温降低的信息,分别通过非条件和条件反射传输到脑,相关中枢立刻指令机体增加产热、减少散热活动,以稳定体温。可见,机体改变产热和散热活动并不是体温降低之后发生,而是调节之前,即前馈调节。前馈调节由于临时环境条件变化也会出现失误,"望梅止渴"即是一例。

第一章 细胞的基本功能

> **导学**
> 1. 掌握 细胞膜物质转运功能;细胞膜生物电现象及其产生机制;可兴奋细胞的兴奋性及兴奋的引起和传导机制,骨骼肌兴奋-收缩耦联机制。
> 2. 熟悉 骨骼肌收缩形式及影响因素。
> 3. 了解 细胞生物电引导方法;跨膜信号转导形式与途径;骨骼肌收缩的分子机制。

细胞是机体的基本结构和功能单位,是体内所有生命现象的产生基础。学习细胞的基本结构和功能,对于阐明人体各器官、系统乃至整个人体的生命活动规律极为重要。本章的主要内容包括细胞膜的基本结构与跨膜物质转运功能;细胞的跨膜信号转导功能;细胞的生物电现象和肌细胞收缩活动等。

第一节 细胞膜的基本结构和物质转运功能

一、细胞膜的基本结构

细胞膜是一种具有特殊结构和功能的半透膜,又称为**质膜**(plasma membrane)。在电镜下可见膜的内、外两侧各有一条厚约 2.5 nm 的电子致密带,中间夹有厚约 2.5 nm 透明带的三层结构,总厚度约 7.5 nm。这种结构亦见于线粒体膜、内质网膜、溶酶体膜等细胞器上,故又称为生物膜。

细胞膜主要由脂质、蛋白质和糖类等物质组成,并以"**液态镶嵌模型**"(fluid mosaic model)而存在,即以液态脂质双分子层为基架,其中镶嵌有不同生理功能的蛋白质(图 2-1-1)。

(一)脂质双分子层

膜的脂质包括**磷脂**(phospholipid)、**胆固醇**(cholesterol)和**糖脂**(givcolipid) 3 类,其中主要是磷脂,磷脂和胆固醇都是**双嗜性分子**(amphiphilic molecule)。由于膜内、外有体液分布,故亲水性基团都朝向膜的外表面或内表面分布,而脂肪酸烃链则在膜的内部两两相对。膜的脂质成分主要功

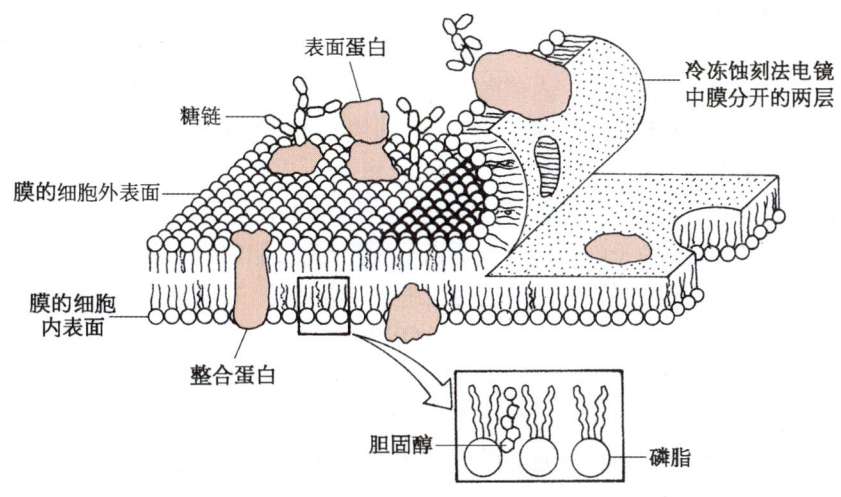

图 2-1-1 细胞膜的液态镶嵌模型

能:① 由于熔点较低,在体温条件下呈液态,因而膜具有流动性和变形性。② 可以承受较大的张力而不致破裂。③ 膜结构如果发生一些较小的断裂,也可以自动融合而修复。④ 膜的脂质性质,构成了水溶性物质进出细胞的天然屏障。

(二) 细胞膜蛋白

膜结构中的蛋白质分子是以 α-螺旋或球形结构分散镶嵌在膜的脂质双分子层中。一种以肽链中带电的氨基酸或基团,与两侧的脂质极性基团相互吸引,使蛋白质分子附着在膜的表面,称为**表面蛋白**(peripheral protein);另一种是以一次或反复多次贯穿整个脂质双分子层,两端露出在膜的两侧表面,称为**整合蛋白**(integral protein)。

膜蛋白的主要功能:① 参与物质跨膜转运,如载体蛋白、通道蛋白、离子泵等。② 参与跨膜信息传递,如膜外表面的受体蛋白,将环境中的特异性化学物质或信号传递到细胞内。③ 参与能量转化,如 ATP 酶能分解 ATP 而提供生理活动所需的能量。

(三) 细胞膜的糖类

细胞膜中糖类主要是一些寡糖和多糖链,它们以共价键形式和膜的脂质或蛋白质结合,形成**糖脂**(glycolipid)和**糖蛋白**(glycoprotein),仅存在胞膜的外表面。其主要功能:① 作为细胞的特异性"标志",如抗原决定簇,表达某种免疫信息。② 作为膜受体的"可识别"部分,能特异性地与某种递质、激素或其他化学信号分子相结合。

二、细胞膜的跨膜物质转运功能

细胞膜将膜两侧的物质转出或转入的功能,称为跨膜物质转运。除极少数脂溶性物质能够直接通过脂质层进出细胞外,其他物质的跨膜运转都与膜蛋白质分子有关。根据物质转运过程中的特点,将转运的形式分为**被动转运**(passive transport)、**主动转运**(active transport)和**膜动转运**(cytosis)。

(一) 被动转运

物质顺浓度差或电位差进出细胞膜,不需要消耗能量,称为被动转运。根据其是否需要膜蛋白的帮助,被动转运又分为单纯扩散和易化扩散两种形式。

1. 单纯扩散　溶于细胞外液和内液中的各种脂溶性物质,以简单物理扩散形式进行跨膜转运,称为**单纯扩散(simple diffusion)**。人体内 O_2、CO_2、NO、乙醇、尿素等都是以单纯扩散方式进行跨膜转运的。影响物质扩散的方向和速度取决于膜两侧该物质的浓度差和膜对该物质的通透性,扩散的最终结果是该物质在膜两侧的浓度差消失,达到平衡。

水的跨膜转运是由水分子的浓度差(渗透压差)所驱动,水分子由浓度高的一侧向浓度低的一侧移动,这种扩散称为渗透,由于细胞膜是脂质双分子层组成,脂质分子间的间隙很小,对水的通透性非常低,故在大部分细胞内外,水的跨膜转运速率非常缓慢。在某些组织,水能快速跨膜转运是与该细胞膜上存在的**水通道蛋白(aqusporin)**(AQP)有关。

2. 易化扩散　体内水溶性小分子物质在细胞膜蛋白的协助下,从膜的高浓度一侧向低浓度一侧扩散,称为**易化扩散(facilitated diffusion)**。转运动力同单纯扩散一样,依赖于膜两侧物质的浓度差和电位差来推动。根据参与蛋白质的功能不同,易化扩散又分为由载体介导和通道介导的两种不同类型。

(1) 载体介导的易化扩散:许多重要的营养物质,如葡萄糖、氨基酸等,如果根据它们在脂质中的溶解度、分子大小和带电状况等物理特性,是很难通过细胞膜的,而实际上它们跨膜转运的速率比预期的要快得多。介导这一过程的膜蛋白称为载体蛋白或**载体(carrier)**。载体是一些贯穿脂质双层的整合蛋白,它们有一个或数个能与某种被转运物相结合的位点或结构域,后者先同膜一侧的某种物质分子选择性地结合,并因此而引起载体蛋白的变构作用,使被结合的底物移向膜的另一侧,如果该侧底物的浓度较低,底物就与载体分离,完成了转运,而载体也恢复了原有的构型,进行新一轮的转运,其终止点是最后使膜两侧底物浓度变得相等。

以载体为中介的易化扩散有以下特点。① 结构特异性:即每一种载体蛋白只能转运具有某种特定结构的物质。② 具有饱和现象:由于膜上载体和载体结合位点的数目有限,故某物质在低浓度时载体转运能够随着浓度增加而使其转运数量增多,但当浓度增加到某一限度时,载体转运该物质的能力不再增加,即出现饱和现象。③ 竞争性抑制:如果某一载体对结构类似的 A、B 两种物质都有转运能力,那么在转运环境中加入 B 物质将会减弱它对 A 物质的转运能力,这是因为有一定数量的载体或其结合位点竞争性地被 B 所占据的结果。

(2) 通道介导的易化扩散:细胞内、外液中的带电离子,如 Na^+、K^+、Ca^{2+}、Cl^- 等离子的跨膜转运必须通过纵贯脂质双层分子中膜蛋白的水相孔道进行扩散,这种能使离子跨过膜屏障而转运的蛋白质孔道称为**离子通道(ion channel)**。当孔道开放时,离子经孔道跨膜流动而无需与脂质双层相接触,从而使通透性很低的离子能以极快的速度跨越细胞膜。离子通道的转运活动表现出明显的离子选择性,即每种通道都对一种或几种离子有较高的通透能力,其他离子则不易或不能通过。根据离子的选择性可将通道分为 Na^+、K^+、Ca^{2+}、Cl^-、非选择性阳离子等相应的离子通道。

离子扩散的动力来自膜两侧离子浓度差和电位差(亦称电化学梯度)所形成的扩散势能,离子扩散的条件是离子通道必须开放。离子通道在未激活时是关闭的,在一定条件下"门"被打开,才允许离子通过,这一过程称为门控过程,时间一般都很短,以数个或数十个毫秒计算。门控离子通道分为 3 类:① **电压门控通道(voltage gated channel)**,它们在膜去极化到一定电位时开放,故也称为电压依从性通道,如神经元上的 Na^+ 通道。② **配体门控通道(ligand gated channel)** 或化学门控通道 **(chemically gated channel)**,受膜环境中某些化学性物质的影响而开放。一般说配体来自细胞外液,如激素、递质等。③ **机械门控通道(mechanically gated channel)**,当膜的局部受牵拉变形时被激活。

除上述门控离子通道外,还有一类被称为"非门控"通道。"非门控"通道总是处于开放状态,外在因素对之无明显影响。这类通道在维持静息膜电位方面起重要作用。

大多数通道通常具有备用、激活和失活 3 种状态,其中只有在激活状态下才有离子的跨膜进出活动,而一旦激活后便进入失活状态,此时不论何种刺激,通道均不再开启。只有再度回到备用状态方能接受新的刺激即再次激活。至于恢复到备用状态的时间长短取决于各种环境因素的影响。

(二) 主动转运

主动转运(active transport)是指细胞直接利用自身代谢产生的能量将物质逆浓度差或电位差进行跨膜转运的过程。介导这一过程的膜蛋白称为**离子泵(ion pump)**。离子泵可将细胞内的 ATP 水解为 ADP,并利用高能磷酸键贮存的能量完成离子的跨膜转运。离子泵由于具有水解 ATP 的能力,故也称作 **ATP 酶(ATPase)**。主动转运可以分为**原发性主动转运(primary active transport)**和**继发性主动转运(secondary active transport)**。

1. 原发性主动转运 原发性主动转运的代表是**钠-钾泵(sodium-potassium pump)**。该泵普遍存在于哺乳动物的细胞膜上,简称**钠泵(sodium pump)**。由于钠泵的活动,使细胞内、外液中 K^+ 的浓度差始终能够维持 30 倍左右,使 Na^+ 的浓度差维持在 10 倍左右。而钠泵的激活主要是在细胞内 Na^+ 浓度升高或细胞外 K^+ 浓度升高时,故将钠泵又称为 Na^+-K^+-ATP 酶(Na^+-K^+-ATPase)。ATP 分解产生的能量,用于将细胞内的 Na^+ 移至细胞外和将细胞外的 K^+ 移入细胞内的逆浓度梯度转运,从而维持膜内外 Na^+ 和 K^+ 的浓度差。

钠泵是由 α 和 β 亚单位组成的二聚体蛋白质,其肽链多次穿越脂质双分子层,属于一种结合蛋白质。它包含有 2 个 α 亚单位,2 个 β 亚单位;α 亚单位是催化亚单位,是分解 ATP 促使转运 Na^+、K^+ 的功能单位;β 亚单位的作用还不太清楚。裸露在细胞内侧的 α 亚单位有 3 个与 Na^+ 结合的位点,当 Na^+ 与 α 亚单位结合后,激活 ATP 酶,使细胞内 ATP 水解而释放能量,并使泵蛋白转入另一种构象,这就使得 3 个 Na^+ 被排出至细胞外,而裸露在细胞外液一侧的 α 亚单位上有 2 个能与 K^+ 结合的位点。K^+ 的结合触发钠泵又回复到原先的构象,此时它向细胞内排入 2 个 K^+ (图 2-1-2)。现认为 Na^+ 的结合与 ATP 酶的磷酸化有关;而 K^+ 的结合与其去磷酸化有关。钠泵活动时,它泵出 Na^+ 和泵入 K^+ 两个过程是耦联在一起进行的。在一般情况下,每分解 1 分子 ATP,可泵出 3 个 Na^+,同时泵入 2 个 K^+。由于钠泵的这种活动使细胞外正离子净增而使电位升高,故也将钠钾泵称之为**生电钠泵(electrogenic sodium pump)**。

细胞膜上的钠泵活动的生理意义是:① 由钠泵活动造成的细胞内高 K^+,是许多代谢反应进行的必需条件。② 钠泵活动能维持细胞内液晶体渗透压和细胞容积的相对稳定。③ 它能够建立起膜内外离子的势能储备。离子势

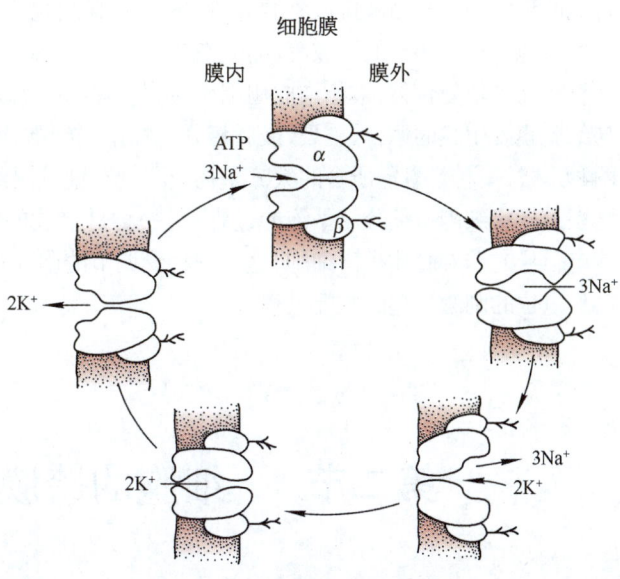

图 2-1-2 钠泵主动转运示意图

能储备可用于细胞的其他耗能过程,如既是细胞生物电活动产生的前提条件,也是许多其他物质继发性主动转运的动力。

2. 继发性主动转运　许多物质在进行逆浓度梯度或电位梯度的跨膜转运时,所需的能量并不直接来自 ATP 的分解,而是来自 Na^+ 在膜两侧的浓度势能差,后者是钠泵利用分解 ATP 释放的能量建立的。这种间接利用 ATP 能量的主动转运过程称为**继发性主动转运**。继发性主动转运通常是由一种称为**转运体（transporter）**的膜蛋白利用细胞膜两侧的 Na^+ 浓度梯度完成的跨膜转运。转运体和载体具有相似的转运机制,因而其转运速率也在同一水平,也会出现饱和现象,但通常转运体总是同时转运两种或更多的物质。如果被转运的离子或分子都向同一方向运动,称为**同向转运（symport）**,相应的转运体也称为**同向转运体（symporter）**；如果被转运的离子或分子彼此向相反方向运动,则称为**反向转运（antiport）**或**交换（exchange）**,相应的转运体称为**反向转运体（antiporter）**或**交换体（exchanger）**。葡萄糖和氨基酸在小肠黏膜上皮的吸收以及在肾小管上皮被重吸收等过程均属于继发性主动转运。

（三）胞吐和胞吞

胞吐（exocytosis）与**胞吞（endocytosis）**是指大分子物质或团块进出细胞膜的形式,又称为膜动转运。

胞吞是指细胞外的大分子物质或某些物质团块（如细菌、病毒、异物、血浆中的脂蛋白颗粒、大分子营养物质等）进入细胞的过程。根据进入细胞的物质是固体或是液体,分别称为**吞噬（phagocytosis）**作用或**吞饮（pinocytosis）**作用。胞吞进行时,首先是细胞周围的某些物质与细胞膜"接触",然后引起和异物接触处的膜发生内陷或伸出伪足进而包绕之,再出现膜结构的融合和断离,最后发生异物连同包被它的那部分膜整个进入胞内。有些大分子物质如低密度脂蛋白、某些多肽激素、抗体、细菌毒素以及一些病毒进入细胞必须先被膜上特异性受体（一种镶嵌蛋白）识别并与之结合,然后通过膜的内陷形成囊泡,囊泡脱离膜而进入细胞内。人们将这种特别的胞吞方式称为受体介导胞吞。

胞吐是指细胞质内的大分子物质以分泌囊泡的形式排出细胞外的过程。如外分泌腺细胞将合成的酶原颗粒和黏液排放到腺导管,内分泌腺细胞将合成的激素分泌到组织液,以及神经末梢突触囊泡内神经递质的释放等均属于胞吐过程。分泌物通常是在粗面内质网上的核糖体合成,再转移到高尔基复合体,被修饰成周围由质膜包裹的分泌囊泡,这些囊泡逐渐移向细胞膜的内侧,并与细胞膜发生膜的融合、破裂,最后将分泌物排出细胞,而囊泡膜随即成为细胞膜的组分。胞吐有两种形式,一种是囊泡所含的大分子物质不间断地排出细胞,它是细胞本身固有的功能活动,如小肠黏膜杯状细胞持续分泌黏液的过程；另一种是合成的物质首先储存在细胞内,当受到化学信号或电信号的诱导时才排出细胞,这是一种受调节的胞吐过程。例如,神经末梢递质的释放,就是由动作电位的刺激引起的胞吐过程。

第二节　细胞的跨膜信号转导功能

机体调节各种细胞在时间和空间上有序的增殖、分化以及协调它们的代谢、功能和行为,主要是通过细胞间数百种信号物质的传递与交流而实现的。这些信号物质包括激素、神经递质、细胞因子等,统称为配体(ligand)。受体(receptor)是存在于细胞膜或细胞内能与某些化学性物质进行特异性结合并诱发生物效应的蛋白体,即细胞接收信息的装置。将细胞外环境变化的信息以信号形式传递到膜内,引发细胞内相应的功能改变,称此过程为跨膜信号转导(transmembrane signal transduction)。根据细胞膜内外受体的分子结构和信号转导途径不同,细胞跨膜信号转导的路径大致分为 G 蛋白耦联受体介导的信号转导、酶耦联受体介导的信号转导和离子通道受体介导的信号转导 3 类。

一、G 蛋白耦联受体介导的信号转导

G 蛋白耦联受体介导的信号转导是通过膜受体、G 蛋白、G 蛋白效应器和第二信使等一系列存在于细胞膜和细胞质中的信号分子的活动实现的(图 2-1-3)。

(一) 参与 G 蛋白耦联受体跨膜信号转导的信号分子

1. G 蛋白耦联受体(G protein-linked receptor) 也称促代谢型受体(metabotropic receptor),包括肾上腺素能 α 和 β 受体、乙酰胆碱受体、5-羟色胺受体、嗅觉受体、视紫红质以及多数肽类激素的受体等,总数多达 1 000 种左右。这些受体尽管所结合的细胞外信号分子(配体)千差万别,但它们在分子结构上属于同一超家族,每种受体都是由一条 7 次穿膜的肽链构成,因而也称之为 7 次跨膜受体(7-transmembrane receptor)。这类受体分子的细胞外侧和跨膜螺旋内部有与配体的结合部位,膜内胞质侧有结合 G 蛋白的部位,与配体结合后,通过构象变化结合并激活 G 蛋白,然后再影响某些酶的活性,从而改变细胞内第二信使的浓度,产生特定的生物学功能。

2. G 蛋白(G protein) 也称鸟苷酸结合蛋白(guanine nucleotide-binding regulatory protein)。它由 α、β、γ 3 个亚单位组成,其中 α 亚单位具有结合并分解 GTP 功能,而 β 和 γ 亚单位组成稳定、紧密的二聚体。当 α 亚单位结合 GDP 时,它与 β、γ 亚单位形成三聚体,处于失活状态(失活型 G 蛋白)。当细胞外配体与膜受体结合后,被激活的受体与 G 蛋白 α 亚单位结合并使之构象

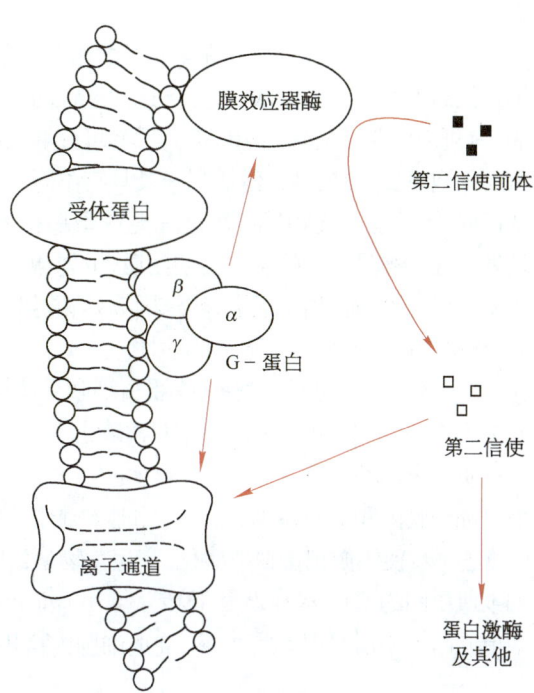

图 2-1-3 G 蛋白耦联受体介导的信号转导的主要步骤

发生变化,导致 α 亚单位与 GDP 分离,并与 GTP 结合,形成激活型 G 蛋白。α 亚单位与 GTP 结合后即与 β、γ 亚单位和激活的受体分离,形成 α 亚单位-GTP 和 β、γ 亚单位两部分,它们均可激活膜的 G 蛋白效应器,通过第二信使完成信号转导。α 亚单位具有 GTP 酶活性,可分解与它结合的 GTP 生成 GDP,并与 β、γ 亚单位重新结合,形成失活型 G 蛋白,从而终止信号转导。

3. G 蛋白效应器(G protein effector) 主要是指可催化生成(或分解)第二信使的酶。G 蛋白

调控的效应器酶主要有**腺苷酸环化酶（adenylyl cyclase, AC）**、**磷脂酶 C（phospholipase C, PLC）**、**磷脂酶 A_2（phospholipase A_2, PLA_2）**、**鸟苷酸环化酶（guanylate cyclase, GC）**和**磷酸二酯酶（phosphodiesterase, PDE）**，它们都能通过生成（或分解）第二信使，实现细胞外信号向细胞内的转导。

4. 第二信使(second messenger) 指激素、神经递质、细胞因子等信号分子（第一信使）作用于细胞膜后产生的细胞内信号分子，它们可将细胞外信号分子携带的信息转入细胞内。较重要的第二信使有**环腺苷酸(cyclic adenosine monophosphate, cAMP)**、**肌醇三磷酸(inositol triphosphate, IP_3)**、**二酰甘油（diacylglycerol, DG）**、**环鸟苷酸（cyclic guanosine monophosphate, cGMP）**和 Ca^{2+} 等。它们调节的靶蛋白主要是各种蛋白激酶和离子通道，产生以靶蛋白构象变化为基础的级联反应和细胞功能改变。

（二）G 蛋白耦联受体信号转导的主要途径

现已知有 100 多种配体可通过 G 蛋白耦联受体实现跨膜信号转导，包括生物胺类激素如肾上腺素、去甲肾上腺素、组胺、5-羟色胺，肽类激素如缓激肽、黄体生成素、甲状旁腺激素，以及气味分子和光量子等。配体物质与相应的受体结合后，通过信号转导途径把信息转导至胞内，引发生物效应。

1. cAMP－PKA 途径 许多肽类激素和儿茶酚胺类物质与细胞膜 G 蛋白耦联受体结合后可迅速提高细胞内 cAMP 浓度，介导这一过程的 G 蛋白称为 **Gs 蛋白（stimulatory G protein）**。激活型的 Gs 可激活腺苷酸环化酶(AC)，后者可分解细胞内 ATP 生成第二信使物质 **cAMP**。另有一些激素与细胞膜受体结合后，激活另一类具有不同 α 亚单位结构的 G 蛋白，抑制腺苷酸环化酶的活性，从而降低细胞内 cAMP 浓度，这一类 G 蛋白称为 **G_i 蛋白（inhibitory G protein）**。cAMP 是第一个被发现且分布最广泛的第二信使物质，主要激活**蛋白激酶 A（protein kinase A, PKA）**，并通过蛋白激酶催化底物(酶、离子通道、转录因子等)磷酸化，实现信号转导功能。此外，**cAMP** 也可不经蛋白激酶，直接结合并改变离子通道的活性。

2. IP_3－Ca^{2+} 途径 有些 G 蛋白耦联受体与配体结合后，激活另一类称为 Gq 的 G 蛋白，由其 α 或 β、γ 亚单位激活磷脂酶 C。磷脂酶 C 进一步水解膜脂质中的**二磷酸磷脂酰肌醇（phosphatidylinositolu 4,5－bisphosphate, PIP_2）**生成二酰甘油和三磷酸肌醇两种第二信使物质。二酰甘油在膜内积聚后，可激活 Ca^{2+} 和膜磷脂依赖性**蛋白激酶 C（protein kinase C, PKC）**，蛋白激酶 C 可进一步使下游靶蛋白磷酸化，产生生物学效应，如细胞增殖。三磷酸肌醇可激活其门控的内质网或肌质网的 **Ca^{2+} 释放通道（IP_3－gated calcium release channel）**，释放 Ca^{2+} 入胞质。细胞内 Ca^{2+} 浓度升高可激活 Ca^{2+} 依赖的酶，完成细胞内信号转导功能。

二、酪氨酸激酶受体介导的信号转导

许多激素、生长因子和细胞因子通过结合具有酪氨酸激酶活性的受体完成信息转导功能。**酪氨酸激酶受体（tyrosine kinase receptor）**通常只有一个跨膜 α 螺旋，其配体结合位点位于细胞外侧，而胞质侧为具有酶氨酸激酶的结构域，即受体与酶是同一个蛋白质分子。酪氨酸激酶受体与配体结合后，其分子构象发生改变，2 个酪氨酸激酶受体聚合形成二聚体，激活位于细胞内的酪氨酸激酶。酪氨酸激酶进一步磷酸化效应器蛋白的酪氨酸残基，从而改变与细胞增生、分化有关的因子和其他信号介导体系的组成因子的活性，将细胞外的信息传导到细胞内部。这种跨膜信号转导途径没有 G 蛋白及第二信使参与。

三、离子通道受体介导的信号转导

离子通道受体也称**促离子型受体（ionotropic receptor）**，受体蛋白本身就是离子通道。受体蛋白由多个跨膜亚单位组成，这些亚单位环绕形成"孔道"结构。受体被激活后，离子通道蛋白发生构象改变，使通道开放，离子进出细胞，这种受体直接控制离子通道的开关，故大多介导快速的信号转导过程。根据对离子的选择性，离子通道受体分成阳离子通道受体(N 型乙酰胆碱受体、谷氨酸受体等)和阴离子通道受体(A 型 γ-氨基丁酸受体、甘氨酸受体等)。例如，N 型乙酰胆碱受体位于神经-肌肉接头处的骨骼肌终板膜上，乙酰胆碱受体与乙酰胆碱结合后，其构象发生改变而使通道开放，导致 Na^+ 和 K^+ 经通道跨膜流动，使终板膜发生兴奋性局部电变化，并最终将信号传播至整个肌细胞膜而引发肌细胞收缩，从而完成乙酰胆碱的跨膜信号转导；A 型 γ-氨基丁酸受体主要位于神经元细胞膜上，由 5 个亚单位组成，与配体结合后，通道构象发生改变导致 Cl^- 通道开放。Cl^- 的跨膜流动产生抑制性突触后电位，对神经元活动产生抑制效应。

第三节　细胞的生物电现象

活的细胞或组织不论是安静还是活动状态，都具有电的变化，称为**生物电现象（bioelectricity phenomenon）**。临床上作为诊断用的心电图、脑电图、肌电图、胃肠电图等的检查，是人体不同器官生物电活动综合表现的记录。它们是以细胞水平的生物电活动为基础的，是细胞膜内、外两侧带电离子跨膜移动的结果。因此，从细胞水平观察和理解生物电的现象及其产生机制，对于了解细胞、器官以及整体功能活动至关重要。本节重点介绍神经和骨骼肌细胞的生物电变化及产生机制。

一、神经和骨骼肌细胞的生物电现象

生物细胞以膜为界，膜内、外存在的电位差称为跨膜电位，简称**膜电位（membrane potential）**。细胞的生物电现象主要有两种表现形式：一是安静状态下的静息电位；二是兴奋时的动作电位。

（一）生物电现象的观察和记录方法

19 世纪中叶，人们就已经使用电位计来观察生物电变化。近代电生理学研究中常用阴极射线示波器及有关附属设备来观察生物电现象。记录细胞的电位变化时，要将一个电极插入细胞内，故这种纪录方法也称细胞内电位记录(图 2-1-4)。图 2-1-4 中置于细胞外的电极是接地线，故记录到的电位是以细胞外为零电位的膜内电位。这种记录装置只反映该单一细胞的电变化，几乎不受周围其他细胞电变化的影响。20 世纪 50 年代 Hodgkin 和 Huxley 应用了在微电极技术上发展起来的电压钳技术研究了枪乌贼巨轴突电压门控 Na^+ 通道和 K^+ 通道，分析了 Na^+ 电流、K^+ 电流的时间和电压依赖性，提出生物电产生的离子学说，阐明了动作电位的产生机制。

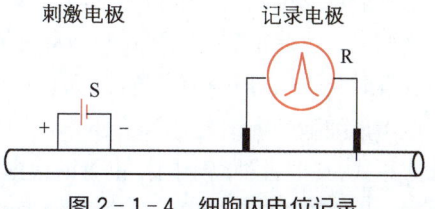

图 2-1-4　细胞内电位记录

(二) 静息电位及其产生机制

1. 细胞的静息电位 细胞安静时,存在于细胞膜内、外两侧的电位差,称为跨膜静息电位,简称**静息电位(resting potential, RP)**。体内所有细胞的静息电位都表现为细胞膜内侧为负电位,外侧为正电位。大多数细胞的静息电位都是一种稳定的直流电位,以细胞膜外电位为零电位,则膜内电位大多在 $-100 \sim -10$ mV。各种不同的细胞各有相对稳定的静息电位值,如哺乳动物神经和肌肉细胞的静息电位值为 $-90 \sim -70$ mV,人的红细胞约为 -10 mV 等。人们通常将这种细胞膜电位外正内负的动态平衡状态称为膜的**极化(polarization)**。

2. 静息电位产生的机制 静息电位的产生与细胞膜两侧离子的分布不同,以及不同状态下细胞膜对各种离子通透性的差异有关。正常时细胞膜内 K^+ 浓度高于膜外,而 Na^+ 浓度则膜外高于膜内。在这种情况下,K^+ 必然有一个顺浓度差向膜外扩散的趋势,而 Na^+ 有向膜内扩散的趋势。但是在安静时细胞膜只对 K^+ 有选择性通透,故只允许 K^+ 向膜外扩散。当 K^+ 向膜外扩散时,膜内带负电荷的大分子有机物由于细胞膜对它几乎不通透而留在细胞内。这样,随着 K^+ 的外移,膜外正电荷数增多,电位升高,膜的两侧就产生了电位差,即膜外呈正电,膜内呈负电。由于膜内外 K^+ 浓度差的存在,K^+ 将不断向膜外扩散,使膜两侧电位差逐渐加大;然而,膜内的 K^+ 外流并不是无止境的,将受到以下因素的制约:① 随着 K^+ 外流的增加,膜内滞留的负电荷逐渐增多,吸引着膜外 K^+ 将不会远离细胞膜,从而使后来外流 K^+ 受到了膜内异性电荷相吸和膜外同性电荷相斥。② K^+ 外流使细胞膜外 K^+ 的浓度增高,对后来外流的 K^+ 造成浓度排斥。当促使 K^+ 外流的动力与 K^+ 外流的阻力达到平衡时,K^+ 的跨膜净通量为零。所以,K^+ 外流所造成的膜两侧的电位差也稳定于某一数值不变,此时的跨膜电位称为 K^+ 的平衡电位。

根据 Nernst 公式,K^+ 平衡电位的数值可由膜两侧原有的 K^+ 浓度算出,即

$$E_K = \frac{RT}{ZF} \times \ln \frac{[K^+]_o}{[K^+]_i}$$

式中 E_K 是 K^+ 的平衡电位,R 是气体常数,T 为绝对温度,Z 是离子的化合价,F 是 Farady 常数;式中只有 $[K^+]_o$ 和 $[K^+]_i$ 是变数,分别代表膜外和膜内的 K^+ 浓度。若室温以 27℃ 计算,再将自然对数转换成常用对数,则上式可简化为

$$E_K = \frac{8.31 \times (273+27)}{1 \times 96\,500} \times 2.3 \lg \frac{[K^+]_o}{[K^+]_i} (V) = 59.5 \lg \frac{[K^+]_o}{[K^+]_i} (mV)$$

由 Nernst 公式计算得到的 K^+ 平衡电位的数值,与实际测得的静息电位的数值非常接近,由此也证明,安静时膜两侧形成的静息电位主要是由 K^+ 外流所造成。为了证明这一点,在实验中人为地改变细胞外液中 K^+ 的浓度,使 $[K^+]_o/[K^+]_i$ 比值发生改变,结果静息电位的数值也发生相应的变化,而改变其他离子浓度静息电位则没有明显变化。同时,应用 K^+ 通道阻滞剂四乙胺将通道阻断则静息电位消失。由此可见,大多数细胞的静息电位主要是由细胞内 K^+ 的易化扩散所产生的平衡电位。通常实际观察到的静息电位绝对值要比 K^+ 平衡电位的理论值要小一些。这是由于在安静时膜不仅对 K^+ 有通透性,而且对 Na^+、Cl^- 也有较小的通透性。对于静息电位形成的机制,还应考虑细胞膜上钠泵对 Na^+、K^+ 不等比例的转运以及其他离子转运机制的作用等。利用 Nernst 方程式,其他各种离子同样也可以根据它们在膜内、外的浓度计算出它们的平衡电位。例如,将膜内、外 Na^+ 的浓度值代入公式,可计算出 Na^+ 平衡电位。

（三）动作电位及其产生机制

1. 细胞的动作电位　神经细胞、肌肉细胞在受到有效刺激发生兴奋时，细胞膜在原有静息电位的基础上发生一次快速、可逆、可扩布性的电位变化，称为**动作电位**（action potential，AP）。图 2-1-5 是细胞内电极记录的哺乳动物神经纤维的动作电位。当细胞受到足够强度的刺激时，膜内外的电位差由安静时的 -70 mV 迅速减小直至消失，且可进一步出现膜两侧电位极性的倒转现象，膜内电位值变为 20~40 mV，形成动作电位的上升支，之后又迅速恢复至静息电位水平，形成动作电位的下降支，两者共同形成尖峰状电位变化，称为**锋电位**（spike potential）。在锋电位的下降支恢复到静息电位水平以前，膜电位还要经历一段微小而缓慢的波动，称为**后电位**（after potential）。在动作电位发生和发展过程中，膜内、外电位差从静息值逐步减小乃至消失，这个过程称为**去极化**（depolarization）或**除极化**；进而膜两侧电位倒转，

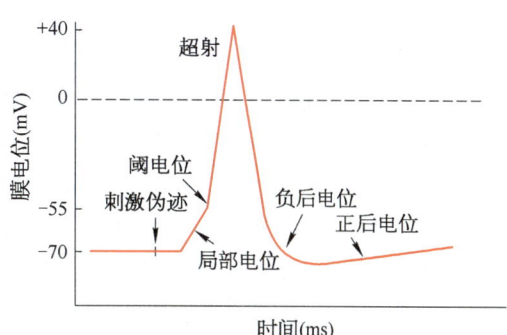

图 2-1-5　示波器记录单一神经纤维动作电位过程的曲线

变为膜外负电位、膜内正电位，称为**反极化**或**超射**（overshoot）；此后膜电位又恢复到膜外正、内负的静息电位过程，称为**复极化**（repolarization）。如果膜内电位绝对值大于静息电位水平，称为**超极化**（hyperpolarization）。

动作电位产生后，不是局限于受刺激部位，而是迅速向整个细胞膜周围传播，直至整个细胞膜都依次产生动作电位。动作电位具有明显的**"全或无"定律**（all or none law）：① 动作电位一旦产生，其幅度的高低则不因其刺激强度或性质不同而发生变化。② 动作电位在传播过程中其幅度和波形不随传导距离的加大而减小，即不衰减性传播，从而保证了信息传输的准确性。

2. 动作电位产生的机制　根据动作电位波形产生的机制分为去极相、复极相和复极后期 3 部分进行叙述。

（1）去极相：细胞膜内、外 Na^+ 浓度差的存在和膜对其电导性增强是动作电位产生的基本条件。由于膜外 Na^+ 浓度高于膜内，构成了 Na^+ 扩散方向指向膜内的驱动力。通常将正电荷由膜外指向膜内方向的离子电流，称为**内向电流**（inward current）；而将正电荷驱动力指向细胞膜外方向，即推动正电荷由膜内流出膜外的离子电流，称为**外向电流**（outward current）。去极相则主要是 Na^+ 携带的一种内向电流。

静息状态时细胞膜上大多数 Na^+ 通道处于关闭状态，膜对 Na^+ 相对不通透。当细胞受到刺激时，刺激局部的少量 Na^+ 通道被激活，Na^+ 的通透性开始增大，由于 Na^+ 流入膜内产生去极化，伴随着 Na^+ 流入增多，去极化达到某一临界值时，细胞膜上 Na^+ 通道则大量乃至全部被激活。由于大量 Na^+ 迅速流入膜内，于是膜内负电位也随着正电荷的进入而迅速被抵消，使膜内、外电位达到平衡；此时膜外 Na^+ 浓度仍高于膜内，顺着浓度梯度的推动 Na^+ 继续向膜内扩散，使膜内电位高于膜外，从而形成动作电位的超射或反极化，超射或反极化是膜内电位高出膜外部分。去极化和反极化共同组成了去极相，形成动作电位上升支。去极相产生过程中首先由少量 Na^+ 通道开放引起去极化，而去极化又导致更多的 Na^+ 通道开放，使更多的 Na^+ 内流，这种现象称为 Na^+ 的再生性循环，属于一种正反馈调控方式。

细胞膜两侧 Na^+ 的浓度差和由静息时 K^+ 外移造成的外正内负的电位差是 Na^+ 内流的动力。

而 Na^+ 内流所造成的膜内 Na^+ 浓度升高、正电位和膜外负电荷的吸引,则是 Na^+ 进一步内流的阻力。随着 Na^+ 内流的增加,这种阻力也不断增大,当 Na^+ 内流的动力和阻力达平衡时,膜上 Na^+ 的净通量为零,这时膜两侧的电位差达到了一个新的平衡点,即 Na^+ 的平衡电位。动作电位的去极相主要由细胞外 Na^+ 易化扩散而产生的,故用 Na^+ 通道的阻滞剂河鲀毒素(tetrodotoxin, TTX)可以抑制动作电位产生。

(2) 复极相:当动作电位去极化达到峰值后即进行复极化。复极化是由于电压依赖性 Na^+ 通道进入失活状态,膜对 Na^+ 的通透性变小。同时,由于 K^+ 通道激活使通透性增大,并很快超过对 Na^+ 的通透性,于是膜内 K^+ 依赖浓度差和电位差的推动而向膜外扩散,使膜内电位由正值向负值发展,直至恢复静息电位水平,形成动作电位的下降支。在复极化结束前电位还要经历一段小的波动,即在下降支尚未到达静息电位水平之前,相当于动作电位幅度 70% 左右处,电位下降速度变慢,当到达静息电位后膜内电位仍继续下降,出现超极化,之后再逐渐回升到静息电位水平,此现象称为后电位。以静息电位为界,前者称负后电位,后者称正后电位。复极化和后电位共同组成复极相。

(3) 复极后期:复极后膜电位已恢复到静息电位水平,细胞膜对 Na^+、K^+ 的通透性也随着恢复,但是膜内、外的离子分布尚未恢复。在动作电位过程中,大量 Na^+ 进入细胞内而大量 K^+ 流出细胞。由于膜内 Na^+ 或膜外 K^+ 增多,激活了细胞膜上的钠泵,使之加速运转,将细胞内多余的 Na^+ 运至细胞外,将细胞外多余的 K^+ 摄入细胞内,使细胞膜内、外的离子分布恢复到原来水平,为下一次电位活动做准备。

二、兴奋的引起和兴奋在同一细胞上的传导

一切具有生命现象的组织或细胞都具有兴奋性。兴奋性是细胞产生兴奋和抑制的基础,而兴奋与抑制是具有兴奋性的细胞接受刺激后所表现的两种不同反应形式。可兴奋细胞在接受刺激发生兴奋时的共同现象,就是在细胞膜上发生一次动作电位;而细胞发生抑制时,膜电位出现超极化改变。总之,细胞接受刺激后不论是发生兴奋还是抑制,首先膜电位要发生改变,根据电位变化方向而决定反应的性质。因此,从电生理学角度可以认为,兴奋性是可兴奋细胞对刺激所具有的改变膜电位的能力。通常在研究某个器官或组织功能活动时,多以研究兴奋变化产生机制为主,故在此重点探讨可兴奋细胞的兴奋的引起、发生以及发展的机制。

(一) 刺激引起兴奋的条件

刺激是指能引起活的细胞、组织或机体发生反应的内、外环境变化因素。刺激的种类很多,有化学、机械、温度和声、光、电等。实验证明,并不是任何刺激都能引起组织细胞的兴奋,刺激引起兴奋通常需要具备 3 个条件,即刺激强度、刺激持续时间和刺激时间-强度变化率,且这 3 个条件的参数之间变化是可以相互影响。

为了研究刺激的各个参数之间的相互关系,可将其中的一个参数值固定,观察其余两个参数的相互影响。通常固定时间-强度变化率来研究刺激强度和刺激持续时间之间的关系。研究发现,在一定范围内,刺激持续时间越短,能引起细胞兴奋所需的刺激强度越大。反之,则能引起细胞兴奋所需的刺激强度值越小。若刺激强度低于某一临界值时,即使刺激时间无限长也不能引起细胞兴奋。同样,若刺激持续时间短于某一临界值时,即使刺激强度无限大也不能引起细胞兴奋。在刺激时间足够的条件下,能引起动作电位产生的最小刺激,称为阈刺激(threshold stimulus)。阈刺激

的强度值称为阈值(threshold)。强度小于阈值的刺激称为阈下刺激,强度大于阈值的刺激称为阈上刺激。阈值是衡量不同组织细胞的兴奋性高低的客观指标。阈值大,表示组织细胞的兴奋性低;阈值小,则兴奋性高。

(二) 阈电位

动作电位产生之所以是阈值以上的刺激才能够触发,是因为动作电位产生的本质是膜表面电压门控通道的状态改变。当阈下刺激时只能够引起被刺激局部的 Na^+ 通道开放,少量的 Na^+ 内流仅引起刺激的局部细胞膜产生去极化。随着刺激强度的增加则开放的 Na^+ 通道数量增多,进入到膜内的 Na^+ 逐渐增多使之膜内的电位不断上升。当膜电位达到某个临界值时,细胞膜表面的电压门控性 Na^+ 通道在瞬间大量被激活,细胞膜周围 Na^+ 大量、快速内流,构成了动作电位的上升支。细胞膜去极化到某一临界值时,引起膜上 Na^+ 通道大量开放进而产生动作电位的膜电位称为阈电位(threshold potential)。阈电位是引起细胞膜电压门控 Na^+ 通道自动开放的电位,而阈刺激则是静息电位去极化达到阈电位水平需要外加的最小刺激强度。不同的细胞其阈电位值各自有异,一般阈电位比静息电位的绝对值小 10~20 mV,如神经和肌肉细胞阈电位为 $-70 \sim -50$ mV。当膜电位去极达到阈电位水平后,膜本身以其自身特性和速度进一步去极,此时去极与原来所给刺激强度大小、刺激是否继续存在都无关。这可解释细胞动作电位一旦产生其时程和波幅,以及扩布的距离都非常恒定的原因。

(三) 阈下刺激和局部反应

给予阈下刺激,细胞虽然不能暴发动作电位,但细胞膜的电位并非没有变化。受刺激细胞膜的局部因刺激使少量 Na^+ 通道被激活,少量 Na^+ 内流造成的去极化使静息电位绝对值有所减小。由于这种电变化较小,只限于受刺激局部的细胞膜而不能向远处传播,故被称为局部反应(local response)或局部兴奋,其特点如下。① 等级性:在阈下刺激范围内,去极化的幅度可随刺激强度的增强而增大。② 衰减性:以电紧张的形式在膜上扩布,并随传播距离增大而幅度逐渐减小以致消失。③ 总和现象:即几个连续阈下刺激所引起的局部反应可以叠加起来。如果在细胞膜前一个刺激引起的局部反应尚未消失,紧接着给予第二个刺激,两个或几个局部反应可叠加起来,称此总和为时间总和(temporal summation)。如果在细胞膜不同部位同时给予阈下刺激,几个局部反应也可以叠加起来,称此总和为空间总和(spatial summation)。如果局部反应经过总和达到阈电位时,便可产生一次动作电位。

局部反应的表现形式既可以是去极化,也可以是超极化变化。

(四) 细胞兴奋后兴奋性的周期性变化

在细胞受到刺激暴发动作电位的过程中,若给予第二次刺激,发现细胞的兴奋性呈周期性变化(图 2-1-6)。首先,在细胞受刺激而发生兴奋后的较短时期内,无论给予多大的刺激强度,都不会再次发生兴奋,这一时期称为绝对不应期(absolute refractory period)。处在绝对不应期的

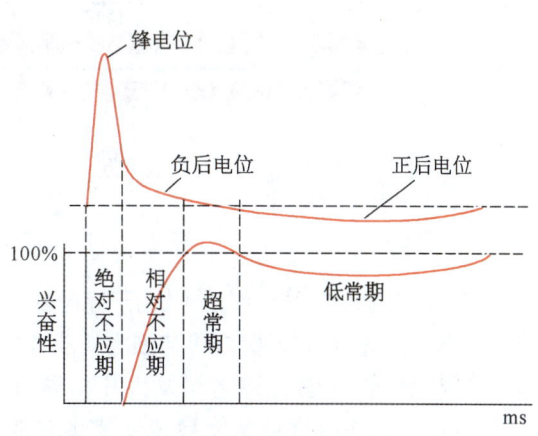

图 2-1-6 动作电位的组成及其与兴奋性变化周期的对应关系

细胞,阈强度无限大,兴奋性降低到零。在绝对不应期后,细胞的兴奋性逐渐恢复,在一定时间内,受刺激后可以发生兴奋,但刺激强度必须大于原来的阈强度(阈上刺激),这段时期称为**相对不应期（relative refractory period）**。相对不应期是细胞兴奋性从无到有直至接近正常的一个恢复时期。相对不应期后,有的细胞还会出现兴奋性的波动,即兴奋性稍高于正常水平或低于正常水平,分别称为**超常期(supranormal period)**和**低常期（subnormal period）**。超常期给予阈下刺激就能引起细胞产生兴奋,而低常期则必须给予阈上刺激才能引起细胞兴奋。

不同细胞的绝对不应期长短不同,神经纤维或骨骼肌细胞的绝对不应期只有 0.5~2 ms,而心肌细胞则可达 200~400 ms。绝对不应期的长短决定了组织细胞在单位时间内所能接受刺激产生兴奋的次数。

(五) 兴奋在同一细胞上的传导

可兴奋细胞的细胞膜任何一处发生的动作电位,都可沿着细胞膜向周围传播,使整个细胞膜都依次产生动作电位,即兴奋在细胞膜上进行传导。

兴奋在同一细胞是通过局部电流的方式进行传导的(图 2-1-7)。其原理是细胞膜发生动作电位的部位,膜电位由外正内负变为内正外负的状态,而邻旁的静息部位膜电位仍然是外正内负的状态,在膜的兴奋部位与邻旁的静息部位之间存在着电位差。由于细胞内液和细胞外液都具有导电性,在电位差的驱动下,膜外正电荷由静息部位向兴奋部位移动,膜内的正电荷由兴奋部位向静息部位移动,形成**局部电流（local current）**。由于电荷的移动,邻近静息部位膜外电位下降,而膜内电位上升,使静息膜电位绝对值减小,当减小到阈电位时,该静息部位即可暴发动作电位,于是兴奋由原先部位传导到邻近部位。这样的过程在膜上连续进行下去,使整个细胞膜都依次发生兴奋,完成兴奋在整个细胞上的传导。

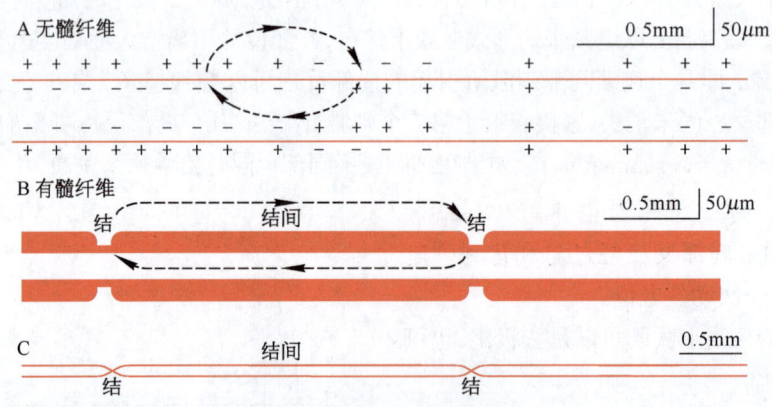

图 2-1-7 神经冲动传导机制模式图

但是在有髓鞘的神经纤维上,由于髓鞘部位有很高的电阻,只有在髓鞘之间的郎飞结处的细胞膜有 Na^+ 通道分布,轴突方可与细胞外液直接接触而产生动作电位。因此,有髓鞘神经纤维的局部电流只能够在朗飞结之间发生并相继持续下去,称此传导方式为**跳跃式传导（saltatory conduction）**。其主要特点是传导速度要比局部电流式更加快捷,是高等动物生物进化的产物之一。

第四节 骨骼肌细胞的收缩功能

不同的可兴奋细胞有不同的运动形式,肌细胞的运动表现为收缩。根据肌肉的功能特性,将肌肉分为骨骼肌、心肌和平滑肌。本节重点讨论骨骼肌的收缩机制及其收缩的力学表现。

一、骨骼肌细胞的微细结构

骨骼肌由大量成束的肌纤维组成,肌纤维即是肌细胞。骨骼肌细胞在结构上最突出之点是它们含有大量的肌原纤维和高度发达的肌管系统,这些在结构上高度规则有序的排列是肌肉进行收缩和舒张的基础。

(一) 肌原纤维和肌小节

每个肌细胞都含有上千条直径为 1.5 μm 左右,沿细胞长轴走行的 **肌原纤维 (myofibril)**。在光学显微镜下可见每条肌原纤维的全长都呈现规则的明、暗交替,分别称为明带和暗带。细胞内每条肌原纤维的明带和暗带都分布在同一水平上,这就使骨骼肌细胞呈现明、暗交替的横纹外观。暗带的长度固定,在暗带中央,有一段相对透明的区域,称为 H 带,它的长度随肌肉所处状态的不同而有变化;在 H 带中央,又有一条横向的暗线,称为 M 线。明带的长度是可变的,它在肌肉舒张时较长,且在一定范围内可因肌肉受被动牵引而变长,在肌肉因收缩时变短。明带中央也有一条横向的暗线,称为 Z 线。肌原纤维上相邻的两条 Z 线之间的区域,是肌肉收缩和舒张的最基本单位,称为 **肌小节 (sarcomere)**,通常在体骨骼肌安静时肌小节长度为 2~2.2 μm(图 2-1-8)。

肌原纤维之所以出现明带和暗带,是因为肌小节中有两套不同的肌丝。暗带中的肌丝较粗,称为粗肌丝,长度与暗带相等;中间有细胞骨架蛋白将它们固定,形成 M 线。明带中的肌丝较细,称为细肌丝;它们一端固定在 Z 线的骨架结构上,另一端可插入暗

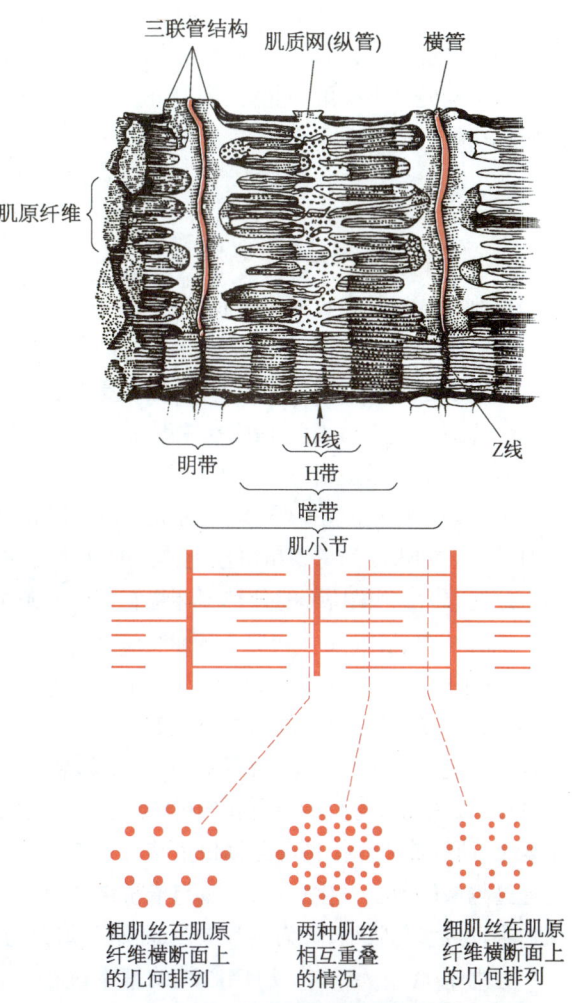

图 2-1-8 骨骼肌细胞的肌原纤维和肌管系统

带的粗肌丝之间,故暗带中除了有粗肌丝外还有细肌丝,M 线两侧没有细肌丝插入的部分就形成了较明亮的 H 带。肌肉被动拉长时,细肌丝由暗带重叠区被拉出,肌小节长度增大,同时明带的长度也增加,H 带相应增宽。在暗带的横断面上,可看到粗、细肌丝间呈规则的空间分布,每条粗肌丝周围有 6 条细肌丝,而每条细肌丝周围有 3 条粗肌丝围绕,这种几何形状的排列为粗、细肌丝的相互作用提供了力学基础。

(二) 肌管系统

骨骼肌有两套独立的肌管系统:一种是走行方向和肌原纤维相垂直,由肌细胞的膜向内凹入而成的**横管 (transverse tubule)** 或称 **T 管**。它是肌膜在明、暗交界处向内凹陷而形成的,在它凹入的断面上反复分支成网,包绕每条肌原纤维。管腔通过肌膜凹入处的小孔与细胞外液相通,而与细胞质不相通。横管的主要作用是将细胞膜兴奋向深处肌原纤维扩布。另一种肌管系统的走行方向和肌原纤维平行,称为**纵管 (longitudinal tubule)**,也称**肌质网**或 **L 管**。纵管的管道交织成网,包绕在肌原纤维周围,主要包绕每个肌小节的中间部分;它们也相互沟通,但不与细胞外液或胞质沟通。其在接近肌小节两端的横管时管腔出现膨大,称为终末池,其中 Ca^{2+} 浓度较高,它是肌细胞安静时 Ca^{2+} 堆积的场所,使纵管以较大的面积和横管相靠近。每一横管和来自两侧的纵管终末池,共同构成三联管结构。三联管结构在兴奋-收缩耦联过程中起到重要作用,横管和纵管的膜在三联管结构处并不接触,两管的内腔亦无直接相通,它们之间要进行某种形式的信息跨膜转导才能实现功能上的联系。

二、骨骼肌细胞的收缩机制

(一) 骨骼肌收缩的分子机制

目前公认的肌肉收缩的机制是**肌丝滑行学说 (myofilament sliding theory)**。其主要内容是:骨骼肌的肌原纤维是由粗、细两组走形平行的蛋白质丝构成,肌肉的收缩和舒张是通过粗、细肌丝在肌小节内发生相互滑动而发生的,肌丝本身的长度不发生改变。

1. 肌丝的分子组成 粗肌丝主要由**肌球蛋白 (myosin)**(亦称**肌凝蛋白**)所组成,一条粗肌丝大约含有 200 个肌球蛋白分子,每个分子呈长杆状,杆的一端有膨大的球形头部,称为**横桥 (cross bridge)**。分子杆状部朝向 M 线聚合成束,形成粗肌丝的主干,横桥则有规律地裸露在 M 线两侧的粗肌丝主干的表面。每条粗肌丝上伸出的横桥有 300～400 个,它们在粗肌丝表面的分布位置是严格有序的,即每个横桥都能分别同环绕它们的 6 条细肌丝相对应。

细肌丝由**肌动蛋白 (actin)**(亦称**肌纤蛋白**)、**原肌球蛋白 (tropomyosin)** 和**肌钙蛋白 (troponin)** 组成,其中肌动蛋白占 60%,它与肌丝滑行有直接的关系。肌动蛋白分子单体呈球状,但它们在细肌丝中聚合成双螺旋状,成为细肌丝的主干,在主干上存在能与粗肌丝上横桥相结合的位点。原肌球蛋白也呈双螺旋结构,沿着肌动蛋白双螺旋浅沟旁走行,主要作用是覆盖肌动蛋白上的横桥结合位点,从而阻碍肌动蛋白和横桥的结合。肌钙蛋白以一定的间隔出现在原肌球蛋白的双螺旋结构上,协助原肌球蛋白覆盖横桥上结合位点。肌钙蛋白与 Ca^{2+} 有较强的亲和力,当与 Ca^{2+} 结合时通过构象的改变发生移位,暴露与横桥结合位点启动收缩过程(图 2-1-9)。肌钙蛋白和原肌球蛋白不直接参与收缩,称为调节蛋白,而肌球蛋白与肌动蛋白直接参与收缩,则称为收缩蛋白。

2. 肌肉收缩的过程 肌肉收缩的基本过程是在肌动蛋白和肌球蛋白的相互作用下,将分解 ATP 释放的化学能转变为机械能的过程。其主要过程是:Ca^{2+} 与肌钙蛋白结合,导致肌钙蛋白构

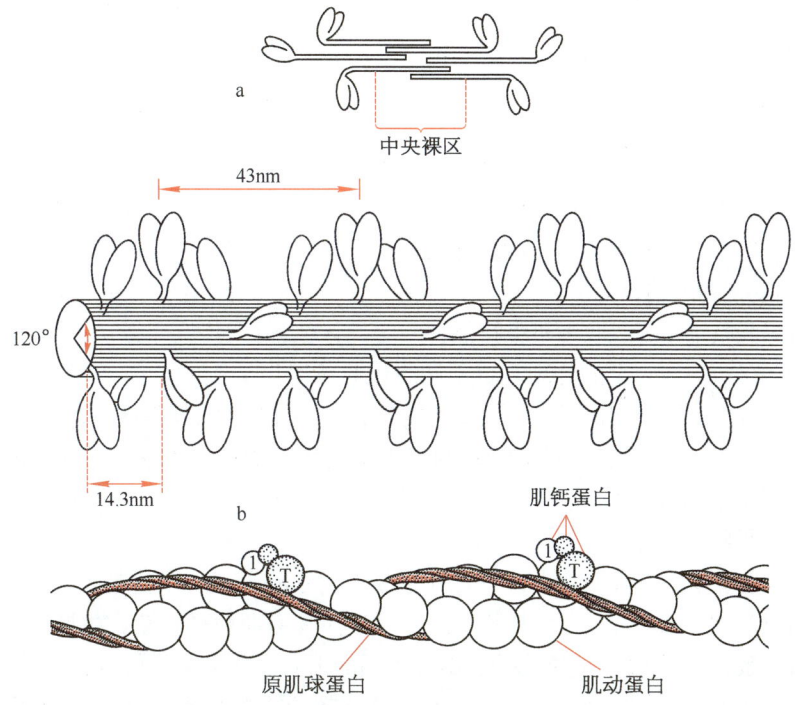

图 2-1-9 粗肌丝和细肌丝的分子组成

象发生改变,进而将信息传递给原肌球蛋白,引起原肌球蛋白发生分子构象改变,而移向肌动蛋白的双螺旋沟深部,暴露肌动蛋白上的横桥结合位点;横桥与肌动蛋白结合后,ATP酶被激活,水解ATP而释放出能量,引起横桥向M线方向扭动,牵引肌动蛋白丝向粗肌丝的间隙移动。ATP分解后,横桥复位,并迅速与肌动蛋白分离。若此时胞质中Ca^{2+}浓度较高,横桥则可与下一个新的肌动蛋白分子位点结合,重复上述收缩过程。如果Ca^{2+}浓度降低到静息水平,则Ca^{2+}与肌钙蛋白分离,肌钙蛋白与原肌球蛋白恢复原来的构象,肌动蛋白上与横桥结合的位点被覆盖,横桥不能与肌动蛋白结合,肌肉进入舒张状态。

(二) 骨骼肌的兴奋-收缩耦联

将以膜的电变化为特征的兴奋和以肌纤维机械活动为基础的收缩联系起来的中介过程称为**兴奋-收缩耦联 (excitation-contraction coupling)**。上述肌肉收缩的过程表明,胞质内Ca^{2+}浓度的升高和降低是引起肌肉收缩和舒张的关键,而胞质内Ca^{2+}的浓度变化是一个涉及许多Ca^{2+}转运蛋白活动的复杂过程。

当动作电位引起肌细胞发生一次收缩时,其兴奋-收缩耦联的基本过程包括以下几个步骤:① 肌膜上的动作电位沿着横管系统向肌细胞的深处传导,同时激活肌膜和横管膜上的L型钙通道。② 横管膜上钙通道的激活引发纵管的终末池膜上另一种Ca^{2+}释放通道被激活,这两种钙通道在三联管结构处两两相对。当两个通道都被激活,Ca^{2+}可在浓度差的驱使下由终末池进入胞质。③ 胞质中Ca^{2+}浓度升高促使肌钙蛋白与Ca^{2+}结合,引发肌肉收缩。④ 胞质中Ca^{2+}浓度升高的同时,激活纵管膜结构中的钙泵,钙泵逆浓度差将Ca^{2+}从肌质转运到肌质网中。由于肌质中Ca^{2+}浓度降低,Ca^{2+}即与肌钙蛋白解离,引起肌肉舒张。钙泵是一种$Ca^{2+}-Mg^{2+}$依赖的ATP酶,占肌质网膜蛋白总量的60%,当肌质中Ca^{2+}浓度升高时可被激活,通过分解ATP获得能量,驱动Ca^{2+}的逆浓度差转运。

三、骨骼肌收缩的外部表现和力学分析

(一) 骨骼肌收缩的外部表现

1. 等张收缩和等长收缩 当肌肉收缩时,根据肌肉的长度和张力的改变可将收缩分为两种:一种是只有张力增大而无长度缩短的收缩,称为等长收缩(isometric contraction)。另一种是只有长度缩短而无张力变化的收缩,称为等张收缩(isotonic contraction)。在机体内,骨骼肌的收缩既有等长收缩,也有等张收缩。等长收缩可保持躯体一定的体位,但无移位和做功;等张收缩可使躯体对抗某种阻力而移位,完成一定的物理功。不同肌肉收缩时所遇到的负荷不同,其收缩形式也不同。一些与维持身体固定姿势和克服外力(如重力)有关的肌肉,如项肌等收缩时以产生张力为主,近于等长收缩;一些与肢体运动有关的肌肉,则表现不同程度的等张收缩。在整体内骨骼肌的收缩多表现为既改变长度又增加张力的混合收缩形式,但由于不同部位肌肉的附着或功能特点不同,其收缩形式有所侧重。

2. 单收缩和强直收缩 给予骨骼肌一次短促的单个阈上刺激,可引起肌肉产生一次迅速而短暂的收缩,称为单收缩(single twitch),其整个过程可分为收缩期和舒张期。如果给肌肉以连续的短促刺激,随着刺激频率的不同,肌肉收缩会出现不同的形式。如果频率较低,后一个刺激落在前一个刺激引起的收缩过程结束之后,则只引起一连串各自分开的单收缩。随着刺激频率增加,若后一个刺激落在前一个刺激引起的收缩过程中的舒张期,则形成不完全强直收缩。若刺激频率再增加,每一个后续的刺激落在前一个收缩过程中的收缩期,则各次收缩的张力变化和长度缩短完全融合或叠加起来,就形成完全强直收缩。不完全强直收缩与完全强直收缩均称为强直收缩(tetanus)(图2-1-10)。

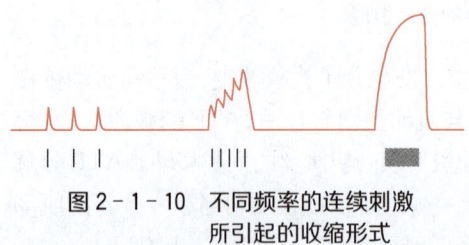

图2-1-10 不同频率的连续刺激所引起的收缩形式

(二) 骨骼肌收缩的力学分析

骨骼肌的收缩可受所遇到的负荷及肌肉自身的收缩能力的影响。肌肉收缩可遇到两种负荷:一种是肌肉收缩之前就加在肌肉上的负荷,称为前负荷(preload);另一种是肌肉开始收缩时才遇到的负荷或阻力,称为后负荷(afterload)。前负荷和后负荷是外在作用于骨骼肌的收缩阻力,而肌肉收缩能力则是骨骼肌自身内在的功能状态。

1. 前负荷对骨骼肌收缩的影响 前负荷使肌肉在收缩前即处于某种被拉长的状态,称为初长度。在一定范围内,如果逐渐增加肌肉收缩的前负荷,肌肉的初长度将逐渐增加,肌肉收缩所产生的张力也逐渐增大。当前负荷达到某一程度时,肌肉收缩张力达到最大;如再继续增加前负荷,肌肉收缩张力则随前负荷的增加反而逐渐减小。把能使肌肉产生最大张力的前负荷,称为最适前负荷。最适前负荷时的肌肉初长度,称为最适初长度(optimal initial length)。在最适初长度状态下,粗、细肌丝处于最理想的重叠状态,收缩时发挥作用的横桥数目最多,从而能产生最有效的收缩。肌小节的长度大于或小于最适初长度时,都将使发挥作用的横桥数目减少,从而收缩张力减小。骨骼肌在体内的自然长度,相当于它们的最适初长度(图2-1-11)。

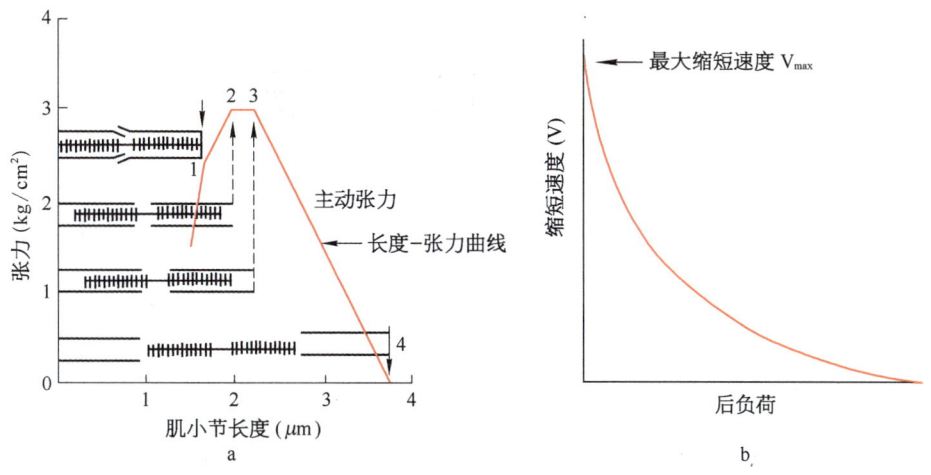

图 2-1-11　不同初长度时粗、细肌丝重合程度和产生张力的关系示意图
a. 肌肉初长度对肌肉收缩的影响　b. 后负荷对肌肉收缩的影响

2. 后负荷对骨骼肌收缩的影响　后负荷不影响肌肉的初长度,但其可阻碍肌肉收缩时的缩短。当肌肉遇到刺激发生收缩时,由于后负荷的存在,肌肉先表现为张力的增加,以克服后负荷。当张力增加到与后负荷相等的瞬间,负荷不再阻止肌肉缩短,于是肌肉开始以一定速度缩短,并移动负荷,直至收缩结束,然后逐渐舒张。实验表明,在有后负荷的条件下,肌肉所能产生的张力和收缩时的缩短速度大致呈反比关系。若逐渐增加后负荷时,后负荷越大,肌肉缩短前达到的张力也越大,克服负荷后开始收缩的时间亦越晚,且缩短速度也越慢。同时,当后负荷增加到某一数值,肌肉可完全不出现缩短,即缩短速度为零,此时产生的张力称为肌肉的最大张力;反之,逐渐减小后负荷时,后负荷越小,肌肉缩短前达到的张力也越小,开始出现缩短的时间亦越早,缩短速度也越快。因此,理论上当后负荷为零时,缩短速度将达到最大值,称为肌肉的最大缩短速度(图 2-1-11)。

3. 肌肉的收缩能力对骨骼肌收缩力的影响　肌肉**收缩能力 (contractility)** 是指与负荷无关的,决定肌肉收缩效能的内在特性。当肌肉收缩能力提高后,收缩所产生的张力、缩短程度和缩短的速度都会提高。肌肉的这种内在收缩特性主要取决于兴奋-收缩耦联过程中细胞质内 Ca^{2+} 的水平和肌球蛋白 ATP 酶的活性。许多神经递质、体液物质、病理因素和药物,都是通过上述途径来调节和影响肌肉收缩能力的。

第二章 血 液

> **导学**
> 1. 掌握 血浆渗透压及其生理意义;各类血细胞生理特性及基本功能;血液凝固的基本过程、生理性止血及纤维蛋白溶解;ABO血型系统。
> 2. 熟悉 血浆蛋白分类及作用;影响红细胞生成及调节的因素;血浆和血清;内源性抗凝物质;Rh血型系统。
> 3. 了解 血液的理化特性和血量;交叉配血试验。

第一节 概 述

一、血液的组成及血量

(一) 血液的组成

血液由血浆和悬浮于其中的血细胞组成。**血细胞 (blood cell)** 是血液中的有形成分,包括红细胞、白细胞和血小板3类,其中红细胞数量最多,白细胞和血小板数量较少。将一定量的血液与抗凝剂混匀,置于比容管中高速离心30 min后,由于血细胞和血浆的密度不同,血液被分为3层,上层淡黄色的液体是血浆,下层红色的部分是红细胞,中间的白色薄层是白细胞和血小板(图2-2-1)。血细胞在全血中所占的容积百分比称为**血细胞比容 (hematocrit)**。正常成年男性血细胞比容为40%~50%,女性为37%~48%。血细胞比容可反映血液中血细胞和血浆的相对含量关系,当血细胞数量或血浆容量改变时,血细胞比容也会发生相应的改变。如某些贫血患者的血细胞比容减小,而严重脱水患者的血细胞比容则增大。

血浆 (plasma) 是血液经抗凝处理,离心沉淀后析出的淡黄色液体。血浆的主要成分是水,占血浆总量的91%~92%;溶质占

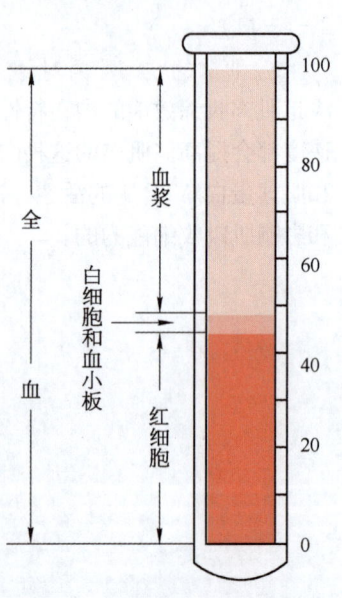

图2-2-1 血液的组成示意图

8%～9%，溶质中主要是血浆蛋白、电解质、营养物质、代谢产物、气体等。

用盐析法可将血浆蛋白分为**白蛋白（albumin，A）**、**球蛋白（globulin，G）**和**纤维蛋白原（fibrinogen）**3类。用电泳法进一步将球蛋白分为 $α_1$、$α_2$、$β$、$γ$ 等类型。正常成年人血浆蛋白总量为60～80 g/L，它们的正常含量及主要生理功能见表2-2-1。白蛋白和大多数球蛋白主要在肝脏产生，肝脏疾病时常致 A/G 比值下降或倒置，故临床上可通过测定 A/G 比值来了解肝功能。

表2-2-1　正常成年人血浆蛋白含量及主要生理功能

血浆蛋白类型	正常含量(g/L)	A/G 比值	主要生理功能
白蛋白(A)	40～50	1.5～2.5	形成血浆胶体渗透压、缓冲、运输及营养
球蛋白(G)	20～30		免疫、运输功能
纤维蛋白原	2～4		参与凝血

（二）血量

血量（blood volume）是指人体内血液的总量。血液的绝大部分在心血管系统中，流速较快，称为循环血量；小部分血液滞留在肝、脾、肺及静脉中，流速较慢，称为储备血量。两部分血液可相互交换，以保持循环血量的相对恒定。如剧烈运动、情绪激动或大失血时，可动员储备血量以补充循环血量的不足，维持正常血压及心、脑等重要脏器的血液供应。正常成年人的血液总量相当于体重的7%～8%，即每千克体重有70～80 ml 血液。一个60 kg 体重的人，其血量为4.2～4.8 L。

在正常情况下，人体内的血量维持相对恒定，而血量的相对恒定对维持生命活动具有十分重要的意义。如果大失血使血量不足，血压将会下降，使各组织、器官的血液灌流量减少而危及生命。通常失血量不超过全身血量的10%时，由于机体的代偿作用，不会出现明显的临床症状，丢失的水和电解质在1～2 h 内，通过加速组织液回流，很快恢复；血浆蛋白在24 h 左右，由肝脏加速合成而得到补充；红细胞在1个月左右，通过肾脏产生的促红细胞生成素，加强骨髓造血功能而恢复。失血量达全身血量的20%时，机体难以代偿，将会出现血压下降、心跳加快、头晕等临床症状。严重失血达全身血量的30%以上时，可危及生命，需紧急进行救治。

二、血液的理化特性

（一）血液的密度

正常人全血密度为1.050～1.060，血液中红细胞数量越多则血液密度越大。血浆的密度为1.025～1.030，血浆中血浆蛋白含量越多则血浆密度越大。

（二）血液的黏滞性

血液的**黏滞性（viscosity）**是由血液内部分子或颗粒之间摩擦所形成的，通常是在体外测定的血液或血浆与水相比较的相对黏滞性。若水的黏滞性为1，当温度为37℃时，血液的黏滞性为4～5，血浆为1.6～2.4。全血的黏滞性主要取决于所含红细胞数量，血浆的黏滞性主要取决于血浆蛋白含量。当血流速度小于一定限度时，黏滞性与血流速度呈反变的关系。这主要是由于血流缓慢时，红细胞可叠连或聚集，使血液的黏滞性增大，血流阻力增加。

（三）血浆渗透压

1. 渗透压的概念　当两种不同浓度的同种溶液被半透膜隔开时，水分子在渗透压差的作用下,由低浓度溶液向高浓度溶液中扩散的现象称为渗透。这种溶液所具有的保留和吸引水分子透过半透膜的能力称为**渗透压（osmotic pressure）**。渗透压的高低取决于溶液中溶质颗粒数目的多少,而与溶质的种类和颗粒的大小无关。

2. 血浆渗透压的组成　血浆渗透压（plasma osmotic pressure）约为 300 mmol/L,相当于 770 kPa。血浆渗透压由两部分组成,一部分由溶解于血浆中的小分子晶体物质组成,特别由 NaCl 所产生的渗透压,称为晶体渗透压,占血浆渗透压的 99.6%;另一部分来自血浆中的大分子蛋白质,主要由白蛋白所产生的渗透压,称为胶体渗透压,只占血浆渗透压的 0.4%。

3. 血浆渗透压相对稳定的生理意义　晶体物质可自由通过毛细血管壁,故血浆与组织液的晶体渗透压几乎相等。但晶体物质不易透过细胞膜,这对调节细胞内外水的平衡、维持细胞的正常形态和功能起重要作用。当血浆晶体渗透压升高时,血细胞内的水被吸出,血细胞皱缩;血浆晶体渗透压降低时,水进入血细胞,血细胞逐渐膨胀,甚至破裂。红细胞膜破裂,释放出血红蛋白的现象称为溶血。临床上常用的 0.9%NaCl 溶液或 5%葡萄糖溶液的渗透压与血浆渗透压相等,称为等渗溶液。高于或低于血浆渗透压的溶液分别称为高渗溶液或低渗溶液。

血浆蛋白不易透过毛细血管壁,故血浆胶体渗透压高于组织胶体渗透压,因此血浆胶体渗透压能吸引组织液回流到血管中,调节血管内外水的平衡,从而保持正常血容量。若血浆胶体渗透压降低,使组织液回流减少而滞留于组织间隙,形成水肿(图 2-2-2)。

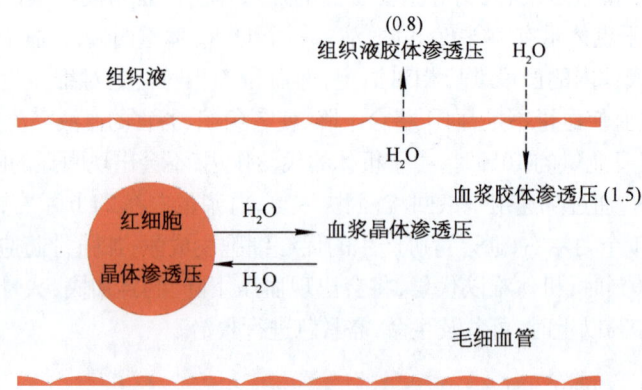

图 2-2-2　血浆晶体渗透压与血浆胶体渗透压作用示意图(单位：mmol/L)

（四）血浆酸碱度

正常人血浆 pH 为 7.35~7.45。血浆 pH 维持相对稳定,主要有赖于血液中缓冲系统的调节作用。血浆中的缓冲对,如 $NaHCO_3/H_2CO_3$、蛋白质钠盐/蛋白质和 Na_2HPO_4/NaH_2PO_4 等,以及红细胞中的缓冲对,如血红蛋白钾盐/血红蛋白等,都具有良好的缓冲作用。当酸性或碱性物质进入血液时,由于有这些缓冲对的作用,对血浆 pH 的影响已减至最小,特别是在肺和肾不断地排出体内过多的酸或碱的情况下,血浆 pH 波动范围不大,保持相对稳定。

三、血液的生理功能

1. 运输功能　血液能够将各种营养物质运送到组织细胞,并将代谢产物运送至排泄器官。血液还可运输各种激素到相应的靶细胞以发挥其作用。

2. 免疫和防御功能　血浆中有多种免疫物质,能够抵御许多病原微生物的侵袭;白细胞对多种病原微生物也有吞噬、分解和破坏作用;血小板和血浆中凝血因子具有止血和凝血作用。

3. 维持内环境稳态　血液对于维持内环境的成分含量及其理化特性的相对稳定起重要作用。

第二节　血细胞生理

血细胞在胚胎发育早期,是在卵黄囊造血;从胚胎第 2 个月开始,由肝、脾造血;胚胎发育到第 5 个月以后,肝、脾造血活动逐渐减少,骨髓开始造血并逐渐增强;到婴儿出生时,几乎完全依靠骨髓造血;到 18 岁左右,只有扁骨、脊椎骨和长骨近端骨骺处的红骨髓才有造血功能。

血细胞均起源于红骨髓中的造血干细胞,淋巴结、脾、胸腺、扁桃体、肠道等是淋巴细胞增殖的场所。造血过程分为 3 个阶段:① 造血干细胞阶段,造血干细胞通过自我复制和多向分化成为各系定向祖细胞。② 定向祖细胞阶段,分化成红系祖细胞、粒-单核系祖细胞、巨核系祖细胞和淋巴系祖细胞。③ 前体细胞阶段,发育成各系幼稚细胞,逐渐形成各类终末血细胞,释放进入血液循环。

一、红细胞

(一) 红细胞的数量和功能

红细胞形态呈双凹圆碟形,周边稍厚,无细胞核为其特征。我国成年男性红细胞正常值为 $(4.0 \sim 5.5) \times 10^{12}/L$,成年女性 $(3.5 \sim 5.0) \times 10^{12}/L$,新生儿可达 $6.0 \times 10^{12}/L$ 以上。红细胞内含有血红蛋白,使血液呈红色。正常成年男性血红蛋白含量为 $120 \sim 160 \ g/L$,成年女性为 $110 \sim 150 \ g/L$。血红蛋白含量和红细胞的数量可因年龄、性别和居住地环境不同而有差异。如新生儿较高,男性高于女性,长期居住高原的居民高于平原居民。若血液中红细胞数量和血红蛋白浓度低于正常,通常称为贫血。

红细胞有运输 O_2 和 CO_2 的功能,若红细胞破裂,血红蛋白逸出,则失去运输气体的功能。此外,红细胞还具有缓冲作用,以维持血浆 pH 的相对稳定。

(二) 红细胞的生理特性

1. 可塑变形性　红细胞在血液循环中,通过比它直径小的毛细血管和血窦间隙时,发生卷曲变形,通过后又恢复原状,这一特性称为可塑变形性。正常红细胞呈双凹圆碟形,其表面积与体积之比较球形为大,有利于红细胞的可塑变形性。表面积与体积比值愈大,变形能力愈大,故双凹圆碟形红细胞的变形能力远大于衰老的红细胞和遗传性球形红细胞。

2. 渗透脆性　若将正常人的红细胞悬浮于渗透压递减的 NaCl 溶液中,在等渗溶液中的红细胞维持正常形态和大小;在低渗溶液中,水将在渗透压差的作用下渗透入红细胞内,引起红细胞逐步膨胀,在 0.42% NaCl 溶液中开始出现破裂溶血,在 0.35% NaCl 溶液中完全破裂溶血。表明红细胞膜对低渗盐溶液具有一定的抵抗力,这种抵抗力的大小用红细胞的**渗透脆性 (osmotic fragility)** 来表示。红细胞膜的渗透脆性越大,对低渗溶液的抵抗力越小。衰老的红细胞膜或某些溶血性疾病的红细胞膜渗透脆性大,抵抗力小,易破裂;相反,新生的红细胞膜渗透脆性小,抵抗力大，不易破裂。

3. 悬浮稳定性　将经过抗凝处理的血液静置于血沉管内，由于红细胞密度较大，因重力作用而逐渐下沉。正常红细胞沉降速度缓慢，能够相对稳定地悬浮于血浆中不易下沉的特性，称为**悬浮稳定性（suspension stability）**。通常以红细胞在第1小时末下沉的距离来表示红细胞沉降的速度，称为**红细胞沉降率（erythrocyte sedimentation rate，ESR）**，简称为**血沉**。正常成年男性的血沉(魏氏法)第1小时末为0~15 mm/h，女性为0~20 mm/h。红细胞沉降率越慢，表示红细胞的悬浮稳定性越好。

红细胞能相对稳定地悬浮于血浆中，是由于红细胞之间相同的膜电荷所产生的排斥力及红细胞与血浆之间的摩擦力阻碍了其下沉。临床上很多疾病都可出现血沉加快，如活动性肺结核、风湿热、晚期癌症等。多个红细胞彼此以凹面相贴，形成红细胞叠连，使其总的表面积与容积之比减小，摩擦力减小，红细胞下沉速率加快。因此，红细胞沉降率可作为诊断某些疾病的参考依据。

红细胞叠连形成的快慢主要决定于血浆的性质，而非红细胞本身。通常血浆中白蛋白含量增加可使红细胞叠连减少，红细胞沉降率减慢；而血浆中球蛋白、纤维蛋白原和胆固醇含量增加可使红细胞叠连加速，红细胞沉降率加快。

（三）红细胞生成与破坏的调节

1. 红细胞的生成　红骨髓是成年人生成红细胞的唯一场所。红骨髓中的造血干细胞经过多系造血祖细胞、红系定向祖细胞、原红细胞、早幼红细胞、中幼红细胞、晚幼红细胞和网织红细胞，生成成熟的红细胞释放进入血液，历时6~7 d。

(1) 生成的原料：在生成红细胞的过程中，铁和蛋白质是合成血红蛋白的主要原料。成年人每日需要20~30 mg铁用于生成血红蛋白，其中约5%从食物中获得(外源性铁)，以补充排泄的铁。食物中含铁丰富，一般不会造成铁的缺乏，但在生长、发育时期的婴幼儿、青少年和孕妇，铁的需要量增加。其余约95%主要来自衰老的红细胞破坏后释放的铁(内源性铁)的再循环利用。慢性出血等原因可能造成体内储存的铁减少，或造血功能增强而铁供应不足时，红细胞因缺铁而合成血红蛋白减少，引起缺铁性贫血。此外，红细胞生成还需要氨基酸、维生素、微量元素等。日常膳食中所含蛋白质能够满足造血所需，一般情况下不会缺乏，但贫血患者需补充高质量的蛋白质。

(2) 辅助生成的因素：维生素 B_{12} 和叶酸是合成细胞核的主要物质DNA必需的辅酶。叶酸广泛存在于动物性和植物性食品中，在维生素 B_{12} 的参与下，叶酸需转变为四氢叶酸后，才能参与DNA的合成。维生素 B_{12} 广泛存在于动物内脏、海产品、牛奶和蛋黄等食品中，机体对维生素 B_{12} 的吸收必须要有内因子参与。内因子是由胃腺壁细胞分泌的糖蛋白，在酸性胃液中，内因子与维生素 B_{12} 结合形成复合物，保护维生素 B_{12} 免受肠道消化酶的破坏，并促进其在回肠末端吸收入血。当胃大部切除或胃腺细胞受损伤时内因子缺乏，可影响维生素 B_{12} 的吸收，叶酸的利用率降低，使幼红细胞的分裂增殖减慢，红细胞体积增大，导致巨幼红细胞性贫血。

2. 红细胞生成的调节　在正常情况下，红细胞数量维持相对稳定。当机体需要时，红细胞生成数量会发生适当的调整。目前研究证明，红细胞的生成主要受**爆式促进活性因子（burst promoting activity，BPA）**、**促红细胞生成素（erythropoietin，EPO）**和雄激素的调节。BPA是白细胞产生的一种糖蛋白，具有强烈刺激骨髓早期红系祖细胞增殖功能。EPO主要由肾组织产生，肝脏也有少量生成。EPO可刺激骨髓的晚期红系祖细胞增殖、分化以及红细胞的成熟和释放。当贫血、缺氧时，肾脏合成和分泌的EPO迅速增加，以促使生成红细胞。在切除双肾后或晚期肾病患者，常因缺乏EPO而发生肾性贫血。近年研究表明，红系祖细胞上EPO受体有缺陷可能会导致某些再生障碍性贫血。此外,雄激素可促进肾脏产生促红细胞生成素。这可能是男性红细胞数和血红蛋白含量高于女性的原因。体内其他激素,如甲状腺激素、生长激素、肾上腺皮质激素等也可促进红细胞的生成。

3. 红细胞的破坏 红细胞的平均寿命约为120 d,每日约有0.8%的衰老红细胞被破坏。衰老的红细胞,由于变形能力减弱而脆性增加,不易通过细小的孔隙,滞留于脾脏、肝脏和骨髓而被巨噬细胞吞噬。

二、白细胞

（一）白细胞的数量和分类

白细胞为无色、有核的血细胞,根据其胞质中有无嗜色颗粒分为颗粒和无颗粒白细胞。颗粒白细胞包括中性、嗜酸性和嗜碱性粒细胞;无颗粒白细胞包括单核和淋巴细胞。正常成年人血液中白细胞总数为$(4.0\sim10.0)\times10^9/L$,新生儿为$(12.0\sim20.0)\times10^9/L$。在生理情况下,白细胞数目可因年龄、时间和机体不同功能状态而发生变化。新生儿高于成年人;下午高于清晨;剧烈运动、进食、情绪激动、女性月经期、妊娠及分娩期、炎症时升高;某些传染性疾病如伤寒、流感、麻疹等减少;放射性损害、化学品中毒、脾功能亢进和再生障碍性贫血也可减少。

（二）白细胞的生理特性和功能

白细胞具有变形性、趋化性、吞噬性等生理特性,主要的生理功能是参与机体的防御功能。除淋巴细胞外,所有的白细胞都能伸出伪足做变形运动,白细胞凭借这种运动穿过血管壁,称为白细胞渗出(diapedesis)。白细胞具有趋向某些化学物质游走的特性,称为趋化性(chemotaxis),体内具有趋化作用的物质包括细菌毒素、细菌或人体细胞的降解产物,以及抗原-抗体复合物等。白细胞游走到这些物质的周围,伸出伪足将异物包围并吞入胞质内而消化分解,称为吞噬(phagocytosis)。但各类白细胞的具体生理功能又有所不同。

1. 中性粒细胞 中性粒细胞数量是白细胞中最多的。血液中的中性粒细胞约有一半随血液循环,称为循环池。白细胞计数反映了这部分中性粒细胞数量。另一半则附着在血管壁上,称为边缘池。两部分可以互相交换,保持动态平衡。当细菌入侵时,中性粒细胞可变形游走到炎症部位,包围和吞噬细菌,防止病原微生物在体内的扩散。同时中性粒细胞可释出溶酶体酶而发生"自我溶解",形成脓细胞。其与破坏的细菌和组织残片等共同构成脓液。若血液中中性粒细胞明显减少时,机体的抵抗力减弱,容易发生感染。

2. 嗜酸性粒细胞 嗜酸性粒细胞因缺乏溶菌酶,故仅有微弱的吞噬能力而无杀菌作用。嗜酸性粒细胞主要可限制嗜碱性粒细胞和肥大细胞在超敏反应中的作用。嗜酸性粒细胞通过产生前列腺素E,抑制嗜碱性粒细胞合成和释放生物活性物质;通过吞噬嗜碱性粒细胞和肥大细胞排出的颗粒,使其不发挥作用;通过释放组胺酶等,灭活嗜碱性粒细胞释放的组胺等生物活性物质。并借助于抗体和补体黏着在蠕虫上,损伤虫体,参与对蠕虫的免疫反应。当机体发生超敏反应或寄生虫感染时,常伴有嗜酸性粒细胞增多。

3. 嗜碱性粒细胞 成熟的嗜碱性粒细胞存在于血液中,只在发生炎症时才迁移到组织中。嗜碱性粒细胞能合成和释放组胺、肝素、过敏性慢反应物质等,这些物质能引起超敏反应,其中组胺、过敏性慢反应物质可使支气管、肠道平滑肌痉挛,毛细血管通透性增加,引起局部充血水肿,出现荨麻疹、哮喘等超敏反应。嗜碱性粒细胞还能释放嗜酸性粒细胞趋化因子A,吸引嗜酸性粒细胞的聚集,以限制嗜碱性粒细胞在超敏反应中的作用。此外,释放的肝素具有抗凝作用,有利于血管畅通。

4. 单核细胞 单核细胞在血液中吞噬能力较弱,当穿出毛细血管壁进入组织,分化成巨噬细胞时,吞噬能力增强。巨噬细胞聚集于感染灶附近,吞噬并消灭致病微生物。此外,还可激活淋巴细胞的特异性免疫功能,杀伤肿瘤细胞,识别和清除衰老、破损的细胞。

5. 淋巴细胞 又称免疫细胞,分为T淋巴细胞和B淋巴细胞。T淋巴细胞是由骨髓生成的淋巴干细胞在胸腺激素的作用下发育成熟,主要与细胞免疫有关。B淋巴细胞在骨髓或肠道淋巴组织中发育成熟,主要与体液免疫有关。

各类白细胞的分类比例及主要功能见表2-2-2。

表2-2-2 我国健康成年人血液白细胞分类、比例及主要功能

白细胞分类	百分比(%)	主要功能
中性粒细胞(N)	50~70	变形游走;吞噬细菌与坏死组织等
嗜酸性粒细胞(E)	0~7	抑制速发型超敏反应;参与对蠕虫的免疫反应
嗜碱性粒细胞(B)	0~1	释放组胺,参与超敏反应;释放肝素,参与抗凝过程
单核细胞(M)	2~8	吞噬细菌、衰老红细胞;释放细胞因子,参与免疫活动
淋巴细胞(L)	20~40	T淋巴细胞参与细胞免疫;B淋巴细胞参与体液免疫

(三)白细胞生成与破坏的调节

白细胞起源于骨髓的造血干细胞,经定向祖细胞、可识别的前体细胞,生成具有各种功能的成熟白细胞。各种白细胞的寿命长短不一,一般来说,中性粒细胞在循环血液中停留8h左右即进入组织,4~5d后衰老死亡。单核细胞在血液中停留2~3d后进入组织,发育成巨噬细胞,可生存数月、数年不等。淋巴细胞寿命较长,它们往返于血液、组织液、淋巴液之间,并在淋巴结等淋巴器官继续增殖分化。

白细胞的分化和增殖受到**造血生长因子(hematopoietic growth factor, HGF)** 的调节。由于有些造血生长因子在体外可刺激造血干细胞生成集落,又称为**集落刺激因子(colony stimulating factor, CSF)**。CSF包括粒-巨噬细胞集落刺激因子(GM-CSF)、粒细胞集落刺激因子(G-CSF)、巨噬细胞集落刺激因子(M-CSF)、EPO等多种,它们均属于糖蛋白,除EPO调节红细胞的生成以外,其余因子均能参与白细胞的生成。

三、血小板

(一)血小板的数量

血小板是骨髓中成熟的巨核细胞胞质脱落而成的具有生物活性的小块胞质,呈双凸扁盘状。正常成年人的血小板数量为$(100\sim300)\times10^9/L$。血小板数量可有一定的波动,通常妇女月经期减少;剧烈运动、进食、妊娠等升高;午后比清晨高;冬季比春季高。当血小板数量多于$1\,000\times10^9/L$时,易发生血栓。当血小板减少到$50\times10^9/L$以下时,可出现异常自发性出血。

(二)血小板的生理特性

1. 黏附 血小板与非血小板表面的黏着,称为**血小板黏附(platelet adhesion)**。当血管内皮细胞受损时,血小板即可黏着于血管内皮下组织,而产生止血和凝血活动。血小板的黏附需要血小

板膜糖蛋白、血管内皮下成分(胶原)和血浆成分[包括**抗血管性假血友病因子(von Willebrand factor, vWF)**]的参与。当这些物质缺乏或变性时，血小板的黏附功能受损，可能会发生出血倾向。

2. 聚集 血小板彼此黏着的现象称为**血小板聚集(platelet aggregation)**。血小板的聚集分为两个时相：第一时相是由受损组织释放的ADP引起，能迅速使血小板聚集，但很快又解聚，为可逆性聚集；在第一时相结束和解聚后不久，又出现第二个不可逆聚集现象，这是由于血小板释放的内源性ADP所引起的。引起血小板聚集的因素称为致聚剂，目前已知的生理性致聚剂主要有胶原、ADP、组胺、5-羟色胺(5-HT)、凝血酶、血栓烷A_2(TXA$_2$)、前列腺素类物质等；病理性致聚剂有细菌、病毒、抗原-抗体复合物、药物等。在血小板膜上存有各种致聚剂的受体，致聚剂与受体结合后，使血小板内cAMP降低，游离Ca^{2+}增加，促进血小板的聚集。前列环素(PGI$_2$)是血小板聚集抑制物，使血小板内cAMP提高，游离Ca^{2+}减少，抑制血小板的聚集。在正常情况下，TXA$_2$和PGI$_2$处于相对平衡状态，使血小板不易聚集，若血管内皮受损，局部PGI$_2$生成减少，血小板激活释放的TXA$_2$增加，对血小板聚集有正反馈促进作用，使更多血小板聚集，形成血小板栓子。低浓度的阿司匹林可减少TXA$_2$的生成，具有抑制血小板聚集、防止血栓形成的作用。

3. 释放 血小板受刺激后，将储存在致密体、α-颗粒或溶酶体内的多种活性物质排放出来的现象，称为**血小板释放(platelet release)**。血小板致密体释放的物质有ADP、ATP、5-HT等；α-颗粒释放的有**血小板因子(platelet factor, PF)**、纤维蛋白原、vWF、多种凝血和抗凝血因子等；溶酶体释放的物质有多种水解酶。这些物质有促进血小板集聚、血管收缩和血液凝固等多种生理功能。

4. 收缩 血小板内有收缩蛋白，包括肌动蛋白、肌球蛋白等，可使血凝块回缩硬化，有助于止血。

5. 吸附 血小板表面能吸附血浆中多种凝血因子(如因子Ⅰ、Ⅴ、Ⅺ、ⅩⅢ等)。当血管内皮受损，随着血小板的黏附和聚集，使破损血管局部的凝血因子浓度增高，有利于血液凝固和生理性止血。

(三) 血小板的生理功能

1. 参与生理性止血 小血管破损引起的出血，在几分钟内自然停止的现象，称为生理性止血。血液自然流出到自动停止所需时间为出血时间，正常人出血时间为1~3 min。生理性止血主要包括3个过程：① 创伤发生后，受损血管局部及附近的小血管收缩，使局部血流减少。② 血小板迅速黏附于创伤处，并聚集成团，形成血小板止血栓。③ 血管受损也可启动凝血系统，在受损局部迅速发生血液凝固过程，以加固止血栓。

2. 促进凝血 血小板促进凝血的主要环节有：血小板表面能吸附大量凝血因子；激活的血小板提供磷脂表面，有利于凝血因子的激活；血小板释放许多促进血凝的活性物质，如血小板因子$_3$(PF$_3$)，在PF$_3$的参与下，凝血酶原转变成凝血酶的速度可提高30万倍；血小板内的收缩蛋白，使血块回缩形成止血栓。

3. 保持血管内皮细胞的完整性 血小板可沉着在破损的血管壁上，以填充血管内皮细胞脱落留下的空隙，及时修补血管，维持血管内皮细胞的完整性。当血小板明显减少时，毛细血管壁脆性增加，轻微的创伤便可引起皮肤和黏膜下出血，称为血小板减少性紫癜。

(四) 血小板生成与破坏的调节

血小板的寿命为7~14 d，衰老的血小板主要在脾、肝、肺组织中被吞噬破坏。血小板的生成受**血小板生成素(thrombopoietin, TPO)**的调节。TPO主要由肝脏细胞少量产生，TPO能刺激造血干细胞的增殖、分化，促进巨核细胞发育成熟及生成血小板，对血小板生成的全过程均有一定的调控作用。

第三节 血液凝固与纤维蛋白溶解

一、血液凝固

血液凝固（blood coagulation）是指血液由流动的溶胶状态变为不流动的凝胶状态的过程，简称为血凝。它是一系列循序发生的酶促反应过程，只要始动因子被激活，血凝过程将依次发生，最终使血浆中的可溶性纤维蛋白原转变为不溶性的纤维蛋白，纤维蛋白交织成网，网罗血细胞形成血凝块。血液凝固后，血凝块发生收缩挤出的淡黄色液体为**血清**（serum）。血浆和血清的主要区别是血清中缺少了凝血过程中被消耗的一些凝血因子，增添了凝血时由血管内皮细胞和血小板释放的化学物质。

（一）凝血因子

血浆和组织中直接参与血液凝固的物质，称为**凝血因子**（coagulation factor，clotting factor），根据发现的先后顺序以罗马数字编号的有 12 种（表 2-2-3）。此外，还有前激肽释放酶、高分子激肽原和血小板磷脂等。除了因子Ⅲ（可简写为 FⅢ，下同。），其他凝血因子均存在于血浆中。其中因子Ⅱ、Ⅶ、Ⅸ、Ⅹ、Ⅺ、Ⅻ是以无活性的酶原形式存在，激活后才具有活性，激活后的因子习惯上于其右下角加"a"表示。除因子Ⅳ和血小板磷脂外，其余的凝血因子均为蛋白质。多数凝血因子在肝脏合成，其中因子Ⅱ、Ⅶ、Ⅸ、Ⅹ的合成需要维生素 K 的参与，因此，又将这些因子称为依赖维生素 K 的凝血因子。缺乏维生素 K 或肝脏病变时，可导致凝血障碍，凝血时间延长而发生出血。有些抗凝血的药物，就是通过影响凝血因子的生成或活性而阻止血液发生凝固的。

表 2-2-3 凝血因子编号与同义名

编 号	同 义 名	编 号	同 义 名
凝血因子Ⅰ	纤维蛋白原	凝血因子Ⅷ	抗血友病因子
凝血因子Ⅱ	凝血酶原	凝血因子Ⅸ	血浆凝血激酶成分
凝血因子Ⅲ	组织因子	凝血因子Ⅹ	斯图亚特因子
凝血因子Ⅳ	Ca^{2+}	凝血因子Ⅺ	血浆凝血激酶前质
凝血因子Ⅴ	前加速素易变因子	凝血因子Ⅻ	接触因子
凝血因子Ⅶ	前转变素稳定因子	凝血因子ⅩⅢ	纤维蛋白稳定因子

（二）血液凝固过程

血液凝固过程可分为 3 个基本步骤：① 凝血酶原激活物的形成。② 凝血酶的形成。③ 纤维蛋白形成（图 2-2-3）。根据凝血酶原激活物形成途径的不同，将凝血过程分为内源性凝血途径和外源性凝血途径。

1. 内源性凝血途径　在损伤血管内膜时，由 FⅫ启动，完全依靠血浆内凝血因子，逐步使 FⅩ激活而发生的凝血，称为**内源性凝血途径**（intrinsic pathway of blood coagulation）。首先 FⅫ接触到异物表面被激活为 FⅫa。FⅫa 的主要功能是激活 FⅪ 为 FⅪa。FⅪa 在 Ca^{2+} 的参与下将 FⅨ 转变为 FⅨa。FⅨa、FⅧa、Ca^{2+}、PF_3 结合形成复合物,进而激活 FⅩ 为 FⅩa,在 FⅩa 形成后,内源性和外源性凝血进入相同的途径。

2. 外源性凝血途径 如果是依靠血管外组织释放的 FⅢ 来参与,逐步使 FⅩ 激活而发生的凝血,称为 外源性凝血途径 (extrinsic pathway of blood coagulation)。当血管损伤时,暴露出组织因子,FⅢ 与 FⅦa 结合成 FⅦa-组织因子复合物,在 Ca^{2+} 的参与下,激活 FⅩ 成 FⅩa。此外,FⅦa-组织因子复合物还能激活 FⅨ 转变为 FⅨa,从而将内源性、外源性凝血联系起来,共同完成凝血过程。

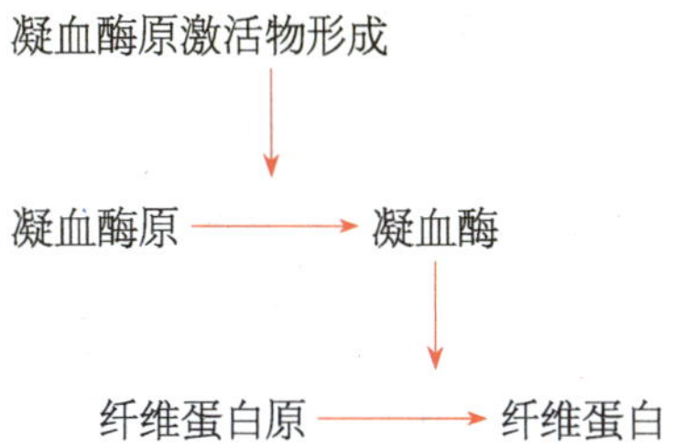

图2-2-3 血液凝固的基本步骤

通过上述两条途径生成的 FⅩa 在 Ca^{2+} 的作用下,与 FⅤa 连接在血小板磷脂表面,形成凝血酶原酶复合物,后者进一步激活凝血酶原(FⅡ)成为凝血酶(FⅡa),凝血酶裂解纤维蛋白原形成纤维蛋白单体。在 FⅩⅢa 和 Ca^{2+} 的作用下,纤维蛋白单体相互聚合、交联形成纤维蛋白多聚体,组成牢固的纤维蛋白网,网罗血细胞形成血凝块。

二、抗凝系统与纤维蛋白溶解

(一) 抗凝系统

在正常情况下,血管内的血液始终保持流动状态,这是因为凝血系统、抗凝和纤维蛋白溶解系统经常保持平衡。如果破坏了这种平衡,就会造成出血或血栓。

血浆中有多种**抗凝物质** (anticoagulant),这里主要介绍抗凝血酶和肝素。

1. 抗凝血酶 抗凝血酶由肝脏和血管内皮细胞产生,能与凝血因子Ⅸa、Ⅹa、Ⅺa、Ⅻa 和凝血酶等分子活性中心的丝氨酸残基结合而抑制其活性,从而起到抗凝作用。抗凝血酶的直接抗凝作用较弱,在与肝素结合后,其抗凝作用大大增强。

2. 肝素 是一种酸性黏多糖,主要由肥大细胞和嗜碱性粒细胞产生,在肝、肺、心和肌肉等组织中含量丰富。肝素能增强抗凝血酶与凝血酶的亲和力,阻止血凝过程的发生。无论在体内还是体外,肝素都是一种很强的抗凝物质,故被临床上广泛用作抗凝剂。

此外,蛋白质 C 系统、组织因子途径抑制物均有抗凝作用。

血液在体内和体外某些条件下之所以不会发生凝固,与许多延缓或阻止血液凝固的因素有关:① 血管内膜光滑,减少血小板的聚集和释放。② 血液循环流动,不断稀释和运走少量被激活的凝血因子。③ 降低温度至10℃以下时,凝血酶的活性降低,延缓血液凝固。④ 用枸橼酸钠、草酸铵、草酸钾等作为抗凝剂,可以去除 Ca^{2+},阻断凝血过程。

(二) 纤维蛋白溶解

血凝块中的纤维蛋白被血浆中的纤维蛋白溶解系统降解液化的过程,称为**纤维蛋白溶解** (fibrinolysis),简称纤溶。纤溶系统包括纤溶酶原激活物和纤溶抑制物、纤溶酶原(纤维蛋白溶解酶原)和纤溶酶(纤维蛋白溶解酶),其基本过程分为纤溶酶原的激活和纤维蛋白的降解两个阶段(图2-2-4)。

1. 纤溶酶原的激活 纤溶酶原主要在肝产生,嗜酸性粒细胞也可少量合成。在纤溶酶原激活物的作用下,转变为有活性的纤溶酶。纤溶酶原激活物主要有3类。① 组织型激活物:在血管内

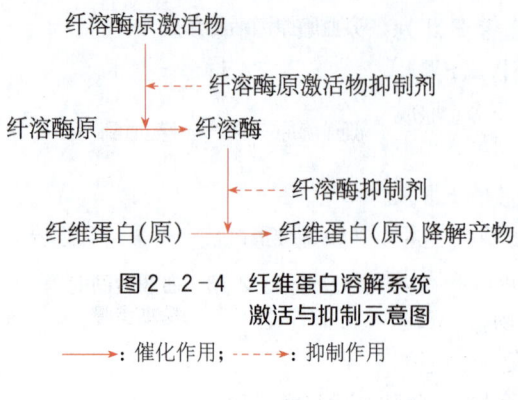

图 2-2-4 纤维蛋白溶解系统
激活与抑制示意图
——→:催化作用; ---→:抑制作用

皮细胞中合成后释放于血中,以维持血浆内纤溶酶原激活物浓度,是纤溶酶原激活物的主要来源。② 血管外激活物:存在于很多组织中,主要在组织修复、伤口愈合等情况下,于血管外促进纤溶。肾小管和集合管上皮细胞产生的尿激酶属于此类激活物,尿激酶可直接激活纤溶酶原形成纤溶酶,而溶解血栓。③ 依赖于凝血因子Ⅻ的激活物,如前激肽释放酶原被FⅫa激活后,所生成的激肽释放酶可激活纤溶酶原。这一类激活物可能使血凝和纤溶过程互相配合并保持平衡。

2. 纤维蛋白的降解 在纤溶酶原激活物作用下,纤溶酶原被激活形成纤溶酶。纤溶酶是一种蛋白水解酶,可使纤维蛋白和纤维蛋白原水解分割成许多可溶性的小肽,称为纤维蛋白降解产物。纤维蛋白降解产物不会再发生凝固,部分还有抗凝作用。

3. 纤溶抑制物 在生理情况下,有少量纤溶酶生成的同时,又可生成抑制纤溶系统活性的物质,称为纤溶抑制物。如纤溶酶原激活物抑制物-1 和 α_2-抗纤溶酶等,α_2-抗纤溶酶主要由肝脏产生,是储存于血小板α颗粒中的一种单链糖蛋白,是循环血液中纤溶酶的主要抑制物。当血小板受到凝血酶刺激时,释放 α_2-抗纤溶酶,迅速与纤维蛋白结合,干扰纤溶酶原吸附于纤维蛋白,从而抑制纤溶酶的形成和纤维蛋白的降解。临床常用的止血药氨基苯酸、氨基己酸、氨基环酸(凝血酸)等均属纤溶抑制物,其止血机制就是抑制纤溶酶原激活物,使纤溶酶原不能被激活,纤维蛋白不易降解。

第四节 血型与输血

一、血型与红细胞凝集

血型(blood group)是指血细胞膜上特异性抗原类型。通常所谓的血型,主要指红细胞血型,即红细胞膜上特异性抗原的类型。若将血型不相合的两个人的血液滴在玻片上混合,其中的红细胞即聚集成簇,这种现象称为**红细胞凝集**(agglutination)。如果将血型不相合的血液输入人体,在血管内也可发生红细胞凝集,造成溶血反应和微循环的阻塞,可危及生命。

截至目前,国际输血协会认可的红细胞血型系统有 30 个,涉及近 300 种抗原。其中,与临床关系密切的有 ABO 血型系统和 Rh 血型系统。

二、ABO 血型系统

ABO 血型是根据红细胞膜上存在的凝集原(抗原)的不同,将血液分为 4 种血型。红细胞膜上含有 A 凝集原的称为 A 型血,含有 B 凝集原的称为 B 型血,含有 A 与 B 两种凝集原的称为 AB 型血,A 凝集原和 B 凝集原都没有的称为 O 型血。不同血型人的血清中各含有不同的凝集素(抗体),即不含有对抗自身红细胞凝集原的凝集素。在 A 型血人的血清中,只含有抗 B 凝集素;B 型血人的血清中,只含有抗 A 凝集素;AB 型血人的血清中没有抗 A 和抗 B 凝集素;而 O 型血人的血清中则含有抗 A 和抗 B 凝集素。ABO 血型系统还有几种亚型,其中主要以红细胞膜是否含有 A_1 凝集原为依据,将 A 型血分为 A_1 和 A_2 两个亚型。同样,将 AB 型血分为 A_1B 和 A_2B 两个亚型(表 2-2-4)。在我国汉族人中 A_2 型和 A_2B 型分别只占 A 型和 AB 型人的 1% 以下,但由于 A_1 型红细胞可与 A_2 型血清中的抗 A_1 凝集素发生凝集反应,而且 A_2 型和 A_2B 型红细胞比 A_1 型和 A_1B 型红细胞的抗原性弱得多,在用抗 A 凝集素作血型鉴定时,容易将 A_2 型和 A_2B 型血误定为 O 型和 B 型。因此,在输血时应特别注意 A 型中亚型的存在。

表 2-2-4 ABO 血型系统中的凝集原和凝集素

血 型	亚 型	红细胞膜上的凝集原	血清中的凝集素
A 型	A_1	A、A_1	抗 B
	A_2	A	抗 B、抗 A_1
B 型		B	抗 A
AB 型	A_1B	A、A_1、B	无
	A_2B	A、B	抗 A_1
O 型		无 A、无 B	抗 A、抗 B

三、Rh 血型系统

1. Rh 血型 1940 年,兰茨坦纳和维勒在恒河猴的红细胞表面发现一类凝集原,为 Rh 抗原(D 抗原),这一血型系统称为 Rh 血型系统。若红细胞上具有与恒河猴同样 Rh 抗原的,称为 Rh 阳性血型;无这种 Rh 抗原的,称为 Rh 阴性血型。在我国汉族人中,属 Rh 阳性的约占 99%,Rh 阴性的只占 1%。但是在少数民族中,Rh 阴性的人较多,如苗族为 12.3%,塔塔尔族为 15.8%。

2. Rh 血型的特点及其在医学实践中的意义 在人出生几个月后,ABO 血型血清中就存有 ABO 血型的凝集素,即天然抗体。但人血清中不存在抗 Rh 的天然抗体,只有当 Rh 阴性的人,接受 Rh 阳性的血液后,通过体液性免疫才能产生抗 Rh 的抗体。因此 Rh 阴性的人,如果第一次输入 Rh 阳性血液,输血后一般不产生明显反应,但在第二次或多次再输入 Rh 阳性血液时即可发生红细胞的凝集反应。

ABO 血型系统的抗体一般是完全抗体 IgM。而 Rh 血型系统的抗体主要是不完全抗体 IgG,后者分子量较小,能透过胎盘。因此,当 Rh 阴性的母亲怀有 Rh 阳性胎儿时,Rh 阳性胎儿的 Rh 凝集原能进入母体,在母体血液中产生抗 Rh 凝集素。这种抗 Rh 凝集素可以透过胎盘进入胎儿的血液,使胎儿的红细胞发生凝集反应,造成新生儿溶血性贫血。但一般只有在分娩时才有较大量的胎儿红细胞进入母体,而母体血液中的抗体浓度是缓慢增加的。因此,第一次妊娠常不产生严重反应。如果 Rh 阴性母亲再次怀有 Rh 阳性胎儿,此时,母体血液中高浓度的抗 Rh 凝集素将会透过胎盘,破坏大量胎儿红细胞,造成新生儿溶血性贫血,甚至胎儿死亡。

四、输血原则

输血已经成为治疗某些疾病、抢救伤员生命和保证手术顺利进行的重要手段。为了保证输血的安全性,必须注意遵守输血的原则,即血型相合,配血相合。

在准备输血时,首先必须保证供血者与受血者的 ABO 血型相合。在生育年龄的妇女和需要反复输血的患者,还必须使供血者与受血者的 Rh 血型也相合,以避免受血者在被致敏后产生抗 Rh 的凝集素。

同型输血是最安全的,但即使在 ABO 血型相同的人之间进行输血,在输血前也必须进行**交叉配血试验 (corss match test)**(图 2-2-5)。供血者的红细胞与受血者的血清配合称为交叉配血的主侧;受血者的红细胞与供血者的血清配合称为交叉配血的次侧。如果交叉配血试验的两侧都没有凝集反应,为配血相合,可以进行输血,即为同型输血;如果主侧有凝集反应,为配血不合,不能输血;如果主侧不凝集,而次侧有凝集反应,只能在应急情况下输血。由于输血首先考虑的是供血者的红细胞不被受血者的血清所凝集,但供血者的血清有可能使受血者的红细胞凝集。所以,这种情况下的输血速度要慢,数量不宜超过 200 ml,并要注意观察,如发生输血反应,应立即停止输血。

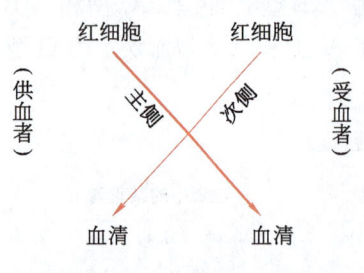

图 2-2-5 交叉配血试验示意图

总之,输血是一个多环节的过程,每个环节上的失误都可能造成严重事故。因此,进行输血操作时,必须严格遵守输血原则,密切注意观察,且只在确实需要时才进行输血,决不可盲目滥用。

第三章 血液循环

导学

1. 掌握 心肌细胞的生物电现象、心肌的生理特性及其影响因素；心脏的泵血过程及机制、泵血功能的评价及影响泵血功能的因素；动脉血压的形成机制及影响因素；微循环、组织液生成与回流；心血管活动的神经及全身性体液调节。
2. 熟悉 心肌细胞的分类及特点；心电图各波的意义；影响静脉回心血量的因素；心血管中枢；冠脉循环、脑循环的特点；血-脑脊液屏障与血-脑屏障。
3. 了解 心功能储备，心音的组成及意义；血管系统及血流动力学特点。

在心脏的驱动下，血液在心血管系统中按一定的方向、周而复始地循环流动，将此过程称为**血液循环（blood circulation）**。在血液循环过程中，心脏的舒缩活动是循环的动力，血管是循环的管道，瓣膜决定了循环的方向，血液则是循环的前提。血液循环的主要功能是运输氧气、营养物质至全身各组织细胞，同时将二氧化碳及代谢终产物运送到排泄器官，从而保证机体的新陈代谢正常进行；且血液循环在实现血液防御功能、维持机体内环境稳态也起着重要作用。特别是通过运输各种体液因子，以及心血管组织直接分泌多种生物活性物质参与了机体的体液调节过程。所以，心血管不但是血液循环的器官，而且具有内分泌的功能。

第一节 心肌细胞的生物电现象与生理特性

心脏之所以能产生收缩与舒张，且4个腔室协调地活动，共同完成泵血功能，归根到底是以心肌细胞的生物电活动为基础的。心肌细胞的动作电位是触发心肌细胞收缩和心脏泵血的始动因素。因此，掌握心肌生物电活动的规律，对于理解心肌的生理特性及心脏收缩的规律性均有重要意义。

一、心肌细胞的生物电现象

心肌细胞的生物电现象与神经纤维和骨骼肌细胞相比较更为复杂，各类心肌细胞的跨膜电位（图2-3-1）及其形成机制也不尽相同。将心肌细胞进行适当分类，有助于对心肌电生理的理解。通常根据其组织学和电生理学等方面的特点，将心肌细胞分为普通心肌细胞和特殊心肌细胞。前

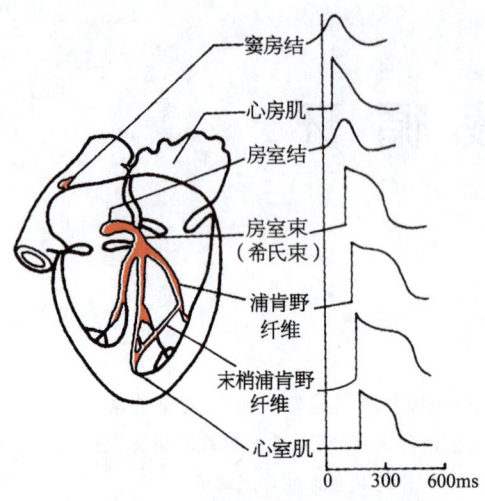

图2-3-1 心脏各部分心肌细胞的跨膜电位波形

者包括心房肌和心室肌,这类细胞具有稳定的静息膜电位,主要执行收缩功能,故又称**工作细胞(working cell)**。后者组成心的传导系统,又称**心脏的特殊传导系统(specialized conduction system)**,主要包括窦房结、房室交界(房室结)、房室束(希氏束)、左右束支和浦肯野纤维;这类细胞没有稳定的静息电位(结区细胞例外),正因为这个特点,才使得这类细胞具有产生自动节律性兴奋的特性,故又称**自律细胞(autorhythmic cell)**。

(一)工作细胞的跨膜电位及其形成机制

工作细胞包括心房肌细胞和心室肌细胞。两者的静息电位和动作电位及其形成机制基本相同,以下着重介绍心室肌细胞的跨膜电位及其形成机制。

1. 静息电位 人的心室肌细胞静息电位为-90~-80 mV。其静息电位的形成机制与神经和骨骼肌相同,即在静息状态下,细胞膜对K^+的通透性较高,对其他离子通透性很低。因此,K^+顺浓度梯度由膜内向膜外进行易化扩散,最终形成接近于K^+的平衡电位。

2. 动作电位 心室肌细胞的动作电位在形态、产生机制上与神经细胞有着明显的不同,其特点是动作电位的时程长达数百毫秒,因此将其分为0~4共5个时期(图2-3-2)。

(1) 0期(去极化):这是心肌细胞迅速去极过程。由起搏点下传的兴奋,或在适宜的外来刺激作用下,引起心室肌细胞的兴奋,膜电位迅速从静息状态的-90 mV上升到30 mV左右,去极化幅度大、速度快,这个过程仅1~2 ms。0期去极化的机制与神经、骨骼肌细胞相同,在去极化初期仅有少量Na^+通道开放而引起少量Na^+内流,当膜达到阈电位水平(-70 mV)时,Na^+通道大量激活而引发Na^+大量快速内流,膜电位很快达到Na^+的平衡电位。此处Na^+通道是一种激活快、失活快的电压依赖性与时间依赖性的快通道,可被河鲀毒素选择性阻断。

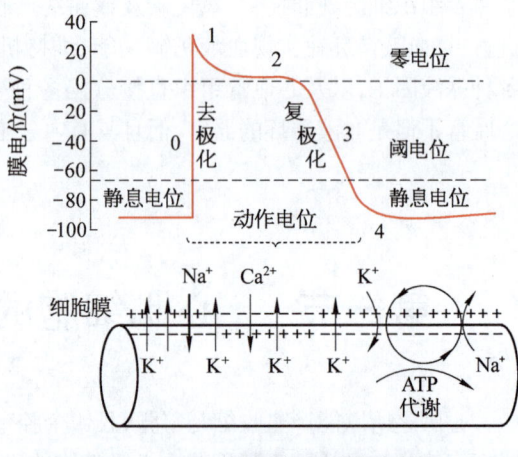

图2-3-2 心室肌细胞动作电位和主要离子流示意图

(2) 1期(快速复极化初期):当心肌细胞动作电位0期达峰值后,膜内电位由30 mV迅速下降至0 mV左右,形成1期,与0期共同构成锋电位。1期占时约10 ms。此期快Na^+通道已失活,同时激活一种主要由K^+负载的**一过性外向电流(transient outward current, I_{to})**,即K^+外流,从而使膜内电位迅速向负值转化,进入复极2期(0 mV左右)。I_{to}可被K^+通道的阻断剂四乙胺和4-氨基吡啶(4-Ap)所阻断。K^+外流是形成1期的离子基础。

(3) 2期(缓慢复极期):此期复极过程缓慢,膜电位在0 mV水平持续为100~150 ms,又称平

台期(plateau)。平台期是心肌细胞区别于神经和骨骼肌细胞动作电位的主要特征。平台期的形成主要是由 Ca^{2+} 的内向离子流与 K^+ 的外向离子流,扩散方向相反而达到相对平衡状态,使电位稳定在零电位左右。随后,Ca^{2+} 内向离子流逐渐减弱,而 K^+ 外向离子流逐渐增强,因而使膜电位缓慢地向复极化方向转化,形成平台期的晚期。

平台期的内向离子流主要是由 Ca^{2+} 和少量的 Na^+ 负载的,心室肌细胞膜上存在一种电压依赖性的 **L型钙通道**(Long-lasting calcium channel),在膜去极化达 -40 mV 时被激活,长时间持续开放,Ca^{2+} 缓慢内流(这种由 L 型钙通道开放,引起的 Ca^{2+} 电流,简称 I_{Ca-L})。L 型钙通道由于激活慢、失活慢,故称慢钙通道。此 Ca^{2+} 通道可被 Mn^{2+} 和 Ca^{2+} 阻断剂维拉帕米等所阻断。平台期的外向离子流主要是由 K^+ 负载的,心室肌细胞膜上存在多种钾通道,主要有 I_{K1} 和 I_K 钾通道。I_{K1} 通道在静息时心室肌细胞膜对 K^+ 的通透性很高,而在 0 期去极化的过程中,K^+ 的通透性大大下降,K^+ 的外流显著减少。I_{K1} 通道这种对 K^+ 的通透性因为膜的去极化而降低的现象,称为内向整流。在 0 期结束时,K^+ 的通透性逐渐、缓慢地恢复,这是造成平台期较长的一个原因。I_K 通道在 20 mV 时激活,-50~-40 mV 时失活,其激活、失活都很慢,可持续数百毫秒。因 I_K 激活缓慢,故被称为延迟整流电流。尽管 I_K 通道在 0 期去极化末开始激活,但通透性增大缓慢,从而使平台期 K^+ 的外流逐渐增加,心室肌细胞膜逐渐复极化。

(4) 3 期(快速复极末期):此期复极化速度较快,膜内电位由平台期 0 mV 左右较快地恢复到 -90 mV,从而完成复极化过程。此期历时 100~150 ms。从 0 期去极化开始到 3 期复极化完成的时间,称为**动作电位时程**(action potential duration,APD),历时 200~300 ms。

此期是由于 Ca^{2+} 通道失活,Ca^{2+} 内向离子流完全停止,而 K^+ 外向离子流(主要为 I_K,3 期末 I_{K1} 也参与)进一步增强所致。3 期复极化的 K^+ 外流是再生性的,即 K^+ 外流使膜内电位负值越大;而膜内电位负值越大,膜对 K^+ 通透性就越大,使 K^+ 外流加快,这一正反馈过程导致膜的复极加速,直到复极完成。

(5) 4 期(静息期):此期膜电位已经恢复到静息水平,离子分布的恢复则由心肌细胞膜上的 Na^+-K^+ 泵活动使离子主动转运增强,每消耗 1 个分子的 ATP 即可排出 3 个 Na^+,摄回 2 个 K^+。同时,Na^+-Ca^{2+} 交换体也在进行继发性主动的转运 Ca^{2+},按 3:1 进行 Na^+-Ca^{2+} 交换,其能量间接来自 Na^+-K^+ 泵。

同属工作细胞的心房肌细胞,其跨膜电位与心室肌细胞基本相同;不同的是心房肌细胞动作电位的时程较短,去极和复极全过程仅 150~200 ms,无明显的复极 2 期(图 2-3-1)。

(二)自律细胞的跨膜电位及其形成机制

窦房结等特殊传导系统中的一些心肌细胞能够自动地发生节律性兴奋,故将这一类心肌细胞称为自律细胞。自律细胞与工作细胞最显著区别在于,4 期膜电位不稳定。当动作电位复极 3 期膜电位绝对值达到最大值处,即**最大舒张电位**(maximum diastolic potential)(图 2-3-3)之后,膜外向性电流递减性下降而内向性电流递增性增强,引起细胞膜去极化,当去极化达到阈电位时则触发下一个动作电位产生,将自律细胞此种去极化现象称为自动去极化。自动去极化是心肌细胞产生自动节律的电学基础。

1. 窦房结与房室交界 与工作细胞比较,窦房结与房室交界处自律细胞的动作电位通常只有 0、3、4 共 3 个时期(图 2-3-4),其特征是:① 最大舒张电位(-70 mV)和阈电位(-40 mV)的绝对值较小。② 0 期去极速度慢(约 10 V/s),时程长(约 7 ms),幅度小(约 70 mV)。③ 无明显的复

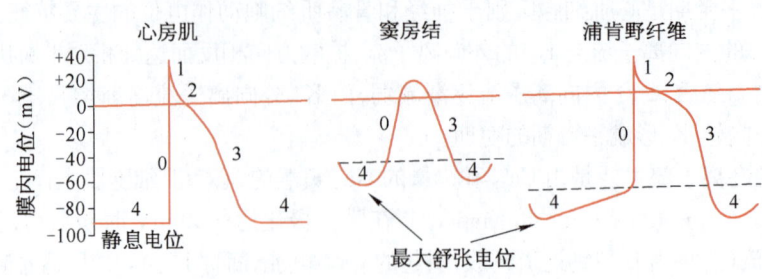

图 2-3-3 自律细胞最大舒张电位

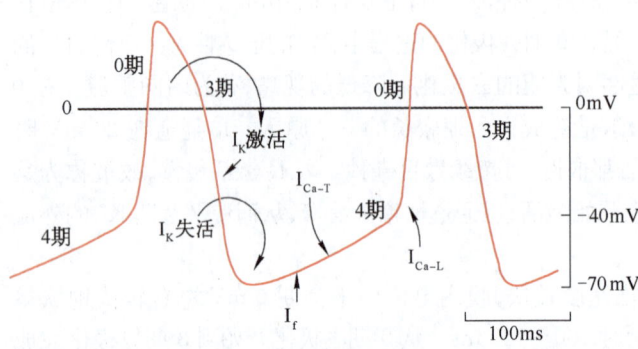

图 2-3-4 窦房结细胞自动去极化示意图

极 1 期和 2 期。④ 4 期自动去极速度快（约 0.1 V/s）。其形成机制是：

(1) 0 期：0 期去极化由于慢钙通道（I_{Ca-L}）激活引起 Ca^{2+} 内流。该通道与工作细胞动作电位平台期 Ca^{2+} 通道属于同一类型，其激活电压为 -40 mV 左右，由于钙通道激活慢，故 0 期去极速度慢而持续时间长。

(2) 3 期：3 期复极化主要由 K^+ 外流所致，此期由于 Ca^{2+} 通道逐渐失活，Ca^{2+} 内流逐渐减少，而 I_K 通道被进一步激活，K^+ 外流进一步增强所致。

(3) 4 期：4 期自动去极的过程较复杂，有多种机制参与，一般认为主要由一种外向和一种内向性离子流所形成。外向性离子流是由于 I_K 通道的时间依从性关闭而使 K^+ 递减性外流，内向性离子流则由 **T 型（transient）**钙通道开放，引起 Ca^{2+}（I_{Ca-T}）递增性内流。T 型 Ca^{2+} 通道在 4 期自动去极化膜电位达 -50 mV 时被激活，其仅参与了自动去极化后期电活动。两种不同电流共同作用的结果使去极化达到阈电位时触发了新的动作电位（图 2-3-4）。但是，该部自动去极化是以 K^+ 外流（I_K）进行性衰减为主要原因，且 Na^+ 负载的内向起搏电流（I_f）可能也参与其中。

2. 希氏束与浦肯野纤维 希氏束与浦肯野纤维自律细胞的动作电位曲线形状与心室肌细胞十分相似，其形成机制也与心室肌细胞基本相同。但与心室肌细胞不同的是 4 期能够产生自动去极化。

希氏束与浦肯野纤维 4 期自动去极化的形成机制，目前认为是 4 期 K^+ 外流（I_K）进行性衰减与由 Na^+ 内流进行性增强的起搏电流（I_f）所引起。I_f 通道约在复极 -70 mV 时激活，其最大激活电位为 -100 mV 左右，膜去极化达 -50 mV 左右时失活。I_f 的 Na^+ 通道与其 0 期去极化过程中的 Na^+ 通道完全不同，I_f 通道不能被 TTX 所阻断，但可被 Cs^+（铯）选择性阻断。

根据心肌细胞 0 期去极化的速度与幅度，将其分为**快反应细胞（fast response cell）**和**慢反应细胞（slow response cell）**。快反应细胞其动作电位 0 期由于快 Na^+ 通道开放，故去极化速度快，幅度高；而慢反应细胞的 0 期去极化是由慢钙通道开放，则去极速度慢，幅度低。慢反应细胞主要分布在窦房结与房室交界处的自律细胞，其他心肌细胞均属于快反应细胞（图 2-3-1）。

二、心肌的生理特性

工作细胞具有兴奋性、传导性和收缩性,但无自律性;自律细胞具有兴奋性、自律性和传导性,但无收缩性;而结区细胞有兴奋性和传导性,但无自律性和收缩性。通常所说的心肌细胞具有四种特性即指自律性、传导性、兴奋性和收缩性。除收缩性为机械特性外,其余均为电生理特性。

(一) 自动节律性

心肌细胞在无外来刺激的情况下,能自动产生节律性兴奋的特性,称 **自动节律性**(autorhythmicity),简称自律性。

1. 心脏起搏点 在生理情况下,心肌的自律性起源于心脏特殊传导系统的自律细胞,不同部位自律细胞的自律性高低不一。其中,窦房结的自律性最高,约为100次/分;房室交界约50次/分;希氏束及其分支约为40次/分;浦肯野细胞自律性约为25次/分。在正常情况下,由于窦房结自律性最高,控制了整个心脏的活动,因此窦房结是心脏的正常起搏点,所形成的心搏节律称为**窦性心律**(sinus rhythm)。而将其他自律细胞称为**潜在起搏点**(latent pacemaker),通常潜在起搏点处于窦房结的控制之下,其本身的自律性并不表现出来,当潜在起搏点控制部分或整个心脏的活动时,则变为**异位起搏点**(ectopic pacemaker)。

2. 窦房结对潜在起搏点的控制 窦房结对潜在起搏点的控制机制主要通过以下方式。① 抢先占领:在潜在起搏点4期自动去极尚未达到阈电位水平之前,窦房结传来的兴奋已抢先激动它,使之产生动作电位,从而使其自身的节律兴奋不能出现。抢先占领是自律性高的组织控制自律性低的组织的主要方式。② 超驱动阻抑:窦房结的快速节律活动,对潜在起搏点较低频率的兴奋有直接抑制作用的现象。超驱动阻抑具有频率依从性,即超速驱动频率与自律细胞固有的频率差别越大,抑制作用越强,超速驱动停止后,心脏再搏的时间间隔也越长。因此,当窦房结停止发放冲动或冲动被阻滞后,则首先由自律性相对较高、受超驱动阻抑较轻的房室交界来替代,而不是由自律性更低的浦肯野纤维来替代。临床应用人工起搏,如要中断人工起搏器时,在中断前应逐渐减慢起搏频率,以免发生心搏骤停。

3. 影响自律性的因素 自律性的高低取决于4期自动去极的速度、最大舒张电位水平和阈电位水平(图2-3-5)。其中,以4期自动去极速度最为重要。

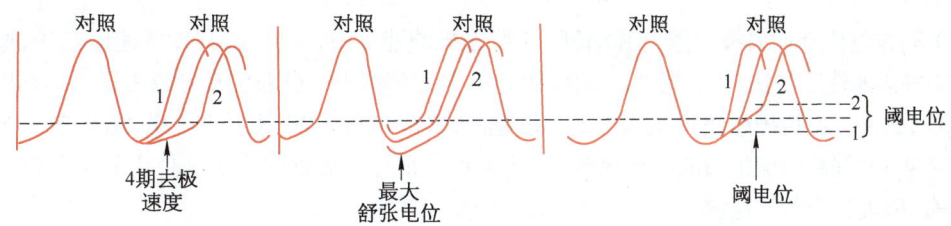

图2-3-5 影响自律性的因素
1. 比对照时的自律性升高 2. 比对照时的自律性降低

(1) 4期自动去极速度:如果其他条件不变,4期自动去极速度越快,达阈电位所需时间越短,单位时间内产生的兴奋次数越多,自律性也越高;反之,4期自动去极速度越慢,则自律性越低。

(2) 最大舒张电位与阈电位之间距离:动作电位产生关键在于去极化达到阈电位,不论是最大舒张电位绝对值减小,还是阈电位绝对值增大,均能够使之两者距离靠近,4期自动去极达阈电位所需的时间就缩短,于是自律性增高;反之,两者差距加大,则自律性降低。

(二) 传导性

心肌细胞某处发生的兴奋,能够沿着闰盘和特殊传导系统扩布到全心肌细胞,从而引起整块心肌兴奋的特性,称为**传导性(conductivity)**。心肌细胞传导兴奋的原理与神经纤维、骨骼肌等相同,是以局部电流形式传导到心房与心室。由于心肌内存在着特殊传导系统和细胞之间的闰盘结构,尽管心房或心室是由众多细胞构成,但是在兴奋传导速度上特别快捷,故两个心房或两个心室肌细胞基本上是同时收缩或舒张,因此将心房或心室肌细胞看作是功能上的合胞体。

1. 心脏内兴奋传播的途径和特点　在正常情况下,窦房结发出的兴奋通过心房肌传播到整个右心房和左心房。至今未能证实窦房结和房室交界之间存在形态结构不同于一般心房肌的组织,但发现卵圆窝前方和界嵴等处的心房肌细胞排列方向一致,结构整齐,兴奋传导速度较一般心房肌细胞为快,从而构成了所谓的优势传导通路。在心房和心室之间由结缔组织将它们彼此分开,除房室交界外别无其他心肌细胞连接着心房肌和心室肌。因此,兴奋从心房传到心室主要通过心内特殊传导系统,其传播途径见图 2-3-6。

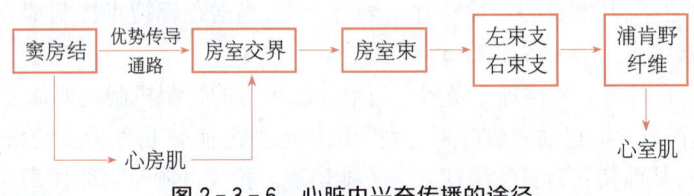

图 2-3-6　心脏内兴奋传播的途径

由于各种心肌细胞的兴奋传导速度不同,构成了心肌兴奋传播的特点。在心率 75 次/分条件下,窦房结的兴奋传导到两心室肌约需要 0.22 s,即窦房结兴奋传导到房室交界需要 0.06 s,房室交界传导到两心室肌需要 0.06 s,而兴奋通过房室交界则需要 0.10 s。将兴奋通过房室交界处所需时间较长的现象,称为**房-室延搁(atrio-ventricular delay)**。房-室延搁的意义在于,因为房室交界是兴奋由心房传至心室的唯一通路,故心室的收缩总是出现在心房收缩完毕之后,形成房、室先后有次序的收缩活动,保证了心室有足够的血液充盈时间。但是,由于房室交界处的兴奋传导速度最慢,因此该处也是传导阻滞的好发部位。房-室传导阻滞在临床上极为常见。

2. 影响传导性的因素

(1) 动作电位 0 期去极的速度和幅度:0 期去极的速度快,幅度大,其传导速度加快,反之减慢。0 期去极的速度加快,使之局部电流的形成快,导致邻旁未兴奋部位膜电位去极化达阈电位的速度越快,因而兴奋传导越快;0 期去极的幅度越高,兴奋和未兴奋部位之间的电位差越大,形成的局部电流越强,局部电流扩布的距离也越远,结果距兴奋部位更远的下游部位受到局部电流的刺激而兴奋,因而兴奋传导越快。

(2) 静息电位和阈电位之间的距离:静息电位绝对值增大或阈电位绝对值减小,均能够使两者之间的距离增大,因此去极化达到阈电位的时间延长,传导速度减慢;反之,传导速度加快。

此外,心肌细胞形态大小也能够影响兴奋传导速度。心肌细胞的直径与细胞的内电阻呈反变关系,直径较细的细胞内电阻大,传导速度较慢;直径较粗的细胞内电阻小,则传导速度较快。

(三) 兴奋性

兴奋性(excitability) 指心肌细胞受到刺激时具有的反应能力。衡量心肌兴奋性的大小,同样可以采用阈值作为指标,阈值高表示兴奋性低,阈值低则表示兴奋性高。通常心肌细胞在产生兴奋过程中,如果给予第二个刺激则心肌对于刺激反应的能力是不同的,表明心肌细胞在兴奋过程中其兴奋性具有周期性变化(图2-3-7)。

1. 兴奋性的周期性变化 根据心肌细胞兴奋过程中对刺激反应能力变化的特征,可分为以下几个时期。

(1) 绝对不应期与有效不应期:从0期去极开始到复极3期膜电位恢复到-55 mV时间内,不论施加多强的刺激,心肌细胞都不会发生任何反应,其兴奋性视为零,故称此期为**绝对不应期**

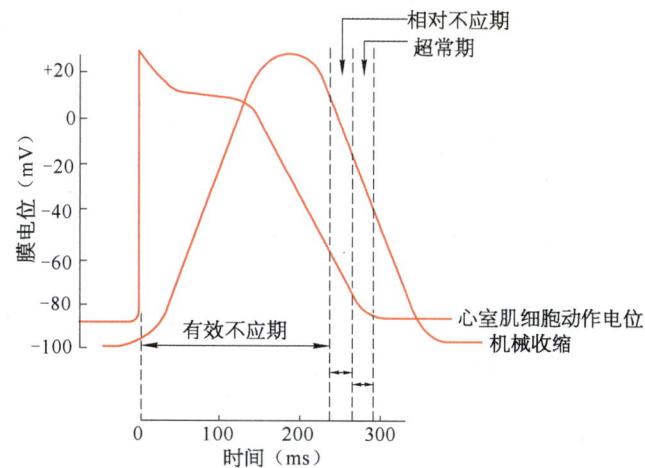

图2-3-7 心室肌细胞的动作电位、心室肌机械收缩曲线与兴奋性变化的关系

(absolute refractory period, ARP)。复极化膜电位-55～-60 mV期间内,如果给予足够强的刺激,膜可发生局部兴奋,但仍不能引起动作电位(图2-3-8a、b),称此期为局部反应期,将绝对不应期与局部反应期合为一起,称为**有效不应期**(effective refractory period, ERP)。

不应期的产生机制主要是细胞膜Na^+通道所处在的状态。以心室肌细胞为例,0期去极化达到阈电位时,细胞膜电压依赖性Na^+通道大部或全部失活,直至复极化膜电位到-55 mV之前,给予多大刺激都不能使其再度激活,因此兴奋性为零。当复极膜电位在-55～-60 mV期间里,在阈电位先期激活的个别Na^+通道已经复活为备用状态,故给予强刺激可以再度激活而产生局部反应,但是由于通道激活太少不足以引起动作电位。

(2) **相对不应期**(relative refractory period, RRP):复极3期膜电位从-60～-80 mV期间内,此间给予阈上刺激能够引起可扩布的动作电位,但所引起的动作电位0期的幅度和上升速度都不及正常的动作电位,兴奋的传导也较慢。这是因为此期膜电位仍高于静息电位,Na^+通道虽已逐渐恢复,但其开放能力尚未完全恢复,其兴奋性仍低于正常。此外,此期处于前一动作电位的3期,尚有K^+迅速外流趋势,因此新产生的动作电位的时程较短,不应期也较短(图2-3-8c、d)。

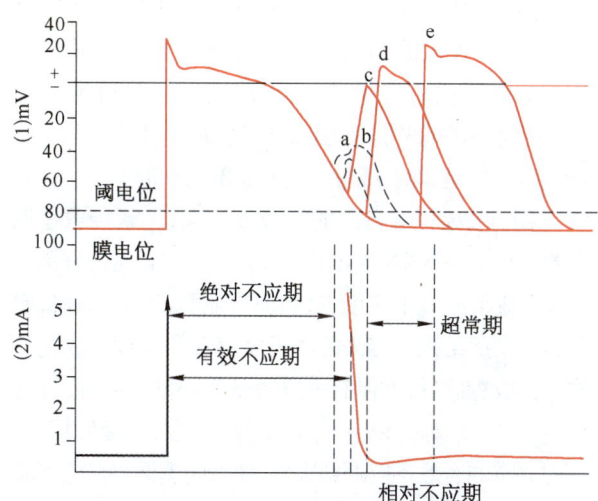

图2-3-8 心肌的动作电位与兴奋性的变化

在复极化的不同时期给予刺激所引起的反应(a,b,c,d,e)用阈值变化曲线表示兴奋后兴奋性

(3) **超常期**(supranormal period, SNP):这是指心肌细胞复极膜电位从-80 mV恢复到-90 mV期间内。此期间即使以低于阈刺激的刺激强度也可以引起兴奋,因此表现为兴奋性高于正常。但此期产生动作电位的0期去极幅度和速度、

兴奋传导速度、时程和不应期均低于正常(图2-3-8e),这是因为Na⁺通道开放程度仍未恢复到正常水平。

超常期产生机制主要有两点:一是由于此期Na⁺通道已基本恢复到备用状态;二是膜电位水平正处于静息电位和阈电位之间,到达阈电位的差距较静息电位小。由于超常期是心肌兴奋性最高时期,故异位心律多发生于此期。

细胞兴奋性发生周期性的变化,是所有神经和肌肉组织的共同特性,但心肌细胞的有效不应期特别长,在时间上相当于心脏收缩期和舒张期早期(图2-3-7)。心肌细胞的这一特点使心肌不会像骨骼肌那样发生强直收缩,从而保证心室射血始终以收缩与舒张的交替活动,假如心肌发生强直收缩则心室将无法射血。

2. 影响心肌兴奋性的因素 兴奋性的高低主要取决于膜通道状态和静息电位与阈电位之间的差距。

(1) 膜通道状态:心肌收缩是以工作细胞活动为主体的,该细胞0期去极化主要由Na⁺通道被激活而引起Na⁺内流的结果,故Na⁺通道所处的状态决定了兴奋性。由于Na⁺通道是电压依从性通道,故膜电位水平变化是决定Na⁺通道状态进而决定细胞兴奋性的关键。Na⁺通道在静息电位在-90 mV时处于备用状态,激活电压即阈电位约为-70 mV,当去极化膜电位达到-50 mV左右时,Na⁺通道则进入失活状态。再度复活电压为复极化-55 mV以下,其电压越低则复活速度和量则越快、越多。在慢反应细胞,细胞的兴奋性取决于L型钙通道的功能状态。L型钙通道的激活、失活和复活的速度均较慢,其复活过程需待膜电位完全复极后才开始。

(2) 静息电位和阈电位之间的差距:在一定范围内,静息电位(或最大舒张电位)绝对值增大,或阈电位水平上移时,两者之间的差距加大,则表现为兴奋性降低;反之,静息电位(或最大舒张电位)绝对值减小,或阈电位水平下移时,两者之间的差距减小,则兴奋性增高。

(3) 期前收缩与代偿间歇:正常情况下,心房肌和心室肌是接受由窦房结发放的兴奋而进行节律性收缩和舒张的。如果在心房肌和心室肌的有效不应期之后,在下一次窦房结传来的兴奋到达之前,有一个人工的刺激或潜在起搏点发放的冲动作用于心房肌或心室肌,则心房肌或心室肌可被此额外刺激触发一次提前出现的收缩,称为**期前收缩(premature systole)**或称**早搏**(图2-3-9)。

期前收缩也有自己的有效不应期,当紧接着在期前收缩后的一次窦房结的兴奋传至心室时,常恰好落在期前收缩的有效不应期内,因而不能引起心室兴奋,要等再次窦房结兴奋传来时才发生兴奋和收缩。故在一次期前收缩之后,常伴有一段较长的心室舒张期,称为**代偿间歇(compensatory pause)**。但若窦性心律较慢,当期前兴奋的有效不应期结束后,随后的窦性兴奋传到心室,则仍可引起一次收缩,而不出现代偿间歇。

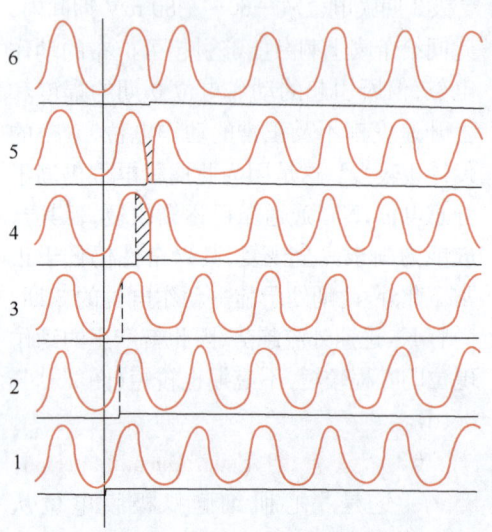

图2-3-9 期前收缩与代偿间歇

心搏曲线下的电磁标记指示电刺激时间 曲线1~3为刺激落在有效不应期内,无反应;曲线4~6为刺激落在有效不应期外,产生期前收缩与代偿间歇

(四) 收缩性

1. 心肌收缩的特点 与骨骼肌细胞一样,心肌

细胞在受到刺激后首先爆发动作电位,通过兴奋-收缩耦联,引起肌丝滑行,最终产生整个细胞的收缩。此外,心肌细胞的收缩还具有其自身的特点。

(1) 同步收缩:正常收缩是两个心房或两个心室同时收缩,因此称为功能上的合胞体。功能上的合胞体是得益于心肌细胞间的闰盘组织电阻低,以及心房和心室内特殊传导组织的传导速度快。因此,兴奋几乎同时到达心房肌或心室肌,引起心房肌或心室肌同时收缩,称为同步收缩。这种收缩的效果好、力量大,有利于心脏射血。这种现象也称为"全或无"式的收缩。

(2) 不发生强直收缩:心肌细胞产生一次兴奋后,其有效不应期特别长,相当于整个收缩期加上舒张早期。在此期间,无论多强的刺激都不能引起心肌细胞马上再次兴奋而产生收缩。因此,心脏不会产生强直收缩,而始终保持着收缩与舒张交替的节律活动。这对于保证心脏正常的射血与充盈交替、维持正常心脏泵血功能具有重要意义。

(3) 对细胞外液 Ca^{2+} 的依赖性:与骨骼肌相比,心肌细胞的终末池很不发达,其 Ca^{2+} 储备量较少,因此心肌兴奋-收缩耦联所需的 Ca^{2+} 除来自终末池释放外,还需通过兴奋过程中 Ca^{2+} 通道开放引起的 Ca^{2+} 内流。心肌细胞的横管系统远较骨骼肌发达,因而为 Ca^{2+} 内流提供了结构上的有利条件。在一定范围内增加细胞外液 Ca^{2+} 浓度,可增强心肌收缩力;反之,细胞外液 Ca^{2+} 浓度降低,则心肌收缩力减弱。当细胞外液中 Ca^{2+} 浓度很低,甚至无 Ca^{2+} 时,虽然心肌细胞仍能产生动作电位,却不能引起收缩,这一现象称为兴奋-收缩脱耦联。

2. 影响心肌收缩的因素 如同影响骨骼肌收缩的诸多因素一样,前负荷即心肌初长度、后负荷、心肌收缩能力等都是影响心肌收缩的重要因素。

三、心电图

人体是一个具有三维结构的容积导体,心脏在人体的中心似电源。每一心动周期中,由窦房结产生的兴奋,依次传向心房和心室并触发心肌细胞产生动作电位,并通过容积导体传到体表面。将引导电极置于肢体或躯干的一定部位进行引导,通过心电图仪放大后描记的曲线,即为**心电图(electrocardiogram,ECG)**。心电图反映整个心肌细胞兴奋产生、传导和恢复过程中的综合生物电变化,与心脏的机械舒缩活动无直接关系。由于心电图是心肌细胞的综合生物电变化,故心电图的波形与单个心肌细胞动作电位曲线截然不同(图2-3-10)。

(一) 心电图的导联及其波形

心电图有多种引导方法,即导联。临床上进行心电图检查时,一般需同时记录12个导联,包括标准导联中的Ⅰ、Ⅱ、Ⅲ导联,加压单极肢导联中的 aVL、aVR、aVF 导联,以及单极胸导联中的 V_1、V_2、V_3、V_4、V_5、V_6 导联。由于导联的不同,心电图的波形可不完全相同。但不管何种导联,心电图的基本波形都有一个 P 波、QRS 波群和 T 波,有时在 T 波后,还出现一个 U 波。图2-3-11所示的心电图是以Ⅱ导联为基础的,其 P、R、T 波向上,Q、S 波向

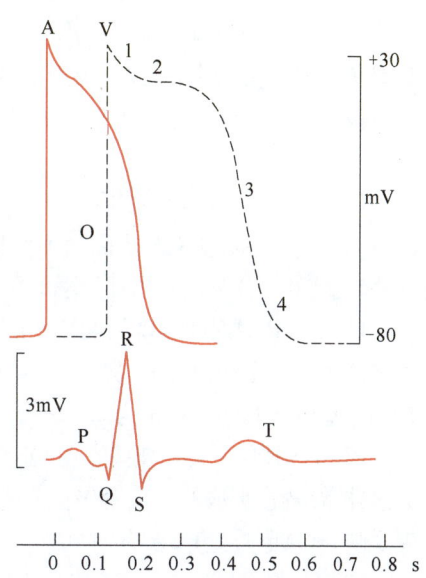

图2-3-10 心肌细胞电位变化与心电图的比较

上为心肌细胞动作电位,A 为心房肌,V 为心室肌 下为心电图

下;而在 aVR 导联上,所有波形的方向均与此相反。此外,每个心电图导联不一定 P、Q、R、S、T 5 个波形全有,Q 波或 S 波常可缺如。

心电图是直接描记在印有小方格的特殊记录纸上的。纪录纸上的小方格,长和宽均为 1 mm,纵坐标代表电压,每一小格相当于 0.1 mV 的电位差;横坐标表示时间,每一小格相当于 0.04 s(图 2-3-11)。记录心电图时,首先调节仪器放大倍数,使 1 mV 标准电压信号在纵向上产生 10 mm 偏移,并选择每秒 25 mm 的走纸速度。这样,就能达到上述标准,并可在纪录纸上测出心电图各波的电压和经历时间。

(二) 正常心电图

正常心电图是由多个形态各异的波形和各波之间的距离即间期所构成,各自特点及其生理意义如下(图 2-3-11)。

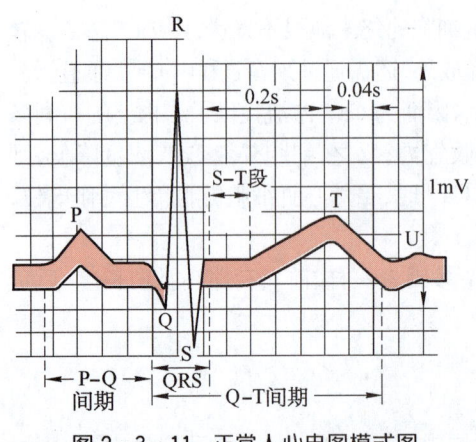

图 2-3-11 正常人心电图模式图

1. 各波的波形

(1) P 波:P 波波形小而圆钝,波幅不超过 0.25 mV,历时 0.08~0.11 s。P 波反映左、右两心房肌细胞的去极化过程。

(2) QRS 波群:典型的 QRS 波群,是由三个紧密相连的电位波动曲线组成:第一个向下的波为 Q 波,中间一个向上的高而尖的波为 R 波,又称为主波,最后一个是向下的 S 波。在不同的导联中,三个波不一定都出现。各波波幅在不同导联中变化较大,其主波方向也不同。波群历时 0.06~0.1 s。QRS 波群代表左、右两心室肌细胞去极化过程的电位变化。

(3) T 波:T 波的方向与 QRS 波群,特别是与其主波的方向相同。波幅一般为 0.1~0.8 mV,在 R 波较高的导联中,T 波不应低于 R 波的 1/10,历时 0.05~0.25 s。T 波反映左、右两心室肌细胞复极过程的电位变化。如 Ⅱ 导联和 V_5 导联 T 波低平、双向或倒置,称为 T 波改变,主要与心肌缺血有关。

(4) U 波:有时在 T 波后 0.02~0.04 s 出现,方向一般与 T 波一致,波幅多在 0.05 mV 以下,波宽 0.1~0.3 s。意义和成因尚不清楚。

2. 间期 各波之间相互间隔的距离称为间期和时段,也具有重要的理论与实际意义。

(1) P-R 间期(P-Q 间期):指从 P 波起点到 QRS 波起点之间的时程。P-R 间期代表由窦房结产生的兴奋经由心房、房室交界和房室束到达心室,并引起心室开始兴奋所需要的时间,故也称为房室传导时间。正常为 0.12~0.2 s,房-室传导阻滞时延长。

(2) P-R 段:从 P 波终点到 QRS 波起点之间的时程。在房-室传导过程中,兴奋通过房室交界区非常缓慢,形成的电位变化十分微弱,一般不能记录出来,所以通常与基线同一水平。该段主要反映兴奋通过房室交界的时间。

(3) Q-T 间期:从 QRS 波起点到 T 波终点的时程,代表心室肌细胞开始去极化到复极化完成所需要的时间。Q-T 间期的长短与心率成反比关系,心率愈快,Q-T 间期愈短。

(4) S-T 段:从 QRS 波群终了到 T 波起点之间的线段。正常时该段曲线应与基线平齐,表明心室所有区域都处在去极化状态,各部位之间无电位差。任何导联 S-T 段降低不应超过

0.05 mV。S-T段抬高在肢体导联与V_5、V_6导联都不应超过0.1 mV。在心肌缺血或损伤等情况下,可出现S-T段明显偏移基线的情况。

(5) R-R间期:从前一个R波的顶点到后一个R波的顶点之间的时程,代表一个心动周期的时间,根据R-R间期可计算出心率。

第二节 心脏的泵血功能

心肌节律性收缩和舒张交替活动是心脏泵血的动力。在心脏瓣膜的导向作用下,心脏收缩时将心腔内血液射入动脉,为血液的流动提供能量;心脏舒张时射血停止,并将静脉内血液抽吸回心腔,为下一次射血作好准备。因此,心脏在循环系统中起着"泵"的作用。

一、心动周期和心率

1. 心动周期 心脏每收缩和舒张一次,构成一个机械活动周期,称为**心动周期(cardiac cycle)**。一次心动周期中,心房和心室均经历一次**收缩期(systole)**和**舒张期(diastole)**。在一个心动周期中,首先是两心房收缩,继而两心房舒张。当心房开始舒张时两心室同步收缩,然后心室舒张。接着两心房又开始收缩进入下一个心动周期,如此周而复始。心动周期时程的长短与心率有关,以正常成年人心率平均为75次/分计,则每个心动周期历时0.8 s(图2-3-12),其中心房收缩期0.1 s,舒张期0.7 s;心

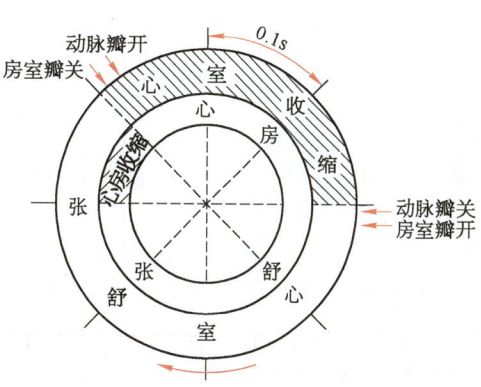

图2-3-12 心动周期中心房和心室的活动顺序与时间关系

室收缩期0.3 s,舒张期0.5 s。在一个心动周期中,不论是心房还是心室,其舒张期均长于收缩期。并且,房室同处于舒张状态达0.4 s,占心动周期的一半,称为全心舒张期。舒张期有利于心脏休息,足够长的心室舒张期又有利于静脉回流和心室充盈,足够量的血液充盈,才能保证心室正常的射血。由于心室在心脏泵血中起主要作用,故习惯上将心室收缩和舒张作为心动周期活动的标志,分别称为心缩期和心舒期。心动周期的持续时间与心率关系密切,心率越快,心动周期越短,收缩期和舒张期均相应缩短,但舒张期缩短更显著。因此,当心率过快时,心脏工作时间相对延长,而休息及充盈的时间明显缩短,心脏泵血功能就会减弱。

2. 心率 每分钟心脏搏动的次数称为**心率(heart rate, HR)**。正常成年人安静状态下心率为60~100次/分,平均75次/分。心率因年龄、性别和生理情况不同而有差异。新生儿的心率较成年人快,成年女性的心率略快于男性;安静或睡眠时心率减慢,运动或情绪激动时心率加快。成年人安静时心率如低于60次/分,称窦性心动过缓;超过100次/分,称窦性心动过速。

二、心脏泵血过程及其机制

体循环和肺循环的泵血分别由左心和右心承担。在同一时期内,左心与右心接受的血液回流

量大致相等,血液输出量也大致相等。每一心动周期是以心房收缩为开始,但心室所起的作用比心房重要。因此,泵血功能以心室活动为标志。以下以左心室的射血和充盈过程为例,说明心脏泵血的过程和机制(图2-3-13)。

1. 心室收缩期 这一过程可分为等容收缩期、快速射血期和减慢射血期3个时期。

(1) 等容收缩期:在心房收缩约0.1 s后,心室便开始收缩,室内压开始升高;当室内压超过房内压时,心室内血液即推动房室瓣使之关闭,并产生第一心音,这防止了血液倒流入心房。此时室内压低于主动脉压,动脉瓣仍处于关闭状态,心室内容积不变,故称为**等容收缩期**(isovolumetric contraction phase)。由于房室瓣和动脉瓣都处关闭状态,心室肌的收缩使心室腔的容积无法增加,故此期室内压迅速升高,成为心动周期中室内压上升速率最快和幅度最大的时期。此期约持续0.05 s(图2-3-13b)。

(2) 快速射血期:随着心室肌继续收缩,室内压继续上升,当室内压超过主动脉压时,动脉瓣被推开,血液由心室射入主动脉。由于心室肌的强烈收缩,这一时期射出的血量占总射血量的80%~85%,且血流速度很快,故称为**快速射血期**(rapid ejection phase)。此期心室腔内的血液被迅速射入主动脉,因而心室内容积明显缩小,成为室内容积下降速率最快的时期;而室内压则继续上升达峰值,成为心动周期中室内压最高的时期。此期约占0.1 s(图2-3-13c)。

(3) 减慢射血期:快速射血期后,由于大量血液进入主动脉,主动脉压相应增加,心室内血液减少,心室肌收缩强度减弱,心室容积缩小的速度也减慢,故称为**减慢射血期**(reduced ejection phase)。此期室内压和主动脉压都相应由峰值逐渐下降,且在整个射血期的中期或稍后,室内压已低于主动脉压,但此时室内血液依其惯性作用继续流向主动脉。此期约0.15 s(图2-3-13d)。

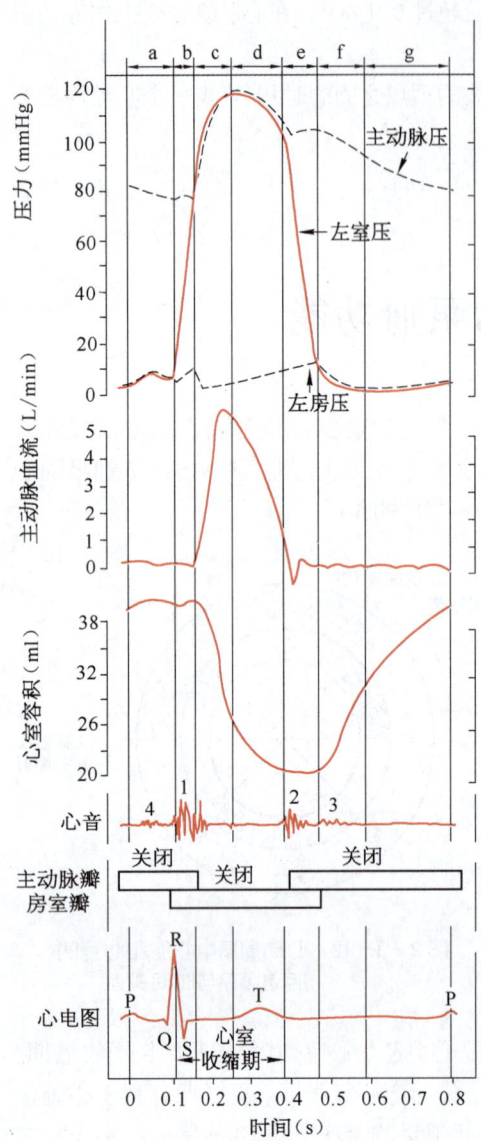

图2-3-13 犬心动周期各时相中,心脏内压力、主动脉血流、心室容积、瓣膜、心音与心电图变化

a. 心房收缩期 b. 等容收缩期 c. 快速射血期 d. 减慢射血期 e. 等容舒张期 f. 快速充盈期 g. 减慢充盈期

2. 心室舒张期 这一时期可再分为等容舒张期、快速充盈期、减慢充盈期和心房收缩期。

(1) 等容舒张期:心室肌开始舒张后,室内压急剧下降,由于主动脉内压力大于室内压,主动脉内血液向心室倒流而推动动脉瓣使之关闭;但此时室内压仍明显高于房内压,房室瓣依然处于关闭状态,室内容积不变,故称为**等容舒张期**(isovolumetric relaxation phase)。此期为室内压下降速率最快和幅度最大的时期。此期约持续0.07 s(图2-3-13e)。

(2) 快速充盈期：心室肌继续舒张，当室内压下降到低于房内压时，房室瓣开放，此时心房和大静脉内的血液受到心室内低压的"抽吸"作用而迅速流入心室内。此期室内容积迅速增加，流入心室的血液约为总充盈量的 2/3，为心动周期中室内容积增加最多和增加速率最快的时期，故称为**快速充盈期（rapid filling phase）**。此期历时约 0.11 s（图 2-3-13f）。

(3) 减慢充盈期：快速充盈期后，随着心室内血液不断增加，心室、心房、大静脉之间的压力差逐渐减小，尽管血液继续充盈心室，但充盈速度已明显减慢，故称为**减慢充盈期（reduced filling phase）**。此期约需 0.22 s（图 2-3-13g）。

(4) 心房收缩期：至心室减慢充盈期的最后 0.1 s，心房开始收缩（图 2-3-13a）。在此之前，心脏正处于全心舒张期，心房、心室内压力都较低，接近于大气压，且房室瓣处于开放状态，血液不断由静脉流向心房，再由心房流向心室。心房的收缩使心房内压力相对高于室内压，将血液挤入心室，使心室充盈量进一步增加。由心房收缩引起的心室充盈量的增量占总充盈量的 20%～30%，故心房收缩期是整个心动周期中心室内容积最大的时期。此期约占 0.1 s。此后进入下一个心动周期。

临床上患者发生心房纤维性颤动时，心房虽已不能正常收缩，使心室充盈量有所减少，但一般不会严重影响心室的泵血功能；如果发生心室纤维性颤动，则心脏泵血立即停止，后果十分严重。此外，如果发生瓣膜疾患，如各种原因引起的瓣膜狭窄或关闭不全，也会造成不同程度的泵血功能损害。

三、心脏泵血功能的评价

常用的心脏泵血功能评价指标主要有以下几种。

（一）每搏输出量与射血分数

1. 每搏输出量 一侧心室一次心搏所射出的血量，称为**每搏输出量（stroke volume，SV）**，简称**搏出量**，每搏输出量为 60～80 ml。舒张末期心室腔内血液为 130～145 ml，每搏输出量仅为其一半左右。

2. 射血分数 每搏输出量占心室舒张末期容积的百分比，称为**射血分数（ejection fraction，EF）**，即射血分数=[每搏输出量(ml)/心室舒张末期容积(ml)]×100%。

健康成年人的心脏在正常范围内工作时，每搏输出量始终与心室舒张末期容积相适应，射血分数基本不变，为 50%～60%。但在心功能减退、心室扩大的情况下，每搏输出量虽可与正常人无明显差别，但已不能与扩大的心室舒张末期容积相适应，以致射血分数明显下降。因此，射血分数是评定心功能的重要指标之一。

（二）心输出量与心指数

1. 心输出量 每分钟由一侧心室输出的血液总量，称为**心输出量（cardiac output，CO）**，心输出量为每搏输出量与心率的乘积，为 4.5～6.0 L/min。女性比同体重男性的心输出量低 10% 左右。心输出量随机体代谢和活动情况而变化，在剧烈运动时心输出量比安静时可提高 5～7 倍，情绪激动时心输出量可增加 50%～100%。

2. 心指数 研究表明，人体静息时的心输出量与基础代谢一样，与体表面积成正比。因此，对身材不同的个体进行心功能测定时，如用心输出量作为指标比较是不恰当的。临床上常用心指数作为分析比较不同个体心功能的指标。**心指数（cardiac index）**是指在安静、空腹状态下，每平方米

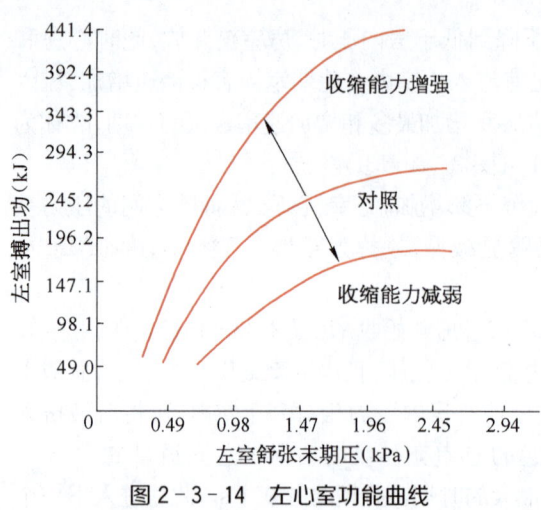

图 2-3-14 左心室功能曲线

体表面积的心输出量。一般身材的成年人,体表面积为 1.6~1.7 m²(体表面积可用身高和体重求得)。安静空腹情况下,心输出量为 4.5~6.0 L/min,心指数为 3.0~3.5 L/(min·m²)。心指数随不同生理条件而不同,女性比男性低 7%~10%,新生儿较低[约 2.5 L/(min·m²)],10 岁左右,心指数最大,可达 4.0 L/(min·m²)以上。以后随年龄增加而逐渐下降,到 80 岁时,接近于 2.0 L/(min·m²)。运动、妊娠、情绪激动和进食等,心指数均增加。

(三) 心脏做功

心脏收缩一次所做的功,称为**每搏做功**(stroke work),简称每搏功。每搏功=每搏输出量×(平均主动脉压-平均左心房压)。每搏功乘以心率即为**每分功**(minute work)。如某人每搏输出量为 70 ml,平均主动脉压为 92 mmHg,平均左心房压为 6 mmHg,按上式计算,此人静息时左心室的每搏功约为 0.803 J;每分功约为 60.2 J/min。由于肺循环的阻力低,故右心室的做功量仅为左心室的 1/6 左右。作为评定心泵血功能的指标,心脏做功要比单纯的心输出量更为全面。因为心室射血入动脉,要克服动脉压所形成的阻力才能完成。在不同动脉压的条件下,心室射出相同血量所消耗的能或做功是不同的。当动脉压升高时,心室射出与原来相同的血量,必须加强收缩,做更大的功。否则,射出的血量将减少。反之,当动脉压降低时,心室做同样的功,可射出更多的血量。因此,心脏做功也是评价心功能的重要指标。

四、影响心脏泵血功能的因素

完整机体内的心脏泵血功能是在神经、体液和自身调节等多因素作用下实现的。心脏泵血功能具体体现为心输出量,心输出量是每搏输出量与心率的乘积,故凡能影响每搏输出量和心率的因素均可影响心输出量。

(一) 每搏输出量

每搏输出量取决于心室肌收缩的强度和速度,与骨骼肌一样,心肌的收缩强度和速度受前负荷、后负荷及心肌收缩能力的影响。

1. 前负荷(preload) 指心室收缩之前所承受的负荷,也是心室舒张末期容积即回心血量,它决定着心肌的初长度。在一定限度内,前负荷越大,心肌的初长度越长,心肌收缩力就越强,从而使每搏输出量增多,此所谓 Starling 定律。对心肌来说,心室前负荷主要是由心室舒张末期充盈的血液量决定的,心室舒张末期充盈的血量是静脉回心血量和射血后心室内剩余血量之和。这种不需要神经和体液因素参与,只是通过心肌细胞本身初长度的变化而引起心肌细胞收缩强度变化的过程,称为心肌细胞的**异长自身调节**(heterometric autoregulation)。

为了分析前负荷和心室肌的初长度对心脏泵血功能的影响,在实验中,常维持动脉压于一个稳定水平,逐渐改变心室舒张末期压力或容积,同时测定心室射血的搏出功,以前者为横坐标,后者为纵坐标,绘成的坐标图,称为心室功能曲线(图 2-3-14)。曲线分 3 段:① 充盈压在 1.6~2.0 kPa(12~15 mmHg),是人体心室的最适前负荷,这时心室肌细胞的长度为最适初长度。其左侧为心室功能曲线升支,与骨骼肌的长度-张力曲线升支相似,表明在这期间,搏出功或每搏输出量随初长度增加而增加。正常情况下室内压与最适前负荷之间尚有较大距离,表明心室肌具有较大程度的初长度储备,可通过增加心室舒张末期压力或容积而增加搏出量。② 充盈压在 2.0~2.67 kPa(15~20 mmHg)的范围内,曲线趋于平坦,表明前负荷在此范围内变动时对心肌泵血功能的影响不大。③ 随后的曲线平坦或轻度下倾,说明进一步增加前负荷时泵血功能不再增强,但不出现明显的降支。只有当心室肌有严重病理变化时,其泵血功能才会降低。

前负荷是调节每搏输出量的一个重要因素。在生理情况下,通过异长自身调节,心脏可将增加的回心血量及时泵出,不致使过多血液滞留于心腔中,从而维持静脉回心血量和每搏输出量之间的动态平衡。

2. 后负荷(afterload) 指心室收缩后所遇到的负荷,即为大动脉内的血压。心室收缩时,必须克服动脉压的阻力,推开动脉瓣将血液射入动脉。在其他条件不变的情况下,动脉压升高也即后负荷增加,导致等容收缩期延长,射血期缩短,射血速度减慢,每搏输出量减少。但是在此情况下,每搏输出量减少使心室内剩余血量增加,如静脉回心血量不变,心室舒张末期容积则增大,心肌的初长度增长,通过异长自身调节,以提高每搏输出量,并可使每搏输出量恢复到正常水平。高血压患者早期血压升高,后负荷增加,心室为克服后负荷增加通过加强做功,久之造成心肌代偿性的增厚,故在临床上,高血压患者多见左心室肥大。

3. 心肌收缩能力(cardiac contractility) 指心肌本身的一种内在特性,与前、后负荷无关。这种特性形成的基础主要是心肌细胞兴奋-收缩耦联过程中活化的横桥数量和 ATP 酶的活性。如果心肌细胞活化的横桥增多,心肌细胞的收缩能力增强,心输出量增加,否则反之。一般而言,心交感神经兴奋、儿茶酚胺(包括肾上腺素、去甲肾上腺素)增多,Ca^{2+} 浓度增加,均可使心肌收缩力增强。临床上用洋地黄类的强心剂就是通过加强心肌收缩能力而改善心力衰竭;而缺 O_2、酸性代谢产物增加及心脏迷走神经兴奋、乙酰胆碱等则使心肌收缩力减弱。心肌的这种调节方式与心肌初长度无关,故称为**等长自身调节(homeometric autoregulation)**。

(二)心率

在一定范围内,心率与心输出量成正比,即心率越快,心输出量越多。但心率过快(每分钟超过 180 次时),心室充盈期明显缩短,充盈量不足,每搏输出量减少,心输出量反而下降;反之,心率过慢(低于每分钟 40 次)时,则可因为心舒期过长,心室充盈已接近最大限度,充盈量不再增加,故每搏输出量也不会再增加,反而由于心率过慢而导致心输出量明显下降。

五、心泵功能的储备

心泵功能储备(cardiac reserve) 是指心输出量随机体代谢的需要而增加的能力,也可称为心力储备。健康成年人安静时,心率约为 75 次/分,每搏输出量约 70 ml,心输出量约 5 L/min。剧烈运动或强体力劳动时,由于交感神经兴奋和儿茶酚胺的分泌,心率可达 180~200 次/分,每搏输出量可增至 150 ml,心输出量可达 25~30 L/min。可见健康人有相当大的心力储备,其来源于心率和每搏输出量两方面的贮备。

(一)心率储备

由于心输出量是每搏输出量与心率的乘积,故在一定范围内心率加快,心输出量也就相应增多,在生理情况下,机体充分动用心率储备,可使心输出量增加 2~2.5 倍。因此,一般情况下,心率储备是提高心泵功能储备的途径之一。但心率过快超过 180 次/分,由于每搏输出量会明显减少,从而影响心输出量。

(二) 每搏输出量储备

每搏输出量的储备来源于收缩期储备和舒张期储备。收缩期储备是通过增强心脏收缩能力,提高射血分数,来增加每搏输出量的;而舒张期储备则是通过增加舒张末期容积(而不是提高射血分数)来增加每搏输出量的。比较起来,收缩期储备比舒张期储备要大得多。不言而喻,心力储备的意义在于当机体增强活动时,心输出量能够相应地增加,以满足代谢活动的需要。

坚持体育锻炼能够增加心力储备,可能是通过增强心肌收缩能力、改善心肌血液供应、提高心肌对急性缺氧的耐受力等途径而实现的。

六、心音

在心动周期中由于心肌收缩和舒张、瓣膜启闭、血流冲击心室壁和大动脉壁等因素引起的振动,通过周围组织传播到胸壁,借助于听诊器听到的与心动周期同步的声音称为**心音(heart sound)**。若用心音图仪通过换能器将这些机械振动转换成电信号,经放大后记录下来的图例即为**心音图(phonocardiogram)**。在每一心动周期可记录到 4 个心音(图 2-3-13),但使用听诊器一般只能听到第一和第二心音。在某些健康儿童和青年人有时可听到第三心音。单凭听诊很难听到第四心音,而大多数正常人可在心音图上记录到低小的第四心音。

(一) 第一心音

第一心音发生在心缩期,标志心室收缩期的开始。特点为音调较低,持续时间较长。其形成原因有房室瓣关闭引起的振动,以及心室射血引起大血管扩张和血流涡流引起的动脉壁振动等,其中房室瓣关闭引起的振动为其主要因素。

(二) 第二心音

第二心音发生在心舒期,标志心室舒张期的开始。特点为音调较高,持续时间较短。其形成原因主要是主动脉瓣关闭引起的振动,心室舒张引起的室壁振动,以及大血管内血流等产生的振动。

第三节 血管生理

一、各类血管的结构和功能特点

血管在运输血液、分配血液和物质交换等方面具有重要作用。血管系统由动脉、毛细血管和静脉所组成。各类血管因其在整个循环系统中所处的部位不同,具有不同的结构和功能特点。从生理功能上可将血管分为以下几类。

1. 弹性储器血管 指主动脉、肺动脉干及其最大分支,其管壁坚厚,壁内富含弹性纤维,具有可扩张性和弹性,称为弹性储器血管。当心室射血时,动脉内的压力升高,使主动脉和大动脉被动扩张,容积增大,暂时储存部分血液(约占每搏输出量的 2/3);当心室舒张时,扩张的主动脉和大动脉发生弹性回缩,将在射血期多容纳的血液继续推向外周。大动脉的这种弹性储器作用使得心脏间断的射血变成外周血管连续的血流。

2. 分配血管 指从弹性储器血管至小动脉之间的动脉管道,管壁平滑肌丰富,收缩性强。其功能是将血液输送到各器官组织,称为分配血管。

3. 阻力血管 指小动脉和微动脉,其管壁有丰富的平滑肌,收缩性好,管径小,对血流阻力大,在整个体循环总外周阻力中约占 47%,是产生外周阻力的主要部位,故称为阻力血管。

4. 交换血管 主要指真毛细血管,其管壁薄,通透性高,加之数量多,分布广,血流慢,成为血液和组织液进行物质交换的场所,故称为交换血管。

5. 容量血管 指静脉血管,与相应的动脉比较,静脉的口径大、数量多、管壁薄,具有扩张性,容量较大,称为容量血管。在安静状态下,循环血量的 60%~70% 容纳在静脉中。

二、血流量、血流阻力和血压

研究血液在心血管系统中流动的一系列物理现象称为**血流动力学(hemodynamics)**。血流动力学是流体力学的一个分支,它应用流体力学的理论研究血液、血液所流经血管树的特性,以及血液流动和伴随流动进行物质交换的规律。血流动力学中最基本的问题是研究血流量、血流阻力、血压以及它们之间的关系。但由于血液是成分复杂的非牛顿流体,而血管也非刚性管道系统。因此,血流动力学除与一般流体力学具有共同特点外,还有其自身的特点。

(一)血流量与血流速度

血流量是指单位时间内流过血管某一截面的血量,也称为容积速度,其单位为每分钟的毫升数或升数(ml/min 或 L/min)。根据流体力学原理,流体在流动时,流量、压力差和阻力之间的关系与电学中的欧姆定律相同,即血流量(Q)和血管两端的压力差(ΔP)成正比,与血流阻力(R)成反比,即

$$Q = \Delta P(P_1 - P_2)/R$$

由于心血管是一个封闭的系统,故在整个体循环中,动脉、毛细血管和静脉各段血管总的血流量都相同,都等于心输出量 Q,R 则相当于整个体循环总的外周阻力,ΔP 相当于平均主动脉压和右心房压之差。由于右心房压接近于零,故 ΔP 接近于平均主动脉压(P_A),因此三者之间的关系为:$Q = P_A/R$。而对某一器官来说,Q 为器官的血流量,ΔP 为灌注该器官的平均动脉压和静脉压之差,R 为该器官的血流阻力。在整体内,不同器官的动脉血压基本相同,故器官血流量的多少主要取决于该器官对血流的阻力。

血流速度是指血液中的一个质点在血管内流动的速度,也称为线速度,其单位通常以 cm/s 或 m/s 来表示。根据连续性方程,各类血管中的血流速度与血流量成正比,与同类血管的总横截面积成反比。因此,血流速度在毛细血管中最慢,在主动脉中最快。

血液在血管内的流动方式包括层流和湍流两类。在层流状态下,血液中各个质点流动的方向一致,与血管的长轴平行,但各质点的流速不一,在血管轴心处最快,越靠近管壁则流速越慢(图 2-3-15)。图中箭头方向表示血流的方向,

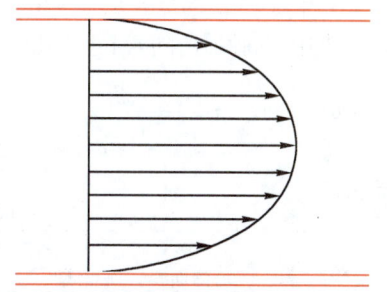

图 2-3-15 层流情况下各层血流的流速

长度表示流速,在血管纵剖面上各箭头的连线形成一抛物线。但当血流速度快到一定程度后,血流中各个质点流动的方向不再一致,可出现漩涡,产生湍流。

在正常情况下,心室腔和主动脉内存在湍流,其余血管系统中的血流都属层流。心室内湍流有助于将来自肺的不同部分、含氧量不同的血液充分混合,使左心室射出的血液含氧量均匀。

(二) 血流阻力

血液在血管内流动时所遇到的各种阻力称为血流阻力。血流阻力来源于血液流动时血液成分之间的摩擦阻力,以及血流与血管壁之间的摩擦阻力。

血流阻力与血管半径、长度及血液黏滞度有关,其关系可用下式表示:

$$R = 8\eta L/\pi r^4$$

血流阻力(R)与血液的黏滞度(η)、血管长度(L)成正比,与血管半径(r)的4次方成反比。因人体血管长度一般不会有显著变化,可看作是不变的常数,故血流阻力主要取决于血管半径和血液黏滞度。由于R与血管半径的4次方成反比,故血管半径只要发生很小改变,即可引起血流阻力的明显变动。血液循环中外周阻力大小,主要受阻力血管半径大小所控制。小动脉及微动脉受交感缩血管神经纤维的支配,交感神经冲动增加时可使血管收缩,半径变小;交感神经冲动减少时则可使血管舒张,口径变大。因而神经系统可以通过改变阻力血管半径来调节血流阻力,从而调节动脉血压。

血液黏滞度与血细胞比容、血流切率、血管半径和温度等因素有关。其中血细胞比容是影响血液黏滞度最重要的因素,红细胞数越多,血细胞比容越大,血液黏滞性越高,血流阻力越大。

(三) 血压

血压 (blood pressure, BP) 是指血管内流动的血液对单位面积血管壁的侧压力,亦即压强。国际标准计量单位为**帕(Pascal, Pa)**,帕的单位太小,故血压数值常用千帕(kPa)表示,但临床上常用水银检压计量血压,故长期来已习惯于用毫米汞柱(mmHg)为单位,1 mmHg = 0.133 kPa。测定血压时,是以大气压为基数,如测得血压为13.33 kPa(100 mmHg),则表示血压比大气压高13.33 kPa。血管系统各部都具有血压,分别称为动脉血压、毛细血管血压和静脉血压。通常所说的血压是指动脉血压。大静脉压和心房压较低,常以厘米水柱(cmH_2O)为单位,1 cmH_2O = 0.098 KPa。

三、动脉血压和动脉脉搏

(一) 动脉血压

1. 动脉血压的概念及正常值 动脉血压是指动脉血管内血流对血管壁的侧压强。在一个心动周期中,动脉血压随着心室的舒缩而发生规律性的波动。在心缩期内,动脉血压上升达到的最高值称为**收缩压 (systolic pressure)**;在心舒期内,动脉血压下降达到的最低值称为**舒张压 (diastolic pressure)**。收缩压和舒张压之差称为**脉搏压 (pulse pressure)**,简称**脉压**。在一个心动周期中,动脉血压的平均值称为**平均动脉压 (mean arterial pressure)**,约等于舒张压+1/3脉压(图2-3-16)。

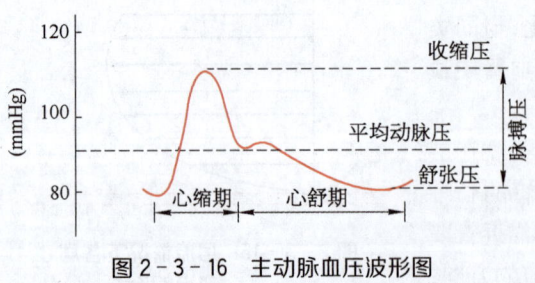

图2-3-16 主动脉血压波形图

动脉血压一般是指主动脉血压。由于血液在从主动脉流向心房的过程中不断消耗能量以克服阻力,故体循环的动脉血压在体循环各段血管之间存在压力梯度(图 2-3-17)。由于大动脉中血压的降落幅度很小,通常测量肱动脉血压,以此代表动脉血压。临床上习惯写法为"收缩压/舒张压 mmHg(kPa)"。我国健康青年人安静时的收缩压为 100～120 mmHg (13.3～15.96 kPa),舒张压为 60～80 mmHg(7.98～10.64 kPa),脉压为 30～40 mmHg(3.99～5.32 kPa),平均动脉压在 100 mmHg(13.3 kPa) 左右。

2. 动脉血压的形成

(1) 心血管系统内有足够的血液充盈:这是形成血压的共同前提。心血管系统中血液充盈的程度可用<u>循环系统平均充盈压</u>(mean circulatory filling pressure)来表示,循环系统平

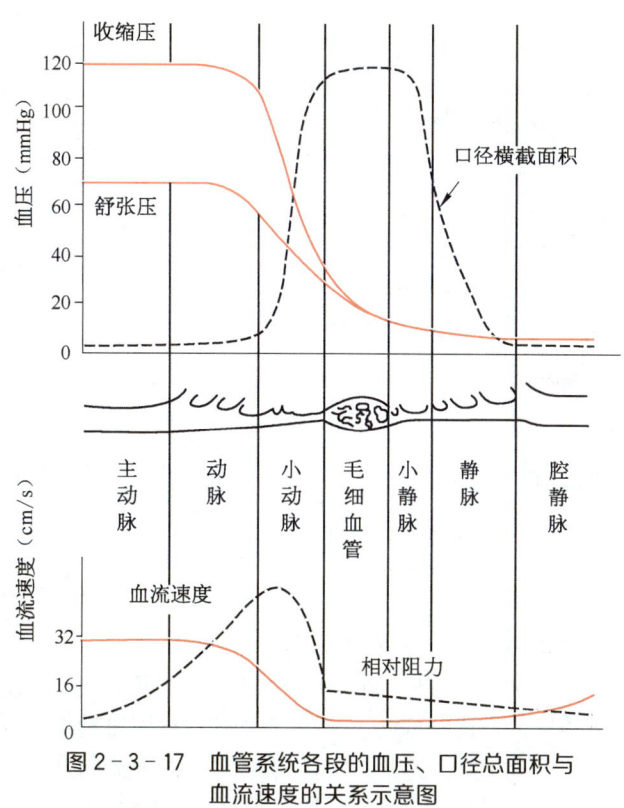

图 2-3-17 血管系统各段的血压、口径总面积与血流速度的关系示意图

均充盈压是指当心脏暂停搏动,血流暂停时,循环系统内单纯由于血液充盈所产生的压力。这一数值的高低取决于循环血量与血管容量是否相适应。人的循环系统平均充盈压约 7 mmHg(0.93 kPa)。

(2) 心脏射血和循环系统外周阻力:心脏收缩、射血做功是形成血压的能量来源。由于外周阻力对血液流动的阻碍,心室在收缩期射出的血量不会完全流向外周组织,总是有一部分滞留在主动脉和大动脉内,构成对主动脉和大动脉管壁的侧压力,使管壁发生弹性扩张,储存一定的势能,即压强能。如果没有外周阻力存在,心脏收缩射血时,释放的能量将全部转化为动能,用于推动血液,使血液迅速流向外周,而不能保持对主动脉和大动脉管壁的侧压力,动脉血压则不能形成。

(3) 主动脉和大动脉管壁的弹性:由于外周阻力的存在及主动脉和大动脉管壁的弹性、可扩张性,当左心室射血时,主动脉和大动脉弹性扩张,可以缓冲收缩压,使收缩压不至于过高;在左心室舒张射血停止时,主动脉和大动脉管壁发生弹性回缩,将储存的势能转化为动能,推动血液继续流动,使舒张压维持一定的高度。总之,主动脉和大动脉的弹性储器作用一方面起到缓冲收缩压,维持舒张压,降低动脉血压波动幅度的作用;另一方面也使得心脏间断的射血变成外周血管连续的血流(图 2-3-18)。

3. 影响动脉血压的因素 每搏输出量、心率、外周阻力、主动脉和大动脉管壁的弹性以及血管系统内有足够的血液充盈等因素均与动脉血压的形成有关,都能影响动脉血压。

(1) 每搏输出量:当外周阻力和心率等其他因素不变时,心室收缩力加强,每搏输出量增加,

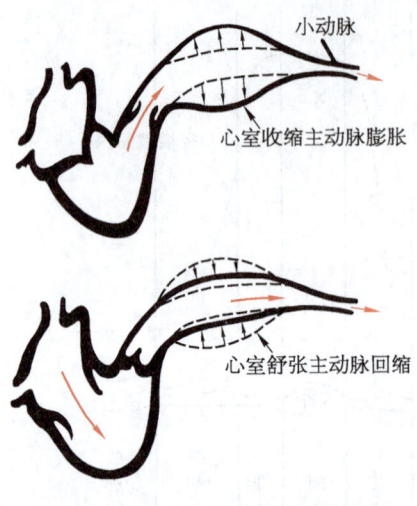

图 2-3-18 主动脉弹性对血压、血流影响示意图

则动脉血压升高,其中收缩压升高更为明显,脉压增大。每搏输出量增加时,在心缩期进入到主动脉和大动脉的血量增多,血管壁所受的侧压力增大,收缩压明显升高。由于血压升高,血液向外周流动的速度加快。因此,到心舒期末,主动脉和大动脉内存留的血量增加并不多,故舒张压虽有所升高,但升高的程度不如收缩压,脉压增大。反之,临床上左心功能不全,每搏输出量减少时,主要表现为收缩压降低,脉压减小。通常认为,收缩压的高低主要反映每搏输出量的多少。

(2) 心率:如果每搏输出量和外周阻力等因素不变,心率增快,动脉血压也会升高,但以舒张压升高更为明显,脉压减小。心率增快时,心舒期缩短明显,舒张期间流向外周的血量减少,存留动脉内的血量增多,舒张压明显升高。由于舒张压升高,也可使血流速度加快,因此在心缩期内可有较多的血液从主动脉流向外周。所以,尽管收缩压也升高,但不如舒张压升高明显,脉压减小,反之亦然。

(3) 外周阻力:其他因素不变而外周阻力增加时,舒张压明显升高。这是由于外周阻力增加,动脉血流向外周速度减慢,心舒期末动脉内存留血量增多,舒张压明显升高。而在心缩期内,由于动脉血压升高使血流速度加快,仍有较多的血液流向外周,故收缩压升高不如舒张压升高明显,脉压减小,反之亦然。通常认为,舒张压的高低主要反映外周阻力的大小。

(4) 主动脉和大动脉管壁的弹性:如前所述,主动脉和大动脉的弹性储器作用能缓冲收缩压,维持舒张压,降低动脉血压波动幅度,减小脉压。随着年龄的增长,主动脉和大动脉管壁的弹性纤维逐渐被胶原纤维所取代,弹性降低,导致收缩压升高,舒张压降低,脉压明显增大。同时,老年人往往由于血管的管壁增厚,内膜出现钙化和脂类物质等的沉积,出现不同程度的动脉硬化。阻力血管的硬化使得外周阻力增大,因此舒张压也随着年龄的增长而升高,但升高的程度不如收缩压。

(5) 循环血量和血管容积的关系:心血管系统内有足够的血液充盈量是形成血压的前提。无论是因循环血量减小而血管容积不变(如大失血),还是因循环血量不变而血管容积增大(如过敏性休克引起的血管扩张)等情况,导致循环系统平均充盈压降低,都可使回心血量减少,心输出量随之减少,动脉血压降低。

以上所述都是在假定其他因素不变的情况下,单一因素改变时对动脉血压的影响。实际上,在完整人体内,往往是多种因素同时发生改变。因此,在不同生理或病理情况下,动脉血压的变化取决于各种因素相互作用的综合效果。

(二) 动脉脉搏

在心动周期中,由于心脏的舒缩活动,动脉内的压力和容积发生周期性变化,导致动脉管壁发生周期性的搏动,称为**动脉脉搏**(arterial blood pulse)。可用脉搏描记仪将浅表动脉脉搏的波形记录下来。动脉脉搏的波形可因描记的方法和部位的不同而有差异,但一般都包括上升支和下降支两部分(图 2-3-19)。上升支是由心室快速射血,动脉压力迅速上升,管壁突然扩张形成,其上升速度和幅度与心输出量、射血速度、外周阻力及主动脉和大动脉管壁的弹性有关。到了射血后期,速度减慢,动脉压力降低,管壁弹性回缩,形成下降支前段。在主动脉瓣关闭的一瞬间,血液向心室方向倒流,动脉内压得到瞬间缓解,形成一个小切迹,称为降中峡。倒流的血液被已关闭主动脉瓣弹回,动脉压又稍有升高,形成一个上升小波,称为降中波。在随后的心舒期中,动脉血液继续流向外周,动脉血压进一步下降,形成了下降支的后段。下降支的形状大致反映外周阻力的高低及主动脉瓣的功能状态。外周阻力增高时,下降

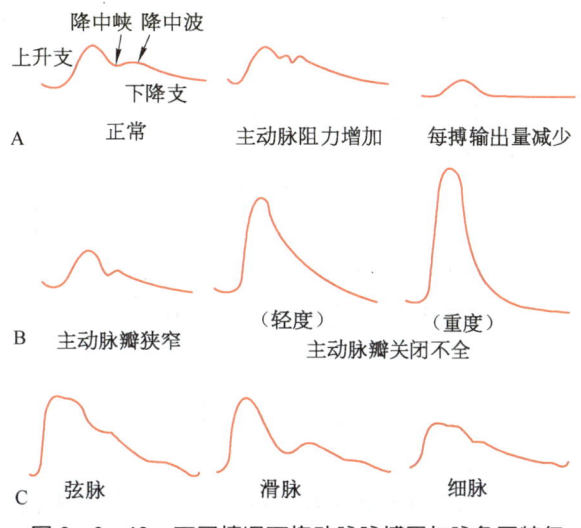

图 2-3-19　不同情况下桡动脉脉搏图与脉象图特征

支前段的下降速率较慢,切迹的位置较高;外周阻力降低时,则切迹位置较低,降中波以后的降支后段坡度较平坦。

四、微循环

微循环（microcirculation）是指微动脉和微静脉之间的血液循环。微循环是血液循环的基本功能单位,是实现血液和组织液之间物质交换的重要场所。

(一) 微循环的组成和血流通路

典型的微循环是由微动脉、后微动脉、毛细血管前括约肌、真毛细血管、通血毛细血管、动-静脉吻合支和微静脉 7 个部分组成（图 2-3-20）。

微动脉是小动脉的终末部分,管壁有数层平滑肌,其舒缩可调节微循环的血流量。微动脉的分支管壁仅有单层平滑肌细胞,称后微动脉。后微动脉再分支形成相互吻合的毛细血管网,即真毛细血管,管壁主要由一层内皮细胞和基膜组成。在真毛细血管的起点,有少许环形平滑肌组成毛细血管前括约肌。真毛细血管最后汇流成微静脉。微静脉的管壁有平滑肌,受神经和体液因素的调节。微循环的血液可通过以下 3 条途径由微动脉流向微静脉。

1. 迂回通路　指血液从微动脉→后微动脉→毛细血管前括约肌→真毛细血管网→微静脉的通路。真毛细血管行程迂回曲折,血流缓慢,加之管壁薄,通透性大。因此,此通路是血液与组织进行物质交换的主要场所,又称为营养通路。

2. 直捷通路　指血液从微动脉→后

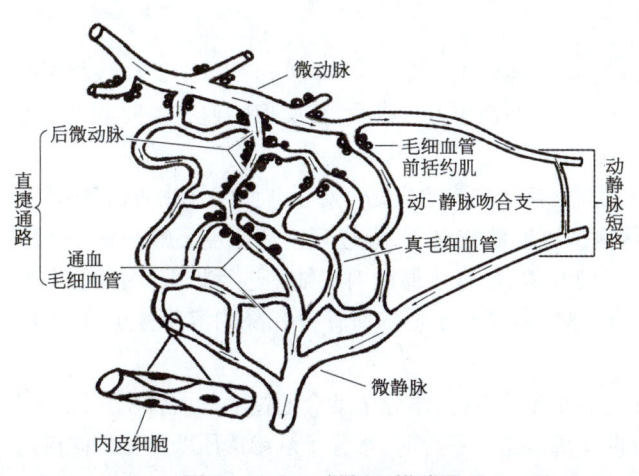

图 2-3-20　微循环模式图

微动脉→通血毛细血管→微静脉的通路。通血毛细血管是后微动脉的延伸部分,结构与毛细血管相同,只是管径略粗。这条通路经常处于开放状态,途径较短,流速较快,其作用不是在于物质交换,而是使一部分血液快速通过微循环返回体循环以维持循环血容量。直捷通路在骨骼肌组织的微循环中较为多见。

3. 动-静脉短路 指血液从微动脉→动静脉吻合支→微静脉的通路。动静脉吻合支的管壁厚,无物质交换作用,壁内有完整的平滑肌层,但经常处于收缩状态。人体皮肤的微循环,特别是在手掌、足底和耳郭等处,这类血管较多。当环境温度升高时,吻合支开放,皮肤血流量增加,有利于散热;环境温度降低,吻合支关闭,有利于保存体热。

(二) 微循环血流量的调节

微动脉、后微动脉、毛细血管前括约肌和微静脉的管壁均含有平滑肌,它们的舒缩活动都将影响到微循环的血流量。

微动脉是微循环的起始段,其舒缩活动控制着微循环的血流量,在微循环中起"总闸门"的作用。后微动脉和毛细血管前括约肌则是微循环的"分闸门",它的开闭直接影响到真毛细血管的血流量。这些血管都位于毛细血管之前,均属于毛细血管前阻力血管。微静脉属毛细血管后阻力血管,其口径的变化在一定程度上控制着静脉回心血量,在微循环中,起"后闸门"的作用。

微动脉和微静脉平滑肌主要受交感缩血管神经和体液中血管活性物质如儿茶酚胺等的影响。后微动脉和毛细血管前括约肌则主要受体液因素的调节,它们的舒缩活动取决于儿茶酚胺等缩血管物质与局部组织细胞的代谢产物如CO_2、腺苷、乳酸等舒血管物质的综合作用。当局部组织代谢增强或血液供给不足时,局部代谢产物堆积,氧分压降低,后微动脉和毛细血管前括约肌舒张,真毛细血管开放,血流量增加,代谢产物被清除。此时后微动脉和毛细血管前括约肌处在体液中缩血管物质的影响下,产生收缩,真毛细血管血流量减少,局部代谢产物再次堆积,如此反复。器官的活动越强,代谢产物越多,血流量越大。一般情况下,后微动脉和毛细血管前括约肌每分钟进行5～10次这样的交替性收缩和舒张。

真毛细血管是轮流交替开放的。安静状态下,骨骼肌中只有20%～35%的真毛细血管同时处于开放状态。如果某些原因(如中毒或过敏等)引起全身微循环真毛细血管大量开放,循环血量将大量地滞留在微循环内,引起静脉回心血量和心输出量的明显减少,动脉血压下降。

(三) 血液和组织液之间的物质交换

组织、细胞之间的空间称为组织间隙,其中的液体称为组织液(interstitial fluid)。血液和组织液之间的物质交换主要是通过扩散、滤过、重吸收和吞饮等方式进行,其交换的速率主要取决于毛细血管壁的通透性。

1. 扩散 这是血液和组织液之间进行物质交换最主要的方式。对于非脂溶性物质,若物质分子直径小于毛细血管壁孔隙,就能在管壁两侧浓度差的驱动下,通过管壁从浓度高的一侧向浓度低的一侧发生净移动。脂溶性物质,如O_2和CO_2等,可直接通过内皮细胞进行扩散,因此整个毛细血管壁都成为扩散面,扩散的速率更快。而水中直径小于毛细血管壁孔隙的溶质分子,也能随水分子一起转运。

2. 滤过和重吸收 当毛细血管壁两侧的静水压不等时,水分子就会通过毛细血管壁从压力高的一侧向压力低的一侧移动;当毛细血管壁两侧的渗透压不等时,水分子从渗透压低的一侧向渗透压高的一侧移动。由于血浆蛋白等胶体物质较难通过毛细血管壁的孔隙,因此血浆的胶体渗透压能限制血浆的水分子向毛细血管外移动;同样,组织液的胶体渗透压则限制组织液的水分子向毛细血管内移动。在生理学中,将由于管壁两侧静水压和胶体渗透压的差异而引起的液体由毛细血管内向毛细血管外的移动称为滤过(filtration),而液体向相反方向的移动称为重吸收(reabsorption)。

3. 吞饮 在毛细血管内皮细胞一侧的液体可通过吞饮被内皮细胞膜摄入细胞内,形成小囊泡,囊泡被运送至细胞的另一侧后排出细胞外。分子量较大的物质如血浆蛋白等,可以由这种方式通过毛细血管壁进行交换。

五、组织液的生成和回流

组织液是组织、细胞直接接触的液体环境,绝大部分呈胶冻状,不能自由流动。组织液是血浆经毛细血管壁滤过而形成的,其成分除蛋白质较少外,其他成分基本与血浆相似。毛细血管中的水和营养物质透过毛细血管壁进入组织间隙,生成组织液;组织液中的水和代谢产物透过毛细血管壁进入毛细血管血液的过程,称为组织液回流。

(一) 组织液生成和回流的机制

根据前面有关滤过和重吸收的原理,毛细血管内外共有4种因素影响组织液的生成和回流,即毛细血管血压、血浆胶体渗透压、组织液静水压和组织液胶体渗透压。其中,毛细血管血压和组织液胶体渗透压促使液体滤过,是组织液滤过的动力;血浆胶体渗透压和组织液静水压则是促进组织液重吸收的力量。这两种力量之差称为有效滤过压(effective filtration pressure),可用下式来表示:

有效滤过压=(毛细血管血压+组织液胶体渗透压)-(血浆胶体渗透压+组织液静水压)

若有效滤过压为正值,则造成组织液的生成;若有效滤过压为负值,则组织液回流入血。人体毛细血管血压,在动脉端约为30 mmHg,静脉端约为12 mmHg,血浆胶体渗透压约为25 mmHg。组织液胶体渗透压约为15 mmHg,组织液静水压约为10 mmHg,故:

毛细血管动脉端:有效滤过压(mmHg)=(30 + 15)-(25 + 10)= 10 mmHg
毛细血管静脉端:有效滤过压(mmHg)=(12 + 15)-(25 + 10)=-8 mmHg

由此看来,有效滤过压在毛细血管动脉端为正值,表明有组织液生成,而在静脉端为负值,则表明有组织液回流,且动脉端组织液的生成量超过静脉端的回流量。因此,毛细血管动脉端滤出而生成的组织液,只有约90%在毛细血管静脉端回流入血液,约10%流入毛细淋巴管形成淋巴液(图2-3-21),经淋巴循环而入体循环。

(二) 影响组织液生成和回流的因素

在正常情况下,组织液不断地生成和回流入血液,保持着动态平衡。如果组织液生成过多或重吸收减少,则组织间隙内将潴留过多的液体,从而形成组织水肿(edema)。上述参与形成有效滤过压的各种因素若发生改变,都将影响组织液的生成和回流。

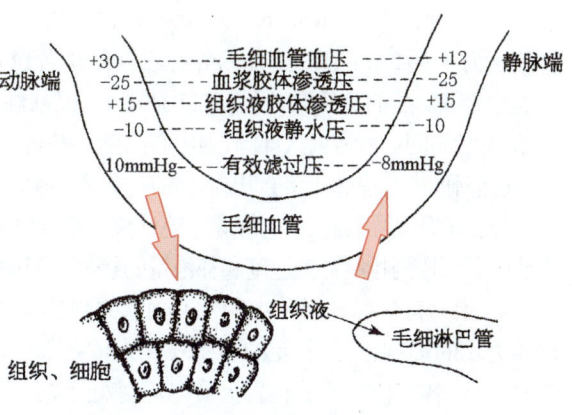

图 2-3-21 组织液生成与回流示意图
+代表使液体滤出毛细血管的力量
-代表使液体吸收回毛细血管的力量

1. 毛细血管血压 毛细血管血压是组织液生成的动力之一。毛细血管血压升高，引起有效滤过压增大，组织液生成增多，超过回流能力，导致水肿。如右心衰时，静脉回流受阻，逆行性引起毛细血管血压升高，组织液生成增多，回流减少，从而出现水肿。

2. 血浆胶体渗透压 血浆胶体渗透压促使水分重吸收。当血浆蛋白合成减少（肝脏疾病或严重营养不良），或排出过多（如肾病引起大量蛋白尿）时，血浆胶体渗透压降低，有效滤过压升高，组织液生成增多，回流减少，也可出现水肿。

3. 毛细血管通透性 在烧伤、超敏反应等情况下，毛细血管壁通透性异常升高，原本难以通过血管壁的血浆蛋白，可部分透过管壁进入组织液，使血浆胶体渗透压下降而组织液胶体渗透压升高。故组织液生成增多，引起局部水肿。

4. 淋巴回流 由于近10%的组织液经淋巴管回流入血，如果淋巴回流受阻（如丝虫病、癌细胞通过淋巴道转移等），组织液的生成和回流将失去平衡，在受阻部位远端出现组织水肿。

六、淋巴液的生成和回流

部分组织液进入淋巴管，成为淋巴液。淋巴液每日生成2～4 L。经全身淋巴管逐步汇集，最后由右淋巴导管和胸导管回流入静脉。淋巴系统是组织液向血液循环回流的重要辅助系统。

毛细淋巴管的起始端为盲端，管壁由单层内皮细胞构成，无基膜和外周细胞，相邻的内皮细胞的边缘如瓦片般相互覆盖，形成开口于管内的单向活瓣，一些不易透过毛细血管的大分子物质，如蛋白质、异物或细菌，甚至癌细胞等均较易通过活瓣进入毛细淋巴管。淋巴管内和静脉一样，也有瓣膜存在，可防止淋巴倒流。组织液和毛细淋巴管之间的压力差是促使液体进入淋巴管的动力。

淋巴液回流一方面能回收蛋白质，运输脂肪等营养物质，调节体内液体平衡；另一方面能带走和清除组织中的红细胞、细菌和异物等。此外，淋巴结还能产生淋巴细胞和浆细胞，参与免疫反应，具有防御的功能。

七、静脉血压和静脉回流

（一）静脉血压

1. 中心静脉压和外周静脉压 按测量部位的不同，静脉血压可分为中心静脉压和外周静脉压。**中心静脉压** (central venous pressure, CVP)是指胸腔内大静脉或右心房的压力，正常成人中心静脉压为4～12 cm H_2O。外周静脉压则是指各器官静脉内的血压。

中心静脉压的高低取决于心脏射血能力和静脉回心血量之间的相互关系。当心脏泵血功能良好时，能及时将回心血液射入动脉，则中心静脉压较低；反之，如果心脏射血能力减弱时，血液淤积在右心房和腔静脉，中心静脉压将会升高。同时，如果静脉回流速度加快（如输血、输液过多超过心脏负担），则中心静脉压升高。因此，中心静脉压能反映心脏射血能力和静脉回心血量之间的平衡关系。临床上，中心静脉压可作为控制补液速度和补液量的指标。当中心静脉压超过16 cm H_2O时，要慎重或暂停输液。

2. 重力对静脉血压的影响 心血管系统内的血液除受心脏收缩做功的推动力作用外，还受地球重力场的影响，产生一定的静水压。人体各部分血管静水压的高低取决于人体所取的体位。平卧时，身体各部位血管的位置大致与心脏处于同一水平，静水压基本相同。直立时，心脏水平以下的血管内的血压比卧位时高，其增高的部分相当于从心脏水平以下的血管至心脏这样一段血柱高度形成的静水压，从足到心脏约 90 mmHg(12 kPa)；而在心脏水平以上的部分，血管内的压力较平卧时低，如颅顶脑膜矢状窦内压可降至－10 mmHg(－1.33 kPa)。与同等级别的动脉相比，静脉血管壁薄,可扩张,且压力低,管壁内外压差较小,其充盈程度易受重力的影响。人体直立不动时,心脏以下部位,尤其是下肢的静脉因内外压差增大而充盈扩张;而心脏以上部位的静脉充盈量减少,甚至塌陷,导致体内各部分器官的血量重新分配。

(二) 静脉回流及其影响因素

静脉回流是指单位时间内由静脉回流入心脏的血量,其量的多少取决于外周静脉压与中心静脉压的压力梯度,以及静脉对血流的阻力。凡是能影响外周静脉压与中心静脉压之间压力梯度的形成及静脉血流阻力的因素都能影响静脉回心血量。

1. 循环系统平均充盈压 循环系统平均充盈压反映了循环系统的充盈程度。当血量增加或容量血管收缩时,循环系统平均充盈压升高,静脉回心血量增多;反之,则减少。

2. 心肌收缩力 心肌收缩力增强时,心缩期射血分数大,舒张末期心室内存留血液少、压力低,对心房和静脉内血液的抽吸力强,有助于增加静脉回心血量;相反,心肌收缩力减弱时,由于心脏射血无力,血液淤积在右心房与腔静脉内,静脉回心血量将明显减少。患者可出现颈外静脉怒张、肝脏淤血肿大、下肢浮肿等体征。

3. 体位改变 如前所述,体位改变可影响全身血量的分布。当人体直立时,在重力的作用下,低于心脏水平的下肢静脉充盈扩张,可以比平卧时多容纳400~600 ml血液,导致静脉回心血量减少,心输出量随之减少,从而引起脑部供血不足,出现暂时的头晕甚至昏厥。在人体功能正常时,能通过神经和体液调节功能使这种情况迅速得到改善。

4. 骨骼肌的挤压作用 由于静脉瓣只能单向开放,当骨骼肌收缩时,肌肉内和肌肉间的深静脉受到挤压,血液快速向心脏回流;肌肉舒张时,血液则不能逆流,深部静脉压下降,抽吸着浅静脉血流入深静脉,当肌肉再次收缩时继续向心脏回流。这样,骨骼肌节律性的舒缩和静脉瓣膜的配合,对静脉回流起着一种"泵"的作用,称为"肌肉泵"或"静脉泵"。

5. 呼吸运动 通常情况下,胸膜腔内压始终低于大气压,称为胸膜腔负压。胸膜腔负压作用于腔静脉,使之扩张,有利于静脉血的回流。吸气时,胸腔容积扩大,胸膜腔负压绝对值增大,右心房和腔静脉更加扩张,静脉回心血量增多;呼气时,胸腔容积缩小,则胸膜腔负压绝对值减小,静脉回心血量也较少。可见,呼吸运动对静脉回流也起着"泵"的作用,称为"呼吸泵"。

第四节 心血管功能活动的调节

机体在不同的生理状况下,各器官组织的代谢水平和对血流量的需求都会发生一定的改变,机体主要是通过神经和体液调节改变心输出量和外周血管阻力,以维持动脉血压的稳定,保证各部代谢的需要。

一、神经调节

(一) 心脏和血管的神经支配及其作用

1. 心脏的神经支配 心脏受心交感神经和心迷走神经的双重支配(图2-3-22)。

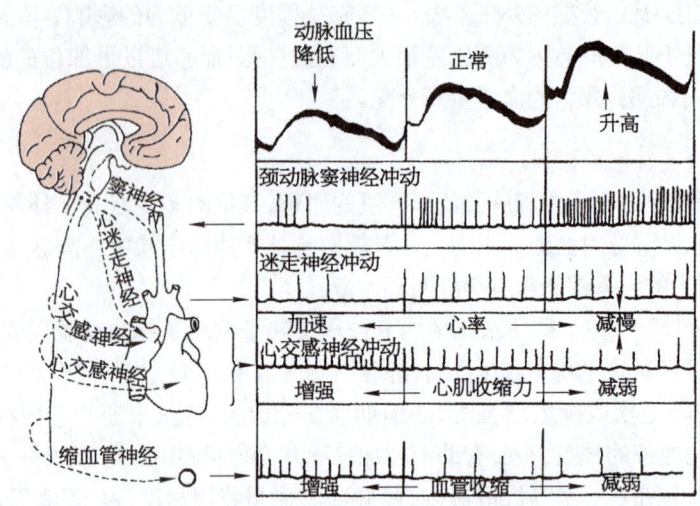

图 2-3-22 心脏和血管的神经调控与颈动脉窦反射

(1) 心交感神经：心交感神经的节前神经元位于脊髓第 1～5 胸段的中间外侧柱，其轴突组成节前纤维，在星状神经节或颈神经节内换元，节后纤维组成心脏神经丛，支配窦房结、心房肌、房室交界、房室束和心室肌。其中，右侧心交感神经主要支配窦房结，其效应以加快心率为主；左侧心交感神经分布于心房肌和心室肌，并支配房室交界，在功能上以加强心肌收缩力为主。心交感神经节后纤维末梢释放去甲肾上腺素，与心肌细胞膜上的肾上腺素能 β_1 受体结合后，通过跨膜信号转导的 cAMP-PKA 途径，激活 Ca^{2+} 通道使细胞膜对 Ca^{2+} 通透性增强、内流量增加，从而引起心率加快、房室交界传导加速、心肌收缩力增强等正性变时、变传导、变力效应。通过心肌正性变使心输出量增加，在外周阻力不变情况下动脉血压升高。β 受体阻断剂如普萘洛尔等可阻断心交感神经对心脏的兴奋作用。

(2) 心迷走神经：心迷走神经属于副交感神经，其节前纤维起源于延髓的迷走神经背核和疑核，终止于心壁内的神经元，换元后节后纤维支配窦房结、心房肌、房室交界、房室束及其分支。心室肌只有少量迷走神经纤维的支配。左、右两侧心迷走神经对心脏的支配有所不同，右侧心迷走神经主要影响窦房结，而左侧心迷走神经对房室交界的作用占优势。心迷走神经节后纤维释放乙酰胆碱，与心肌细胞膜上的 M 型胆碱能受体结合，通过跨膜信号转导的 cGMP 途径使细胞膜对 K^+ 的通透性增高，Ca^{2+} 内流减少，从而使心率减慢、心内传导速度减慢、心房肌收缩力减弱等负性变时、变传导、变力效应。阿托品作为 M 受体的阻断剂，能够阻断心迷走神经对心脏的抑制作用。

近年来研究发现，心脏中存在多种肽类神经纤维，他们释放的递质有神经肽 Y、血管活性肠肽、降钙素基因相关肽、阿片肽等，目前对于分布在心脏的肽能神经元的生理功能还不完全清楚。

心交感神经和心迷走神经对心脏的作用是相拮抗的，平时心交感神经和心迷走神经都有紧张性活动。在多数情况下，心迷走神经的作用比心交感神经更强，称迷走优势。

2. 血管的神经支配 血管平滑肌的舒缩活动称为血管运动。支配血管平滑肌的神经纤维称为血管运动神经纤维，分为缩血管神经纤维和舒血管神经纤维两类。

(1) 缩血管神经纤维：缩血管神经纤维均是交感神经纤维，故称交感缩血管纤维。其节前神经元位于脊髓第 1 胸段至第 2～3 腰段的中间外侧柱，节前纤维在椎旁或椎前交感神经节内换元，节后纤维支配体内几乎所有的血管平滑肌。但在不同部位的血管中,其分布密度不同,其中最密的是皮肤血管,其次为骨骼肌和内脏的血管,而在冠状血管和脑血管中分布较少。在同一器官中,动脉中的密度高于静脉,而动脉中又以微动脉中最高,毛细血管前括约肌中分布很少。交感缩血管神经节后纤维释放的递质是去甲肾上腺素,它主要与血管平滑肌细胞膜上的 α 肾上腺素能受体结合,产生缩血管效应。该效应能被 α 受体阻断剂酚妥拉明所阻断。

在安静情况下,交感缩血管神经纤维上经常性地有少量冲动发放,即具有紧张性活动,从而使血管平滑肌维持一定程度的收缩状态。当交感缩血管神经紧张性增强时,血管平滑肌可进一步收缩;而交感缩血管神经紧张性减弱时,则血管平滑肌的收缩程度减低,血管即舒张。

(2) 舒血管神经纤维:体内多数血管仅接受交感缩血管神经纤维的单一支配,部分血管接受舒血管神经纤维支配。舒血管神经纤维多为局部性的支配,种类较多,这里仅介绍两种。① 交感舒血管神经纤维:这类神经纤维主要分布于骨骼肌血管,平时无紧张性活动,只有当情绪激动、恐惧、发怒和准备做剧烈的肌肉活动时才发放冲动,兴奋时末梢释放乙酰胆碱,使骨骼肌血管舒张,血流量增多。目前认为,由这类交感胆碱能纤维活动引起的骨骼肌血管舒张,可能是防御反应中的一部分。② 副交感舒血管神经纤维:其末梢释放的递质也是乙酰胆碱,它能与血管平滑肌细胞膜上的 M 受体结合,引起血管舒张。这类神经纤维主要分布于脑膜、唾液腺、胃肠腺和外生殖器等部位的血管,作用范围比较局限,平时也无紧张性活动,兴奋时才引起这些器官的血管舒张,血流量增多,而对循环系统总的外周阻力影响不大。

(二) 心血管中枢

心血管中枢 (cardiovascular center)是指中枢神经系统中与调节心血管活动有关的神经元集中的部位。目前认为,心血管中枢并不集中在中枢神经系统的某一个部位,而是分布于从脊髓到大脑皮质的各个水平上,但最基本的部位在延髓。其主要依据是:在延髓上缘横断脑干,动脉血压无明显变化,而当横断水平逐步下移至延髓闩部时,血压降至大约 40 mmHg(5.33 kPa)。已知支配心脏的心迷走神经和心交感神经,以及支配血管的交感缩血管神经纤维,平时都有紧张性活动。延髓头端的腹外侧区既与交感缩血管神经紧张性有关,也与心交感神经紧张性有关,故该部位视为缩血管中枢和心交感神经中枢区域;而延髓的疑核和迷走神经背核则与心迷走神经的紧张性有关,可视为是心迷走神经中枢区域。延髓以上的脑干、下丘脑、大脑的边缘系统以及小脑也存在着影响心血管活动的结构区域,在心血管调节中也起重要作用。尽管心血管中枢分布于各个不同的中枢水平,并且功能各异,但他们之间存在着密切联系,使整个心血管系统的活动协调一致,并与整个机体的活动相适应。

(三) 心血管反射

心血管功能活动的神经调节形式是反射,人体有多种心血管反射,其中比较重要的有以下几种。

1. 颈动脉窦和主动脉弓压力感受性反射　大多数哺乳动物的颈动脉窦和主动脉弓血管壁的外膜下存在着对机械牵张刺激敏感的感觉神经末梢(图 2-3-23),它们是**压力感受性反射** (**baroreceptor reflex**)的感受器,称为压力感受器。前者的传入神经是窦神经,后加入舌咽神经;后者的传入纤维(主动脉神经)则行走于迷走神经干内。其传入冲动经延髓孤束核后,到达心迷走中枢、心交感中枢和交感缩血管中枢。传出神经分别为心迷走神经、心交感神经和交感缩血管神经纤维。效应器则是心脏和几乎全身所有的血管。

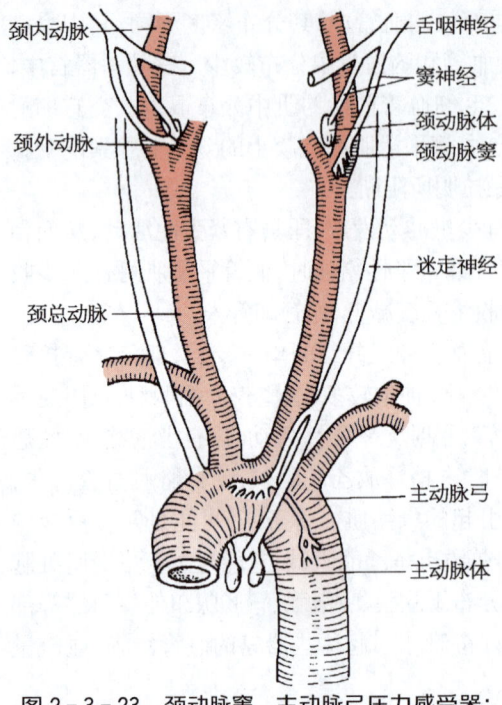

图 2-3-23 颈动脉窦、主动脉弓压力感受器；
颈动脉体、主动脉体化学
感受器位置示意图

当动脉血压升高时，压力感受器受到机械牵张刺激，于是传入神经冲动增多，到达延髓心血管中枢后使心迷走中枢紧张性加强，心交感和交感缩血管中枢紧张性减弱，经心迷走神经传出冲动增加，心交感神经传出冲动减少，心率减慢，心输出量减少；经交感缩血管神经纤维传出冲动减少，血管扩张，外周阻力降低，因而动脉血压回降，称此过程为减压反射。反之，当动脉血压降低时，感受器受到牵张刺激减小，传入冲动减少，通过降压反射的减弱发生相反的效应，于是心率加快，心输出量增多，外周血管阻力增高，血压回升，将此过程称为升压反射。

压力感受性反射是一种负反馈调节，其生理意义在于保持动脉血压的相对稳定，因此生理学中将压力感受性反射的传入神经称为缓冲神经。动物实验中观察到，动脉血压随颈动脉窦内压力的升高而降低，压力感受性反射功能曲线的中间部分较陡，向两端渐趋平坦(图 2-3-24)。这说明颈动脉窦内压力在正常平均动脉压水平(100 mmHg 或约 13.3 kPa)范围内变动时，压力感受性反射最敏感，即对血压波动的缓冲作用最明显；当颈动脉窦内压力过高(>150 mmHg 或 20 kPa)或过低(<70 mmHg 或 9.33 kPa)时，压力感受性反射缓冲血压波动的能力明显下降。此外，压力感受性反射主要对内、外环境发生突然变化时引起的血压快速波动起缓冲作用。切除两侧缓冲神经的动物，动脉血压不再能保持稳定，而是经常出现大幅度的波动。相反，压力感受性反射对缓慢变化的血压则不敏感，如高血压患者的血压持续升高，却不能通过该反射而使血压回降到正常水平。但在高血压时，并非压力感受性反射不起调节作用，而是反射的工作范围发生了改变，即在高于正常的血压水平上进行工作，故动脉血压维持在较高水平，这种现象称为压力感受性反射的重调定。

2. 颈动脉体和主动脉体化学感受性反射 颈动脉体和主动脉体化学感受器分别存在于颈总动脉分叉处和主动脉弓区域(图 2-3-23)，化学性感受器对缺O_2、H^+ 和 CO_2 等化学成分的变化敏感，其传入神经分

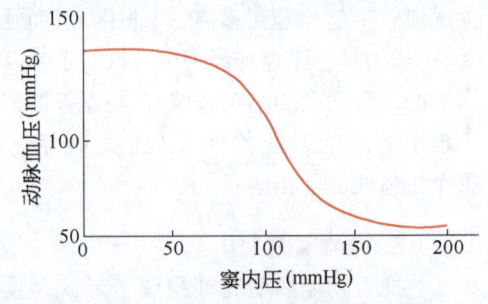

图 2-3-24 在实验中测得的颈动脉窦内
压力与动脉血压的关系

别走行于窦神经和迷走神经中。当动脉血中 PO_2 降低、PCO_2 升高或 H^+ 浓度增高时，化学感受器兴奋，其传入冲动进入中枢后，主要引起呼吸运动的加强，通过呼吸运动的改变再反射性地影响心血管活动，使血压升高，此反射又称加压反射。实验观察到，在动物保持自然呼吸的情况下，化学感受器传入冲动可直接引起呼吸加深、加快，并可间接引起心率加快，心输出量增加，外周血管阻力增大，血压升高。但需指出的是，化学感受性反射在平时对心血管活动并不起明显的调节作用，只

有在低氧、窒息、失血、动脉血压过低和酸中毒等情况下才发生作用。

3. 心肺感受器反射 在心房、心室或肺血管中存在着许多压力感受器,总称为心肺感受器。心房中还存在着感受循环血量的容量感受器,其传入神经纤维走行于迷走神经中。当心房、心室或肺循环压力升高或因循环血量增多时,心脏和血管壁受到牵张刺激,于是压力或容量感受器兴奋,传入冲动经心血管中枢整合后,使交感紧张性降低,而心迷走紧张性增强,从而导致心率减慢,心输出量减少,外周阻力降低,因此血压下降。在心肺感受器兴奋时,肾交感神经活动受抑制特别明显,因而肾血流量增加,肾排水和排钠增多,以调整循环血量不至于过多。此外,心肺感受器兴奋还能抑制肾素和抗利尿激素的释放。当循环血量减少时,心房、心室或肺循环血管壁中的压力降低或容量减少,则发生相反的效应。

二、体液调节

心血管功能活动的**体液调节(humoral regulation)**,包括由血液运输到全身的各种激素,以及局部组织形成的生物活性物质和代谢产物。前者称为全身性调节,后者称为局部性调节。

(一) 肾上腺素和去甲肾上腺素

血液中的**肾上腺素(epinephrine, E)**和**去甲肾上腺素(norepinephrine, NE)**主要由肾上腺髓质分泌,其中前者约占80%,后者约占20%。此外,交感肾上腺素能神经末梢释放的递质去甲肾上腺素也有少量进入血液循环。

肾上腺素和去甲肾上腺素同属儿茶酚胺类物质,因而其生物活性具有许多共同之处,如肾上腺素和去甲肾上腺素都能与α和β两类受体结合。在心脏两种激素与β受体($β_1$受体)结合后,都能使心率和心内传导速度加快,心肌收缩力增强,从而导致心输出量增加。在血管两种激素都能与α和β受体结合,但结合的能力有所不同。肾上腺素与α和β受体结合的能力都很强,因此其效应取决于血管平滑肌上两种受体的分布情况。如在皮肤、肾、胃肠的血管平滑肌上α受体的数量占优势,肾上腺素对这些血管的效应以收缩为主;而在骨骼肌和肝的血管,β受体($β_2$受体)占优势,肾上腺素对这些血管的效应则以舒张为主。静脉注射肾上腺素,在小剂量时常以兴奋$β_2$受体的舒血管效应为主,但在大剂量时则由于同时兴奋α受体而出现缩血管效应。去甲肾上腺素与α受体结合的能力较强,而与$β_2$受体结合的能力较弱,因此主要引起缩血管效应。静脉注射去甲肾上腺素,可使全身血管广泛收缩,动脉血压升高,此时由于压力感受性反射对心脏的抑制效应超过了去甲肾上腺素对心脏的直接兴奋作用,结果导致心率减慢。为此,临床上常将肾上腺素用作为强心药,而将去甲肾上腺素用作为升压药。

(二) 肾素-血管紧张素系统

肾素(rennin)是由肾球旁细胞合成和分泌的一种酸性蛋白酶。它进入血液循环后,可将血浆中的血管紧张素原转变为**血管紧张素Ⅰ(angiotensinⅠ)**。在血浆和组织中,特别是在肺循环内,血管紧张素Ⅰ经血管紧张素转换酶的作用,再转变为血管紧张素Ⅱ,血管紧张素Ⅱ还可在氨基肽酶A的作用下,进一步转变为血管紧张素Ⅲ。

血管紧张素Ⅱ是一种具有强烈缩血管活性的肽类物质,其对心血管活动有以下调节作用:① 直接收缩阻力血管和容量血管,引起血压升高和静脉回心血量增加。② 促使交感神经末梢释放去甲肾上腺素,加强交感神经对心血管的作用。③ 增加交感缩血管中枢的紧张性,从而使外周阻力增加,血压升高。④ 刺激肾上腺皮质球状带合成并释放醛固酮,通过后者促进肾小管对Na^+

的重吸收,扩充血量,升高血压。因此,其又称为肾素-血管紧张素-醛固酮系统。血管紧张素Ⅲ的缩血管作用较弱,仅为血管紧张素Ⅱ的1/5左右,但对肾上腺皮质合成与释放醛固酮的作用较强,有关肾素-血管紧张素-醛固酮系统的调控详见第七章。

(三) 心房钠尿肽

心房钠尿肽(atrial natriuretic peptide, ANP)是由心房肌细胞合成和释放的一类多肽。它具有强烈的利尿排钠的作用,并使血管平滑肌舒张,外周阻力降低,使心率减慢,每搏输出量减少,心输出量减少,血压降低。此外,它还有抑制肾素-血管紧张素-醛固酮系统的作用,间接地促进 Na^+ 的排泄,以及抑制血管升压素的作用。

当血容量增加和血压升高时,可使心房肌细胞释放心房钠尿肽,引起利尿和排钠效应。因此,它是体内调节水盐平衡的一种重要体液因素。

(四) 其他体液性调节

1. 血管升压素(vasopressin, VP) 这是由下丘脑视上核和室旁核的神经元合成的肽类物质,经下丘脑-垂体束运抵神经垂体储存。在适宜刺激作用下由神经垂体释放入血。血管升压素能强烈收缩血管平滑肌,因而能引起血压升高。但在一般情况下,血管升压素的作用主要是促进肾远曲小管和集合管对水的重吸收,故又称**抗利尿激素**(antidiuretic hormone, ADH)。血管升压素可能并不经常性地对血压起调节作用,而仅在禁水、外科手术、失血等应激情况下,血浆中血管升压素浓度明显高于正常时,才发挥其升压效应。

2. 血管内皮生成的血管活性物质 血管内血流对血管内皮细胞应切力的影响可生成和释放引起血管平滑肌舒张和收缩的两类血管活性物质,现比较明确的主要有以下两种。① **内皮舒张因子**(endothelium-derived relaxing factor, EDRF):目前已知内皮舒张因子就是一氧化氮(NO),其作用是激活血管平滑肌细胞内的鸟苷酸环化酶,使环鸟苷酸(cGMP)浓度升高,游离 Ca^{2+} 浓度降低,故血管舒张。与此同时它还可与前列环素等舒血管物质共同对抗去甲肾上腺素及其他缩血管物质的作用,保证正常血压与器官灌流量。② **内皮素**(endothelin, ET):内皮素是由血管内皮细胞产生的多种缩血管物质之一,也是目前已知血管活性物质中最强的缩血管物质。内皮素与血管平滑肌细胞上的特异性受体结合后,促进肌质网释放 Ca^{2+},从而使血管平滑肌收缩加强。

3. 激肽释放酶-激肽系统 血浆中存在一种称为激肽原的蛋白质,在血浆激肽释放酶和组织激肽释放酶的作用下,生成两种具有活性的激肽,即缓激肽和胰激肽(血管舒张素),后者可在氨基肽酶的作用下失去赖氨酸而成为缓激肽。缓激肽在激肽酶的作用下水解失活。激肽是已知最强烈的舒血管物质,可使血管平滑肌舒张和毛细血管通透性增高,但对其他平滑肌则引起收缩效应。循环血液中的激肽也能因血管舒张而降低血压。

此外,还有其他体液因子,如组胺、前列腺素、阿片肽等,也能舒张血管。

三、自身调节

实验证明,如果将调节血管活动的外部神经和体液因素都去除,在一定血压变动范围内,器官组织的血流量仍能得到适当的调节,这种调节属于自身调节。关于器官组织血流量的局部自身调节,一般认为有肌源学说和局部代谢产物学说两种机制。

(一)肌源学说

血管平滑肌经常保持着一定的紧张性收缩,称为肌源性活动。当器官的血液灌注压突然增大时,血管平滑肌受到牵张刺激,其肌源性活动加强,结果该器官的血流阻力增大,血流量不致因灌注压升高而增多,即能保持相对稳定;当器官的血流灌注压突然降低时,则发生相反变化。用罂粟碱、水合氯醛或氰化钠等药物抑制平滑肌活动后,此自身调节现象即消失。

(二)局部代谢产物学说

这一学说认为器官血流量主要依靠局部代谢产物的刺激而进行自动调节,其机制已在微循环的调节中加以叙述,这里不再重复。

第五节 器官循环

体内各器官的血流量与灌注该器官的动、静脉压力差及其血流阻力有关。体内各器官结构和功能不同,器官内部的血管分布又各有特征。因此,各器官的血液循环除具有上述血液循环共同的一般规律外,还有其本身的特点。本节重点讨论心与脑血液循环的主要特点和调节。

一、冠脉循环

冠脉循环(coronary circulation)是营养心脏自身的血液循环。冠状血管由冠状动脉、毛细血管和冠状静脉组成。左、右两支冠状动脉,均发自升主动脉起始部,其主干走行于心脏表面,沿途发出小分支以垂直于心脏表面的方向穿入心肌,并在心内膜下层分支成网。这种分支方式使冠脉血管容易在心肌收缩时受到压迫。毛细血管汇入小静脉,最后经冠状静脉窦或心前静脉进入右心房。

心肌中的毛细血管极为丰富,几乎每一根肌纤维都伴有一条毛细血管。当心肌因负荷过重发生代偿性肥厚时,心肌纤维直径增大,但毛细血管数量并不相应增加,故肥厚心肌较易发生缺氧。此外,冠状动脉之间虽有吻合支,但在人类,这些吻合支数目甚少,口径细小,血流量少。因此,当冠状动脉阻塞时,不可能立即建立侧支循环,常导致心肌梗死。

(一)冠脉循环的血流特点

1. 血流量大、血供丰富 心肌活动的能量几乎完全来自有氧代谢,耗氧量大,需要有充分的血液供应。正常人体在安静情况下,冠脉血流量为每 100 g 心肌 60~80 ml/min。中等体重的人,冠脉血流量约为 225 ml/min,占心输出量的 4%~5%。在运动时冠脉循环血流量可增加到每 100 g 心肌 300~400 ml/min,为安静状态时的 4~5 倍,以适应心脏活动的需要。

2. 以舒张期供血为主 由于冠脉的大部分分支深埋于心肌内,因此心肌节律性舒缩对冠脉血流影响很大,尤其是左冠状动脉(图 2-3-25)。在左心室等容收缩期,由于心肌收缩,冠脉血管受挤压,血流阻力增大,血流量减少,甚至倒流;进入快速射血期后,主动脉血压升高,冠脉血流也随之增加;但在减慢射血期,随主动脉血压下降,冠脉血流很快再次减少;当左心室舒张时,虽然此时主动脉血压有所降低,但由于对冠脉的压迫解除,血流阻力减小,因此冠脉血流迅速增加。且在整个心动周期中,心舒期长于心缩期。因此,心脏以舒张期供血为主。冠状血流量的多少主要决定于舒张期血压的高低和舒张期时间的长短。右心室肌比较薄弱,收缩时对右冠状动脉的压迫作用较小,因此右冠状动脉血流量在整个心动周期中的变化不大。

3. 动-静脉氧差大,氧利用率高 安静状态下,动脉血流经心脏后,其中65%～70%的氧被心肌摄取,摄氧率比骨骼肌高1倍左右。因此,当机体剧烈运动、心脏活动明显加强时,心脏难以从单位血液中获得更多的氧气,只能依靠扩张冠脉血管、增加血流量来满足对氧的需求。

(二)冠脉血流量的调节

调节冠脉血流量的因素主要有代谢因素、神经因素、体液因素等,其中最重要的是代谢因素,即心肌本身的代谢水平。

1. 心肌代谢水平 实验证明,心肌代谢水平与冠脉血流量之间成正变关系,在切断心脏的神经支配和没有激素作用的情况下,这种关系依然存在。心肌代谢增强引起冠脉舒张的原因并非低氧本身,而是由于心肌在代谢中,产生和释放多种具有舒血管效应的代谢产物,如 H^+、CO_2、

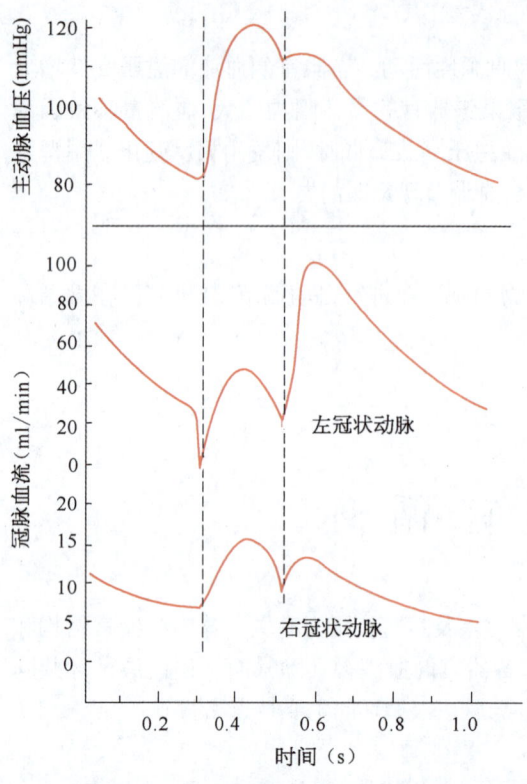

图 2-3-25 心动周期中左、右冠状动脉血流变化示意图

乳酸和腺苷等,其中,腺苷是最重要的舒张冠脉血管的物质。当心肌代谢加强,局部组织缺氧,心肌细胞内 ATP 分解为 ADP 和 AMP,AMP 在冠脉血管周围间质细胞内的 5'-核苷酸酶作用下分解,产生腺苷。腺苷具有强烈的扩血管作用,但腺苷生成后几秒钟内即被破坏,因此不会引起其他器官的血管舒张。心肌缺氧时,心脏静脉血中腺苷的浓度可迅速增加 3～5 倍,而其他代谢产物舒张冠脉的作用则较弱。

2. 神经调节 冠状动脉受交感神经和迷走神经的双重支配。由于冠状血管上,α受体占优势,交感神经兴奋时释放去甲肾上腺素作用于α受体使冠脉血管收缩;同时,交感神经兴奋也引起心脏活动加强,心肌耗氧量增加,代谢产物增多,继发性地引起冠脉血管扩张。交感神经的直接缩血管作用往往被心肌代谢增强产生的强有力舒血管作用所掩盖。迷走神经的直接作用是使冠脉舒张,但在完整机体内刺激迷走神经,则对冠脉血流量的影响较小。

3. 体液调节 肾上腺素和去甲肾上腺素通过增加心肌代谢活动和耗氧量,使冠脉血流量增加。血管紧张素Ⅱ和大剂量的抗利尿激素可使冠脉血管收缩,冠脉血流量减少。

二、脑循环

脑循环(cerebral circulation)的血液供应来自颈内动脉和椎动脉。颈内动脉和椎动脉在脑的底部连成脑底动脉环,由此分支,供应脑的各部。静脉血主要通过颈内静脉返回上腔静脉,部分通过颅骨上的吻合支,由颈外静脉返回体循环。

(一) 脑血流的特点

1. 血流量大、耗氧量多 脑组织代谢水平高,其能量供应几乎全部依赖于葡萄糖有氧氧化产生的能量。因此,耗氧量大,对血供的需求也大。安静时,每 100 g 脑组织每分钟的血流量为 50～60 ml,耗氧量为 3～5 ml;脑循环总的血流量约为每分钟 750 ml(占心输出量的 15%),耗氧量约为 50 ml(占全身的 20%)。

2. 血流量变化小 脑处于坚硬的颅腔中,容积比较固定,且脑组织是不可压缩的,由于脑血管舒缩活动受到很大的限制,血流量的变化较其他器官为小。因此,要增加脑的血液供应主要靠提高脑循环的血流速度。

3. 存在血-脑屏障和血-脑脊液屏障 在血液和脑组织之间、血液和脑脊液之间存在着限制血液中某些物质与脑组织、脑脊液自由交换的特殊屏障,分别称为血-脑屏障和血-脑脊液屏障。

脑脊液主要由脑室的脉络丛上皮细胞和室管膜细胞分泌,小部分则来自血浆经毛细血管壁的滤过,具有营养和保护脑与脊髓的作用。由于脑的毛细血管属无孔的连续型,脉络丛上皮细胞中存在运输各种物质的特殊载体系统,脑脊液的产生不再是简单的血浆滤过,而是主动转运。因此,脑脊液的成分与血浆及身体其他部分的组织液均有不同,其 Na^+、Mg^{2+} 和 Cl^- 浓度较血浆高,葡萄糖、K^+、HCO_3^- 和 Ca^{2+} 则较血浆低,蛋白质含量极微。另外一些大分子物质也难从血液进入脑脊液。毛细血管血液和脑脊液之间能限制某些物质自由扩散的特殊屏障称为**血-脑脊液屏障**(blood-cerebrospinal fluid barrier)。血-脑脊液屏障的存在使脑脊液保持稳定的成分且不同于血液。

血液和脑组织之间也存在着类似的屏障,可限制物质在血液和脑组织之间的自由交换,称为**血-脑屏障**(blood-brain barrier)。其结构基础主要是脑循环的连续毛细血管壁及处于神经元和血液之间的神经胶质细胞。这种屏障对不同物质通透性不同,脂溶性物质如 O_2、CO_2、乙醇及某些麻醉药易于通过,而青霉素、胆盐、H^+、HCO_3^- 和非脂溶性物质则不易透入脑组织。

血-脑脊液屏障和血-脑屏障的存在,能稳定脑组织的内环境,防止血液中某些有害物质进入脑内,为脑细胞的正常活动提供必要的保障。

(二) 脑血流量的调节

1. 自身调节 脑的血流量主要取决于脑的动脉和静脉的压力差和脑血管的血流阻力。在正常情况下,颈内静脉压接近于零,较稳定,故脑血流量主要取决于颈动脉压。当平均动脉压在 60～140 mmHg(7.98～18.62 kPa)范围内变动时,脑血管的自身调节机制发挥作用。血压升高则脑血管收缩,血压降低则脑血管舒张,使脑血流量保持相对稳定。当血压超过 140 mmHg(18.62 kPa)时,脑血流量将随血压升高而增加,严重时可因毛细血管血压过高而引起脑水肿。当血压低于 60 mmHg(7.98 kPa),则脑血流量减少,引起脑功能障碍。

2. CO_2 和低氧对脑血流的影响 当血液 PCO_2 升高时,脑血管舒张,血流量增加;反之,当过度通气时,CO_2 呼出过多,脑血流量则减少,可引起头晕等症状。CO_2 的舒血管作用是通过 H^+ 实现的,当 CO_2 入组织后,与 H_2O 结合生成 H_2CO_3,后者再解离生成 HCO_3^- 和 H^+,H^+ 使脑血管舒张。低氧也可以扩张脑血管;反之 PO_2 过高而引起脑血管收缩。但是低氧不是脑血流的重要调节因素。

3. 神经调节 脑血管也接受交感、副交感神经支配,但神经因素在脑血管活动调节中的作用很小。切断支配脑血管的神经后,脑血流量无明显的变化。在各种心血管反射中,脑血流量一般不受影响。

第四章 呼 吸

> **导学**
> 1. 掌握 呼吸过程的3个环节;肺通气过程中肺内压、胸膜腔内压改变及其机制;肺通气阻力、肺泡表面活性物质;肺容量与肺泡通气量;呼吸的反射性调节。
> 2. 熟悉 肺容积;气体在血液中的运输形式,氧解离曲线及影响因素。
> 3. 了解 气体交换的原理、过程及影响因素;呼吸运动节律形成的机制。

呼吸（respiration）是指机体和外界环境之间的气体交换过程。呼吸全过程是由3个环节组成：① 外呼吸又称肺呼吸,是指外界空气和肺泡之间的气体交换以及肺泡和肺毛细血管血液之间的气体交换,前者称**肺通气**,后者称**肺换气**。② 气体在血液中的运输是指 O_2 和 CO_2 在血液中的运输,血液将 O_2 从肺部运输到组织,同时将 CO_2 从组织运输到肺。③ 内呼吸是指组织毛细血管血液和组织细胞之间的气体交换过程,又称**组织换气**（gas exchange in tissues）,有时也将细胞内的生物氧化过程包括在内。

第一节 肺通气

肺通气（pulmonary ventilation）是指肺泡和外界环境之间的气体交换过程。肺通气的结构包括呼吸道、肺泡和胸廓等。呼吸道不但是气体进出肺的通道,而且具有对气体加温、湿润和免疫、防御等功能;肺泡是气体交换的场所;胸廓的节律性舒缩活动是肺通气的动力。

一、肺通气的动力

气体进出肺取决于肺内压和大气压力之间的差值。因为大气压力是相对恒定的,故这种压力差主要由肺内压决定。肺内压源于呼吸肌收缩和舒张所引起的呼吸运动,故呼吸运动是肺通气的原动力,肺内压和大气压之间的压力差则是实现肺通气的直接动力。

（一）呼吸运动

呼吸运动（respiratory movement）是指呼吸肌舒缩活动的胸廓扩大和缩小;包括吸气和呼气运动。参与呼吸运动的肌肉分为吸气肌、呼气肌和辅助吸气肌。吸气肌主要有膈肌和肋间外肌,呼气肌主要有肋间内肌和腹肌,辅助吸气肌则包括胸锁乳突肌、斜角肌、前锯肌和背阔肌等。

在呼吸过程中,呼吸运动的类型有多种。如果按照呼吸运动的深度来分,有平静呼吸和用力呼吸;如果按照呼吸运动的动作部位来分,有胸式呼吸、腹式呼吸和混合式呼吸。

1. 平静呼吸 机体在安静状态下的呼吸运动称为平静呼吸(eupnea)。平静呼吸频率为12～18次/分。

在平静呼吸时,吸气运动由膈肌和肋间外肌收缩完成。膈肌收缩使胸腔上、下径变大,肋间外肌收缩可加大胸腔的前、后径和左、右径,从而增加胸腔容积引起肺的容积变大,导致肺内压低于大气压,使外界气体经呼吸道进入肺内,完成吸气运动。平静呼吸的呼气运动无需呼气肌收缩,仅由膈肌和肋间外肌舒张完成。当膈肌和肋间外肌舒张时,由于胸腔容积减小引起肺的容积缩小,导致肺内压高于大气压,使肺内气体经呼吸道被呼出,完成呼气运动。在平静呼吸过程中,吸气运动是主动过程,而呼气运动是被动过程。

2. 用力呼吸 当机体活动或吸入气中CO_2含量增加、O_2含量减少时,呼吸运动将加深、加快,称为用力呼吸(labored breathing)或深呼吸(deep breathing)。用力呼吸时,其吸气过程中除了有膈肌和肋间外肌收缩外,还有辅助吸气肌参与,其收缩能使胸廓容积进一步扩大,从而加强吸气运动。用力呼气时,不仅吸气肌舒张,而且呼气肌参与收缩,肋间内肌收缩可使肋骨和胸骨下移,肋骨下缘向内侧偏转,引起胸腔前后径、左右径进一步缩小;腹肌收缩可推动膈肌继续上升,引起胸腔上下径进一步减小。由于胸腔容积进一步减小,从而加强呼气运动。在用力呼吸时吸气和呼气运动都是主动的过程。

3. 胸式呼吸和腹式呼吸 以肋间外肌舒缩活动为主的呼吸运动,主要表现为胸部的起伏,称为胸式呼吸(thoracic breathing)。以膈肌舒缩活动为主的呼吸运动,主要表现为腹部的起伏,称为腹式呼吸(abdominal breathing)。在正常情况下,人体多为胸式和腹式混合式呼吸,但当胸部或腹部活动受限时,可单独出现某种单一的呼吸类型。

(二) 肺内压

肺内压(intrapulmonary pressure)是指肺泡内的压力。在呼吸运动过程中,肺内压呈周期性波动(图2-4-1)。在吸气初,肺容积随着胸廓扩大而增大,从而使肺内压低于大气压,在此压力差的作用下,空气即从外界通过呼吸道进入肺泡;随着肺内气体增加,到吸气末,进入肺内的气体已经充满了增大的肺容积,此时肺内压与大气压相等,通气停止;在呼气初,由于肺容积随着胸廓缩小而减小,此时肺内气体被压缩,从而使肺内压高于大气压,在此压力差的作用下,气体即从肺泡通过呼吸道流向外界;随着肺内气体减少,到呼气末,肺泡内排出气体的量已经与肺容积缩小相适应,则肺内压又与大气压相等,通气停止。

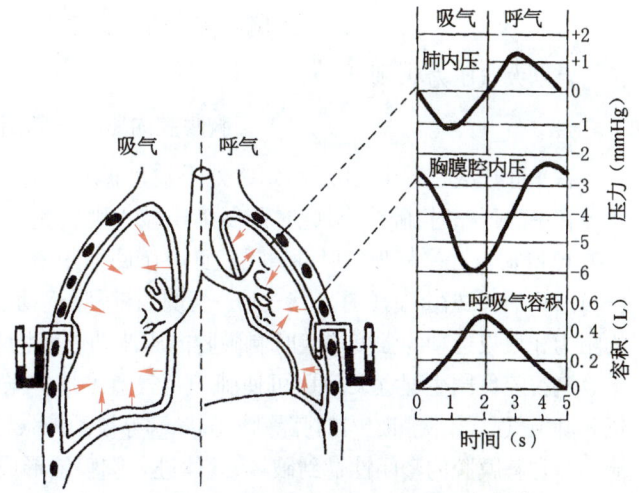

图2-4-1 胸膜腔内压直接测量示意图及呼吸时肺内压、胸膜腔内压及呼吸气容积的变化过程

在呼吸过程中,肺内压变化的大小与呼吸运动的深浅、缓急和呼吸道的通畅程度有关。在平静呼吸时,肺内压的波动较小。在平静吸气时,肺内压低于大气压1~2 mmHg(0.13~0.27 kPa),如以大气压为0,则平静吸气时的肺内压即是-2~-1 mmHg(-0.27~-0.13 kPa)。在平静呼气时,肺内压高于大气压1~2 mmHg(0.13~0.27 kPa)。在用力呼吸时,肺内压的变化程度显著增加。当呼吸道不够通畅时,肺内压的变化程度将更大。如果故意紧闭声门尽力做强烈的呼吸动作,此时在吸气时肺内压可降低到-100~-30 mmHg(-13.3~-3.99 kPa),而在呼气时肺内压则可高于大气压60~140 mmHg(7.98~18.62 kPa)。

可见,在整个呼吸过程中肺内压呈交替升降的周期性变化。周期性变化的肺内压可与外界环境大气压之间形成压力差,该压力差是引起肺通气的直接动力。利用这一原理,在自主呼吸停止时可通过人为的方法建立肺内压和大气压之间的压力差来维持肺通气功能,即**人工呼吸（artificial respiration）**。

(三) 胸膜腔与胸膜腔内压

胸膜腔（pleural cavity）是指胸膜的脏、壁两层在肺根处相互转折移行所形成的一个密闭的潜在腔隙,左右各一,互不相通。在胸膜腔内有少量浆液起润滑作用,可减少呼吸运动过程中两层胸膜之间的摩擦,同时还能确保两层胸膜在整个呼吸运动过程中始终互相紧贴在一起,保证肺能随着胸廓的张缩而同步运动。

胸膜腔内的压力称为**胸膜腔内压（intrapleural pressure）**,简称**胸内压**。在平静呼吸时,胸膜腔内压始终低于大气压,称为**胸膜腔负压**。胸膜腔负压的形成与肺和胸廓的自然容积不同有关。在人体的生长发育过程中,胸廓的发育速度比肺快,故胸廓的自然容积大于肺的自然容积。由于两层胸膜紧紧贴在一起,故从胎儿出生后的第一次呼吸开始肺即被胸廓牵拉而始终处于被动扩张状态,从此胸膜腔便受到两种方向相反力的作用,即肺内压和肺回缩压。肺内压能使肺泡扩张,肺回缩压则使肺泡缩小(图2-4-1),故胸膜腔内压应是两者的代数和,即

$$胸膜腔内压 = 肺内压 - 肺回缩压$$

由于在吸气末或呼气末,肺内压等于大气压,因而

$$胸膜腔内压 = 大气压 - 肺回缩压$$

若以大气压为0,则

$$胸膜腔内压 = - 肺回缩压$$

在平静呼吸过程中,由于肺始终处于被动扩张状态具有回缩倾向,故胸膜腔内压始终保持负压。在平静呼气时,肺缩小,此时肺回缩压减小则胸膜腔负压较小,为-5~-3 mmHg(-0.67~-0.40 kPa)。在平静吸气时,肺扩张,此时肺回缩压增大则胸膜腔负压增加,为-10~-5 mmHg(-1.33~-0.67 kPa)(图2-4-1)。可见,在呼吸运动过程中胸膜腔负压呈周期性波动。当气道的阻力和呼吸运动的强度增大时胸膜腔内压波动幅度将增大。

胸膜腔负压生理意义:① 可使肺和小气道维持扩张状态,不致因肺回缩压而塌陷,利于肺通气和肺换气。② 使胸腔内的腔静脉、胸导管等被动扩张,管内压力下降,有利于静脉血和淋巴的回流。一旦胸膜腔的密闭性遭到破坏,气体进入胸膜腔形成**气胸（pneumothorax）**。气胸会严重影响肺通气功能,导致呼吸、循环功能障碍,甚至休克和死亡。

二、肺通气的阻力

肺通气的阻力是指肺在通气过程中所遇到的阻力,包括弹性阻力和非弹性阻力两种。**弹性阻力**(elastic resistance)是由于呼吸器官自身固有弹性成分造成的静态阻力,包括肺的弹性阻力和胸廓的弹性阻力。**非弹性阻力**(non-elastic resistance)是在呼吸运动过程中形成的动态阻力,包括呼吸道阻力、惯性阻力和黏滞阻力。在平静呼吸时,弹性阻力约占总阻力的70%,非弹性阻力约占30%。

(一)弹性阻力与顺应性

弹性阻力是弹性组织在对抗外力作用引起变形时所产生的力。弹性阻力的大小可用顺应性来衡量,**顺应性**(compliance)是指弹性组织在外力作用下的可扩张性。对于空腔器官,顺应性(C)的大小可用单位跨壁压变化(ΔP)所引起的器官容积变化(ΔV)来表示,单位是 L/cmH_2O,即

$$C=\frac{\Delta V}{\Delta P}(L/cmH_2O)$$

顺应性和弹性阻力之间呈反变关系,即顺应性越大则弹性阻力越小,说明弹性组织在同样外力作用下越容易扩张变形。相反,顺应性越小则弹性阻力越大,说明弹性组织在同样外力作用下越难扩张变形。

1. 肺的弹性阻力 肺在被扩张变形时产生的弹性回缩力,称为肺的弹性阻力。肺的弹性阻力来源于两个方面:1/3来自肺内弹性纤维和胶原纤维等弹性成分,2/3来自肺泡表面张力。肺泡表面张力产生于肺泡内表面的液-气界面上。在肺泡内有气体,同时在肺泡内表面还有一层液体,两者在肺泡的内表面可形成液-气交界面。在该液-气界面上,由于液体分子之间的吸引力大于液、气分子之间的吸引力,从而产生表面张力,表面张力是使肺泡回缩的力。

根据Laplace定律,$P=2T/r$(P代表肺泡内的压力,T代表肺泡表面张力,r代表肺泡半径)。可见,肺泡内的压力与2倍的肺泡表面张力呈正比,与肺泡半径成反比。人的两肺约有3亿个肺泡,这些肺泡彼此相通,但其半径却大小不同。如果肺泡表面张力保持不变,那么大小不同的两个肺泡的肺泡内压力是不一样的,由于小肺泡的压力大而大肺泡的压力小,必将导致小肺泡内的气体通过相通的管道流入到大肺泡,最终小肺泡发生缩小、塌陷而大肺泡则过度膨胀,使肺泡的容积失去稳定性(图2-4-2)。但实际上,在肺内这种情况并未发生,这是因为在液-气界面上存在有降低表面张力作用的肺表面活性物质的缘故。

肺表面活性物质(pulmonary surfactant)由肺Ⅱ型细胞合成和分泌,是一种复杂的脂蛋白混合物,其主要成分是**二棕榈酰卵磷脂**(dipalmitoyl phosphatidyl choline, DPPC)。DPPC分子垂直排列于肺泡内表面的液-气界面上,其极性端插入液体层,非极性端朝向肺泡腔,从而形成一个单分子层将肺泡内表面的液体与肺泡内气体相隔离。DPPC分子之间及与液体分子之间的吸引力较小,因而能有效地降低肺泡表面张力,并与其

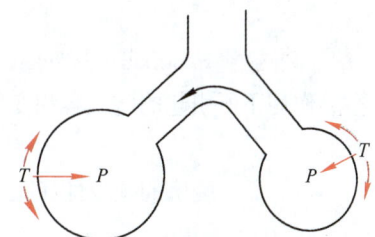

图2-4-2 相连通的大小不同的液泡内压及气流方向示意图

$T=20\ dyn/cm$ $T=20\ dyn/cm$
$r=0.01\ cm$ $r=0.005\ cm$
$P=\frac{2\times 20}{0.01}$ $P=\frac{2T}{r}$ $P=\frac{2\times 20}{0.005}$
$=4\times 10^{-2}\ N/cm^2$ $=8\times 10^{-2}\ N/cm^2$
$\approx 4\ cm\ H_2O$ $\approx 8\ cm\ H_2O$

分布密度有关。

肺表面活性物质的主要作用是降低肺泡表面张力,减小肺泡的回缩力,其生理意义是:① 维持肺泡容积的稳定性。在呼气时,肺泡缩小引起肺表面活性物质密度增大,降低肺泡表面张力的作用增强,导致表面张力下降,因而可防止肺泡缩小、塌陷;在吸气时,肺泡扩大引起肺表面活性物质密度减小,降低肺泡表面张力的作用减弱,导致表面张力升高,因而可防止肺泡过度膨胀。② 减少肺组织液生成,防止肺水肿。肺泡表面张力使肺泡回缩可引起肺泡间隙扩大,导致肺泡间质中静水压降低,组织液生成增多,可能导致肺水肿。但由于肺表面活性物质能降低肺泡表面张力,减小肺泡回缩力,因而减弱肺泡间质组织液的生成,从而防止肺水肿的发生。③ 降低吸气阻力,减少吸气做功。由于肺表面活性物质能降低肺泡表面张力,降低肺泡回缩力,使肺泡易于扩张,因而降低了吸气阻力,减少吸气做功。

当患肺炎、肺血栓等疾病时,可因肺表面活性物质减少而发生肺不张。胎儿在六七个月或之后其肺泡Ⅱ型细胞才开始合成和分泌肺表面活性物质,故早产儿可因缺乏肺表面活性物质而发生新生儿呼吸窘迫综合征。

2. 胸廓的弹性阻力 胸廓被扩张变形时产生弹性回缩力,称为胸廓的弹性阻力。胸廓的弹性阻力主要来自胸廓的弹性成分。胸廓的弹性阻力对呼吸的作用不同于肺的弹性阻力,这主要与胸廓所处位置有关。例如,当胸廓处于自然位置时,肺容量相当于肺总容量的67%(约为平静吸气末的肺容量),由于此时胸廓没有发生变形,因而不表现出弹性回缩力。当肺容量小于肺总容量的67%(如平静呼气或深呼气)时,由于胸廓被牵引向内而缩小,因而其弹性回缩力方向向外,故此时胸廓的弹性阻力成为吸气的动力和呼气的阻力。当肺容量大于肺总容量的67%(如深吸气)时,由于胸廓被牵引向外而扩大,因而其弹性回缩力方向向内,此时胸廓的弹性阻力成为吸气的阻力和呼气的动力。

3. 肺和胸廓的顺应性 肺和胸廓弹性阻力的大小可用肺和胸廓的顺应性来表示。**肺的顺应性(compliance of lung, C_L)** 是指在一定跨肺压(即肺内压和胸膜腔内压之差)作用下所引起的肺容积变化。正常成年人在平静呼吸时,C_L 约为 0.2 L/cmH$_2$O。

$$肺的顺应性(C_L) = \frac{肺容积的变化(\Delta V)}{跨肺压的变化(\Delta P)}(L/cmH_2O)$$

胸廓的顺应性(compliance of chest wall, C_{chw}) 是指在一定跨胸壁压(即胸膜腔内压和胸壁外大气压之差)作用下所引起的胸腔容积变化。正常人胸廓的顺应性约为 0.2 L/cmH$_2$O。

$$胸廓的顺应性(C_{chw}) = \frac{胸腔容积的变化(\Delta V)}{跨胸壁压的变化(\Delta P)}(L/cmH_2O)$$

由于肺和胸廓呈串联排列,故肺和胸廓的总弹性阻力是两者弹性阻力之和。又由于弹性阻力和顺应性之间成反变关系,则肺和胸廓的总顺应性可用下式计算

$$\frac{1}{C_L + C_{chw}} = \frac{1}{C_L} + \frac{1}{C_{chw}} = \frac{1}{0.2} + \frac{1}{0.2}$$

经计算,正常肺和胸廓的总顺应性约为 0.1 L/cmH$_2$O。

(二)非弹性阻力

非弹性阻力包括呼吸道阻力、惯性阻力和黏滞阻力。呼吸道阻力来自气体流经呼吸道时气体分子之间和气体分子与气道壁之间的摩擦,占非弹性阻力的 80%~90%,是非弹性阻力的主要成分。惯性阻力则是气流在发动、变速、换向时因气流和组织的惯性所产生的阻止肺通气的力。黏滞阻力来自呼吸时组织相对位移所发生的摩擦。非弹性阻力是在呼吸运动过程中产生的,故为动态阻力。

呼吸道阻力受气流速度、气流形式和呼吸道口径大小等因素影响。气流速度快则阻力大,气流速度慢则阻力小。气流形式有层流和湍流,层流阻力小,湍流阻力大。根据 Posieuille 定律,呼吸道阻力(R)和呼吸道口径(r)的 4 次方呈反比(即 $R \propto 1/r^4$),因而呼吸道口径的大小是影响呼吸道阻力最重要的因素,呼吸道口径缩小则阻力增大。

呼吸道口径主要受 4 个方面因素影响。① 跨壁压:这里跨壁压是指呼吸道内外的压力差。呼吸道内压力高则跨壁压增大,呼吸道口径被动扩大而阻力变小;反之,则阻力增大。② 肺实质对气道壁的外向放射状牵引作用:这是指小气道的弹性纤维和胶原纤维与肺泡壁的纤维彼此穿插,对气道壁发挥牵引作用,以保持那些没有软骨支持的细支气管的通畅。③ 自主神经的作用:交感神经兴奋使气管平滑肌舒张,呼吸道管径变大则阻力减小;迷走神经兴奋使气管平滑肌收缩,呼吸道管径变小则阻力增加。④ 体液中化学因素影响:儿茶酚胺可使气管平滑肌舒张,组胺、白三烯等可使气管平滑肌收缩。

(三)呼吸功

呼吸功(work of breathing)是指在呼吸运动中,呼吸肌为克服弹性阻力和非弹性阻力实现肺通气时所做的功。平静呼吸时,呼吸耗能仅占全身耗能的 3%~5%。剧烈运动时,呼吸耗能可升高 25~50 倍,但由于全身总耗能也增大 15~20 倍,故呼吸耗能仍只占总耗能的很小一部分。

三、肺通气功能的评价

肺容积和肺容量是评价肺通气功能的重要客观指标。肺内气体的容积称为**肺容积(pulmonary volume)**;肺容积中两项或两项以上指标的综合气量,称为**肺容量(pulmonary capacity)**。两者均为相对静态的肺通气功能评价指标。

(一)肺容积

肺容积可以用肺量计进行记录,根据呼吸的深度可将肺容积分为潮气量、补吸气量、补呼气量和余气量(图 2-4-3)4 个互不重叠的容积量。

1. **潮气量(tidal volume, TV)** 指平静呼吸时每次吸入或呼出的气量。成年人平静呼吸时潮气量为 400~600 ml,平均为 500 ml。运动时潮气量将增大。

2. **补吸气量(inspiratory reserve volume, IRV)** 指平静吸气末再尽力吸气所能吸入的气量。成年人补吸气量为 1 500~2 000 ml。补吸气量反映了吸气的储备能力。

3. **补呼气量(expiratory reserve volume, ERV)** 指平静呼气末再尽力呼气所能呼出的气量。成年人补呼气量为 900~1 200 ml。补呼气量反映了呼气的储备能力。

4. **余气量(residual volume, RV)** 指最大呼气末尚存留于肺内不能再呼出的气量,又称**残气量**。成年人余气量为 1 000~1 500 ml。余气量可对吸入气成分起缓冲作用。

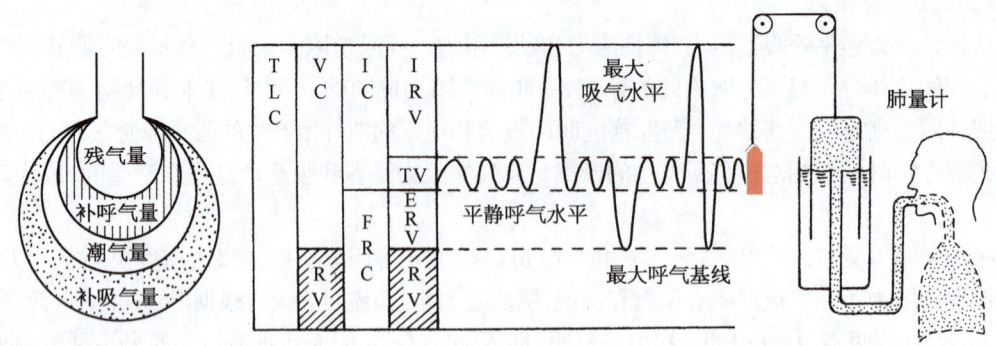

图 2-4-3 肺容积和肺容量示意图

TLC：肺总容量　VC：肺活量　RV：余气量　IC：深吸气量　FRC：功能余气量　IRV：补吸气量　TV：潮气量　ERV：补呼气量

(二) 肺容量

肺容量包括深吸气量、功能余气量、肺活量和肺总容量(图 2-4-3)。

1. 深吸气量 (inspiratory capacity, IC) 指平静呼气末做最大吸气时所能吸入的气量。深吸气量等于补吸气量和潮气量之和。深吸气量是衡量最大通气潜力的一个重要指标，胸廓、胸膜、肺组织和呼吸肌等病变时可使深吸气量减少。

2. 功能余气量 (functional residual capacity, FRC) 指平静呼气末肺内存留的气量，又称**功能残气量**。功能余气量是补呼气量和余气量之和，成年人功能余气量约为 2 500 ml。功能余气量的作用主要是缓冲呼吸过程中肺泡气氧分压(PO_2)和二氧化碳分压(PCO_2)的变化幅度，确保肺换气功能正常进行。吸气时肺泡内 PO_2 不致突然升得太高，而 PCO_2 也不致突然降得太低；呼气时肺泡内 PCO_2 不致突然升得太高，而 PO_2 也不致突然降得太低。因此，肺泡气中 PO_2 和 PCO_2 不会随着呼吸发生大幅波动。

3. 肺活量与用力呼气量 肺活量 (vital capacity, VC) 是指在最大吸气后，用力呼气所能呼出的气量。肺活量是潮气量、补吸气量和补呼气量之和，成年男性肺活量约为 3 500 ml，女性约为 2 500 ml。肺活量能反映肺一次呼吸的最大通气量，是肺通气功能测定的常用指标，但不能充分反映肺组织的弹性状态和气道的通畅程度等变化。

用力呼气量 (forced expiratory volume, FEV) 是指受试者做一次最大吸气后以最快速度尽力呼出的最大气量。测定时首先分别记录第 1、第 2、第 3 秒末呼出的气体量，然后计算呼出的气体量各自占肺活量的百分数。成年人第 1、第 2、第 3 秒末的用力呼气量分别是 83%、96%、99%。用力呼气量不仅能反映肺一次呼吸的最大通气量，还能反映肺组织的弹性状态和气道的通畅程度，是评价肺通气功能的较好指标。临床上测第 1 秒末用力呼气量意义最大，其数值低于 65% 为不正常，提示有阻塞性肺疾病。用力呼气量亦称为**时间肺活量 (timed vital capacity, TVC)**。

4. 肺总容量 (total lung capacity, TLC) 指肺所能容纳的最大气量。肺总容量等于肺活量和余气量之和，其值可因性别、年龄、身材、运动锻炼情况和体位而异。成年男性肺总容量平均约为 5 000 ml，女性约为 3 500 ml。

四、肺通气量

肺通气量 (pulmonary ventilation) 是指单位时间内进出肺的气体量。与肺容量相比，肺通气量是一种相对动态的肺通气功能评价指标。

(一) 每分通气量与最大通气量

每分通气量 (minute ventilation volume) 是指每分钟吸入或呼出肺的气体量,等于潮气量与呼吸频率的乘积。正常成年人安静时潮气量平均约为 500 ml,呼吸频率每分钟为 12~18 次,则每分通气量为 6~9 L。

人体以最大的呼吸深度和速度做深快呼吸时,每分钟吸入或呼出肺的最大气体量称为**最大随意通气量** (maximal voluntary ventilation),或**最大通气量**。最大随意通气量能反映单位时间内肺通气功能的最大潜力,是评估个体能进行多大运动量的生理性指标之一。

(二) 无效腔与肺泡通气量

在一次通气过程中,上呼吸道和呼吸性细支气管之间的气体不能进入肺泡内进行气体交换,故将这部分呼吸道容积称为**解剖无效腔** (anatomical dead space) 或无效腔。解剖无效腔容积成年人约为 150 ml。进入肺泡的气体也可因某些肺泡得不到足够的血液供应而不能与血液进行气体交换,未能与血液进行气体交换的这部分肺泡容量称为**肺泡无效腔** (alveolar dead space)。肺泡无效腔和解剖无效腔合称**生理无效腔** (physiological dead space),健康人平卧时生理无效腔接近或等于解剖无效腔。

由于无效腔的气体不能与血液进行气体交换,故在计算真正有效的气体交换量时,应以肺泡通气量为准。**肺泡通气量** (alveolar ventilation) 是指每分钟吸入肺泡能与血液进行气体交换的气量,即

$$肺泡通气量 = (潮气量 - 无效腔气量) \times 呼吸频率$$

如果某人的潮气量为 500 ml,解剖无效腔气量为 150 ml,那么每次吸入肺泡的新鲜空气量则是 350 ml,若呼吸频率每分钟为 12 次,则肺泡通气量是 4.2 L/min。

当潮气量和呼吸频率发生变化时,对肺通气量和肺泡通气量可产生不同的影响。例如,在潮气量减半和呼吸频率加倍时,或呼吸频率减半而潮气量加倍时,肺通气量保持不变,但肺泡通气量却发生明显变化(表 2-4-1)。结果显示,浅而快的呼吸对肺换气是不利的,适当的深而慢的呼吸则有利于肺换气功能。

表 2-4-1 不同呼吸频率和潮气量时的肺通气量和肺泡通气量

呼吸频率(次/分)	潮气量(L)	肺通气量(L/min)	肺泡通气量(L/min)
16	0.5	8	5.6
8	1	8	6.8
32	0.25	8	3.2

第二节 呼吸气体的交换

呼吸气体的交换是指肺泡和血液之间、血液和组织之间的 O_2 和 CO_2 的交换,即肺换气和组织换气。

一、气体交换的原理

(一) 气体扩散

气体分子从分压高处向分压低处发生净移动的过程称为**气体扩散 (gas diffusion)**。呼吸气体交换是以气体扩散方式进行的,其扩散的动力是该气体的分压差。

(二) 气体扩散速率与影响因素

单位时间内气体扩散的容量称为**气体扩散速率 (gas diffusion rate**, D),影响气体扩散速率的因素有气体分压差、气体分子量、溶解度、扩散面积、扩散距离和温度。气体扩散速率快则其交换快;相反,气体扩散速率慢则其交换也慢。

1. 气体分压差 所谓**分压 (partial pressure**, P)是指在混合气体中每种气体分子运动所产生的压力。在混合气体中,每种气体分子总是从该气体的分压高处向低处扩散,不受其他气体或其分压的影响。因此,某种气体分子在两个区域之间的压力差(ΔP)是该气体分子扩散的动力。分压差大则扩散快,分压差小则扩散慢。

在液-气交界处,从溶解于液体中的气体向外逸出的力,称为气体张力,即该气体分子在液体中的分压。张力习惯上常用分压代替。

2. 气体的分子量和溶解度 气体分子的相对扩散速率与该气体分子量(MW)的平方根成反比,故质量小的气体扩散快,而质量大的气体扩散慢。在液体中或气体与液体的交界面上,气体扩散速率与该气体的溶解度(S)成正比,即 S 高的气体扩散快,S 低的气体扩散慢。CO_2 的扩散能力约是 O_2 的 21 倍。

3. 扩散面积和距离 气体扩散速率与扩散面积(A)成正比,与扩散距离(d)成反比。

4. 温度 气体扩散速率与温度(T)成正比。由于人体体温相对恒定,温度因素可忽略不计。

综上所述,气体扩散速率与上述因素的关系是

$$D \propto \frac{\Delta P \cdot T \cdot A \cdot S}{d \cdot \sqrt{MW}}$$

二、肺换气和组织换气

(一) 体内不同部位的氧及二氧化碳分压

在人体吸入气体中,N_2 占 78.62%,O_2 占 20.84%,CO_2 仅占约 0.04%。N_2、O_2 和 CO_2 分压可用 PN_2、PO_2 和 PCO_2 表示,分别是 597 mmHg(79.4 kPa)、159 mmHg(21.15 kPa)和 0.3 mmHg(0.04 kPa)。N_2 不是组织所需要的气体,对机体也无害,被视为无关气体。

由肺内呼出的气体中 O_2 和 CO_2 的容积百分比已有明显变化,O_2 减少到 15.7%,CO_2 增加到 3.6%。呼出气中 PO_2 和 PCO_2 分别是 120 mmHg(15.96 kPa)和 27 mmHg(3.59 kPa)。

呼出气体与肺泡气相比,呼出气体是无效腔中尚未交换气体和已经完成交换的肺泡气两者的混合物,故呼出气体的含 O_2 量较肺泡气高,而含 CO_2 量较肺泡气低。肺泡气的 PO_2 和 PCO_2 分别是 104 mmHg(13.83 kPa)和 40 mmHg(5.32 kPa)。

流经肺毛细血管的静脉血,可以不断从肺泡中获得 O_2 并释放出 CO_2 成为动脉血;动脉血在流经组织毛细血管时可不断释放 O_2 并从组织中获得 CO_2 成为静脉血。在动脉血中 PO_2 和 PCO_2 分

别是 100 mmHg(13.3 kPa)和 40 mmHg(5.32 kPa)。在混合静脉血中 PO_2 和 PCO_2 分别是 40 mmHg(5.32 kPa)和 46 mmHg(6.12 kPa)。

由于组织细胞有氧代谢，O_2 被利用并产生 CO_2，故在组织部位的 PO_2 和 PCO_2 分别是 30 mmHg(4.0 kPa)和 50 mmHg(6.65 kPa)。

(二) 肺换气过程

肺泡气直接与肺毛细血管血液进行气体交换即为肺换气。当静脉血流经肺毛细血管时，由于肺泡气 PO_2 高于混合静脉血的 PO_2，而肺泡气 PCO_2 低于混合静脉血的 PCO_2，因此 O_2 由肺泡向静脉血扩散，而 CO_2 由静脉血扩散进入肺泡(图 2-4-4)。

(三) 影响肺换气的因素

影响气体交换的因素有气体分压差、气体溶解度、气体分子量、扩散面积、扩散距离和温度等，前面已有叙述。在此主要介绍呼吸膜、通气/血流比值对肺泡气体交换的影响。

1. 呼吸膜的面积　呼吸膜 (respiratory membrane) 是指肺泡气体与肺泡毛细血管血液之间进行气体交换所经过的组织结构，亦称气-血屏障。肺泡气通过呼吸膜与肺毛细血管血液之间进行气体交换，由于气体扩散速率与呼吸膜面积成正比，故呼吸膜面积大则单位时间内交换的气体量就多。

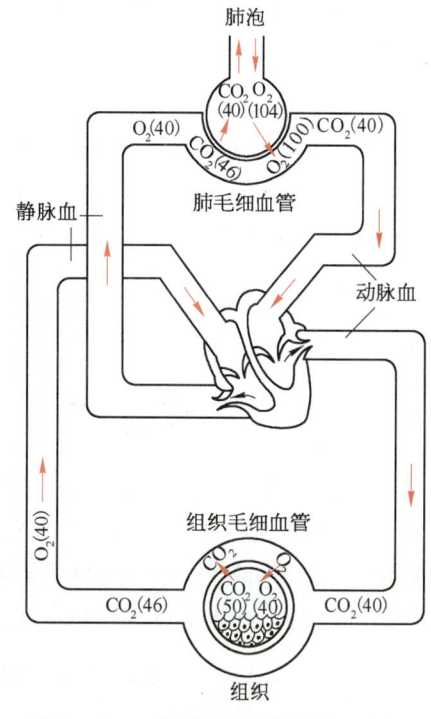

图 2-4-4　肺换气和组织换气示意图
图中数字为气体分压(mmHg)

正常成人两肺约有 3 亿个肺泡，呼吸膜总面积达 70 m^2。安静状态时用于气体扩散的呼吸膜面积约为 40 m^2，故有很大储备面积。在运动时，由于肺毛细血管开放数量和开放程度增加，用于气体扩散的呼吸膜面积也大大增加。在病理情况下，如肺不张、肺实变或肺毛细血管阻塞等，均可使呼吸膜面积减小影响肺换气。

2. 呼吸膜的厚度　在电子显微镜下呼吸膜可分为多层(图 2-4-5)，自肺泡内表面向外依次为：含有肺表面活性物质的液体层、肺泡上皮细胞与基底膜层、肺泡上皮和毛细血管膜之间的间质层、毛细血管基膜和血管内皮细胞层，其平均厚度不到 1 μm，通透性极好，故利于气体扩散。由于气体扩散速率与呼吸膜厚度呈反比，如果呼吸膜增厚(如肺纤维化、肺水肿等)，则导致气体扩散速率降低。在运动时，由于血流加速，缩短了气体在肺部的交换时间，这时呼吸膜厚度改变对肺部气体交换的影响将更加明显。

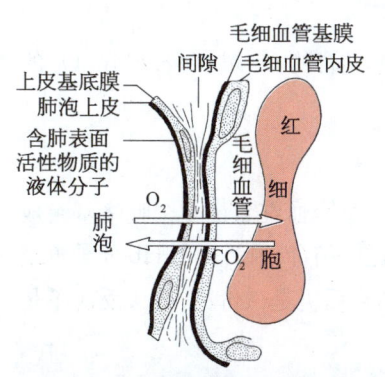

图 2-4-5　呼吸膜结构示意图

3. 通气/血流比值　通气/血流比值 (ventilation/perfusion ratio) 是指每分肺泡通气量(V_A)和每分肺血流量(Q)之间的比值(V_A/Q)。正常人在安静时肺泡通气量约为 4.2 L/min，而肺血流量(心输出量)约为 5 L/min，则 V_A/Q 为 0.84，此匹配最为合适,能使流经肺部的混合静脉血充分地进行气体交换变成动脉血。

如果 V_A/Q 增大,则意味着肺泡通气量过剩或肺血流量不足,导致部分肺泡气不能与血液充分进行气体交换,提示肺泡无效腔增大。反之,如果 V_A/Q 下降,则意味着肺泡通气量不足或肺血流量过剩,此时有部分混合静脉血未经充分气体交换而混入动脉血中,就像发生了动-静脉短路一样。可见,无论 V_A/Q 增大或减小,都会妨碍有效的肺泡气体交换,造成机体缺 O_2 和 CO_2 潴留。

(四) 组织换气过程

由于细胞有氧代谢,故组织部位的 PO_2 低而 PCO_2 高。当动脉血流经组织毛细血管时,O_2 顺着分压差由动脉血向组织内扩散,而 CO_2 则由组织向血液内扩散,动脉血经过气体交换后变成静脉血,而组织由此获得了 O_2 并排出 CO_2(图 2-4-4)。

第三节 气体在血液中的运输

肺和组织的气体交换过程均依赖于血液运输 O_2 和 CO_2,即气体通过血液循环的运输功能将肺泡气体交换和组织气体交换联系起来。血液运输 O_2 和 CO_2 有两种形式:物理溶解和化学结合(表 2-4-2)。血液中 O_2 和 CO_2 主要是以化学结合形式存在,物理溶解的量较少。

表 2-4-2 血液中 O_2 和 CO_2 的含量(ml/100 ml 血液)

项目	动脉血			混合静脉血		
	物理溶解	化学结合	合计	物理溶解	化学结合	合计
O_2	0.31	20	20.31	0.11	15.2	15.31
CO_2	2.53	46.4	48.93	2.91	50	52.91

虽然物理溶解的 O_2 和 CO_2 量较少,但它是化学结合必须经过的环节。气体进出红细胞进行化学结合和解离后释放均需要先溶解于血浆中,并且血浆中的气体分压变化是刺激化学感受器的主要物质。

一、氧的运输

血液中物理溶解的 O_2 量仅占血液总 O_2 含量的 1.5%,而化学结合的 O_2 量占 98.5%。O_2 的化学结合是 O_2 和血红蛋白(Hb)的结合。

(一) 血红蛋白与氧的可逆性结合

血红蛋白 (hemoglobin, Hb) 由 1 个珠蛋白和 4 个血红素组成。每个血红素由 4 个吡咯基组成一个环,其中心含有一个 Fe^{2+}。一个 Fe^{2+} 能和 1 分子 O_2 进行可逆性结合,因而一个 Hb 分子可结合 4 个 O_2。1 gHb 实际结合 O_2 的量约为 1.34 ml。Fe^{2+} 与 O_2 结合后仍是二价铁,故该反应不是氧化,而是氧合。

Hb 与 O_2 的可逆性结合可用下式表示。

$$Hb + O_2 \xrightleftharpoons[PO_2 低]{PO_2 高} HbO_2$$

该反应是可逆的,不需要酶的催化,反应速度快。当混合静脉血流经 PO_2 高的肺泡部位时,血中 Hb 与 O_2 迅速结合形成 HbO_2 而运输;当动脉血流经 PO_2 低的组织部位时,血中 HbO_2 迅速解离形成去氧 Hb 并释放出 O_2 供组织代谢需要。HbO_2 呈鲜红色,去氧 Hb 呈紫蓝色,当皮肤浅表毛细血管中的去氧 Hb 含量达 5 g/100 ml 以上时,皮肤、黏膜呈浅蓝色,这种现象称为 发绀 (cyanosis),是机体缺氧的表现。

Hb 不但能够与 O_2 结合、也能够与 CO 结合,而且与 CO 的亲和力要远远高于 O_2。所以,在有 CO 存在情况下,Hb 由于无法与 O_2 结合而造成一氧化碳中毒。

(二)氧解离曲线及其影响因素

1. 氧解离曲线 每 100 ml 血中 Hb 结合 O_2 的最大量称为 Hb 氧容量 (oxygen capacity)。每 100 ml 血中 Hb 实际结合 O_2 的量称为 Hb 氧含量 (oxygen content)。Hb 氧含量占 Hb 氧容量的百分比称为 Hb 氧饱和度 (oxygen saturation)。PO_2 和 Hb 氧饱和度之间有密切关系,PO_2 升高则 Hb 氧饱和度增加,PO_2 降低则 Hb 氧饱和度降低。氧解离曲线 (oxygen dissociation curve) 是表示 PO_2 和 Hb 氧饱和度关系的曲线(图 2-4-6),能够反映机体不同部位、不同 PO_2 时的 O_2 和 Hb 的结合、解离情况。

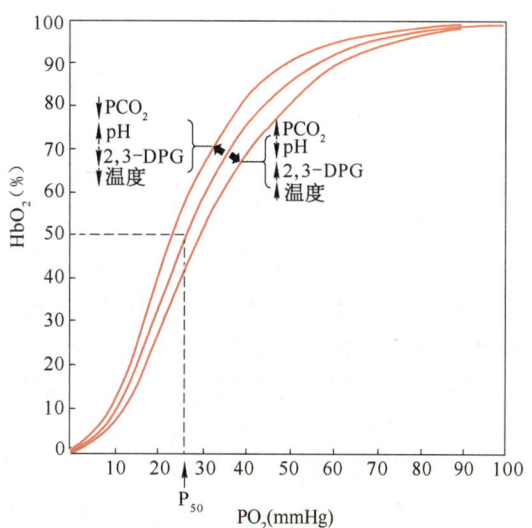

图 2-4-6 氧解离曲线及其主要影响因素

(1) 氧解离曲线的形态特点及其机制:由图 2-4-6 可见,氧解离曲线呈"S"形,这主要与 Hb 的变构效应有关。Hb 有两种构型:紧密型 (tense form, T 型) 和 疏松型 (relaxed form, R 型)。去氧 Hb 为 T 型,氧合 Hb 为 R 型。当 O_2 与去氧 Hb 的 Fe^{2+} 结合后,Hb 分子逐步由 T 型变为 R 型,此时对 O_2 的亲和力逐步增加;相反当 O_2 与氧合 Hb 的 Fe^{2+} 解离后,Hb 分子逐步由 R 型变为 T 型,此时对 O_2 的亲和力逐步降低。可见 Hb 分子的 4 个亚单位无论在结合 O_2 或解离 O_2 时彼此之间保持有变构协同效应,其表现是当去氧 Hb 的 1 个亚单位与 O_2 结合后,由于存在变构效应会使其他亚单位更易与 O_2 结合;相反当氧合 Hb 的 1 个亚单位解离释放出 O_2 后,由于存在变构效应会使其他亚单位更易解离释放 O_2。因此,氧解离曲线呈"S"形。

(2) 氧解离曲线的分段及其功能意义:根据氧解离曲线的"S"形变化趋势可将曲线分为 3 段,PO_2 在 60~100 mmHg(7.98~13.3 kPa)之间是曲线上段,PO_2 在 40~60 mmHg(5.32~7.98 kPa)之间是曲线中段,PO_2 在 15~40 mmHg(2.0~5.32 kPa)之间是曲线下段。

1) 曲线上段比较平坦,表明 PO_2 虽然有较大变化,但 Hb 氧饱和度变化不大,始终保持在很高水平,说明 PO_2 在该范围内的变化对 Hb 氧饱和度的影响很小,提示人对空气中 O_2 含量降低或呼吸性低氧有很大的耐受能力。在高原、高空或患某些呼吸系统疾病时,虽然吸入气或肺泡气 PO_2 有所下降,但只要 PO_2 不低于 60 mmHg(7.98 kPa),其 Hb 氧饱和度仍能保持在 90% 以上,不会发生明显的低氧血症。此外,当 PO_2 超过 100 mmHg(13.3 kPa)以上时,Hb 氧饱和度增加也极为有限。

2) 曲线中段坡度较陡,表明 Hb 氧饱和度随 PO_2 下降而下降,HbO_2 的解离加速。当 PO_2 为 100 mmHg(13.3 kPa)时,Hb 氧饱和度可达 97.4%,血中 O_2 含量约为 19.4 ml/100 ml(血液)。安静时的混合静脉血 PO_2 为 40 mmHg(5.32 kPa),此时 Hb 氧饱和度约为 75%,血中 O_2 含量约为 14.4 ml/100 ml(血液),说明每 100 ml 血液在流经组织时释放了约 5 ml O_2。

3) 曲线下段坡度最陡,表明 PO_2 稍有下降,Hb 氧饱和度就会大幅下降,HbO_2 的解离进一步加速。当组织活动加强时,PO_2 可降至 15 mmHg(2 kPa),Hb 氧饱和度可降至 22%水平,血中 O_2 含量仅为 4.4 ml/100 ml(血液),说明此时每 100 ml 血液流经组织时释放了约 15 ml 的 O_2 供给组织,是安静时的 3 倍,可见该段曲线代表 O_2 储备。

2. 影响氧解离曲线的因素 Hb 与 O_2 的亲和力受多种因素影响,如血液的 pH、PCO_2、温度和有机磷化合物等,表现为使氧解离曲线的位置发生偏移。氧解离曲线右移表示 Hb 对 O_2 的亲和力降低,而曲线左移提示 Hb 对 O_2 的亲和力增加(图 2-4-6)。

(1) pH 和 PCO_2 的影响:当血液 pH 降低或 PCO_2 升高时氧解离曲线右移,Hb 对 O_2 的亲和力降低。相反,pH 升高或 PCO_2 降低时曲线左移,Hb 对 O_2 的亲和力增加。pH 对 Hb 与 O_2 亲和力的这种影响称为**波尔效应(Bohr effect)**。波尔效应的产生主要与 pH 改变时 Hb 构型发生变化有关。酸度增加可促使 Hb 分子构型变为 T 型,降低了对 O_2 的亲和力,导致氧解离曲线右移;相反酸度降低则促使 Hb 分子构型变为 R 型,提高了对 O_2 的亲和力,使氧解离曲线左移。波尔效应既可促进肺毛细血管血液的氧合,又有利于组织毛细血管血液释放 O_2。

PCO_2 对氧解离曲线的影响,一方面是通过影响血液 pH 而起作用,另一方面则是通过 CO_2 与 Hb 结合直接影响 Hb 与 O_2 的亲和力。

(2) 温度的影响:温度升高时氧解离曲线右移,促使 O_2 释放。温度降低时曲线左移,不利于 O_2 的释放。温度对氧解离曲线的影响可能与温度影响 H^+ 活动度有关。温度升高时 H^+ 活动度增加,降低 Hb 对 O_2 的亲和力,导致氧解离曲线右移。反之,温度降低时 H^+ 活动度降低,增加 Hb 对 O_2 的亲和力,导致氧解离曲线左移。当组织代谢活跃时,局部组织温度升高,CO_2 和酸性代谢产物增加都有利于 HbO_2 解离,结果使活动组织获得更多的 O_2 以适应其代谢的需要。

(3) **2,3-二磷酸甘油酸(2,3-diphosphoglycerate,2,3-DPG)**:2,3-DPG 是红细胞无氧酵解的中间产物,在调节 Hb 对 O_2 的亲和力中起重要作用。2,3-DPG 浓度升高引起氧解离曲线右移,表明 Hb 对 O_2 亲和力降低。2,3-DPG 浓度降低引起氧解离曲线左移,表明 Hb 对 O_2 的亲和力增加。其机制可能是 2,3-DPG 能促使 Hb 分子构型变成 T 型的缘故。此外 2,3-DPG 可以提高红细胞内 H^+ 浓度,并由波尔效应来影响 Hb 对 O_2 的亲和力。

二、二氧化碳的运输

(一) 二氧化碳的运输形式

血液中以物理溶解形式运输 CO_2 约占总量的 5%,其余 95% 是以化学结合形式运输。化学结合的形式主要是碳酸氢盐和氨基甲酰血红蛋白,其中碳酸氢盐形式占 CO_2 总运输量的 88%,氨基甲酰血红蛋白形式约占 7%。

1. 碳酸氢盐 从组织扩散入血的 CO_2 可以与水结合生成 H_2CO_3,解离出来的 HCO_3^- 与血浆中 Na^+ 结合形成 $NaHCO_3$,由于血浆中缺乏**碳酸酐酶(carbonic anhydrase,CA)**,因此这一反应过程缓慢。在红细胞内含有丰富的碳酸酐酶，故血浆中的 CO_2 主要进入到红细胞内与水反应生成 H_2CO_3，再解离生成 HCO_3^- 和 H^+，该反应迅速而可逆(图2-4-7)。在红细胞内 HCO_3^- 与 K^+ 结合生成 $KHCO_3$，H^+ 则与 Hb 结合形成 HHb 而被缓冲，Hb 是强有力的缓冲剂。随着红细胞内生成的 HCO_3^- 浓度不断增加，大量 HCO_3^- 便顺浓度梯度经红细胞膜扩散进入血浆，进入血浆中的 HCO_3^- 与 Na^+ 结合生成 $NaHCO_3$。随着 HCO_3^- 扩散进入血浆，红细胞内的负离子因而减少，必定会影响细胞膜两侧的电平衡，由于红细胞膜本身不允许正离子自由通过而只

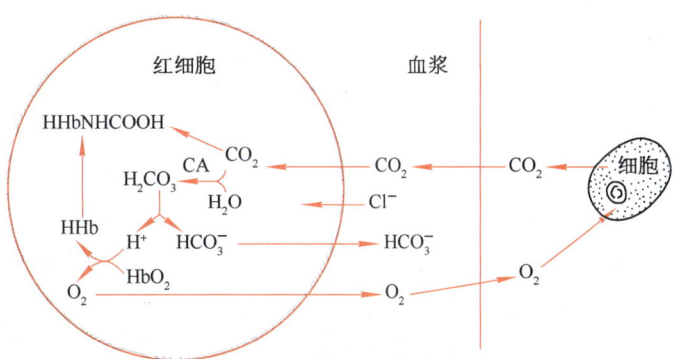

图2-4-7 CO_2 以碳酸氢盐形式在血液中运输示意图

允许小的负离子通过，为了维持红细胞膜两侧的电平衡，Cl^- 便由血浆扩散进入红细胞，这一现象称为 **Cl^- 转移 (chloride shift)**。

上述反应是可逆的，在肺部上述反应向反方向进行。由于肺泡气 PCO_2 比静脉血 PCO_2 低，故血浆中溶解的 CO_2 首先扩散进入肺泡，然后红细胞内的 HCO_3^- 与 H^+ 结合生成 H_2CO_3，碳酸酐酶再催化 H_2CO_3 分解成 CO_2 和 H_2O，CO_2 从红细胞扩散入血浆，而血浆中的 HCO_3^- 便进入红细胞以补充红细胞内消耗的 HCO_3^-，Cl^- 则扩散出红细胞。这样以碳酸氢盐形式运输的 CO_2 在肺部又转变成 CO_2 被释放出来。

2. 氨基甲酰血红蛋白 一部分 CO_2 在红细胞内能直接与去氧 Hb 的氨基结合生成**氨基甲酰血红蛋白 (carbaminohemoglobin)**，这一反应迅速、可逆，无需酶的催化，主要调节因素是氧合作用。

$$HbNH_2O_2 + H^+ + CO_2 \underset{\text{在肺}}{\overset{\text{在组织}}{\rightleftharpoons}} HHbNHCOOH + O_2$$

CO_2 与去氧 Hb 结合形成 HHbNHCOOH 的能力比 HbO_2 大。在组织部位，HbO_2 解离释放 O_2 变成去氧 Hb，去氧 Hb 含量增多，CO_2 与去氧 Hb 结合生成 HHbNHCOOH。此外，去氧 Hb 酸性较 HbO_2 弱，去氧 Hb 和 H^+ 结合也促进反应向右侧进行，并缓冲 pH 的变化。在肺部 HbO_2 生成增多，促使 HHbNHCOOH 解离释放 CO_2 和 H^+。虽然以 HHbNHCOOH 形式运输的 CO_2 仅占总运输量的7%，但在肺排出的 CO_2 中却有17.5%是从 HHbNHCOOH 释放出来的，说明这种运输方式效率较高。

(二) 二氧化碳解离曲线

二氧化碳解离曲线 (carbon dioxide dissociation curve) 是表示血液中 CO_2 含量与 PCO_2 关系的曲线(图2-4-8)。从图2-4-8中可见，血液 CO_2 含量随 PCO_2 上升而增加，两者基本呈线性关系。图中的 a 点是静脉血 PO_2 为 40 mmHg(5.32 kPa)、PCO_2 为 45 mmHg(5.98 kPa)时的 CO_2 含量，约为 52 ml/100 ml(血液)。b 点则是动脉血 PO_2 为 100 mmHg(13.3 kPa)、PCO_2 为 40 mmHg(5.32 kPa)时的 CO_2 含量，约为 48 ml/100 ml(血液)。可见血液流经肺部时每 100 ml 血液能释放

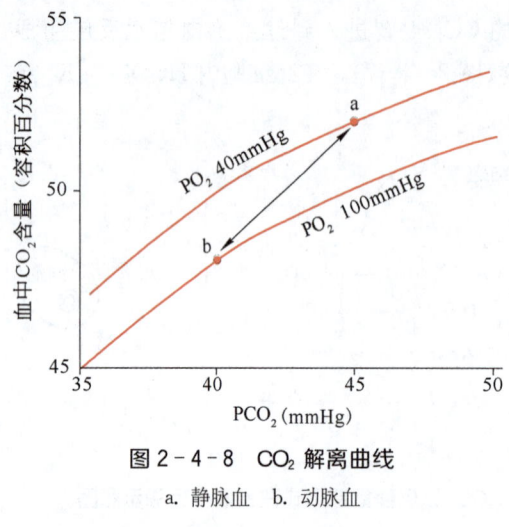

图 2-4-8 CO_2 解离曲线
a. 静脉血 b. 动脉血

出 4 ml CO_2，并且在相同 PCO_2 下，静脉血携带的 CO_2 多，而动脉血携带的 CO_2 少。

O_2 与 Hb 结合可促进 CO_2 释放，而去氧 Hb 容易与 CO_2 结合，这一现象称为**何尔登效应**（Haldane effect）。这主要与 Hb 的性质有关。去氧 Hb 酸性较弱，HbO_2 酸性较强，故去氧 Hb 容易和 CO_2 结合生成 HHbNHCOOH。也容易和 H^+ 结合，不仅使红细胞内 H_2CO_3 解离过程中产生的 H^+ 被及时中和，同时也提高了血液运输 CO_2 的量。所以，在组织部位，由于 HbO_2 释出 O_2 变成去氧 Hb，经何尔登效应能促使血液摄取并结合 CO_2，反之在肺部由于去氧 Hb 与 O_2 结合成 HbO_2，何尔登效应表现为促使 CO_2 释放。

第四节　呼吸运动的调节

呼吸运动是由呼吸肌完成的一种节律性的活动，其深度和频率能够随机体的需要而发生相应改变。本节将讨论呼吸节律产生的原因及呼吸运动调节的基本过程。

一、呼吸中枢和呼吸节律的形成

（一）呼吸中枢

呼吸中枢（respiratory center）是指在中枢神经系统内产生和调节呼吸运动的神经细胞群。呼吸中枢广泛分布在中枢神经系统，包括脊髓、延髓、脑桥、间脑和大脑皮质等部位，但各级中枢在呼吸节律的产生和调节中所起作用不同。正常的呼吸运动是在各级中枢的相互配合下进行的。

1. 脊髓　脊髓中支配呼吸肌的运动神经元位于脊髓第 3～5 颈段前角（支配膈肌）和脊髓胸段前角（支配肋间肌和腹肌等）。因为在延髓和脊髓之间横断，呼吸运动立即停止，故呼吸节律不是在脊髓产生的，脊髓只是联系上位脑、呼吸肌的中继站和整合某些呼吸反射的初级中枢。

2. 低位脑干　低位脑干包括延髓和脑桥。横切脑干的实验表明，呼吸节律产生于低位脑干（图 2-4-9）。研究发现，在中枢神经系统内有些神经元呈节律性放电，并与呼吸周期相关，这些神经元被称为呼吸相关神经元或呼吸神经元。其中在吸气相放电的神经元为吸气神经元，在呼气相放电的为呼气神经元，在吸气相放电并延续至呼气相的为吸气-呼气神经元，在呼气相放电并延续到吸气相的为呼气-吸气神经元。深入研究表明，在低位脑干，呼吸神经元集中分布在左右对称的 3 个区域，即延髓背内侧区域、延髓腹外侧区域和脑桥头端背侧区域。

（1）延髓背内侧区域：其呼吸神经元主要集中在孤束核的腹外侧部，这部分呼吸神经元被称为**背侧呼吸组**（dorsal respiratory group, DRG），其中主要含有吸气神经元，兴奋时使吸气肌收缩而

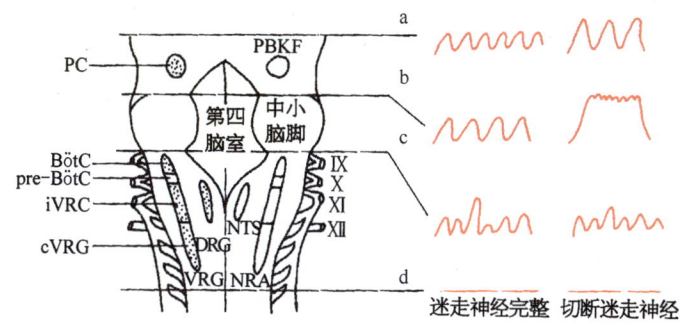

图 2-4-9 脑干呼吸有关核团(左)和在不同平面
横切脑干后呼吸运动变化(右)示意图

PC:呼吸调整中枢 BötC:包钦格复合体 pre-Böt C:前包钦格复合体
iVRG:中段腹侧呼吸组 cVRG:尾段腹侧呼吸组 DRG:背侧呼吸组
VRG:腹侧呼吸组 PBKF:臂旁内侧核和 KF 核 NTS:孤束核 NRA:后
疑核;a、b、c、d 为不同横切平面

引起吸气活动。

（2）延髓腹外侧区域：其呼吸神经元主要集中在疑核、后疑核和面神经后核及其邻近区域，这部分呼吸神经元被称为腹侧呼吸组(ventral respiratory group, VRG)，其中含有多种类型的呼吸神经元，兴奋时主要使呼气肌收缩而引起主动呼气，同时还可调节咽喉部辅助呼吸肌活动以及延髓和脊髓内呼吸神经元的活动。

（3）脑桥头端背侧区域：其呼吸神经元主要集中在臂旁内侧核(NPBM)以及与其相邻的Kölliker-Fuse(KF)核，这部分呼吸神经元被称为脑桥呼吸组(pontine respiratory group, PRG)。NPBM 与 KF 核两者又被合称为 PBKF 核群，是呼吸调整中枢所在部位，主要含有呼气神经元。作用是限制吸气，促使吸气向呼气过程转换。

有实验证明，在 VRG 中，相当于疑核头端平面存在一个被称为前包钦格复合体(pre-Bötzinger complex, pre-Böt C)的区域，该区可能是哺乳动物呼吸节律起源的关键部位。

3. 高位脑 呼吸运动还受脑桥以上中枢部位的影响，如大脑皮质、边缘系统、下丘脑等。大脑皮质可以随意控制呼吸活动，发动说话、唱歌等动作，并在一定限度内还可随意屏气或加强加快呼吸。大脑皮质的呼吸调节系统是随意呼吸调节系统，而低位脑干的呼吸调节系统是不随意的自主呼吸节律调节系统。

（二）呼吸节律的形成机制

基本呼吸节律的产生部位是延髓，但具体机制目前尚未完全阐明。对此已提出多种学说，如起步细胞学说、神经元网络学说等。起步细胞学说认为，节律性呼吸的产生是由延髓内具有起步样活动的神经元的节律性兴奋引起的，前包钦格复合体可能起关键作用。

神经元网络学说认为，呼吸节律的产生依赖于延髓内呼吸神经元之间的相互联系和相互作用，提出了中枢吸气活动发生器和吸气切断机制模型(图 2-4-10)。该模型认为，在延髓内有一个中枢吸气活动发生器，能引发吸气神经元放电产生吸气，同时还有一个吸气切断机制，能使吸气活动切断而转为呼气。在中枢吸气活动发生器的作用下，吸气神经元兴奋，产生冲动传向3个方面：① 传至脊髓吸气肌运动神经元，引起吸气活动，使肺扩张。② 传至脑桥 PBKF 核群加强其活动。

③ 传至吸气切断机制,吸气切断机制则接受来自吸气神经元、脑桥 PBKF 核群和肺牵张感受器经迷走神经传入的冲动。随着吸气活动的进行,来自这 3 个方面的冲动逐渐增强,并在吸气切断机制总和达到阈值时引起吸气切断机制兴奋,发出冲动直接到达中枢吸气活动发生器或吸气神经元,以负反馈形式终止其活动,使吸气活动停止并转为呼气。

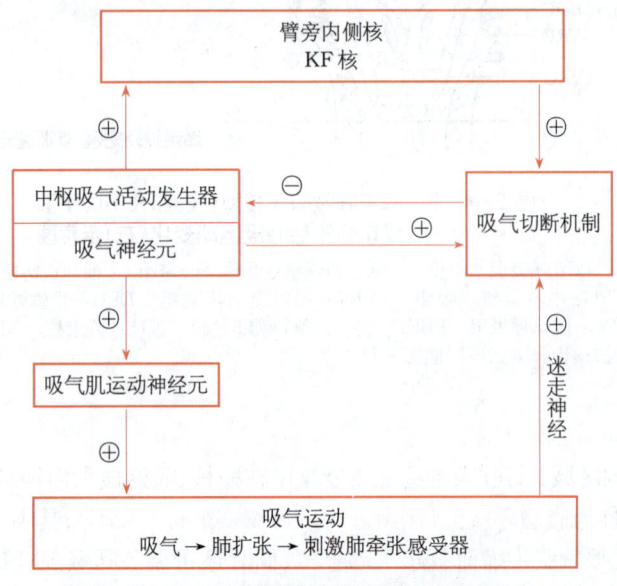

图 2-4-10 呼吸节律形成机制简化模式图
⊕ 表示兴奋 ⊖ 表示抑制

二、呼吸的反射性调节

呼吸运动还受到源于机体各部位传入信息的反射性调节,以满足机体代谢活动的实际需要。这些反射包括肺牵张反射、呼吸肌本体感受性反射、化学感受性反射等。

(一) 呼吸的机械性反射调节

1. 肺牵张反射 由肺扩张或肺萎陷引起的吸气抑制或兴奋的反射称为**肺牵张反射**(pulmonary stretch reflex)或**黑-伯反射**(Hering-Breuer reflex)。它有两种表现形式,即肺扩张反射和肺萎陷反射。

肺扩张反射(pulmonary inflation reflex)是指肺充气扩张时抑制吸气活动的反射。该反射的感受器位于从气管到细支气管的平滑肌中,是牵张感受器,阈值低,适应慢。当肺充气扩张时,牵拉呼吸道使感受器兴奋,产生的冲动经迷走神经中的粗纤维传入延髓,在延髓内通过一定的神经联系而兴奋吸气切断机制,使吸气活动停止并转为呼气。肺扩张反射的生理意义在于加速吸气过程向呼气过程转换,使呼吸频率加快。因而当切断双侧迷走神经后,动物吸气过程延长、加深,呼吸变得深而慢。

肺萎陷反射(pulmonary deflation reflex)是指肺萎陷时引起吸气的反射。感受器同样位于气管平滑肌内,其传入神经也在迷走神经干中。肺萎陷反射一般在肺明显缩小时才出现,故在平静呼吸的调节中意义不大,但对阻止呼气过深和肺不张等可能起一定作用。

2. 呼吸肌本体感受性反射 呼吸肌具有肌梭装置,它是呼吸肌的本体感受器,主要接受肌肉的牵张刺激。当呼吸肌被动拉长或梭内肌纤维兴奋收缩时,可引起肌梭感受器兴奋,产生的传入冲动经脊神经传至脊髓,反射性地使肌梭感受器所在的呼吸肌收缩加强。本体感受性反射对正常呼吸运动和呼吸肌负荷改变时自动调节呼吸强度和频率具有重要意义。

(二) 呼吸的化学感受性调节

化学因素对呼吸运动的调节是一种反射性活动,称为**化学感受性反射**(chemoreceptive reflex)。其化学因素主要是动脉血或脑脊液中的 O_2、CO_2 和 H^+。

1. 外周和中枢化学感受器　化学感受器(chemoreceptor)是指其适宜刺激是 O_2、CO_2 和 H^+ 等化学物质的感受器。根据感受器所在的部位不同分为**外周化学感受器**(peripheral chemoreceptor)和**中枢化学感受器**(central chemoreceptor)。

(1) 外周化学感受器:主要指颈动脉体和主动脉体。当动脉血中 PO_2 降低、PCO_2 或 H^+ 浓度升高时,外周化学感受器受到刺激产生冲动,经窦神经和迷走神经传入延髓,反射性地引起呼吸运动加深、加快,同时血液循环也发生变化。对于呼吸调节来说,颈动脉体的作用要强于主动脉体。PO_2 下降、PCO_2 升高、H^+ 浓度升高三者对化学感受器的刺激有相互增强作用,表现为两种刺激因素同时作用比单一刺激的效应强。

(2) 中枢化学感受器:中枢化学感受器位于延髓腹外侧浅表部位(图2-4-11a),其适宜刺激是脑脊液和局部细胞外液中的 H^+,而不是 CO_2。血液中的 CO_2 能迅速通过血-脑屏障使中枢化学感受器周围细胞外液中的 H^+ 浓度升高,从而刺激中枢化学感受器引起呼吸中枢兴奋(图2-4-11b)。由于脑脊液中碳酸酐酶含量较少,CO_2 与脑脊液中水反应生成 H_2CO_3 速度较慢,故中枢化学感受器对 CO_2 反应有一定时间延迟。由于血液中的 H^+ 不易通过血-脑屏障,故血液 pH 的变化对中枢化学感受器的直接作用很小。中枢化学感受器不感受缺 O_2 刺激。

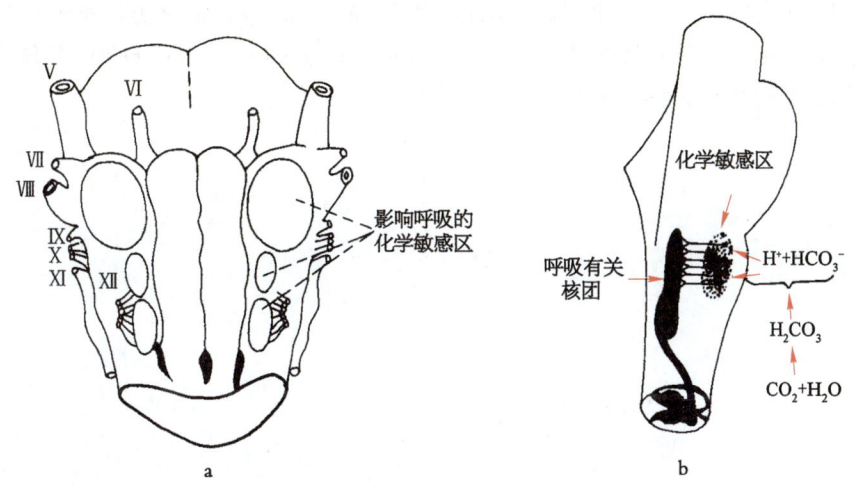

图2-4-11　中枢化学感受器示意图
a. 延髓腹外侧的3个化学敏感区　b. 血液或脑脊液 PCO_2 升高时,刺激呼吸的中枢机制
Ⅴ、Ⅵ、Ⅶ、Ⅷ、Ⅸ、Ⅹ、Ⅺ、Ⅻ分别为第5、第6、第7、第8、第9、第10、第11、第12对脑神经

2. PCO_2、H^+ 和 PO_2 对呼吸的调节

(1) PCO_2:CO_2 是调节呼吸运动最重要的生理性化学因素。一定水平的 PCO_2 对维持呼吸和

呼吸中枢的兴奋性是必需的。吸入含适量 CO_2 的混合气,将使肺泡气 PCO_2 升高,动脉血 PCO_2 也随之升高,引起呼吸加深、加快和肺通气量增加。通过肺通气量的增加可增大 CO_2 的清除,使肺泡气和动脉血 PCO_2 维持于接近正常水平。但当吸入气 CO_2 含量超过一定水平时,肺通气量不能相应增加,会使肺泡气和动脉血 PCO_2 显著升高,导致中枢神经系统包括呼吸中枢活动的抑制,引起呼吸困难、头痛、头昏,甚至昏迷,出现 CO_2 麻醉。CO_2 在调节呼吸中经常起作用,动脉血 PCO_2 在一定范围内升高,可加强对呼吸的刺激作用,但超过一定限度则有抑制和麻醉效应。

CO_2 刺激呼吸运动是通过两条途径实现的:一是通过刺激中枢化学感受器,兴奋呼吸中枢;二是通过刺激外周化学感受器,产生冲动经窦神经和迷走神经传入延髓,反射性地使呼吸运动加深、加快和肺通气量增加。其中第一条途径起主要作用。

(2) H^+:当动脉血中 H^+ 浓度增加时,可引起呼吸运动加深、加快和肺通气量增加,相反当动脉血中 H^+ 浓度降低时,呼吸运动受到抑制,肺通气量降低。H^+ 对呼吸运动的调节是通过外周化学感受器和中枢化学感受器实现的,但是动脉血中的 H^+ 通过血-脑屏障的速度慢,限制了对中枢化学感受器的作用。因此,动脉血中的 H^+ 主要通过刺激外周化学感受器起作用,而只有脑脊液中的 H^+ 才是中枢化学感受器的有效刺激。

(3) PO_2:吸入气中 PO_2 降低时,肺泡气和动脉血 PO_2 随之降低,引起呼吸运动加深、加快和肺通气量增加。但一般在动脉血 PO_2 下降到 80 mmHg(10.64 kPa)以下时肺通气才出现可觉察到的增加,故动脉血 PO_2 变化对正常呼吸的调节作用不大。PO_2 降低对呼吸运动的刺激作用完全是通过外周化学感受器实现的。

以上 3 个因素中,CO_2 对呼吸的刺激作用最强,H^+ 的作用次之,低氧的作用最弱。而实际情况下,以上三者常常相互影响、相互作用。例如,PCO_2 升高时 H^+ 浓度也随之升高,两者的总和作用使肺通气反应较单独 PCO_2 升高时为大。H^+ 浓度增加时,因肺通气增大促使 CO_2 排出增多,导致 PCO_2 下降,且 H^+ 浓度也有所降低,故可部分抵消 H^+ 的刺激作用,结果使肺通气的增加较单独 H^+ 浓度升高时为小。在 PO_2 降低时,因肺通气增加呼出较多 CO_2,结果使 PCO_2 和 H^+ 浓度下降,从而减弱了低 O_2 对呼吸的刺激作用。

第五章 消化和吸收

导学

1. 掌握 胃液、胰液、胆汁、小肠液的性质、成分和作用及其分泌调节；胃、小肠运动形式及调节；营养物质吸收的主要部位及特点。
2. 熟悉 消化道平滑肌的一般生理特性；胃肠道的神经支配及其作用；消化道的内分泌功能与脑-肠肽。
3. 了解 消化方式；大肠的功能、排便反射；各种物质吸收方式与途径。

第一节 概 述

消化系统的主要功能是对食物进行消化和吸收，从而为机体新陈代谢提供必不可少的营养物质和能量来源。此外，消化系统还有很重要的内分泌功能。

消化（digestion）是指食物在消化道内被分解成可吸收的小分子物质的过程。消化方式有两种，一是**机械性消化**（mechanical digestion），即通过消化道平滑肌的运动将食物磨碎，与消化液充分混合，并将食物不断地向消化道远端推送的过程；二是**化学性消化**（chemical digestion），即通过消化腺分泌的消化酶将食物中大分子物质(糖类、脂肪、蛋白质)分解成可吸收的小分子物质的过程。在消化过程中，两种方式同时进行，相互配合，共同协调地完成对食物的消化作用。

吸收（absorption）是指被分解后的小分子物质以及无机盐、维生素、水通过消化道黏膜进入血液和淋巴液的过程。

消化和吸收是两个相辅相成、紧密联系的过程。

一、消化道平滑肌的特性

在整个消化道中，除了口腔、咽、食管上端和肛门外括约肌是骨骼肌外，其余部分都是由平滑肌组成。消化道平滑肌的特性分为一般生理特性和电生理特性。

(一) 一般生理特性

1. 自动节律性 离体的消化道平滑肌在适宜的环境中，在无外来刺激情况下能够产生自动节律性收缩。但与心肌相比，收缩缓慢、节律不规则。

2. 兴奋性 消化道平滑肌收缩的潜伏期、收缩期和舒张期都比骨骼肌长,其兴奋性较骨骼肌低,且变异性也比较大。

3. 收缩性 消化道平滑肌经常保持一种持续、微弱的收缩状态,称为**紧张性收缩(tonic contraction)**。其意义在于维持胃、肠等空腔脏器的形态和位置,保持消化道管腔内的基础压力,这也是消化道平滑肌运动的基础。

4. 伸展性 消化道平滑肌富有伸展性。其意义在于消化道特别是胃能够容纳几倍于自身原容积的食物,而内压不发生较大变化。

5. 对牵张、温度和化学等刺激敏感 消化道平滑肌对电刺激不敏感,但对牵张、温度和化学刺激特别敏感,如消化道内容物的机械牵张、体液或温度等变化都可引起平滑肌较强的反应。

(二) 电生理特性

消化道平滑肌的电位变化可分为静息电位、慢波电位和动作电位3种。

1. 静息电位 消化道平滑肌的静息电位较低,为$-60\sim-50$ mV,主要由K^+外流和生电钠泵的活动所形成。

2. 慢波电位 消化道平滑肌细胞在静息电位基础上自发产生的一种周期性缓慢而有节律性的电变化,称为**慢波电位(slow wave)**,或称**基本电节律(basic electrical rhythm, BER)**。其波幅为$10\sim15$ mV,持续时间几秒至十几秒,频率随部位不同而异,胃为3次/分,十二指肠为$11\sim12$次/分,回肠末端为$8\sim9$次/分。过去认为,慢波电位本身不能引起肌肉收缩,但它可使静息电位接近阈电位,有利于触发动作电位的产生。现在证实,平滑肌细胞存在机械阈与电阈两个临界膜电位值。当慢波去极化达到机械阈时,可引起肌细胞收缩,且收缩幅度与慢波幅度呈正相关。

3. 动作电位 当慢波电位去极化达到阈电位水平时,可在慢波电位的基础上产生一个或多个动作电位,亦称快波。在慢波电位上所出现锋电位的数目越多,肌肉收缩幅度就越大。此电位产生的机制主要是Ca^{2+}内流。

慢波电位、动作电位和平滑肌收缩的关系可简要归纳为:平滑肌在慢波的基础上产生动作电位,动作电位触发平滑肌的收缩。因此,慢波电位被认为是平滑肌收缩的起步电位,控制消化道平滑肌收缩的节律,决定蠕动的方向、节律和速度(图2-5-1)。

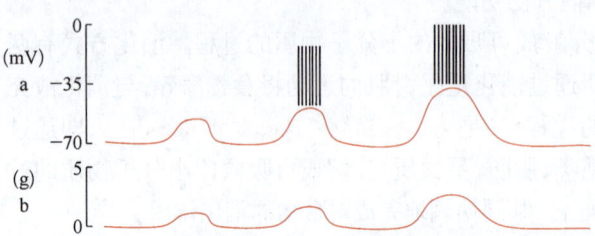

图2-5-1 消化道平滑肌的电活动与收缩之间的关系
a. 慢波及其负载动作电位 b. 平滑肌收缩波

二、胃肠道的神经支配及其作用

神经系统通过自主神经系统和消化道壁内的内在神经系统的相互协调,共同调节消化道的运动与消化腺的分泌功能。

(一) 自主神经系统

除口腔、咽、食管上段肌肉及肛门外括约肌为骨骼肌,受躯体神经支配外,其余消化器官都受交感和副交感神经的双重支配,以副交感神经的作用为主。

1. 交感神经 支配消化道的交感神经节后纤维主要分布于壁内神经丛。当交感神经兴奋时,节后神经末梢释放去甲肾上腺素,通过抑制壁内神经丛乙酰胆碱的分泌,引起胃肠道运动的减弱,腺体分泌减少,但对括约肌具有兴奋收缩作用。

2. 副交感神经 支配消化器官的副交感神经的节前纤维先与壁内神经丛中的神经元发生突触联系,节后纤维分布至消化道壁的平滑肌和腺体。当副交感神经兴奋时,节后神经末梢释放乙酰胆碱,引起胃肠道运动增强,腺体分泌增加,但对括约肌产生抑制作用。

(二) 内在神经系统

内在神经系统(intrinsic nervous system)又称肠神经系统(enteric nervous system),包括位于黏膜下的黏膜下神经丛和位于环行肌与纵行肌之间的肌间神经丛,两者合称壁内神经丛(intramural plexus)。它们由大量神经元(包括感觉神经元、运动神经元、中间神经元)及其纤维组成,通过纤维联系,将胃肠壁内的各种感受器和效应器连接在一起,形成复杂的神经网络,可独立完成局部反射活动。但在整体内,壁内神经丛的活动受交感神经和副交感神经的调节(图2-5-2)。

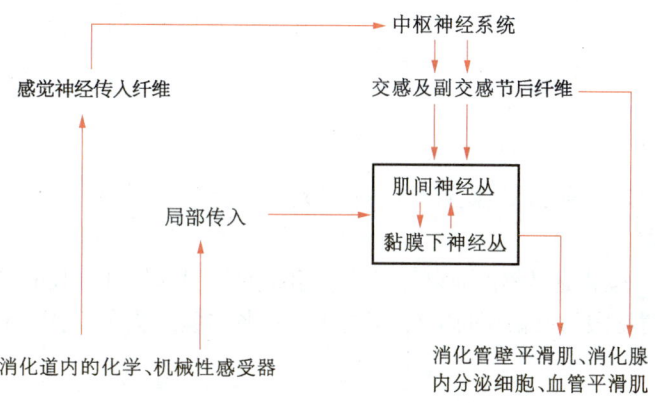

图2-5-2 胃肠系统的神经支配

三、消化腺的分泌功能

(一) 消化腺分泌方式

消化腺分泌消化液是一个主动的过程,它包括三个主要步骤:① 腺细胞从周围血液中摄取原料。② 在腺细胞内合成分泌物并储存起来。③ 在受适宜刺激时以胞吐的方式分泌到导管内,进而排入消化道管腔。

(二) 消化液成分及其作用

成人每日由消化腺分泌的消化液总量可达6~8 L,主要由水、无机物和有机物组成。水约占99%,作用是稀释溶解食物,使其渗透压与血浆渗透压相等,有利于消化与吸收。无机物主要是各种电解质,如Na^+、K^+、H^+、HCO_3^-、Cl^-等,可改变肠腔内的pH,为消化酶提供适宜的pH环境。有机物主要包括各种消化酶、黏液,消化酶是分解大分子物质的主要成分,黏液能保护消化道黏膜,防止食物的机械和化学性损伤。

四、消化道的内分泌功能

从胃到大肠的黏膜层内,不仅存在着多种外分泌腺(小消化腺),还分布着数十种内分泌细胞,目前已知约有40多种内分泌细胞,总数超过体内所有内分泌腺中内分泌细胞的总和。因此,消化道不仅仅是消化器官,也是体内最大、最复杂的内分泌器官。由胃肠黏膜的内分泌细胞分泌的激素称为胃肠激素(gastrointestinal hormone),它们共同完成消化道的内分泌功能。由于在化学结构上都是氨基酸组成的肽类,故也称为胃-肠肽(gastrointestinal peptides)。

(一) 消化道内分泌细胞的类型

消化道内分泌细胞根据分泌方式可分为开放型和闭合型两种类型。前者细胞顶端有微绒毛伸入胃肠腔,可直接感受胃肠腔内食物成分和pH的刺激引起分泌,如分泌促胃液素(gastrin)的G细胞;后者细胞无微绒毛,不与肠腔直接接触,是由神经兴奋或局部体液的变化而引起分泌,如分泌生长抑素(somato statin,SS)的D细胞。

(二) 胃肠激素的作用

胃肠激素的共同作用有以下3个方面。

1. 调节消化腺分泌和消化道运动 如促胃液素促进胃酸分泌和胃、小肠运动;促胰液素(secretin)促进胰液和胆汁分泌,并抑制胃和小肠运动;缩胆囊素(cholecystokinin,CCK)促进胆囊收缩和胆汁、胰液分泌等。

2. 调节其他激素的释放 如抑胃肽(gastric inhibitory peptide,GIP)有很强的刺激胰岛素分泌的作用。此外,生长抑素、胰多肽、血管活性肠肽等对生长激素、胰岛素、胰高血糖素和促胃液素等的释放均有调节作用。

3. 营养作用 一些胃肠激素具有刺激消化道组织的代谢和促进生长的作用,称为营养作用。如促胃液素能促进胃泌酸部位黏膜的生长,促进十二指肠黏膜的蛋白质、RNA和DNA的合成(表2-5-1)。

表2-5-1 五种胃肠激素的主要作用和引起释放的刺激因素

激素名称	分泌细胞	生 理 作 用	释放刺激因素
促胃液素	G细胞	促进胃酸和胃蛋白酶原分泌,使胃窦和幽门括约肌收缩,延缓胃排空,促进胃肠运动和胃肠上皮生长	迷走神经、蛋白质分解产物、胃的扩张等
促胰液素	S细胞	促进胰液和胆汁中水、HCO_3^-分泌,抑制胃酸分泌和胃肠运动,收缩幽门括约肌,抑制胃排空,促进胰腺生长	盐酸、蛋白质分解产物、脂肪酸
缩胆囊素	I细胞	刺激胰酶分泌和胆囊收缩,增强小肠和结肠运动,抑制胃排空,增强幽门括约肌收缩,松弛Oddi括约肌,促进胰腺组织生长	蛋白质分解产物、盐酸、脂酸钠、脂肪酸
抑胃肽	K细胞	刺激胰岛素分泌,抑制胃酸和胃蛋白酶原分泌,抑制胃排空	葡萄糖、脂肪酸、氨基酸
促胃动素	M_O细胞	在消化间期刺激胃和小肠的运动	迷走神经、盐酸、脂肪

研究证明,许多在胃肠道发现的肽类物质,也在中枢神经系统中存在,而原来存在于中枢神经系统的神经肽,也在胃肠道中被发现。这些双重分布并起重要生理作用的肽类物质统称为脑-肠肽(brain-gut peptide),如促胃液素、血管活性肠肽、神经降压素、缩胆囊素、P物质等。脑-肠肽具有广泛的生物学活性,如调节消化道运动和消化腺分泌;调节代谢、摄食活动;调节免疫功能;细胞保护作用;调节行为活动等。脑-肠肽概念的提出,揭示了神经系统和消化系统之间存在着密切的内在联系。

第二节　口腔内消化

消化由口腔开始,食物在口腔经过咀嚼被磨碎,并与唾液混合形成食团,通过吞咽进入胃;同时唾液中的消化酶对食物有较弱的分解作用。

一、唾液的分泌

唾液(saliva) 是由3对大唾液腺(腮腺、下颌下腺、舌下腺)及许多散在的小唾液腺分泌的混合液体。

(一) 唾液的性质、成分及作用

1. 唾液的性质和成分　唾液为无色、无味、近于中性(pH 6.6~7.1)的低渗黏稠液体。正常成人每日分泌唾液量为1~1.5 L,水分占99%,其余为有机物和无机物。有机物主要为唾液淀粉酶、溶菌酶、黏蛋白、球蛋白等,无机物有Na^+、K^+、Cl^-和一些气体分子。

2. 唾液的作用　唾液的主要作用有：① 湿润口腔和食物,以利于咀嚼、吞咽和引起味觉。② 消化食物中的淀粉,如唾液中的淀粉酶可将食物中的少量淀粉分解为麦芽糖。③ 清洁和保护口腔,清除口腔中的残余食物。当有害物质进入口腔时,它可以冲淡这些物质,唾液中的溶菌酶还有杀菌作用。④ 排泄功能,进入体内的某些有毒物质(如铅、汞等)可部分随唾液排出,有些毒性很强的微生物,如狂犬病毒,也可从唾液排出。

(二) 唾液分泌的调节

唾液分泌的调节主要是神经调节,包括条件反射和非条件反射。其中,食物对口腔黏膜的机械、温度和化学等刺激所引起的唾液分泌为非条件反射;食物的形状、颜色、气味和与进食有关的环境刺激,甚至对食物的联想所引起的唾液分泌为条件反射。

反射的初级中枢位于延髓,高级中枢位于下丘脑和大脑皮质等处。传出神经主要是副交感神经。副交感神经兴奋时,释放乙酰胆碱,与腺细胞上的M受体结合,可引起大量稀薄的唾液分泌。抗乙酰胆碱药阿托品可抑制唾液的分泌,引起口干。交感神经兴奋时,释放去甲肾上腺素,与腺细胞上的β受体结合,引起黏稠的唾液分泌。

二、咀嚼和吞咽

咀嚼(mastication) 是由各咀嚼肌按一定的顺序收缩而实现的一种随意运动。其作用是：① 将食物切割、磨碎。② 使食物与唾液充分混合形成食团,以利于吞咽。③ 使食物与唾液淀粉酶充分接触,有助于化学消化。④ 反射性地引起胃液、胰液、胆汁的分泌,为随后的消化过程准备有利的条件。

吞咽(deglutition) 是指食团由口腔经咽、食管进入胃的反射过程。根据食物通过的部位,可将吞咽过程分为3期。① 口腔期：食团由口腔到咽。这是在大脑皮质控制下的随意运动,通过舌将食团推向软腭而至咽部。② 咽期：食团由咽进入食管上端。这是由食团刺激软腭引起的一系列

反射过程,包括软腭上升,咽后壁向前凸出,封闭咽和鼻腔的通路;声带内收,喉头上升并向前紧贴会厌,封闭咽和气管的通道,使呼吸暂停;食管上部括约肌舒张,使咽与食管的通道开放,食团由咽被推入食管。③ 食管期:食团沿食管下行至胃,这是由食管蠕动完成。**蠕动**(peristalsis)是指消化管壁平滑肌按顺序收缩形成的一种向前推进的波形运动,是消化道运动的重要形式。食管的蠕动表现为食团上端的纵行肌收缩形成收缩波,食团下端的纵行肌舒张形成舒张波,并且收缩波与舒张波按顺序地向食管下端推进,使食团沿食管下行(图2-5-3),并可反射性地引起食管下部括约肌舒张,食团便进入胃中。

吞咽反射的基本中枢位于延髓,传入纤维在第Ⅴ、第Ⅸ、第Ⅹ对脑神经中,传出纤维在第Ⅴ、第Ⅸ、第Ⅹ和第Ⅻ对脑神经中。在昏迷、深度麻醉和当某些神经疾病引起吞咽反射障碍时,食物易误入气管。

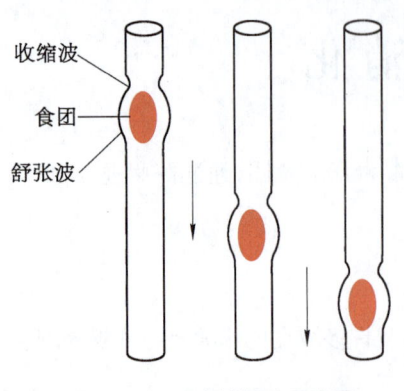

图2-5-3 食管蠕动示意图

第三节 胃内消化

胃是消化道内最膨大的部分,能够容纳和消化食物,并有一定的内分泌功能。

一、胃液的分泌

胃黏膜含有两类分泌细胞,一类是外分泌细胞,它们组成小消化腺,包括贲门腺、胃底腺和幽门腺。另一类是内分泌细胞,它们分散于胃黏膜中,分泌胃肠激素,如G细胞能够分泌促胃液素等。

(一) 胃液的性质、成分及作用

纯净的**胃液**(gastric juice)是无色、透明的酸性液体,pH为0.9~1.5。正常成人每日分泌的量为1.5~2.5 L。除水外,主要的无机物是盐酸,有机物是胃蛋白酶原、黏液和内因子。

1. 盐酸 盐酸也称胃酸,由胃底腺的壁细胞分泌。其存在形式包括游离酸和结合酸,以前者为主,两者酸度的总和称为总酸度。胃液中的盐酸含量通常以单位时间内分泌的毫摩尔(mmol)数表示,称为盐酸排出量。正常成人空腹时盐酸排出量称为基础排酸量,为0~5 mmol/h。在食物或某些药物刺激下,盐酸排出量可高达20~25 mmol/h。盐酸排出量可反映胃的分泌能力,与壁细胞的数量和功能状态有密切关系。

盐酸的分泌是一个主动转运过程。首先壁细胞内的H_2O解离,产生H^+和OH^-。H^+借助于壁细胞顶端膜上的H^+泵(质子泵,也称H^+-K^+-ATP酶)的作用,主动转运到小管腔内。OH^-则与来自细胞代谢或由血液扩散入细胞的CO_2在碳酸酐酶的催化下形成HCO_3^-,HCO_3^-通过壁细胞的基底侧膜与Cl^-交换,HCO_3^-进入血液而Cl^-则被转运入细胞内,进入壁细胞内的Cl^-再通过顶端膜上的Cl^-通道进入小管腔内,与H^+形成HCl(图2-5-4)。抑制H^+泵的药物奥美拉唑,可降低胃酸分泌,治疗消化性溃疡。

盐酸的生理作用:① 激活胃蛋白酶原,并为胃蛋白酶提供适宜的酸性环境。② 使蛋白质变性,易于分解。③ 杀死进入胃内的细菌。④ 随食糜排入小肠后,可促进胰液、胆汁和小肠液的分泌。⑤ 造成的酸性环境,有助于小肠内铁和钙的吸收。若分泌过少,常引起消化不良症状。若分泌过多,对胃和十二指肠黏膜有侵蚀作用,是溃疡病发病的主要原因之一。

2. 胃蛋白酶原(pepsinogen) 主要由胃底腺的主细胞合成和分泌,无活性。进入胃液后,在盐酸的作用下,被激活为有活性的胃蛋白酶。胃蛋白酶本身也可激活胃蛋白酶原。

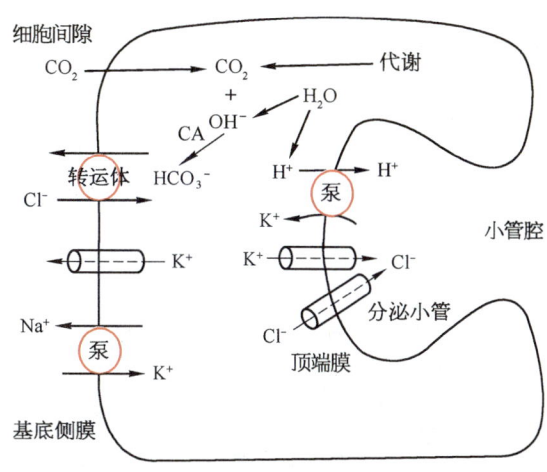

图2-5-4 壁细胞分泌盐酸的基本过程

胃蛋白酶的生理作用是将食物中的蛋白质水解成䏡、胨以及少量的多肽和氨基酸。胃蛋白酶作用的最适 pH 为 2~3.5,随着 pH 的升高,酶活性逐步降低,当 pH 超过 6 时,将发生不可逆的变性而失去活性。

3. 黏液 黏液由胃黏膜表面的上皮细胞、胃底腺的颈黏液细胞、贲门腺和幽门腺分泌,化学成分为糖蛋白。其中由胃底腺、幽门腺和贲门腺分泌的黏液为可溶性黏液,存在于胃液中,其生理作用是:润滑、调节胃液的酸度和抑制胃蛋白酶的活性;由胃黏膜表面上皮细胞分泌的黏液,呈凝胶状,称之为不溶性黏液,覆盖于胃黏膜表面形成较厚的凝胶层。其生理作用是:润滑及减少粗糙食物对胃黏膜的机械性损伤;与胃黏膜表面上皮细胞分泌的 HCO_3^- 形成黏液-碳酸氢盐屏障。

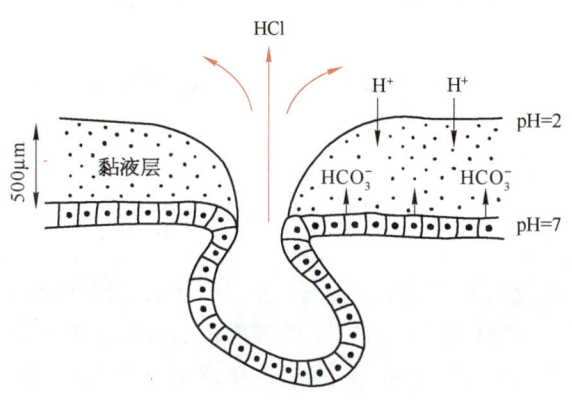

图2-5-5 胃黏膜-碳酸氢盐屏障模式图

黏液-碳酸氢盐屏障可使胃腔中被激活的胃蛋白酶与胃黏膜隔离,同时还可中和 H^+。当胃腔中的 H^+ 向胃黏膜上皮细胞扩散时,由于要通过黏稠度较高的凝胶层,其移动速度大为减慢,并不断与胃黏膜表面上皮细胞分泌的 HCO_3^- 相遇而发生中和,同时胃蛋白酶原在胃黏膜上皮细胞侧不能被激活,从而有效地避免了 H^+ 对胃黏膜的直接侵蚀和胃蛋白酶对胃黏膜的消化作用(图2-5-5)。

在正常情况下,胃黏膜不易发生损伤,这主要是由于胃黏膜有一套比较完善的自身保护机制。除上述黏液-碳酸氢盐屏障外,还有由胃黏膜上皮细胞的腔面膜和相邻细胞间的紧密连接构成的胃黏膜屏障,它能防止 H^+ 由胃腔侵入胃黏膜及阻止 Na^+ 由黏膜向胃腔扩散,这样既能保证胃内的酸度又避免了 H^+ 对胃黏膜的损伤。此外,胃黏膜血流十分丰富,含有前列腺素、生长抑素等物质都对胃黏膜具有自身保护的作用。当胃黏膜受到细菌侵袭、缺血缺氧、接触较高浓度的乙醇溶液和阿司匹林等药物时,这种自身保护机制减弱,导致胃黏膜损伤,引起胃出血、胃溃疡。

4. 内因子(intrinsic factor) 由壁细胞分泌,具有保护维生素 B_{12} 并促进其吸收的作用。内因子有两个活性部位,一个活性部位可与维生素 B_{12} 结合成复合物,保护维生素 B_{12} 免遭肠内水解酶的破坏；另一活性部位可与回肠黏膜细胞上的受体结合，促进维生素 B_{12} 的吸收。如内因子缺乏，将引起维生素 B_{12} 的吸收障碍，可影响红细胞的发育成熟而引起巨幼红细胞性贫血。

(二) 胃液分泌的调节

1. 影响胃液分泌的主要物质　在生理情况下影响胃酸分泌的主要物质有乙酰胆碱、促胃液素、组胺、生长抑素、盐酸、脂肪和高张溶液等（表 2-5-2）。

表 2-5-2　影响胃液分泌的主要物质

名称	释放部位	作用机制	胃酸分泌
乙酰胆碱	迷走神经 壁内神经丛	与壁细胞上的 M_3 受体结合	＋
促胃液素	G 细胞	激活壁细胞上的促胃液素受体；促进肠嗜铬样（ECL）细胞分泌组胺	＋
组胺	肠嗜铬样（ECL）细胞	与壁细胞上的 H_2 受体结合	＋
生长抑素	D 细胞	抑制壁细胞内的 cAMP 的生成；抑制 G 细胞及 ECL 细胞释放促胃液素和组胺	－
盐酸		直接抑制 G 细胞分泌促胃液素；直接促进 D 细胞释放生长抑素；刺激小肠黏膜释放促胰液素和抑胃肽	－
脂肪		刺激小肠黏膜分泌抑胃肽，抑制胃腺分泌	－
高张溶液		刺激小肠的渗透压感受器，通过肠-胃反射及刺激小肠黏膜释放抑胃肽	－

注：＋：促进分泌，－：抑制分泌

乙酰胆碱、促胃液素和组胺 3 种物质不仅各自对壁细胞有直接作用，而且互相影响，其中组胺对胃酸的分泌起着中心调控作用。

2. 消化期胃液分泌　空腹时的胃液分泌称为基础胃液分泌或非消化期胃液分泌。进食将刺激胃液大量分泌，这种进食后的胃液分泌称为消化期胃液分泌。根据感受食物刺激的部位不同，消化期胃液分泌可分为头期、胃期和肠期。

（1）头期胃液分泌：这是指食物刺激头面部的感受器所引起的胃液分泌。引起头期胃液分泌的机制包括非条件反射和条件反射，非条件反射是食物直接对口腔、咽、喉等部位的机械和化学刺激引起的反射，条件反射是与食物有关的形象、气味、声音等对视、嗅、听器的刺激引起的反射。反射中枢位于延髓、下丘脑、边缘系统和大脑皮质，传出神经是迷走神经。迷走神经兴奋时，一方面直接作用于壁细胞，促使其分泌；另一方面通过作用于胃窦部的 G 细胞，释放促胃液素，引起壁细胞分泌。

头期胃液分泌的特点是：分泌量较大，占进食后分泌量的 30%；酸度很高，胃蛋白酶原含量尤其高，分泌时间长，故消化力很强。情绪和食欲对头期的分泌影响很大。

（2）胃期胃液分泌：食物进入胃后，可进一步刺激胃液分泌。胃期胃液分泌的机制主要有以下几个方面：① 食物的机械扩张刺激，兴奋胃体和胃底部的感受器，通过迷走-迷走反射和壁内神经丛的局部反射，直接或间接地通过促胃液素引起胃液分泌。② 食物的机械扩张刺激作用于胃窦部，通过壁内神经丛促使 G 细胞释放，促胃液素，引起胃液分泌。③ 蛋白质分解产物直接刺激 G

细胞,释放促胃液素,引起胃液分泌。

胃期胃液分泌的特点是:分泌量大,占进食后总分泌量的60%;酸度高,但胃蛋白酶原的含量较头期少,消化力比头期弱。

(3) 肠期胃液分泌:食糜进入小肠后,对肠壁的机械扩张和肠黏膜的化学刺激直接作用于十二指肠,引起胃液分泌。肠期胃液分泌的机制主要是通过体液调节实现的,十二指肠黏膜通过分泌促胃液素和**肠泌酸素(entero-oxyntin)**,促进胃液分泌。

肠期胃液分泌特点是:分泌量较少,约占进食后胃液分泌总量的10%,酸度和胃蛋白酶原的含量均较低。

二、胃的运动

食团通过胃的运动变成流质的食糜,并借助胃的运动逐步排入十二指肠。

(一) 胃的运动形式和作用

1. 紧张性收缩　胃壁平滑肌经常处于持续、微弱的收缩状态,称为紧张性收缩。其生理意义是:① 使胃保持一定的形状和位置。② 维持一定的胃内压,一方面有助于胃液渗入食物中,从而有利于化学性消化,另一方面有利于胃排空。③ 紧张性收缩是胃其他运动形式有效进行的基础。紧张性收缩减弱或消失时,可引起胃下垂或胃扩张等。

2. 容受性舒张　这是指食物刺激口腔、咽和食管等处的感受器时,通过迷走-迷走反射引起胃底和胃体的平滑肌舒张,称之为胃的**容受性舒张(receptive relaxation)**。这一运动形式使胃的容积明显增大,而胃内压基本不变。其生理意义是更有利于胃容纳和储存食物。

3. 蠕动　胃的蠕动是一种起始于胃的中部并向幽门方向推进的波形运动。空腹时基本见不到胃的蠕动,食物进入胃后约5 min,便引起明显的蠕动。蠕动从胃的中部开始,有节律地向幽门方向行进,约每分钟3次,一个蠕动波约需1 min到达幽门。蠕动波开始时较弱,在传播途中逐步加强,速度也明显加快,并将1～2 ml食糜推入十二指肠,通常将这种推进作用称为幽门泵。蠕动波的前进速度通常超越胃内容物先到达幽门终末部,可引起此部位的平滑肌收缩,将大部分胃内容物反向推回到胃体。食糜的这种推进和后退,更有利于食物与胃液的混合,以及磨碎块状固体食物形成食糜。

蠕动的生理意义是:① 磨碎进入胃内的食团。② 促进食物与胃液充分混合,有利于化学性消化。③ 将食糜逐步向幽门方向推送,并以一定速度推入十二指肠。

(二) 胃的排空及其控制

1. 胃排空的概念和速度　食糜由胃排入十二指肠的过程称为**胃排空(gastric emptying)**。胃排空的动力来源于胃蠕动形成的胃与十二指肠之间的压力差。食物进入胃后5 min,即有少量食糜排入十二指肠。胃排空的速度与食物的物理性状和化学组成有关,稀的、流体食物比稠的、固体食物排空快,颗粒小的食物比颗粒大的食物排空快,等渗液体比非等渗液体排空快。在3种营养物质中,糖类的排空最快,蛋白质次之,脂肪类食物最慢。混合食物的胃排空通常需要4～6 h。

2. 影响因素　① 胃内容物促进胃排空:胃内容物通过对胃的机械牵张和化学刺激,可增强胃运动,促进胃排空。② 内容物进入十二指肠后抑制胃排空:食糜中的盐酸、脂肪及蛋白质消化产物、渗透压及机械性扩张等因素,可兴奋十二指肠壁上的相应感受器,反射性地抑制胃的运动,使胃排空减慢,此反射称为肠-胃反射。

随着胃酸被中和,食糜被推进至十二指肠远端或被消化吸收,食糜对胃运动的抑制作用逐渐减弱,促进胃运动的因素又占优势,胃运动又逐渐加强,又开始胃排空。可见,胃排空是间断进行的,使胃排空的速度与小肠消化和吸收的速度相适应。

3. 胃运动的调节

(1) 神经调节:胃运动同时受交感神经和迷走神经的影响,在正常情况下,迷走神经的作用较大,交感神经的影响较小。当迷走神经兴奋时,可增强胃运动;交感神经兴奋时,可使胃运动减弱。食物对胃壁的机械和化学刺激,可通过壁内神经丛引起局部的平滑肌紧张性收缩增强,使蠕动波传播的速度加快。

(2) 体液调节:许多胃肠激素在调节胃的运动中具有重要作用,如促胃液素、促胃动素可使胃运动加强,而缩胆囊素、促胰液素、抑胃肽等则抑制胃的运动。

第四节 小肠内消化

小肠内消化是整个消化过程中最重要的阶段,食糜经胰液、胆汁和小肠液的化学性消化和小肠运动的机械性消化后,基本完成了消化。

一、胰液的分泌

胰液由胰腺的腺泡细胞和导管细胞所分泌,是人体最重要、消化力最强的消化液。

(一) 胰液的性质、成分及作用

胰液是无色、无味的弱碱性液体,pH 为 7.8~8.4。正常成人每日分泌量为 1~2 L。胰液中除含有大量水分外,主要含有由导管细胞所分泌的无机物(碳酸氢盐)和腺泡细胞分泌的有机物(多种消化酶)。

1. 碳酸氢盐 HCO_3^- 的主要作用是中和进入十二指肠的盐酸,保护肠黏膜免受盐酸的侵蚀;而造成的碱性环境为小肠内的多种消化酶活动提供最适宜的 pH 环境。

2. 胰淀粉酶(pancreatic amylase) 可将淀粉、糖原和其他糖类水解成二糖和少量三糖,但不能水解纤维素。胰淀粉酶作用的最适 pH 为 6.7~7.0。

3. 胰脂肪酶(pancreatic lipase) 在胆盐和辅脂酶存在的条件下,可将三酰甘油分解为一酰甘油、甘油和脂肪酸。最适 pH 为 7.5~8.5。胰液中还含有胆固醇酯酶和磷脂酶,能分别水解胆固醇酯和卵磷脂。

4. 胰蛋白酶原和糜蛋白酶原 胰蛋白酶原 (trypsinogen)和糜蛋白酶原 (chymotrypsinogen)以不具有活性的酶原形式存在于胰液中。随胰液进入十二指肠后,胰蛋白酶原经小肠液中的肠致活酶 (enterokinase)的激活,变为有活性的胰蛋白酶 (trypsin),胰蛋白酶本身也能使胰蛋白酶原激活。胰蛋白酶进一步激活糜蛋白酶原,使之转变为具有活性的糜蛋白酶 (chymotrypsin)。胰蛋白酶和糜蛋白酶作用相似,两者同时作用时,可将蛋白质水解为小分子的多肽和氨基酸;胰液中的羧基肽酶进一步将多肽水解为氨基酸。此外,胰液中的核糖核酸酶、脱氧核糖核酸酶还可将核酸水解为单核苷酸。

(二) 胰液分泌的调节

胰液的分泌以消化期为主,在非消化期胰液分泌很少。消化期胰液分泌受神经和体液双重调节,以体液调节为主。

1. 神经调节 食物的形象、气味和食物对消化道的直接刺激,可通过条件反射和非条件反射引起胰液分泌。其传出神经为迷走神经,主要作用于胰腺的腺泡细胞,对导管细胞作用较弱。故分泌特点是:水分和 HCO_3^- 较少,酶的含量很丰富。

2. 体液调节 能引起胰液分泌的体液因素主要有以下方面。① 促胰液素:是由小肠黏膜 S 细胞分泌的,主要作用于胰腺的导管细胞,引起胰液分泌。其分泌特点是:水分和碳酸氢盐较多,而酶含量很低。② 缩胆囊素:由十二指肠及小肠黏膜的 I 细胞释放,可通过直接作用和迷走-迷走反射促进胰腺的腺泡细胞分泌。其分泌特点是:水分和 HCO_3^- 较少,酶含量高。

二、胆汁的分泌和排出

胆汁(bile)是由肝细胞分泌的。在非消化期,胆汁大部分流入胆囊储存。在消化期,胆汁可直接由肝脏和胆囊经胆总管排入十二指肠。

(一) 胆汁的性质、成分及作用

胆汁是一种苦味的有色液体,肝胆汁为金黄色,pH 为 7.4,胆囊胆汁因被浓缩,颜色为深绿色,并因 HCO_3^- 被吸收而呈弱酸性,pH 为 6.8。成人每日分泌的量为 0.6~1 L,其中除水和无机盐外,还有胆盐(胆汁酸与甘氨酸或牛磺酸结合形成的钠盐或钾盐)、胆固醇、卵磷脂、脂肪酸、黏蛋白、胆色素等有机成分,而无消化酶,但胆汁对脂肪的消化和吸收有重要作用。

1. 乳化脂肪 胆汁中的胆盐、胆固醇和卵磷脂等都可作为乳化剂,减低脂肪的表面张力,使脂肪乳化成微滴,从而增加了胰脂肪酶与脂肪的接触面积,有利于脂肪的消化。

2. 促进脂肪分解产物和脂溶性维生素的吸收 胆盐达到一定浓度后,可聚合而形成微胶粒。脂肪酸、一酰甘油、胆固醇等可包裹在微胶粒中,形成水溶性复合物,从而有利于脂肪分解产物的吸收。同时,对脂溶性维生素 A、D、E、K 的吸收也有促进作用。

3. 利胆作用 胆盐由肝细胞分泌,经过胆总管排入十二指肠后,其中大部分由回肠重吸收入血,经肝门静脉再运送到肝脏,这一过程称为胆盐的肠-肝循环。胆盐在回肠被吸收回肝脏后,可刺激肝细胞合成和分泌胆汁,这一作用称为利胆作用。

(二) 胆汁分泌与排放的调节

肝细胞分泌胆汁是持续进行的,非消化期胆汁大部分进入胆囊储存,消化期胆囊节律性收缩,将胆汁排入十二指肠。胆汁的分泌和排放受神经和体液调节,以体液调节为主。

1. 神经调节 进食动作或食物对胃、小肠的刺激,可通过神经反射直接引起肝胆汁分泌少量的增加,胆囊轻度收缩。该反射还可通过使促胃液素分泌增加而间接引起肝胆汁分泌增加、胆囊收缩。

2. 体液调节 参与体液调节的物质主要有胆盐、促胰液素、促胃液素和缩胆囊素等,均可促进胆汁的分泌和排出,其中以胆盐的作用最强。

三、小肠液的分泌

小肠液是由十二指肠腺和肠腺分泌,以肠腺分泌为主。

(一) 小肠液的组成与作用

小肠液是一种弱碱性液体,pH 为 7.5~8.0。正常成人每日分泌量为 1.5~3 L,其中除水分外,主要含有电解质、黏蛋白和肠致活酶。小肠液的主要生理作用有以下方面。① 保护作用:十二指肠腺能分泌较多的 HCO_3^-,中和胃酸,保护十二指肠黏膜免受胃酸的侵蚀。② 消化作用:肠致活酶可激活胰蛋白酶原,从而有利于蛋白质的消化。③ 稀释作用:稀释消化产物,使其渗透压降低,有利于吸收。

在小肠上皮细胞表面(纹状缘)及内部含有多种消化酶,如肽酶、二糖酶(α-糊精酶、麦芽糖酶、异麦芽糖酶、蔗糖酶、乳糖酶)和肠脂肪酶。这些酶可对小肠上皮细胞表面及内部消化不完全的产物继续进行消化,如二肽、三肽被分解成氨基酸,麦芽糖和蔗糖被水解成单糖。口服降糖药阿卡波糖可抑制小肠上皮细胞表面(纹状缘)的 α 葡萄糖苷酶(α-糊精酶),延缓二糖的分解与吸收,能有效地降低餐后血糖。

食物在小肠基本完成了消化,图 2-5-6 所示为糖类、蛋白质和脂肪分解的基本过程。

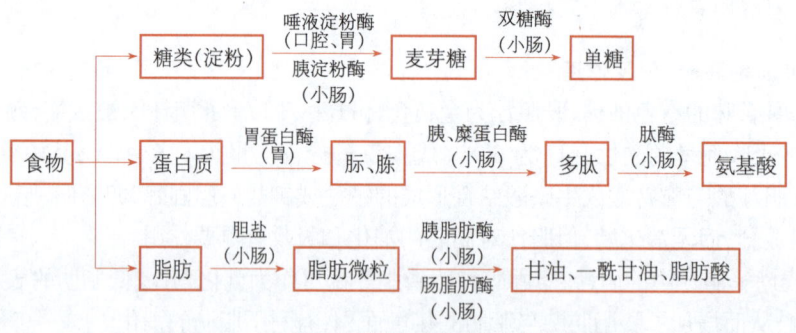

图 2-5-6 糖、蛋白质、脂肪分解过程示意图

(二) 小肠液分泌的调节

小肠液的分泌主要受局部因素调节。食糜对肠黏膜的机械性和化学性刺激通过肠壁内神经丛的局部反射,引起小肠液的分泌。小肠对肠壁的扩张刺激最敏感,故食糜量越多则分泌就越多。其他体液因素,如促胃液素、促胰液素、缩胆囊素等,也参与小肠液分泌的调节。

四、小肠的运动

食糜由胃进入十二指肠后,即开始了小肠内的消化。在整个消化过程中小肠内消化是最重要的阶段,在小肠内,食糜通过小肠运动的机械性消化及胰液、胆汁和小肠液的化学性消化可被彻底分解。小肠的运动还可以使食糜与肠黏膜广泛接触,以利于消化产物的吸收,同时将食糜从小肠上段推向下段。因此,食物通过小肠后,消化过程基本完成,而未被消化的食物残渣进入大肠。食物在小肠内停留的时间随食物的性质而有所不同,一般为 3~8 h。

(一) 小肠的运动形式

1. 紧张性收缩 小肠平滑肌经常处于持续、微弱的收缩状态称为紧张性收缩。其生理意义是：① 使小肠保持一定的形状和位置。② 维持肠腔内一定的压力。③ 是小肠进行其他各种运动的基础。当小肠平滑肌的紧张性收缩增强时,食糜在肠腔内的混合和推送加速;反之,肠内容物的混合和推送则减慢。

2. 分节运动(segmentation contraction) 这是以小肠环行肌的收缩和舒张为主的节律性运动。表现为在有食糜存在的肠管,环行肌呈间隔的收缩和舒张,将食糜分割成许多节段;数秒后,原收缩处舒张,原舒张处收缩,形成新的节段,如此反复、有序进行。其生理意义是：① 使食糜与消化液充分混合,有利于化学性消化。② 增加小肠黏膜与食糜的接触,促进吸收。③ 挤压肠壁,从而促进血液和淋巴液的回流,有助于吸收。④ 分节运动存在频率梯度,由近及远,频率逐渐减慢,对食糜有较弱的推送作用(图2-5-7)。空腹时分节运动几乎不存在。

3. 蠕动 小肠的蠕动是由纵行肌和环行肌共同参与的、向前推进的波形运动。可起始于小肠的任何部位,推进速度为0.5~2.0 cm/s,近端的蠕动速度大于远端,一般行

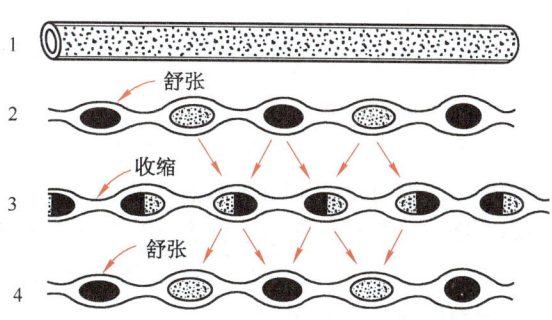

图2-5-7 小肠分节运动模式图
1. 肠管表面观;2、3、4. 肠管纵切面。表示不同阶段的食糜节段分割与合拢的情况

进3~5 cm后即自行消失。蠕动的意义在于使经过分节运动的食糜向前推送。在正常情况下,食糜在小肠内的推进速度平均为1 cm/min,从幽门到回盲瓣需3~5 h。此外,小肠还有一种行进速度很快、传播距离较远的蠕动,称为**蠕动冲**(peristaltic rush),它可将食糜从小肠的起始端一直推送至回肠末端或结肠。蠕动冲可能是由吞咽动作或食糜对十二指肠的刺激引起。

(二) 小肠运动的调节

1. 自身调节 小肠平滑肌产生的慢波电位可引起小肠平滑肌自发的节律性收缩。

2. 神经调节 壁内神经丛对小肠的运动起主要调节作用。小肠内容物的机械性和化学性刺激可作用于肠壁感受器,通过局部反射引起小肠蠕动加强。自主神经中的副交感神经兴奋时加强小肠运动,交感神经兴奋则抑制小肠运动。

3. 体液调节 促胃液素、缩胆囊素、促胃动素、胰岛素和5-羟色胺等可增强小肠运动,促胰液素和胰高血糖素能抑制小肠运动。上述因素可直接作用于小肠平滑肌或通过壁内神经丛而起作用。

第五节 大肠的功能

大肠的主要功能是对消化产物进一步吸收并形成粪便,储存粪便并将其排出体外。

一、大肠液的分泌和作用

大肠液是由大肠黏膜表面的柱状上皮细胞和杯状细胞分泌的碱性液体,pH为8.3~8.4,主要

成分是黏液和碳酸氢盐。其主要作用是保护肠黏膜免受机械损伤和润滑粪便。此外,大肠内有大量的细菌,主要有大肠埃希菌和葡萄球菌等,占粪便固体重量的20%~30%,主要来自食物和空气,其主要作用是能分解食物残渣。分解糖和脂肪的过程称为发酵,分解蛋白质的过程称为腐败;还能合成维生素B和维生素K,并为人体所利用。

二、大肠的运动和排便

大肠的运动少而缓慢,对刺激的反应也较迟缓,这有利于粪便的形成和储存。

(一) 大肠的运动形式

1. 袋状往返运动 这是由环行肌不规律地收缩所引起的运动,使结肠袋中的内容物,向两个方向做短距离的位移,但并不向前推进,常见于空腹时。其作用是有利于内容物的充分混合,有利于内容物与肠黏膜密切接触,促进水和无机盐的吸收。

2. 多袋推进运动 这是一个结肠袋或一段结肠收缩的运动,常见于进食后。其作用是将内容物缓慢地推进到下一肠段。

3. 蠕动 这是由一些稳定向前的收缩波和舒张波所组成,传播的距离短,速度慢。此外,还有一种收缩力强、传播距离远、行进速度快的蠕动,称为集团蠕动,常见于进食后,可能由于胃-结肠反射或十二指肠-结肠反射所引起。它开始于横结肠,可将一部分大肠内容物推送至乙状结肠或直肠而产生便意。

(二) 排便反射

排入大肠的食物残渣可在大肠内停留10 h以上,其中大部分水和无机盐等被吸收,食物残渣经大肠内细菌的发酵和腐败作用,形成粪便。粪便中除食物残渣外,还包括大量的细菌、脱落的肠上皮细胞、肝脏排出的胆色素衍生物,以及肠壁排出的某些金属如钙、镁、汞等盐类。

正常人的直肠中通常没有粪便。当粪便推入直肠后,刺激直肠壁内的机械感受器,冲动沿盆神经和腹下神经传入脊髓腰骶段的初级排便中枢,同时上传至大脑皮质引起便意。如果条件允许,传出冲动经盆神经引起降结肠、乙状结肠和直肠收缩,肛门内括约肌舒张。同时,阴部神经的传出冲动减少,肛门外括约肌舒张,使粪便排出体外。在排便时,腹肌和膈肌收缩,腹内压增加,促进粪便的排出。如排便反射的反射弧受损,大便不能排出,称为大便潴留。如初级排便中枢和大脑皮质发生联系障碍,使大脑皮质失去对排便反射的控制,称为大便失禁。如经常有意识地抑制排便,可使直肠壁内的机械感受器敏感性降低,大便在直肠内停留时间延长,水分吸收过多而变得干硬,不易排出,产生便秘。

第六节 吸 收

一、吸收的部位及其特点

消化道不同部位的吸收能力不同,这主要与消化道各部位的组织结构、食物被消化的程度和食物停留的时间等因素有关。

口腔和食管基本没有吸收功能。胃能吸收乙醇、少量的水和某些药物。小肠是吸收的主要部位,糖类、脂肪、蛋白质的消化产物,钙、铁、镁、钠及维生素,大部分在十二指肠和空肠吸收;回肠吸收维生素 B_{12} 和胆盐。大肠主要吸收水和无机盐(图 2-5-8)。

小肠之所以是吸收的主要部位,是因为小肠具备以下有利条件:① 小肠有巨大的吸收面积。这是因为小肠较长,小肠黏膜有许多环形皱褶,皱褶上拥有大量的绒毛,绒毛表面的上皮细胞的顶端又有许多微绒毛,从而使小肠的吸收面积达 200 m² 以上(图 2-5-9)。② 小肠绒毛内有丰富的毛细血管、毛细淋巴管,绒毛节律性伸缩和摆动,可促进血液和淋巴液的回流。③ 食物在小肠内已被分解成可吸收的小分子物质。④ 食物在小肠内停留的时间较长,为 3~8 h,使营养物质有足够时间被吸收。

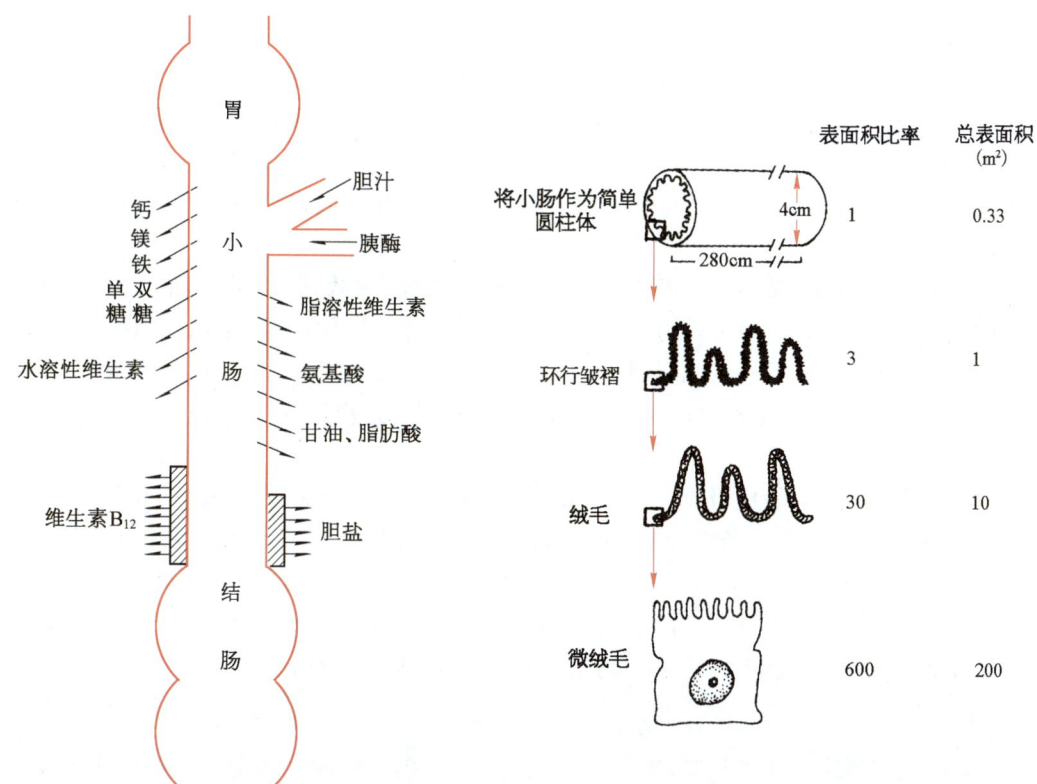

图 2-5-8 主要营养物质在小肠吸收的部位　　图 2-5-9 小肠黏膜表面增大机制的模式图

营养物质的吸收有被动转运和主动转运两种方式。通过跨细胞和旁细胞两种途径进入血液和淋巴。其中跨细胞途径是物质通过小肠绒毛上皮细胞的顶端膜进入胞内,再通过细胞的基底侧膜进入血液和淋巴;旁细胞途径是物质通过细胞间的紧密连接进入细胞间隙,再进入血液和淋巴。

二、小肠内主要营养物质的吸收

(一) 水

机体每日摄取的水为 1.5~2.0 L,消化腺分泌 6~8 L 消化液,而随粪便排出的水为 0.1~0.2 L。因此,每日经过消化道吸收的水分约为 8 L。水分主要靠渗透作用被动吸收,各种溶质特别是 NaCl 的主动吸收所产生的渗透压梯度是水分吸收的主要动力。

(二) 无机盐

一般说,单价碱性盐类如钠、钾、铵盐的吸收很快,多价碱性盐类则吸收很慢或不被吸收。吸收慢或不被吸收的物质,可在肠道内形成高渗而减少水分的吸收,从而被作为泻药,如硫酸镁、硫酸钠等。

1. 钠的吸收 成人每日摄入的 Na^+ 和消化腺分泌的 Na^+ 有 95%～99% 被吸收,吸收的主要部位是小肠。吸收的方式属主动转运。小肠黏膜上皮细胞基底侧膜上的钠泵不断地将细胞内 Na^+ 逆电化学梯度转运至细胞间隙,使细胞内 Na^+ 浓度降低。因此,肠腔液的 Na^+ 可顺电化学梯度不断地向细胞内扩散。同时,Na^+ 的主动转运为 Cl^-、水、葡萄糖和氨基酸等的吸收提供了动力。

2. 铁的吸收 铁吸收的主要部位在十二指肠和空肠。通过跨细胞途径的方式吸收,由顶端膜进入细胞内的铁,一部分从基底侧膜主动转运入血液,其余则被氧化为 Fe^{3+},并与细胞内的脱铁蛋白结合成为铁蛋白,储存在细胞内,调节铁的吸收。

铁的吸收量与人体对铁的需要有关。在正常情况下,成人每日从食物中吸收 1 mg 左右的铁,足以满足正常代谢的要求。而急性失血患者、孕妇、儿童等由于铁的缺失或对铁的需求量增加,铁的吸收也相应增加。铁主要以 Fe^{2+} 形式被吸收,食物中的铁绝大部分是 Fe^{3+},维生素 C 能将 Fe^{3+} 还原为 Fe^{2+} 而促进铁的吸收。铁在酸性环境中易溶解而便于被吸收,故胃液中的盐酸有促进铁吸收的作用。

3. 钙的吸收 钙吸收的主要部位在小肠,其中以十二指肠吸收钙的能力最强。通过跨细胞和旁细胞两种途径进入血液。肠道内的钙通过肠上皮细胞顶端膜的钙通道顺电化学梯度进入细胞内,并与钙结合蛋白结合。进入细胞内的钙,再由位于细胞基底侧膜上的钙泵和 Na^+-Ca^{2+} 交换体的活动主动转运入血;细胞旁路途径为浓度依赖性的被动扩散过程,这一吸收过程在整个肠道中均发生。

食物中的钙只有小部分被吸收,大部分随粪便排出体外。影响钙吸收的因素很多,钙只有呈离子状态下才能吸收,进入小肠的胃酸可使钙呈离子化状态,有助于钙吸收;维生素 D 有促进小肠对钙吸收的作用,又能协助钙从细胞进入血液,故维生素 D 对钙的吸收非常重要;可溶性的钙比不溶性钙更易吸收,故食物中的脂肪、植酸、草酸、鞣酸等因能与钙结合形成不溶性的钙而抑制钙的吸收;食物分解的产物脂肪酸、葡萄糖可增加钙的水溶性,而促进吸收。

(三) 糖

糖吸收的主要部位在十二指肠和空肠。小肠上皮细胞仅能吸收单糖,通过跨细胞途径吸收入血液。吸收的单糖中,葡萄糖约占 80%,其余的单糖是半乳糖、果糖等。

葡萄糖的吸收是逆浓度差进行的主动转运过程,其能量来自钠泵,属于继发性主动转运。小肠基底侧膜上存在钠泵,由于钠泵的活动,造成细胞内低 Na^+。顶端膜上有 Na^+-葡萄糖同向转运体,当 Na^+ 通过该转运体进入细胞内时,同时葡萄糖也逆浓度差进入细胞内。随着细胞内葡萄糖浓度的不断升高,葡萄糖通过基底侧膜上的载体,顺浓度差被动扩散入血液。

半乳糖的吸收机制与葡萄糖基本相同。果糖进入细胞内和由细胞内转运入血液都是通过载体完成的,属被动转运过程。

(四) 蛋白质

蛋白质吸收的主要部位在十二指肠和空肠。蛋白质被分解成氨基酸、二肽和三肽后,以继发性主动转运方式吸收,其具体机制类似于葡萄糖的吸收。所不同的是,小肠上皮细胞顶端膜上有多种转运体,基底侧膜上也有多种载体,从而可将不同种类的氨基酸转运入血。二肽和三肽进入细胞内后,需水解成氨基酸后,才能转运入血。

未经消化的食物蛋白质极少量可被直接吸收。如母亲初乳中的免疫球蛋白,被婴儿直接吸收后可提高机体的免疫力。随着年龄的增长,这种方式的吸收在逐渐减少。如食物蛋白质进入体内,常可作为抗原而引起超敏反应。

(五) 脂肪

脂肪吸收的主要部位在十二指肠和空肠。脂肪、胆固醇酯和卵磷脂在肠腔中被分解成甘油、脂肪酸、一酰甘油、胆固醇和溶血性卵磷脂,通过跨细胞途径吸收入血液和淋巴,以淋巴为主。

甘油和短、中链脂肪酸及一酰甘油,因能溶于水而可直接经小肠黏膜上皮细胞吸收入血液。长链脂肪酸因不溶于水,需与胆盐形成水溶性的混合微胶粒,才可通过肠黏膜上皮细胞表面不流动水层到达细胞的微绒毛的顶端膜,长链脂肪酸以单纯扩散方式进入上皮细胞内,胆盐则返回肠腔中。进入肠上皮细胞内的长链脂肪酸和一酰甘油在细胞内质网中重新合成为三酰甘油,并与细胞合成的载脂蛋白结合形成结构较大的乳糜微粒,乳糜微粒以胞吐的方式释放入组织间隙,进而转运入淋巴。

肠道内的胆固醇主要来自食物和胆汁,影响胆固醇吸收的因素有:① 食物中胆固醇含量越多则吸收也越多。② 食物中脂肪和脂肪酸能促进胆固醇吸收。③ 食物中的植物固醇(豆固醇、谷固醇)能抑制胆固醇吸收。④ 食物中的纤维素、果胶、琼脂等能抑制胆固醇吸收。

第六章 体温

导学

1. 掌握 体温正常值及其生理变动;产热器官与散热形式;体温调定点。
2. 熟悉 机体产热与基础代谢;体温中枢。
3. 了解 产热形式;体温调节方式。

第一节 体温和体热平衡

一、体温的概念和生理变动

机体深部的平均温度称为**体温 (body temperature)**,体温可分**表层温度 (shell temperature)** 和**深部温度 (core temperature)**。表层温度包括皮肤、皮下组织和肌肉等部位的温度,表层温度较低,易受环境温度影响,机体各部之间差异也较大;深部温度主要指心、脑、肺、腹腔脏器的温度,深部温度相对较高、稳定,且各部之间的差异较小。体温与呼吸、血压和心率一样,都是人体重要的生命体征。体温过高可致细胞损伤,体温过低则降低酶的活性。因此,体温的相对恒定是保证机体新陈代谢和生命活动的重要条件。

(一) 人体温度正常值

由于代谢水平不同,人体各器官的产热量和温度也不相同,安静情况下以肝脏产热最多、温度最高,脑部其次,直肠产热较少。由于血液不断循环并交换热量,使内脏器官的温度趋于一致。因此,机体深部血液的温度可以代表内脏器官的平均温度。临床上,无论机体深部器官温度还是深部血液温度都不能无创性地测量,故常选用直肠、口腔和腋窝等临床易测部位的温度来代表体温。

直肠温度 (rectal temperature) 正常值为 36.9~37.9℃,平均值为 37.5℃。其虽较接近深部温度,但由于温度计应插入直肠 6 cm 以上,测量不便,较少应用。正常的**口腔温度 (oral temperature)** 比直肠温度低 0.2~0.3℃,在 36.7~37.7℃,平均值为 37.2℃,测量时将温度计置于舌下并闭口。**腋窝温度 (axillary temperature)** 比口腔温度低 0.3~0.4℃,为 36.0~37.4℃,平均值为 36.8℃。由于测量方便,临床常用。测量时,臂紧贴胸廓,温度计置于腋窝内 5~10 min。

(二) 体温的生理变动

体温恒定是相对的,在生理情况下,体温可随昼夜、性别、年龄、体力活动、精神紧张和环境温度等因素的影响而变动,变动幅度一般不超过1℃。

1. 昼夜变动　体温在昼夜之间有周期性波动,称为昼夜节律或日节律(circadian rhythm)。表现为清晨2～6时体温最低,午后1～6时最高,波动幅度不超过1℃。体温的昼夜节律由体内生物节律(biorhythm)决定。目前认为,下丘脑视交叉上核是生物节律的控制中心。

2. 性别　成年女性体温平均比男性高约0.3℃,这与女性皮下脂肪较多、散热较少有关。女性基础体温还随月经周期(menstrual cycle)变动。排卵前体温较低,排卵日最低,排卵后体温升高0.2～0.5℃。在一个月经周期中,体温最低和最高可相差0.5℃(图2-6-1)。排卵后体温升高与血中孕激素的代谢产物原胆烷醇酮有关,后者可作用于下丘脑体温调节中枢,使体温调定点上移,产热增加。

3. 年龄　由于代谢率随年龄增加而降低,故体温有年龄差异。儿童和青少年的体温较高,老年人体温最低。新生儿特别是早产儿,由于其体温调节机构发育尚不完善,体温调节能力弱,易受环境温度的影响而变动。因此,对新生儿应注意保暖。

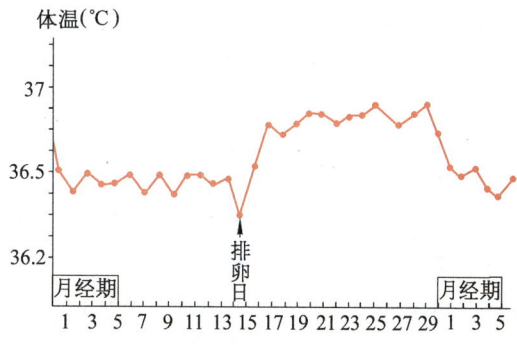

图2-6-1　女性月经周期中基础体温的变动

4. 情绪和体力活动　情绪激动、精神紧张时,骨骼肌张力增加,同时甲状腺激素、肾上腺素分泌增加,致机体代谢活动增加,产热量增加,体温升高。体力劳动时,骨骼肌产热量增加,体温升高。因此,临床上测体温时应让患者安静一段时间后测量,小儿测体温时应防止哭闹。

此外,麻醉药物能抑制代谢而降低体温,应注意麻醉后护理。环境温度变化、进食等也能影响体温,测体温时应予以考虑。

二、体热平衡

(一) 体热来源与基础代谢

机体的热量主要来自体内三大营养物质分解代谢释放的化学能,其中50%以上直接转变为热量;其余化学能则储存于ATP等高能化合物的高能磷酸键上,经过转化、利用,除部分用于肌肉收缩完成机械外功外,最终都转变为热量。一部分热量用以维持体温,多余的热量则由循环血液输送到皮肤并散发到环境。此外,当环境温度高于皮肤温度时,机体被迫从环境中接受热量。人体体温之所以能保持相对稳定,是因为人体存在着体温调节机制,在其控制下,机体的产热(heat production)过程和散热(heat loss)过程保持动态平衡。

基础代谢(basal metabolism)是指人体在基础状态下的能量代谢。基础状态是指机体处于只能维持基本生命活动的状态。基础代谢测量应排除肌肉活动、精神活动、食物的特殊动力效应和环境温度等因素对能量代谢的影响,即机体处于静卧无肌肉活动、清醒无精神紧张、室温(20～25℃)和空腹(进食后12～14 h)状态的能量代谢。单位时间内的基础代谢,称为基础代谢率(basal metabolic rate, BMR)。由于机体产热量与体表面积成正比,若比较不同个体之间能量代谢的大小,应取每平方米体表面积的基础代谢率[kJ/(m²·h)]为宜。基础代谢率受年龄、性别和体温等因素的影响(表2-6-1)。人体体温过高时,基础代谢率将升高。通常体温每升高1℃,基础代谢率将升高13%。

表2-6-1 我国人正常的基础代谢率平均值[kJ/(m²·h)]

年龄(岁)	11~15	16~17	18~19	20~30	31~40	41~50	51以上
男性	195.5	193.4	166.2	157.8	158.6	154.0	149.0
女性	172.5	181.7	154.0	146.5	146.9	142.4	138.6

(二) 产热过程

1. 主要产热器官 人体各组织器官都能分解代谢产热。在安静状态下,内脏是机体的主要产热器官,产热量占总产热量的56%。其中,肝脏是体内最旺盛的代谢器官,产热量最大。骨骼肌是运动时的主要产热器官,骨骼肌占体重的40%,具有巨大的产热潜能。骨骼肌运动时,分解代谢增强,产热量显著增加,占总产热量的90%。

2. 产热形式 机体有多种产热形式,如基础代谢产热、骨骼肌运动产热、食物的特殊动力效应产热、寒战产热和非寒战产热等。

(1) 基础代谢产热:基础代谢产热是人体主要的产热方式,其产热量的70%来自内脏和脑的代谢。

(2) 骨骼肌运动产热:骨骼肌活动对能量代谢的影响极为显著,其轻微运动即可提高代谢率,产热量显著增加,并与运动强度成正比。剧烈的骨骼肌运动产热量是安静时的10~40倍。

(3) 食物的特殊动力效应产热:人体在进食后的一段时间内,其产热量比进食前有所增加,这种进食能刺激机体额外消耗能量的现象称为**食物的特殊动力效应**(specific dynamic effect)。不同营养物质的特殊动力效应各不相同,蛋白质、糖、脂肪的特殊动力效应分别为30%、6%和4%;进食混合性食物约10%,这可能与肝脏处理氨基酸或合成糖原等过程有关。

(4) 寒战产热:寒战是指安静时,人体在寒冷的环境中,伸肌和屈肌同时发生不自主的节律性收缩,但不做外功的现象。寒战时释放的能量全部转化为热量,这样的产热方式称为**寒战产热**(shivering thermogenesis)。寒战可使机体的代谢率增加4~5倍,维持在寒冷环境中的体温恒定。

(5) **非寒战产热**(non-shivering thermogenesis):又称代谢产热,是指在寒冷的环境中,机体通过提高组织代谢率而增加产热的现象。非寒战产热最强的组织是**棕色脂肪组织**。新生儿的棕色脂肪组织较多,在寒冷环境中,交感神经促使棕色脂肪组织分解代谢,产热量增加1倍。由于新生儿体温调节功能尚不完善,不能发生寒战,只能通过非寒战产热来维持在寒冷环境中的体温恒定,其中棕色脂肪组织起着重要作用。成年人的棕色脂肪组织较少,其产热量占非寒战产热总量的10%~15%。

3. 产热调节 寒冷环境可刺激机体温度感受器,将信息传入下丘脑的体温调节中枢,其传出通过脊髓前角运动神经元反射性地引起骨骼肌肌紧张增加和寒战产热;通过交感神经-肾上腺髓质系统,使肾上腺素和去甲肾上腺素释放增多;通过下丘脑-腺垂体-甲状腺轴的调节,使甲状腺激素释放增多,机体代谢水平提高,增加非寒战产热。

(三) 散热过程

1. 散热器官 皮肤是人体主要的散热器官,而皮肤血流量是影响机体散热的重要因素。当环境温度低于皮肤温度时,大部分体热可通过辐射、传导和对流的方式,经皮肤散发。少部分体热可随呼吸、尿液、粪便等排泄途径散发。当环境温度高于皮肤温度时,机体则通过蒸发散热,以出汗形式增加散热量。

2. 散热形式

(1) **辐射散热**(thermal radiation):指人体以热射线的形式向环境较冷物体发散热量的一种散热方式。在室温、裸体情况下,人体散热量的60%是通过辐射散热的。辐射散热量与皮肤、环境之间的温度差和辐射的有效面积成正比。当皮肤温度高于外界温度时,温度差和有效辐射面积越大,辐射散热量越大;反之,辐射散热量减少。

(2) **传导散热**(thermal conduction):指机体与较冷物体直接接触,将热量传导散发的一种方式。传导散热量与皮肤所接触物体之间的温度差、接触面积、接触物的热导率成正比。通常金属、水的热导率高,空气、衣物的热导率低。衣物被浸湿后,传导散热可增加20倍。临床上,用冰帽、冰袋冷敷等方法给高热患者降温,就是利用传导散热这个原理。

(3) **对流散热**(thermal convection):指通过空气或液体的流动进行热量交换的一种散热方式。当皮肤温度高于环境温度时,皮肤通过传导散热加温皮肤周围的空气层,空气因加热而流动带走体热;周围温度较低的空气随之流入填补,如此循环往复,实现对流散热。对流散热量与皮肤、环境之间的温度差和风速成正比。

(4) **蒸发散热**(thermal evaporation):指水分从皮肤表面汽化时,带走机体热量的方式。人体表面每蒸发1g水,可带走2.43 kJ热量。当环境温度高于皮肤温度时,辐射、传导、对流几种被动散热方式将失去散热意义,蒸发成为皮肤唯一有效的散热方式。蒸发根据机体能否感受,分为**不感蒸发**(insensible evaporation)和**发汗**(sweating)两种形式。

不感蒸发又称为**不显汗**(insensible perspiration),是指水分从皮肤和黏膜(主要是呼吸道黏膜)表面不断渗出并汽化的过程。这种蒸发不被人体察觉,与汗腺活动无关。即使环境温度低于皮肤温度,人体每日可不感蒸发约1 000 ml水分,其中从皮肤表面蒸发600~800 ml,从呼吸道黏膜蒸发200~400 ml。在肌肉活动或发热状态下,不感蒸发将增加,如犬在高温环境中通过**热喘呼吸**(panting)来增加不感蒸发散热量。

发汗是指汗腺主动分泌汗液的过程,通过汗液蒸发而散热,又称为**可感蒸发**(sensible evaporation)。汗腺分为大汗腺和小汗腺,其中小汗腺分布于全身,其泌汗能力强。汗液的成分主要是水,占99%,含有少量的NaCl、尿素和乳酸等固体物质。汗液来自血浆,在排泄过程中,其内的NaCl可在醛固酮作用下被汗腺腺管重吸收,故排出体外的汗液是低渗的。所以,大量出汗会造成机体高渗性脱水。

3. 散热调节 机体主要通过发汗和皮肤血流量的改变来调节散热过程。

(1) 发汗:由温热刺激引起的发汗,称为**温热性发汗**(thermal sweating)。在安静状态下,环境温度达到30℃左右便开始发汗;如果空气湿度高、衣着多时,气温25℃便可引起发汗。**温热性发汗中枢**(thermal sweating center)位于下丘脑,经交感神经节后胆碱能纤维传出,使全身小汗腺分泌汗液,蒸发散热有调节体温作用。由情绪紧张和恐惧等精神因素引起的发汗,称为**精神性发汗**(mental sweating),其发汗中枢位于大脑皮质运动区,这种汗液分泌主要见于掌心、足底和腋窝,与体温调节无关。在劳动或运动时,这两种类型发汗经常混合出现。

汗腺的分泌受神经和体液因素的双重调节。运动、睡眠和用解热药以后,发汗中枢兴奋性增高,汗腺分泌增加。运动时皮肤血流量增加可加强汗腺分泌。注射乙酰胆碱或毛果芸香碱可引起发汗,阿托品可抑制汗腺分泌。肾上腺素可以加强乙酰胆碱对汗腺的分泌作用。此外,汗腺细胞分泌汗液时,还可释放一种激肽原酶,使组织液中的激肽原转变为缓激肽,后者使汗腺和皮肤的小血管舒张,增加皮肤血流量,汗腺分泌增强,加强散热。

(2) 皮肤血流量:皮肤血流量增加,皮肤温度升高,有利于辐射、传导散热;同时汗腺血供增多,有利于出汗、蒸发散热。皮肤血管受交感缩血管神经支配,在炎热环境中,可反射性地引起皮肤交感缩血管神经紧张性降低,皮肤血管舒张,同时皮肤动-静脉吻合支开放,皮肤血流量增加,散热效应增强;反之,在寒冷环境中,皮肤交感缩血管神经紧张性增强,血管收缩,皮肤血流量减少,散热效应减弱。

第二节 体温调节

人体体温之所以能够保持相对稳定是因为机体存在**自主性体温调节(automatic thermoregulation)**和**行为性体温调节(behavioral thermoregulation)**机制。其中自主性调节是体温调节的基础,行为性体温调节是自主性体温调节功能的补充。

一、自主性体温调节

自主性体温调节是指在体温调节中枢的控制下,温度感受器接受体内、外环境温度变化的刺激后,能反射性地引起内分泌腺、骨骼肌、皮肤血管和汗腺等组织的活动改变,通过增减细胞代谢水平、寒战、皮肤血流量和发汗等生理调节反应,维持产热和散热过程的动态平衡(图2-6-2)。

(一)温度感受器

温度感受器(thermoreceptor)根据其分布部位不同,分为**外周温度感受器(peripheral thermoreceptor)**和**中枢温度感受器(central thermoreceptor)**两类。

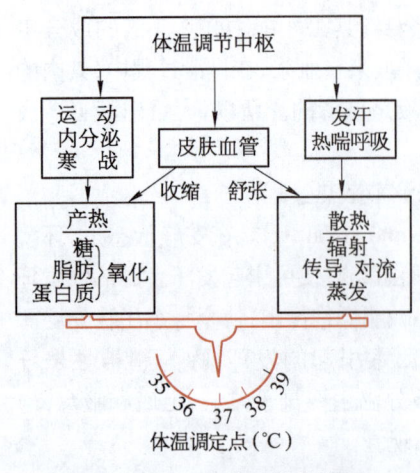

图2-6-2 产热和散热过程相对平衡示意图

1. 外周温度感受器 指分布于中枢神经系统以外的、对温度变化敏感的游离神经末梢,其分为**冷感受器(cold receptor)**和**热感受器(warm receptor)**。在皮肤以冷感受器为主,它们将环境、内脏及肌肉的温度变化传递给体温调节中枢。在实际生活中,当皮肤温度低于30℃时,冷感受器活动最强,人体会产生冷觉;当皮肤温度达35℃时,热感受器传入冲动增多,则产生热觉。此外,皮肤温度感受器对温度的变化速率更为敏感。

2. 中枢温度感受器 指存在于中枢神经系统内的、对温度变化敏感的神经元。下丘脑、脑干网状结构和脊髓都有中枢温度感受器,分为**热敏神经元(warm sensitive neuron)**和**冷敏神经元(cold sensitive neuron)**。实验中,温度升高时,神经冲动发放频率增加者,称热敏神经元;温度下降时,冲动发放频率增加者,称冷敏神经元(图 2-6-3)。这两种神经元往往存在于同一神经组织中,但在下丘脑的 视前区-下丘脑前部 (preoptic anterior hypothalamus, PO/AH)以热敏神经元为主,而脑干网状结构和下丘脑的弓状核则以冷敏神经元为主。中枢温度感受器可直接感受流经脑和脊髓的血液温度变化,并将温度变化信息传递给体温调节中枢。

(二)体温调节中枢及调定点

1. 体温调节中枢的部位 从大脑皮质到脊髓的各级中枢都有参与体温调节的中枢结构。体温调节的基本中枢位于下丘脑,包括 PO/AH 和下丘脑后部。目前认为 PO/AH 的一部分温度敏感神经元不仅具有温度感受器的作用,感受局部脑温度的变化,而且接受来自其他部位的中枢和外周温度感受器传入的信息;还可接受各种 致热源(pyrogen)、5-羟色胺、去

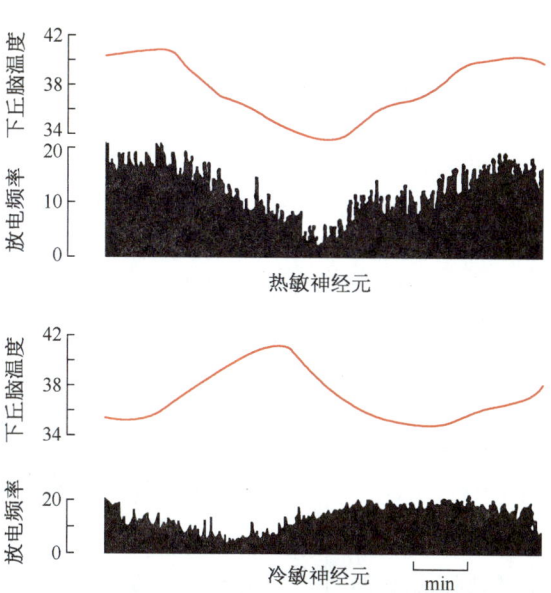

图 2-6-3 下丘脑温度敏感神经元在不同局部温度(℃)情况下的放电频率(次/秒)

甲肾上腺素和多种肽类物质的直接作用,以影响体温。实验破坏下丘脑的 PO/AH 区域,动物体温调节能力明显减弱,提示下丘脑的 PO/AH 是体温调节的整合机构,其发出的信息经下丘脑后部传出,调节机体的产热和散热活动。

大脑皮质在体温调节中有重要作用,如去大脑皮质的动物,其体温虽然可保持正常,但对环境中冷、热刺激的反应明显迟钝。机体可通过条件反射对体温进行调节,如与寒冷或酷热有关的视觉和听觉刺激可改变机体代谢水平。甚至长期在高温或低温场所工作,可通过条件反射提高机体对高温和寒冷的耐受力,适应环境温度的长期变化。

2. 体温调定点学说 关于体温调节的机制,即如何将体温维持在某一水平(正常水平为 37℃),常用 体温调定点(set point)学说来解释。该学说认为,人和高等恒温动物的体温调节类似于恒温器的调节,调定点的作用相当于恒温箱的调定器,是调节温度的基准。目前认为 PO/AH 的温度敏感神经元的功能状态起着调定器的作用,其决定的温度值称为体温调定点,为调节体温的基准。如正常人体温调定点设定为 37℃,体温调节中枢就按照这个设定的温度进行负反馈性的体温自动调节。当体温和调定点温度一致时,零偏差信息输入体温调节中枢,这时机体的产热活动和散热活动保持平衡。当各种因素(运动增加或高温环境)使体温高于调定点温度时,正的偏差信息通过体温调节中枢使散热活动增加,即皮肤血管扩张,皮肤血流量增加,汗腺分泌,同时产热活动减少,即骨骼肌的紧张度下降或甲状腺和肾上腺的分泌减少,使升高的体温回降到调定点水平。反之,当各种因素(寒冷环境等)使体温低于调定点水平,负的偏差信息通过体温调节中枢使产热增加,而散热减少,即皮肤血管收缩,皮肤血流量减少,汗腺分泌停止,使降低的体温回升到调定点水平(图 2-6-4)。

关于调定点水平的设置尚无完全定论,但 PO/AH 的温度敏感神经元的活动决定了体温调定点的高低。正常情况下,体温调定点的变动范围很小,但也可因生理或病理因素发生一定的改变。

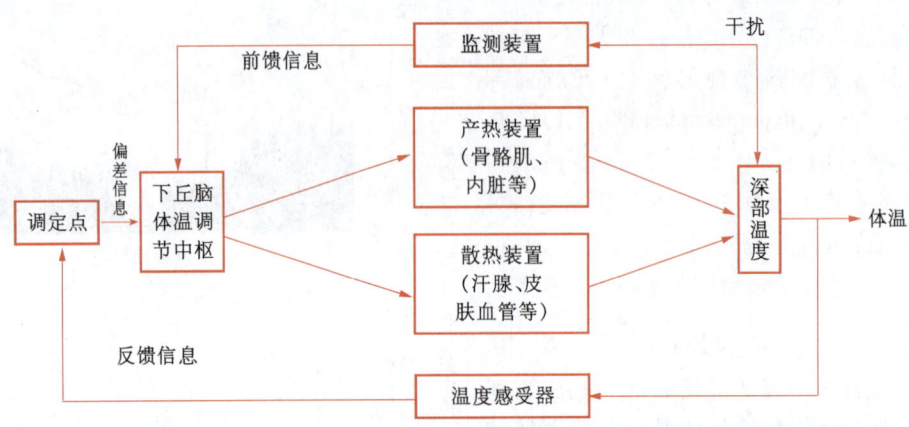

图 2-6-4 体温调节的自动控制机制示意图

如细菌感染时,致病菌释放的致热原可使热敏神经元的温度反应阈值升高,冷敏神经元的温度反应阈值降低,体温调定点被上移,如39℃。此时,因体温为37℃低于调定点,使散热减少、产热增多,出现**发热(fever)**,体温升高直至39℃。只要致热原不除,机体的产热和散热就会在39℃维持动态平衡,即人体处于持续发热状态。解热药可将被致热原上移的体温调定点下移到正常水平,发热患者出现散热增多,产热减少,体温逐渐下降,恢复到正常调定点水平。

环境温度过高会引起机体中暑,体温也升高,但这种体温升高不是因为体温调定点上移,而是由于体温调节中枢本身的功能障碍,导致散热不良所致,为非自主性体温调节。

(三)体液调节

自主性体温调节可通过体温调节中枢,经神经-体液调节,改变内分泌腺的激素分泌,参与机体的非寒战产热活动调节。如在寒冷环境中,可通过交感神经促进肾上腺素、去甲肾上腺素、甲状腺激素和生长激素分泌增加。甲状腺激素是产热活动调节中最主要的体液因素之一,可使机体大多数组织的能量代谢水平增加20%~30%,产热量增大,其特点是作用缓慢,但持续时间久。肾上腺素、去甲肾上腺素和生长激素的分泌也增加机体产热活动,其特点是起效快,但持续时间短。

二、行为性体温调节

行为性体温调节是指机体通过有意识的行为活动改变,来调节体热平衡的一种方式。例如,在不同温度环境中,人体会采取某种姿势来改变体表的有效散热面积,或增减衣着来改变传导、对流散热,或在寒冷环境中的跑步产热以御寒等,甚至人类还可以创造或使用空调等设备,改善局部环境气候,使气温有利于机体通过自主性体温调节就能达到体温的恒定。因此,对于人类和恒温动物来说,行为性体温调节是自主性体温调节功能的补充。但对于变温动物来说,行为性体温调节则是其重要的体温调节方式。

第七章 尿的生成和排出

导学

1. 掌握 肾小球滤过功能及影响滤过的因素、肾小管和集合管物质转运功能及其调节机制；尿生成的自身调节和体液调节（血管升压素、醛固酮）。
2. 熟悉 排泄与排泄途径；两类肾单位，肾脏血液循环的特征和调节；尿液浓缩和稀释机制。
3. 了解 肾单位结构、球旁器；尿量及理化特性，排尿反射。

肾脏是机体重要的排泄器官，其主要功能是生成尿液，而尿液储存和排出则主要由膀胱完成。肾脏通过尿液生成与排出以实现：① 排出机体的大部分代谢终产物和进入体内的异物。② 调节体内水与电解质的平衡。③ 调节机体酸碱平衡与晶体渗透压平衡的功能。此外，肾脏也具有内分泌功能，通过分泌促红细胞生成素、肾素、羟化维生素 D_3 和前列腺素等生物活性物质，调节红细胞的生成、循环血量、血压和 Ca^{2+} 代谢等。因此，肾脏是维持和调节机体内环境稳态的重要脏器之一。

尿的生成包括肾小球的滤过、肾小管与集合管的重吸收和分泌三个基本过程。

第一节 肾脏的微细结构和血液循环

一、肾脏的微细结构

（一）肾单位

1. 肾单位的结构 肾单位是肾的基本功能单位，与集合管共同完成尿的生成过程（图1-5-3）。肾单位是由肾小体和肾小管两部分组成，肾小体分布在肾皮质，包括肾小球和肾小囊两部分。肾小球是一团毛细血管网，又称血管球，其两端分别与入球微动脉和出球微动脉相连（图2-7-1、图2-7-2）。肾小球外面的包囊称为肾小囊，是由两层膜构成，其脏层膜紧贴在毛细血管壁上，壁层膜与肾小管壁相连；两层上皮细胞之间的腔隙称为囊腔，与肾小管管腔相通。肾小管由近端小管、髓袢细段和远端小管三部分构成。近端小管包括近曲小管和髓袢降支粗段；髓袢细段由髓袢降支和髓襻升支组成;远端小管包括髓襻升支粗段和远曲小管,其末端与集合管相连。集合管不包括在肾单位内,但是在尿液浓缩和稀释过程中起着重要作用。每一条集合管接受多条远曲小管运来的液体,许多集合管又汇入乳头管,最后形成的尿液经输尿管进入膀胱并排出体外。

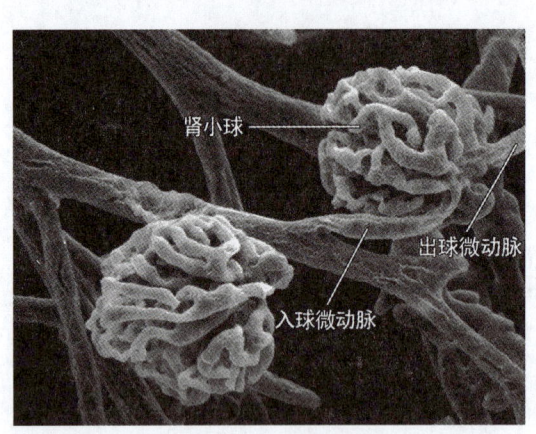

图2-7-1 肾小球与相连动脉(扫描电镜图)

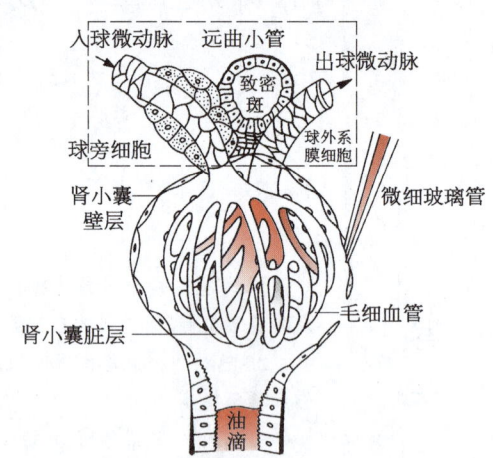

图2-7-2 肾小球、肾小囊穿刺和球旁器示意图(方框示球旁器)

2. 肾单位的分类 肾单位按其肾小体所在部位不同,可分为皮质肾单位和近髓肾单位两类(图2-7-3)。

(1) 皮质肾单位:肾小体主要分布于肾的外皮质层和中皮质层,占肾单位总数的85%~90%。这类肾单位的肾小球体积较小;入球微动脉的口径比出球微动脉粗,两者口径之比约为2:1。出球微动脉形成第二次毛细血管网,围绕皮质部分的肾小管。此类肾单位的髓襻甚短,只达外髓质层,有的甚至不到髓质。此外,皮质肾单位的球旁细胞所含的肾素颗粒较多。在功能上,皮质肾单位与尿的生成,以及肾素的合成和释放关系较大。

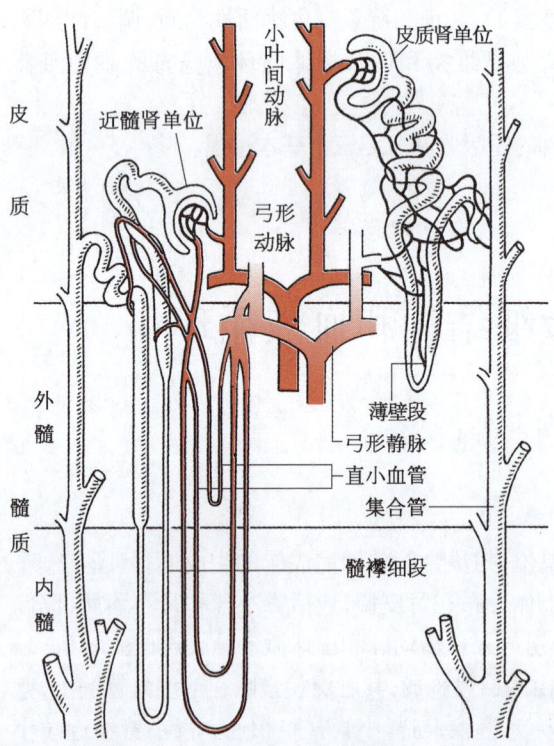

图2-7-3 肾单位和肾血管的示意图

(2) 近髓肾单位:肾小体分布于靠近肾髓质的内皮质层,占肾单位总数的10%~15%。这类肾单位的肾小球体积较大;其髓襻甚长,可深入到内髓质层,有的甚至到达乳头部。入球微动脉和出球微动脉的口径大小没有明显差异,甚至比出球微动脉的口径还要细。出球微动脉不仅形成缠绕邻近的近曲小管或远曲小管的网状毛细血管,而且还形成细而长的"U"形直小血管。直小血管可深入到内髓质层。相邻的"U"形直小血管之间有吻合支,血液可以相通。此外,近髓肾单位的球旁细胞几乎不含肾素。近髓肾单位和直小血管的这些解剖特点,决定了它们在尿的浓缩与稀释过程中起重要作用。

(二)球旁器

球旁器(juxtaglomerular apparatus)位于肾小体附近,由球旁细胞、致密斑和球外系膜细胞3种特殊的细胞组成(图2-7-2)。

1. 球旁细胞 指位于入球微动脉中膜内的肌上皮样细胞,细胞呈球形或卵圆形,其内含有肾素分泌颗粒。

2. 致密斑 位于远曲小管的起始部分,此处的上皮细胞变为高柱状细胞,局部呈现斑纹状隆起,排列紧密,称为致密斑,致密斑与入球微动脉和出球微动脉相接触。致密斑可感受小管液中NaCl含量和小管液流量的变化,并将信息传递至球旁细胞,调节肾素的释放。

3. 球外系膜细胞 指位于入球小动脉和出球微动脉之间的一群细胞,具有吞噬等功能。

二、肾脏血液循环

1. 肾脏血液循环的特征 其一,流量大,两个肾脏的血流量约为1 200 ml/min,是机体内每100 g器官组织每分钟血流量的第一位。其二,肾内血流分布不均,约94%的血液分布在肾皮质层,5%~6%分布在外髓,其余不到1%供应内髓,通常肾血流量主要指肾皮质血流量。其三,两次形成毛细血管网。肾动脉由腹主动脉垂直分出,依次分支后形成入球微动脉,进入肾小体分支构成毛细血管网,后者汇集成出球微动脉离开肾小体。由于肾动脉直接来自腹主动脉,加之皮质肾单位入球微动脉的口径比出球微动脉的粗,故毛细血管血压高达60~65 mmHg(7.98~8.65 kPa),相当于正常平均动脉压的60%左右。这一高压有利于肾小球滤过。出球微动脉再次形成毛细血管网缠绕于肾小管和集合管的周围,此时毛细血管内压较低,而血浆胶体渗透压较高,有利于肾小管的重吸收。肾动脉经过第二次毛细血管网后汇合成静脉回流到下腔静脉(图2-7-3)。

2. 肾血流量的调节

(1) 肾血流量的自身调节:离体肾实验观察到,当灌注压在80~180 mmHg(10.64~23.94 kPa)范围内变动时,肾血流量将不随灌注压的升高而增加。上述现象在去神经支配的肾脏或离体肾脏中都存在,称为肾血流量的自身调节。关于自身调节的机制,多以肌源学说解释。该学说认为肾灌注压增高时,血管平滑肌因灌注压增加而受到牵张刺激,使平滑肌的紧张性加强,血管口径相应缩小,保持肾血流量稳定,而当灌注压减小时则发生相反的变化。此外,管-球反馈可能也参与了活动。当肾血流量和肾小球滤过率增多,到达致密斑处小管液NaCl含量和流量增加,其信息反馈至肾小球引起入球微动脉收缩,肾血流量和肾小球滤过率恢复至原来水平,反之亦然。小管液流量变化影响肾血流量和肾小球滤过率的现象称为**管-球反馈**(tubuloglomerular feed back)。致密斑在管-球反馈环节中起到了**传感器**(sensor)的作用。

(2) 肾血流量的神经和体液调节:肾脏交感神经活动加强时,引起肾血管收缩,肾血流量减少;在体液调节因素中,肾上腺素与去甲肾上腺素、血管升压素和血管紧张素等均能使肾血管收缩,肾血流量减少。内皮细胞通过旁分泌释放内皮素也能引起肾血管收缩,释放的一氧化氮和前列腺素则可使肾血管扩张。

第二节 肾小球的滤过功能

肾小球滤过（glomerular filtration）是肾脏生成尿的初始阶段。循环血液经过肾小球毛细血管时，除了血细胞和血浆中的大分子蛋白质外，其他物质均可以滤过进入肾小囊内形成原尿，亦称为滤液。用微穿刺技术抽取囊腔中滤液分析证明，滤液中除了蛋白质含量甚少之外，其他各种物质浓度以及晶体渗透压、酸碱度均与血浆的相似，由此证明囊内液是血浆的超滤液。单位时间内（每分钟）两肾生成的超滤液总量称为**肾小球滤过率**（glomerular filtration rate, GFR）。体表面积为 $1.73 m^2$ 的个体，其肾小球滤过率为 125 ml/min 左右。照此计算，两侧肾脏每昼夜生成的超滤液总量高达 180 L 左右。肾小球滤过率和肾血浆流量的比值称为**滤过分数**（filtration fraction, FF）。经测算肾血浆流量为 660 ml/min，故滤过分数为 $125/660 \times 100\% \approx 19\%$，这说明流经肾脏的血浆约有 1/5 经肾小球滤过成为超滤液。

肾小球滤过率值的大小主要取决于滤过膜的面积、通透性和有效滤过压。

一、滤过膜及其通透性

滤过膜亦称滤过屏障，是肾小球毛细血管和肾小囊之间的组织结构，是肾小球滤液生成时必须通过的滤过屏障。滤过膜从内向外分别由肾小球毛细血管内皮细胞、基膜和肾小囊脏层足细胞的足突共 3 层构成（图 1-5-5）。内皮细胞膜上有许多直径为 70~90 nm 的小孔，可防止血细胞通过，但对血浆蛋白的滤过可能不起阻留作用；基膜上存在着 4~8 nm 大小的微纤维网孔，既是滤过膜的主要滤过屏障，又是决定着不同大小分子能否滤过的关键部位；肾小囊上皮细胞的足突之间相互交错形成裂隙，裂隙上覆盖一层裂隙膜，膜上有直径 4~14nm 的孔，与上述两层膜共同形成肾小球滤过的机械屏障。同时，滤过膜的 3 层结构中均含有许多带负电荷的物质（主要为糖蛋白），对血浆蛋白等带负电荷的分子具有排斥作用而限制它们的滤过，从而形成了肾小球滤过的电学屏障。

通常情况下滤过膜的通透性受着上述机械和电学屏障的双重影响。实验表明，有效半径<2 nm 的中性右旋糖酐能自由通过滤过膜，而半径>4.2 nm 则完全不能通过；有效半径在 2~4.2 nm 的右旋糖酐，其滤过量与有效半径成反比，即随着有效半径增大，滤过量就不断减少（图 2-7-4）。带正电荷的右旋糖酐较易被滤过，而带负电荷的右旋糖酐则较难通过。血浆白蛋白虽然其有效半径为 3.6 nm，由于其带负电荷，故难以通过滤过膜。

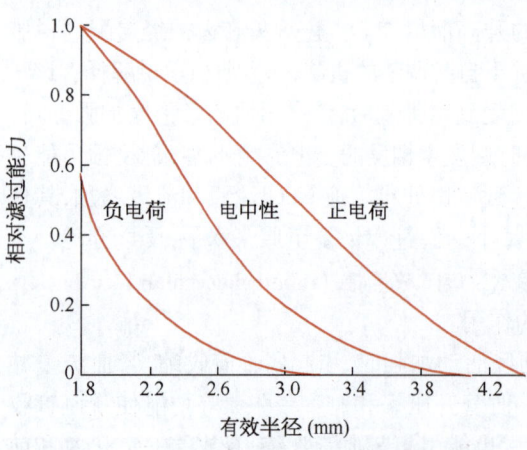

图 2-7-4 不同分子的有效半径和不同性质电荷对右旋糖酐滤过能力的影响

二、有效滤过压

肾小球有效滤过压是肾小球滤过作用的动力,其形成机制与组织液生成类似,不同的是肾小囊内超滤液中蛋白质浓度较低,其胶体渗透压可忽略不计。因此,肾小球毛细血管血压是滤过的唯一动力,而血浆胶体渗透压和囊内压则是滤过的阻力。肾小球有效滤过压=肾小球毛细血管压-(血浆胶体渗透压+肾小囊内压)(图2-7-5)。

用微穿刺法测得大鼠肾小球毛细血管血压平均值约为 45 mmHg,由毛细血管的入球端到出球端血压下降不多,两端的血压几乎相等;肾小囊内压与近曲小管内压力相近,约为 10 mmHg;毛细血管入球端的血浆胶体渗透压约为 25 mmHg,由于滤液不断生成而血浆蛋白浓度逐渐增加,血浆胶体渗透压也逐渐升高,至出球端可上升到 35 mmHg。因此,在入球端,有效滤过压=45-(25+10)=10 mmHg;在出球端,有效滤过压=45-(35+10)=0 mmHg。当有效滤过压下降到零时滤液生成停止,称为滤过平衡(filtration equilibrium)。由此可见,肾小球毛细血管入球端到出球端的移行过程中滤液并不是均匀性生成,滤液生成仅在滤过平衡出现之前,如果滤过平衡不出现,则全段毛细血管均可以有滤液的生成。

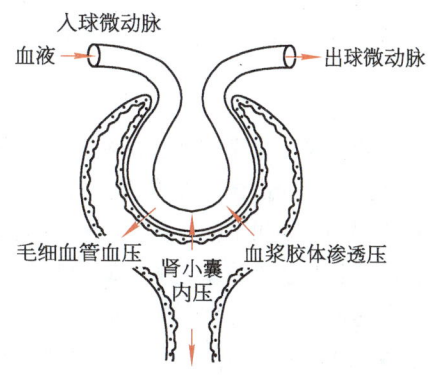

图 2-7-5 肾小球有效滤过压示意图

三、影响肾小球滤过的因素

肾小球的滤过决定于滤过膜的面积与通透性、有效滤过压以及肾血浆流量。因此,凡是能影响上述几方面的任何因素均能影响肾小球的滤过。

(一) 滤过膜面积与通透性

人体两侧肾脏滤过膜总面积达 1.5 m² 以上,且在生理情况下全部肾小球都在活动,足以保证肾小球持续而稳定的滤过。但在急性肾小球肾炎时,由于肾小球毛细血管管腔变窄或完全阻塞,以致活动的肾小球数目下降,有效滤过面积减少,因而使肾小球滤过率降低,造成少尿或无尿。正常情况下滤过膜通透性相对稳定,当发生肾小球肾炎时,滤过膜会增殖变厚,孔隙变小,机械屏障作用增加而使滤过率下降;同时滤过膜上所带的负电荷基团减少,电学屏障作用减弱,致使血浆蛋白滤出,也可出现蛋白尿。

(二) 有效滤过压

1. 肾小球毛细血管血压　如前所述,由于肾血流量具有自身调节机制,毛细血管血压能维持稳定,使肾小球滤过率基本保持不变。但当动脉血压降到 80 mmHg 以下时,肾小球毛细血管血压将相应下降,有效滤过压也随之降低,肾小球滤过率随之减少。当动脉血压降到 40~50 mmHg 以下时,肾小球滤过率将降低到零,导致尿生成停止。

2. 血浆胶体渗透压　人体血浆胶渗透压在正常情况下波动范围很小,对肾小球有效滤过压不会产生明显影响。但若血浆蛋白浓度相对或绝对地明显降低时,血浆胶体渗透压将降低,肾小球有效滤过压将升高,肾小球滤过率也随之增加。例如,由静脉快速注入生理盐水时,肾小球滤过率将会增加,其原因之一可能是血浆胶体渗透压的降低,使有效滤过压升高所致。

3. 肾小囊内压 在正常情况下,肾小囊内的超滤液不断生成,又不断经肾小管引流带走,两者总是处于动态平衡状态。因此,肾小囊内压稳定在 10 mmHg。但当肾盂或输尿管结石、肿瘤压迫或其他原因引起输尿管阻塞时,肾盂内压会显著升高,肾小囊内压也将升高,致使有效滤过压降低,肾小球滤过率减少;在一些溶血性疾病,由于大量的红细胞破裂,血浆游离血红蛋白明显增多,分子量小的血红蛋白易通过滤过膜进入滤液中,则出现血红蛋白尿。过多的血红蛋白还可堵塞肾小管,导致肾小囊内压升高和肾小球滤过率降低。

(三) 肾血浆流量

肾血浆流量主要通过影响肾小球滤过平衡来影响肾小球滤过率。如果肾血浆流量加大,肾小球毛细血管内血浆胶体渗透压的上升速度减慢,滤过平衡则靠近出球微动脉端,肾小球滤过率将随之增加。如果肾血浆流量进一步增加,血浆胶体渗透压上升速度就进一步减慢,肾小球毛细血管的全长都达不到滤过平衡则全程均有滤液生成。相反,肾血浆流量减少时,血浆胶体渗透压的上升速度加快,滤过平衡则靠近入球微动脉端,肾小球滤过率将减少。在病理情况下,如严重缺氧、中毒性休克时,交感神经兴奋导致肾动脉收缩,或高血压晚期、肾动脉硬化等都会使肾血浆流量下降,肾小球滤过率也因此减少。

第三节 肾小管和集合管的物质转运功能

一、肾小管和集合管的物质转运概述

肾小管和集合管的物质转运功能包括重吸收和分泌,**重吸收 (reabsorption)** 是指小管液中的物质通过上皮细胞转运到管周毛细血管的过程;**分泌 (secretion)** 是指肾小管上皮细胞将血液中或自身产生的物质转运到小管液的过程。由于人体两肾每日生成的滤液约 180 L 之多,并且含有大量的葡萄糖、氨基酸和各种无机盐等机体需要的物质,因此物质转运的意义在于将机体需要的水分和有用物质重吸收回来,而将机体代谢终产物和进入体内的有害物质排出体外。小管液在流经肾小管和集合管全程后约 99% 的水被重吸收,每昼夜生成的终尿仅约为滤液的 1%;其他的溶质部分则根据机体情况或重吸收或分泌。

(一) 重吸收的部位和特点

肾小管各段和集合管均有重吸收的功能,但是存在着部位差异性。由于近曲小管上皮细胞有微绒毛刷状缘、膜通透性大、载体和钠泵数量多等原因,故其重吸收能力最强,其重吸收量占小管滤液总量的 65%~70%,称此现象为管-球平衡。髓袢重吸收量占滤液的 10%~15%,主要重吸收一部分水和 NaCl。近曲小管和髓袢重吸收基本上不受神经和体液因素影响,属于不可调节性重吸收。远曲小管和集合管重吸收量占滤液的 15%~30%,主要重吸收水和 Na^+ 等,该部位重吸收接受神经和体液因素影响,故是调节排出尿液质和量的重要部位。

肾小管和集合管对各种物质的重吸收具有选择性和有限性,如葡萄糖 100% 被重吸收,而肌酐等则完全被排出;滤液中葡萄糖含量超过了肾阈值则不能完全被重吸收,将出现尿糖现象。

(二) 重吸收的途径和方式

肾小管和集合管重吸收分为跨细胞途径和细胞旁途径，前者是小管液中的物质先通过小管上皮细胞管腔膜转运到细胞内，然后通过管周膜进入到组织液和血液中；细胞旁途径则是小管液中的无机盐或水通过小管上皮细胞之间的紧密连接先进入细胞间隙，再转入血液。

肾小管和集合管重吸收方式可分为被动转运和主动转运以及胞吞等，其详细机制见下篇第一章细胞的基本功能。

二、肾小管和集合管中物质的重吸收与分泌

（一）Na^+、Cl^- 和水的重吸收

1. 近端小管 超滤液中 99% 以上的 Na^+ 被重吸收。除髓袢降支细段对 Na^+ 几乎不通透外，肾小管各段和集合管都能重吸收 Na^+。在近端小管前半段 Na^+ 重吸收机制，主要伴联着葡萄糖、氨基酸同向协同转运以及 $Na^+ - H^+$ 交换方式进行（图 2-7-6）。此段肾小管液内 Na^+ 浓度高于上皮细胞内，且管腔膜对 Na^+ 的通透性较高，故 Na^+ 通过与葡萄糖、氨基酸同向协同转运的方式，以及 $Na^+ - H^+$ 交换的方式，经跨细胞途径进入肾小管上皮细胞，再由管周膜和侧膜上的钠泵不断地将细胞内 Na^+ 主动转运到细胞间隙。其结果不但降低了细胞内的 Na^+ 浓度，促进肾小管内 Na^+ 不断地扩散进入细胞，同时由于细胞间隙的 Na^+ 浓度增加带动了渗透压上升，在渗透压差的吸引下管腔内的水经细胞旁途径进入细胞间隙，提高了细胞间隙的静水压。细胞间隙中压力升高既可驱使间隙中 Na^+ 和水进入毛细血管，也可以使 Na^+ 和水通过紧密连接反流到肾小管腔内，后一现象称为**回漏（back-leak）**。至于是否发生回漏取决于肾小管周围毛细血管内压。

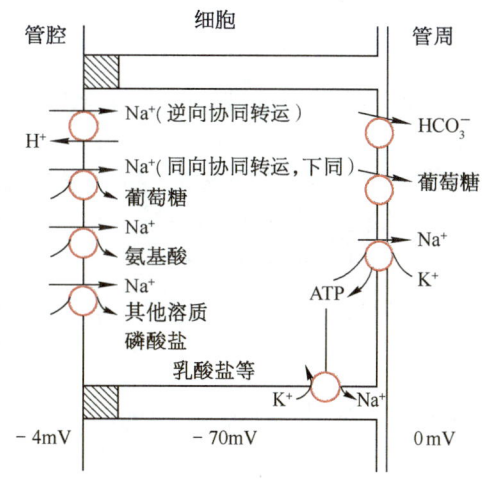

图 2-7-6 近端小管前半段重吸收物质的示意图

近端小管后半段对 NaCl 的重吸收主要是通过细胞旁途径进行。小管液进入近端小管后半段，由于 Na^+ 随着葡萄糖等被转运出肾小管腔以及 Cl^- 浓度增加，导致肾小管腔内电位低于肾小管周围间质，因此 Cl^- 顺着浓度和电位差经细胞旁途径被重吸收。同时，Cl^- 的重吸收增加了细胞间隙中负电荷的数量，Na^+ 顺着电位梯度经细胞旁途径被重吸收。因此，该部位 NaCl 的重吸收属于被动性的。

近端小管对水的重吸收是通过渗透作用进行的。由于大量葡萄糖、NaCl 进入细胞间隙使其渗透压升高，在渗透压差驱使下水可以通过跨细胞或细胞旁途径进入间隙，然后进入管周毛细血管。近端小管液属于等渗液，故该处属于等渗性重吸收。

2. 髓袢 髓袢降支细段几乎对 Na^+、Cl^- 无重吸收的能力，但对水的通透性比较高，在肾小管外高渗透压作用下水大量被重吸收，小管液中 NaCl 浓度升高；髓袢升支细段对水通透性较低，而对 Na^+、Cl^- 通透性很高，于是 Na^+、Cl^- 顺着浓度梯度扩散到组织间液，管腔内渗透压逐渐下降。在髓袢升支粗段管腔顶端膜上存在 $Na^+ - 2Cl^- - K^+$ 同向转运体，能够顺着 Na^+ 电化学梯度将 $2Cl^-$ 和 K^+ 一起转运到细胞内，进入细胞内的 Na^+ 迅速被管周膜上的钠泵转运至细胞间隙；Cl^- 则顺浓

度梯度经管周膜基底侧进入组织液,而 K^+ 则顺着浓度梯度经管腔膜返回肾小管腔内,提高管腔内正电位而使管内外电位差加大,进一步促使小管液中的 Na^+ 等正离子重吸收。呋塞米可抑制 $Na^+-2Cl^--K^+$ 同向转运体,从而产生强大的利尿效应。

3. 远端小管和集合管 远端小管起始段 Na^+、Cl^- 是通过 Na^+-Cl^- 同向转运机制进入肾小管细胞内的,且通过渗透压差促进水的重吸收,噻嗪类利尿药可以抑制该转运体而产生利尿作用。此外,远端小管后段和集合管上皮细胞间隙的紧密连接对 Na^+、Cl^-、K^+ 的通透性低,这些离子不易通过紧密连接回漏至小管腔内。因此,容易建立起管内外离子浓度和电位梯度,有利于各种离子和水的重吸收。由于该部位 Na^+ 和水的重吸收受神经和体液因素的影响,故能够直接影响终尿形成。

集合管对水的重吸收不但取决于管壁周围高渗透压区,更重要的是主细胞**水通道蛋白(aquaporin, AQP)** 的量和状态。AQP_2 是管腔侧膜转运水的水通道,在血管加压素作用下,通过穿梭机制大量插入管腔膜上,使水的通透性增加,促进水快速进入管壁细胞。细胞内的水再通过基底侧膜上 AQP_3 和 AQP_4 进入管周围的高渗透区,但影响 AQP_3 和 AQP_4 的因素尚不清楚。

(二) HCO_3^- 重吸收及 NH_3 与 H^+ 的分泌

HCO_3^- 是体内重要的碱储,对于维持细胞外液 pH 的相对恒定具有重要意义。HCO_3^- 不易透过管腔膜,首先 H^+ 与 HCO_3^- 在小管液中结合生成 H_2CO_3,H_2CO_3 迅速分解为 CO_2 和水,CO_2 迅速进入细胞内与 H_2O 结合生成 H_2CO_3。H_2CO_3 再解离为 H^+ 和 HCO_3^-,H^+ 通过 Na^+-H^+ 交换分泌到小管液中,而 HCO_3^- 则与 Na^+ 一起转运回细胞内(图2-7-7)。在生成和分解 H_2CO_3 过程中必须有碳酸酐酶(CA)催化,故用乙酰唑胺抑制碳酸酐酶活性,Na^+-H^+ 交换就会减少,HCO_3^- 和水因而排出增加引起利尿。正常时约85%的 HCO_3^- 在近端小管被重吸收。除髓襻细段外,肾小管各段和集合管都有分泌 H^+ 的能力,NH_3 分泌多在远端小管和集合管。体内的 H^+ 主要来源于细胞的代谢,NH_3 主要来源于谷氨酰胺的脱氨基反应。脂溶性良好的 NH_3 以单纯扩散的方式通过细胞膜并与小管液中的 H^+ 结合为 NH_4^+,再与负离子结合为酸性铵盐[如 NH_4Cl、$(NH_4)_2SO_4$]后随尿排出。所以,H^+ 分泌与 NH_3 分泌之间具有相互促进作用,且 H^+ 的分泌与 HCO_3^-、Na^+ 重吸收呈正相关。

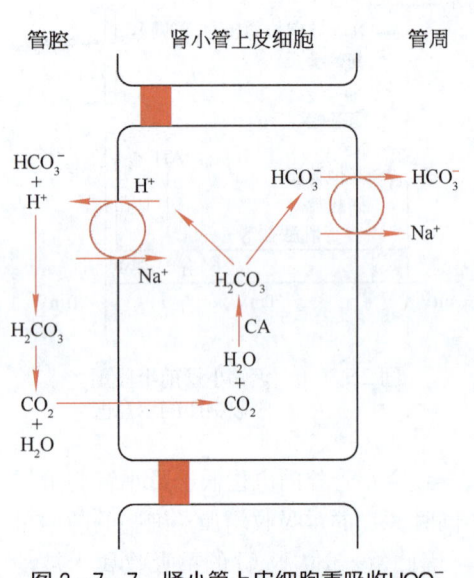

图2-7-7 肾小管上皮细胞重吸收 HCO_3^- 与 H^+ 的分泌示意图

(三) K^+ 重吸收与分泌

肾小球滤过的 K^+,绝大部分在近端小管重吸收回血,而尿中的 K^+ 主要是由远曲小管和集合管分泌的。由于小管液中 K^+ 浓度低于细胞内,故 K^+ 重吸收是逆浓度梯度进行的。管腔膜 K^+ 主动重吸收的机制尚不清楚。

尿中的 K^+ 几乎全部来源于远曲小管和集合管的分泌。K^+ 的分泌是伴随 Na^+ 的重吸收而进行的,只有当 Na$^+$ 主动重吸收时,才会有 K$^+$ 的分泌。Na$^+$ 的主动重吸收建立了管腔内外的电位差,腔内为负,管壁外为正,此电位差促使 K$^+$ 从肾小管上皮细胞和组织间液被动扩散入管腔。K$^+$ 和 Na$^+$ 的这种交换称为 Na$^+$-K$^+$ 交换。远曲小管和集合管的 Na$^+$-K$^+$ 交换与 Na$^+$-H$^+$ 交换存在竞争性抑制,当酸中毒时,Na$^+$-H$^+$ 交换增强,会导致 K$^+$-Na$^+$ 交换减弱,出现高血 K$^+$ 症。

(四) 葡萄糖和氨基酸的重吸收

肾小球滤过液中的葡萄糖 100% 在近曲小管被重吸收,其重吸收是逆浓度差进行的。首先由肾小管细胞管周膜上钠泵将细胞内的 Na$^+$ 泵到细胞外,建立了管腔内和细胞内之间的 Na$^+$ 浓度差。小管液中的 Na$^+$ 顺此浓度差扩散进入细胞的同时,葡萄糖由同一载体转运进入细胞,细胞内的葡萄糖顺着浓度差扩散到细胞间隙,最后扩散入血。所以,葡萄糖通过管腔膜进入细胞的过程是继发于钠的主动转运而实现的。

近曲小管对葡萄糖的重吸收有一定限度。当血糖浓度超过 9.0~10.0 mmol/L(160~180 mg/100 ml)时,部分肾小管对葡萄糖的重吸收已达到极限,尿中开始出现葡萄糖,此时的血糖浓度称为**肾糖阈**(renal glucose threshold),即尿中不出现葡萄糖的最高血糖浓度。血糖浓度再继续升高,尿中葡萄糖含量也将随之不断增加;当血糖浓度超过 16.8 mmol/L(300 mg/100 ml)后,全部肾小管对葡萄糖的重吸收均已达到极限,葡萄糖滤过量和排出量的差值保持不变,此时的葡萄糖滤过量称为葡萄糖重吸收极限量。在体表面积为 1.73 m^2 的个体,两侧肾脏的葡萄糖重吸收极限量,男性为 2.08 mmol/L(370 mg/min),女性为 1.67 mmol/L(300 mg/min)。肾脏对葡萄糖重吸收的极限,可能是由近端小管上皮细胞上载体蛋白数目有限等因素决定的。

小管液中的氨基酸的重吸收与葡萄糖的重吸收机制相同。其他物质如 HPO$_4^{2-}$、SO$_4^{2-}$ 等多与 Na$^+$ 同向转运重吸收;进入体内的某些物质如青霉素、酚红和大多数利尿药等,由于与血浆蛋白结合而不能通过肾小球滤过,均在近曲小管被主动分泌。

第四节 尿液的浓缩和稀释

正常人的尿液渗透压波动在 50~1 200 mmol/(kg·H$_2$O),尿的渗透压可由于体内水缺乏和过剩等不同状态而出现大幅度的波动。当体内缺水时,机体将排出高于血浆渗透压的高渗尿,即尿被浓缩;而体内水过剩时将排出低于血浆渗透压的低渗尿,即尿被稀释。肾脏浓缩、稀释尿液的机制主要与肾髓质保持高渗梯度以及远曲小管和集合管对水的通透性有密切关系。

一、尿液浓缩和稀释的机制

(一) 肾髓质高渗梯度现象

将大鼠的肾脏从皮质向髓质进行分层切片,用冰点降低法测定各切片组织液体的渗透压并与血浆比较发现,肾皮质组织液与血浆渗透压相等。由皮质向髓质逐步深入时,这一比值不断升高,分别比血浆高出 2 倍、3 倍甚至 4 倍,这种现象称为肾髓质高渗梯度。表明肾髓质的组织液为高渗状态,且由外向内,越接近肾乳头处,渗透压越高。在髓襻升支内,小管液渗透压又逐渐下降。到髓襻升支粗段时，小管液已成为低渗。在远曲小管仍为低渗或等渗，但到达集合管后，又转为高渗。通过集合管的小管液，基本上与终尿的渗透压相等，这说明小管液也呈现高渗梯度现象。

（二）肾髓质渗透压梯度的形成机制

肾髓质渗透压梯度的形成主要与各段肾小管对 Na^+、水和尿素的通透性各异有着直接关系，目前关于肾髓质高渗梯度的形成普遍用<u>逆流交换（counter-current exchange）</u>和<u>逆流倍增（counter-current multiplication）</u>学说来解释。

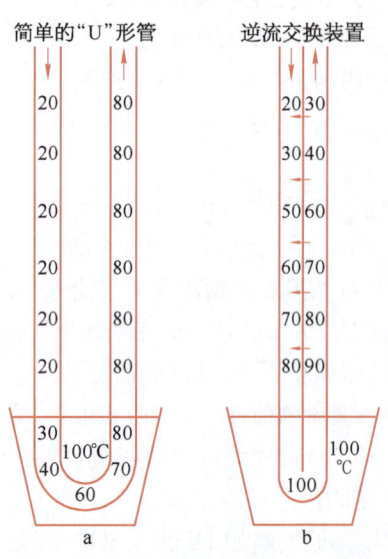

图 2-7-8 逆流交换和逆流倍增的简单模式示意图

物理学中逆流的定义是指两个下端相连通而并列的"U"形管道，其中液体流动的方向相反。如果"U"形管下端相通不能进行热量交换，冷水流过"U"形管时，热源的热量损失较多。如果上述的"U"形管下端相通且升降支能进行热量交换，冷水流过"U"形管时，带走热源的热量很有限，故热量损失较少。这种升降支能进行热量交换并且能够相互进行热量交换的现象称为逆流交换（图 2-7-8a）。

如果上述的"U"形管的管壁是由细胞构成，且管壁细胞又能主动将升支中的溶质单向转入降支，则降支溶液浓度由上而下逐渐升高，到达"U"形管折返处达最高值；而升支中的小管液则因为失去溶质，使小管液内溶液浓度自下而上逐渐降低。于是，"U"形管中的溶液浓度沿着管的长轴成倍增加现象，称为逆流倍增（图 2-7-8b）。

髓襻、集合管的结构排列与上述的逆流倍增的模型很相似，且管壁细胞对水和溶质有选择性通透的特点；而直小血管的结构排列很像上述的逆流交换的模型，因此认为肾髓质高渗梯度的形成是通过髓襻的逆流倍增和逆流交换来实现的。

1. 外髓部渗透压梯度的形成机制 髓襻升支粗段位于外髓部，管腔顶端膜上存在 Na^+-$2Cl^-$-K^+ 同向转运体，主动将肾小管内 Cl^-、Na^+、K^+ 转运到细胞间隙，而水不易通透，从而使组织液变成高渗（图 2-7-9）；而升支粗段内小管液流向皮质时，因管内 NaCl 浓度逐渐降低而渗透压梯度逐渐下降。所以，外髓部的组织间液渗透压梯度主要是由升支粗段 NaCl 主动重吸收所形成。

2. 内髓部渗透压梯度的形成机制 内髓部渗透压梯度的形成，主要与尿素的再循环和 NaCl 重吸收有密切关系（图 2-7-9）。① 远曲小管、皮质和外髓部的集合管对尿素不易通透，

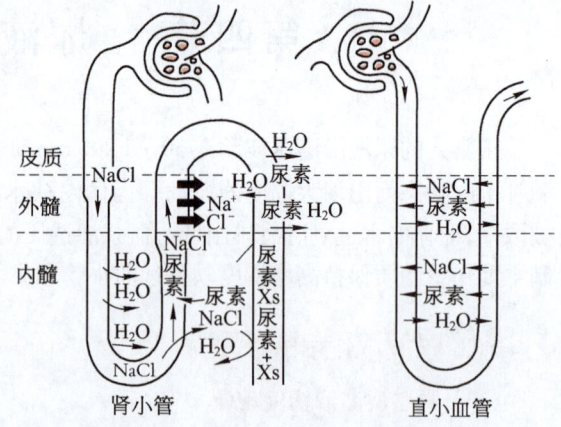

图 2-7-9 肾髓质渗透压梯度的形成示意图

粗箭头表示升支粗段主动重吸收 Na^+ 和 Cl^-　粗线表示髓襻升支粗段和远曲小管前段对水不通透　Xs 表示未重吸收的溶质

内髓部集合管对尿素易通透。当小管液流经远曲小管及皮质和外髓部的集合管时,在血管升压素的作用下对水的通透性增加,且外髓部组织间液呈高渗,水被重吸收而小管液中尿素的浓度梯度逐渐升高。当小管液进入内髓部集合管时,尿素迅速通过小管壁向组织间液扩散;从而提高了内髓部组织间液渗透压梯度。② 髓襻降支细段对尿素和 Na^+ 不易通透,而对水易通透,故水在渗透压梯度的作用下不断被抽吸到内髓部组织间液中,而小管液中的 NaCl 浓度越来越高,使之渗透压梯度不断上升。③ 当小管液绕过髓襻顶端折回流入升支细段时,由于该段对 Na^+ 易通透而对水不易通透,Na^+ 则顺浓度差扩散进入内髓部组织间液,从而进一步提高了内髓部组织间液的渗透压梯度,故造成了管内 NaCl 浓度及渗透压梯度逐渐降低。④ 升支细段对尿素具有中等的通透性,从内髓部集合管扩散到组织间液的尿素可以进入升支细段,通过升支粗段、远曲小管、皮质和外髓部集合管,又回到内髓部集合管处再扩散到内髓部组织间液中,形成尿素再循环。由此看来,内髓部组织间液的渗透压梯度,是由内髓部集合管扩散出来的尿素和升支细段扩散出来的 NaCl 双重因素形成的。

(三) 直小血管在保持肾髓质渗透压梯度中的作用

肾髓质的直小血管也呈"U"形排列,形成逆流系统,但其血管壁对水和电解质的通透不具有选择性。因此,直小血管降支经肾髓质时,周围组织间液中的 Na^+ 和尿素依浓度差不断扩散进入降支,而降支中的水渗出到组织间液。因此,越深入内髓部,直小血管降支中的 Na^+ 和尿素浓度越高。当血液折返流入直小血管升支时,由于血管中 Na^+ 和尿素的浓度比同一水平组织间液高,故 Na^+ 和尿素又反向逐渐扩散到组织间液,并且再进入直小血管降支,而组织间液中的水则渗透入直小血管升支内,并随血流返回体循环。这样,Na^+ 和尿素就可不断地在直小血管降支和升支之间循环运行,不致被血流带走过多而保存在肾髓质内;同时组织间液中的水分能不断随血液返回体循环,不会过多停留于肾髓质中,使肾髓质始终保持在高渗透压梯度状态。可见,直小血管的逆流交换作用对保持肾髓质高渗状态具有重要作用。

二、尿液浓缩和稀释的过程

尿液的浓缩和稀释部位主要是集合管,它与肾髓质的渗透压梯度和血管升压素的作用有密切关系。实验证明,终尿无论是低渗还是高渗的,由髓襻升支粗段进入远曲小管的小管液总是低渗的。

(一) 尿浓缩

尿浓缩的过程是:当低渗小管液从远曲小管进入集合管,穿过肾髓质高渗区流向肾乳头方向时,在血管升压素的作用下,集合管管壁对水的通透性很高,水分被从管内抽吸到管外,并与周围高渗环境的渗透压取得平衡。于是集合管内的水分越来越少,渗透压越来越高,从而浓缩成高渗尿。因此在尿浓缩的过程中必须具备两个条件:① 肾髓质的高渗状态及其渗透压梯度。② 要有适当的血管升压素的存在。正常情况下,血管升压素的释放量是决定尿液浓缩程度的关键因素。

(二) 尿稀释

尿稀释的过程是:当血中血管升压素水平下降时,因远曲小管和集合管对水的通透性降低,水分重吸收很少,甚至不能被重吸收,于是小管液的渗透压进一步降低,最后形成大量的低渗尿。尿崩症患者,就是因为血管升压素分泌不足,其尿量每日可高达 20 L 以上,而渗透压可低至 $30\sim 40$ mmol $/$ (kg $\cdot$ H_2O),只有血浆渗透压的 10% 左右。

第五节 尿生成的调节

机体对尿生成的调节主要通过对肾小球滤过和肾小管的重吸收、分泌环节的影响而实现。影响肾小球滤过的诸因素此前已论述,本节讨论影响肾小管的重吸收、分泌的因素。

一、肾内自身调节

肾内自身调节主要包括小管液中溶质浓度的影响和球-管平衡。

(一) 小管液中溶质浓度的影响

小管内、外的渗透压差是肾小管重吸收水的动力,小管液中溶质所形成的渗透压是水重吸收的对抗力。如果小管液溶质浓度高,渗透压增大,则使肾小管对水的重吸收减少而使终尿量增多。由于小管腔渗透压升高而对抗肾小管重吸收水分所引起的尿量增多现象,称为**渗透性利尿 (osmotic diuresis)**。例如,糖尿病患者的多尿,就是由于血糖浓度增高,超过肾糖阈,肾小管不能将葡萄糖完全重吸收回血,从而使小管液渗透压增高,水的重吸收减少,造成多尿。临床上利用渗透性利尿的机制,给患者以不被肾小管重吸收的物质如甘露醇等,提高小管液中溶质的浓度,从而达到利尿和消除水肿的目的。

(二) 球-管平衡

近端小管对 Na^+ 和水的重吸收率始终占肾小球滤过率的 65%~70%,称此现象为**球-管平衡 (glomerulotubular balance)**,又称**定比重吸收 (constant fraction reabsorption)**。其意义在于终尿不致因肾小管滤过率的增减而出现大幅度变动。球-管平衡的机制与管周毛细血管血压和胶体渗透压改变有关。例如,当肾小球滤过率增加时,近端小管旁毛细血管内压下降而胶体渗透压升高,促进了组织间液进入毛细血管,并导致小管液中 Na^+ 和水重吸收量增加;肾小球滤过率减少时,则发生相反的变化,从而保持着球-管平衡。

二、体液调节

(一) 血管升压素

1. 血管升压素的生理作用　血管升压素 (vasopressin, VP) 又称为**抗利尿激素 (antidiuretic hormone, ADH)**,由下丘脑视上核和室旁核的神经细胞合成,沿下丘脑-垂体束神经的轴质运输到神经垂体储存并释放入血液循环。

VP 的主要作用是提高远曲小管和集合管上皮细胞对水的通透性,从而促进水的重吸收,使尿液浓缩,排出尿量减少。此外,VP 还可增加内髓部集合管对尿素的通透性、促进髓襻升支粗段对 NaCl 的主动重吸收,以提高肾髓质组织间液的渗透压梯度,有利于尿的浓缩。

目前认为,VP 能与远曲小管和集合管上皮细胞管周膜上的 V_2 受体相结合,通过 G 蛋白与膜内的腺苷酸环化酶耦联,使细胞内的 cAMP 增加,而进一步激活细胞内的蛋白激酶 A,使管腔膜的膜蛋白磷酸化而发生构型改变,促进含有 AQP_2 的小泡向管腔膜上镶嵌,并使之开放,从而提高管腔膜对水的通透性。当 VP 缺乏时,管腔膜上的水通道蛋白在细胞膜的衣被凹陷处集中,后者形成吞饮小泡进入细胞质,称为内移。因此,管腔膜上的水通道消失,对水不通透。进入细胞内的水通过小管基侧膜上 AQP_3、AQP_4 进入组织间液和毛细血管(图 2-7-10)。

2. 血管升压素合成和释放的调节

(1) 血浆晶体渗透压的改变:血浆晶体渗透压是生理条件下调节 VP 合成、释放的最重要因素。下丘脑视上核附近有<u>渗透压感受器(osmoreceptor)</u>,它对血浆晶体渗透压的改变十分敏感,只要血浆晶体渗透压有 1%~2% 的轻微改变,即会使其产生效应。

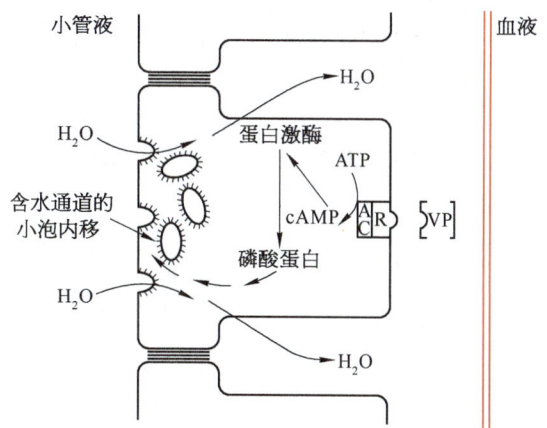

图 2-7-10 血管升压素的作用机制示意图
AC:腺苷酸环化酶　R: V_2 受体

当人体大量出汗、严重呕吐或腹泻等造成体内水分不足时,血浆晶体渗透压则升高,对渗透压感受器的刺激增强,使下丘脑-神经垂体系统合成、释放的 VP 增多,促进了远曲小管和集合管对水的重吸收,使排出尿量减少,从而保留体内的水分。反之,当大量饮清水后,体内水分增加时,血浆晶体渗透压降低,抑制 VP 合成和释放,使远曲小管和集合管对水的重吸收减少,排出尿量增多。这种大量饮清水后引起尿量增多的现象称为<u>水利尿(water diuresis)</u>,是临床上用于检测肾脏稀释功能的方法之一。

(2) 循环血量的改变:当循环血量增多时,存在于心房(主要是左心房)和胸腔内大静脉处的容量感受器因被扩张或牵拉刺激而发生兴奋,传入冲动沿迷走神经传入中枢,反射性地抑制下丘脑-神经垂体系统合成和释放 VP,从而引起尿量增多。当严重失血致使循环血量减少时,VP 的合成和释放则增多。此时不但能促进远曲小管和集合管对水的重吸收,使循环血量得到一部分补偿,而且还可引起血管平滑肌收缩,使血管床容积减少,外周阻力增加,从而发挥升压-抗利尿作用。

此外,动脉血压的变化通过压力感受器对 VP 的分泌和释放也具有影响作用。

(二) 醛固酮

1. 醛固酮的生理作用　醛固酮是肾上腺皮质球状带所分泌的盐皮质激素,对肾脏的作用是促进远曲小管和集合管对 Na^+ 的主动重吸收,同时促进 K^+ 分泌,故醛固酮有保 Na^+ 排 K^+ 作用。

醛固酮进入远曲小管和集合管的上皮细胞后,与胞质受体结合形成激素-细胞质受体复合物。后者穿过核膜进入核内,促进 mRNA 的合成,进而导致醛固酮诱导蛋白的合成。诱导蛋白则可能通过:① 改变管腔膜的 Na^+ 通道蛋白构型,从而增加管腔膜的 Na^+ 通道激活数量。② 增加线粒体中合成 ATP 的酶,为上皮细胞钠泵活动提供更多的能量。③ 增加管周膜基侧膜的钠泵的活性,促进细胞内的 Na^+ 转运到膜外和 K^+ 进入细胞,提高细胞内 K^+ 的浓度,有利于 K^+ 分泌。

2. 醛固酮的分泌调节　醛固酮的分泌主要受肾素-血管紧张素-醛固酮系统和血 K^+、Na^+ 浓度等因素调节。

(1) 肾素-血管紧张素-醛固酮系统：肾素是球旁细胞分泌的一种蛋白水解酶，能催化血浆中的血管紧张素原，使之生成血管紧张素Ⅰ（10肽），血管紧张素Ⅰ有刺激肾上腺髓质激素分泌的作用。血液和组织中，特别是在肺组织中存在着丰富的血管紧张素转换酶，可使血管紧张素Ⅰ降解生成血管紧张素Ⅱ（8肽），血管紧张素Ⅱ降解为血管紧张素Ⅲ（7肽），两者都能刺激球状带合成和分泌醛固酮。但血中的血管紧张素Ⅲ浓度较低，故机体内刺激醛固酮合成和分泌起主要作用的是血管紧张素Ⅱ。

由于肾素、血管紧张素、醛固酮三者在血浆中的水平变动是保持一致的，因此将这三者看成是相互连动的功能系统，称为肾素-血管紧张素-醛固酮系统（图2-7-11）。

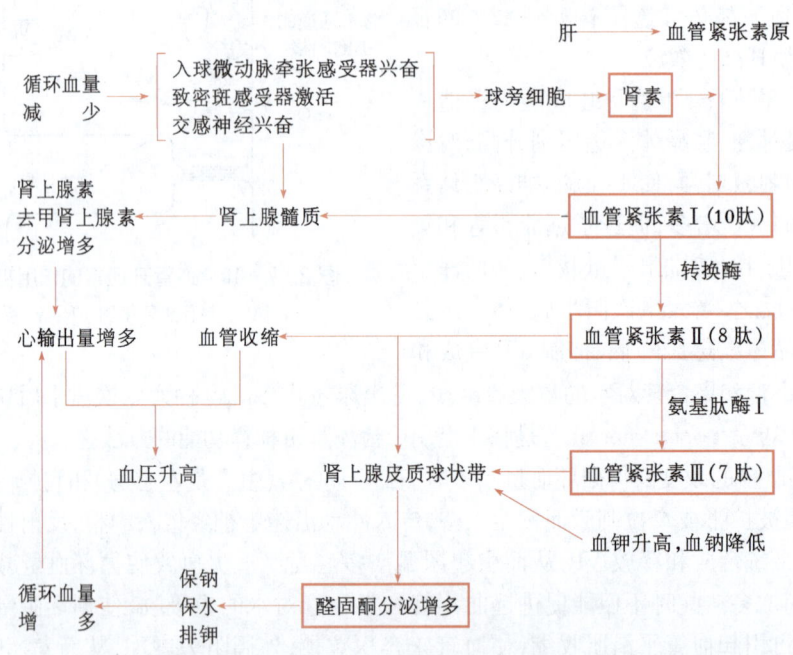

图2-7-11　肾素-血管紧张素-醛固酮系统生成与作用示意图

肾素的分泌由两种感受器调节：一是入球微动脉处的牵张感受器，二是致密斑感受器。当入球微动脉的血流量减少、压力下降时，对微动脉壁的牵张感受器刺激减弱，促使肾素释放量增加；同时，由于入球微动脉的压力减低使肾小球滤过率减少，通过致密斑的小管液和Na^+量均减少时，肾素释放量增多。此外，交感神经兴奋也可促进肾素分泌。

(2) 血浆中Na^+、K^+的浓度：当血K^+浓度升高或Na^+浓度降低时，可直接刺激醛固酮的合成和分泌增加；反之，血Na^+浓度升高或血K^+浓度降低时，可以抑制醛固酮的分泌。

（三）心房钠尿肽

心房钠尿肽是心房肌合成和分泌的激素，它有明显促进NaCl和水排出的作用。其作用机制主要包括：① 抑制集合管对NaCl的重吸收。心房钠尿肽和集合管上皮细胞基侧膜上的心房钠尿肽受体结合，激活鸟苷酸环化酶，使细胞内的cGMP含量增加，后者使管腔膜上的Na^+通道关闭，抑制Na^+重吸收，增加NaCl的排出。② 增加肾小球滤过率。扩张出球微动脉，尤其是入球微动脉的口径，增加肾血浆流量和肾小球滤过率。③ 抑制肾素、醛固酮、血管升压素的合成与分泌。

第六节 血浆清除率

血浆清除率(plasma clearance，C)是指两肾在单位时间(一般用每分钟)内能将多少毫升血浆中所含的某种物质完全清除，这个被完全清除了某种物质的血浆毫升数就称为该物质的血浆清除率。具体计算方法是，测定尿中某物质的浓度(U)、每分钟尿量(V)和血浆中该物质的浓度(P)，并用下列公式计算：

$$C = \frac{U \times V}{P}$$

所谓每分钟被完全清除了某种物质的血浆毫升数，仅是一个推算的数值，实际上，肾脏并不是把某一部分血浆中的某种物质完全清除，但是，肾清除该物质的量可以用相当于多少毫升血浆中所含的该物质的量来表示。测定清除率不仅可以了解肾的功能，还可以用以测定肾小球滤过率、肾血流量等。下面简要介绍肾小球滤过率和肾血浆流量的测定方法。

一、肾小球滤过率的测定方法

肾小球滤过率可通过测定菊粉清除率和内生肌酐清除率等方法来测定。

(一) 菊粉清除率

肾每分钟排出某物质的量($U \times V$)应为肾小球滤过量加上肾小管和集合管分泌量再减去肾小管和集合管的重吸收量。如果某物质在肾小管和集合管即不分泌也不重吸收，那么，该物质的血浆清除率就是肾小球的滤过率。菊粉满足上述条件，因此可用菊粉来测定肾小球的滤过率。具体的测定方法是：静脉滴注一定量菊粉以保持血浆菊粉浓度恒定，然后分别测得尿量(V)、尿中菊粉浓度(U)和血浆中菊粉浓度(P)，然后用上述公式即可计算出菊粉清除率。肾小球滤过率为 125 ml/min，就是利用菊粉的血浆清除率测出来的。

(二) 内生肌酐清除率

由于菊粉清除率测定较为繁琐，故临床上一般采用较为简便的内生肌酐清除率来测定肾小球滤过率。所谓内生肌酐，是指体内组织代谢所产生的肌酐，肌酐能自由通过肾小球滤过，在肾小管中很少被重吸收，肾小管分泌的也很少，因此可用内生肌酐近似地测出肾小球的滤过率。具体的测定方法是：试验前二三日，被试者禁食肉类，以免从食物中摄入过多的外来肌酐，并避免剧烈运动或体力劳动。在这种情况下，受试者血浆中的肌酐浓度(平均在 1mg/L 左右)以及在一昼夜内尿中肌酐的排出总量都比较稳定。从第三日清晨开始收集 24 h 的尿，合并起来计算其尿量，并测定混合尿中的肌酐浓度。同时抽取少量静脉血，测定血浆中的肌酐浓度，即可算出 24 h 的肌酐清除率，从而测得肾小球滤过率。

二、肾血浆流量的测定方法

如果血浆中某一物质在经过一次肾循环后就可以被完全清除掉(通过滤过和分泌)，即在肾静脉血中浓度接近于 0，则该物质每分钟的尿中排出量($U \times V$)就应等于每分钟通过肾的血浆中所含该物质的量。那么，该物质的血浆清除率，就是每分钟肾的血浆流量。**碘锐特（diodrast）**或对氨基马尿酸(PAH)的钠盐满足上述条件，它们流经肾一次，就几乎能被肾全部清除掉。具体的方法是：静脉滴注碘锐特或对氨基马尿酸，维持其较低的血浆浓度(10～30 mg/L)，然后测定尿量、尿中和血浆中的该物质浓度，即可算出碘锐特或对氨基马尿酸的血浆清除率。这两种物质的清除率平均为 660 ml/min，即正常成人的肾血浆流量约为 660 ml/min。由此再根据血细胞比容，就可以推算出肾血流量，大约为 1 200 ml/min。由于流经肾脏非泌尿部分（如肾被膜、肾盂等）的血浆中这些物质并未被清除，测得和计算出的结果仅代表肾泌尿部分的血浆流量和血流量，故分别称之为肾有效血浆流量和肾有效血流量。

第七节　排 尿 活 动

尿液是连续不断生成的，由集合管、肾盏、肾盂经输尿管进入膀胱。尿液在膀胱内储存达一定量时，引起排尿反射，经尿道排出体外。

正常成人每昼夜排出尿量在 1 000～2 000 ml，平均为 1 500 ml。每昼夜的尿量长期持续在 2 500 ml 以上时，称为**多尿（polyuria）**；在 100～500 ml 范围内，则称为**少尿（oliguria）**；如果每昼夜尿量不足 100 ml，称为**无尿（anuria）**。正常尿液呈淡黄色而透明，密度介于 1.015～1.025，最大变动范围为 1.001～1.035；尿液的渗透压在 50～1 200 mmol/(kg·H_2O)波动。尿中水分占 95%～97%，固体物仅占 3%～5%。固体物可分为无机盐和有机物两大类。无机盐中主要是氯化钠，其余为硫酸盐和钾、氨等。有机物中主要是尿素，其余为马尿酸、肌酐等。

正常人尿的 pH 为 5.0～7.0，最大变动范围为 4.5～8.0。尿的 pH 主要受食物性质的影响。习惯于荤素杂食的人，由于蛋白质分解后产生的硫酸盐、磷酸盐等随尿排出增多，故致尿呈酸性；而素食的人，由于植物中所含的酒石酸、苹果酸、枸橼酸等均可在体内氧化，产生酸性产物较少，故尿呈碱性。

一、膀胱和尿道的神经支配及作用

支配膀胱逼尿肌和内括约肌的是盆神经和腹下神经，支配外括约肌的是阴部神经。这些神经分别含有传出神经纤维和传入神经纤维。

盆神经中含有副交感神经纤维（图 2-7-12），它从脊髓第 2～4 骶段的侧角发出，支配膀胱逼尿肌和内括约肌。当神经兴奋时，其传出冲动使膀胱逼尿肌收缩，尿道内括约肌松弛，从而促使排尿。腹下神经属交感神经纤维，它从脊髓腰段的侧角发出，到达膀胱和内括约肌。当腹下神经兴奋时，其传出冲动能使膀胱逼尿肌松弛，尿道内括约肌收缩，从而阻止排尿。阴部神经属躯体神经，其活动受意识控制，它从脊髓第 2～4 骶段的前角发出，支配尿道外括约肌。当它兴奋时，能使外括约肌收缩，阻止排尿。当阴部神经受到反射性抑制时，外括约肌则松弛，有利于排尿。

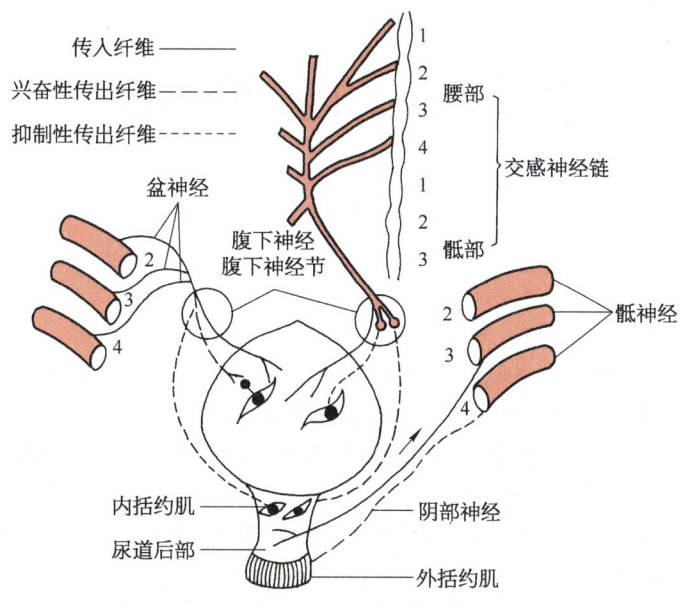

图 2-7-12 膀胱和尿道的神经支配示意图

二、排尿反射

在正常情况下,由于副交感神经的紧张性作用,膀胱逼尿肌处于持续的轻度收缩状态,使膀胱内压保持在 10 cmH$_2$O(0.98 kPa)以下。当膀胱内尿量增加到 400~500 ml 时,膀胱内压才会明显升高。

排尿是一种反射活动。当膀胱内尿量增多到 400~500 ml、内压超过 10 cmH$_2$O(0.98 kPa)时,膀胱壁被牵拉兴奋,冲动沿盆神经传入,到达脊髓骶段的排尿反射初级中枢的同时,冲动也向大脑和脑干排尿反射高级中枢传导,从而产生尿意。如果条件许可进行排尿时,冲动便沿着盆神经传出,引起膀胱逼尿肌收缩,内括约肌松弛,尿液便会进入尿道。此时尿液可以刺激尿道的感受器,冲动沿阴部神经再次传到脊髓排尿初级中枢,进一步加强其活动,并反射性地抑制阴部神经的活动,使外括约肌松弛,于是尿液在膀胱内压下排出。这种由尿液刺激尿道感受器进一步反射性地加强排尿中枢活动的过程是一种正反馈,它能促使排尿反射活动反复加强,直至尿液排完为止。

大脑皮质排尿反射高级中枢对脊髓初级中枢有易化或抑制性的影响,控制着排尿反射活动。婴幼儿因大脑皮质发育尚未完善,对排尿初级中枢的控制能力较弱,故排尿次数多,且常有遗尿现象。

排尿和储尿任何一方发生障碍时,均可出现排尿异常。临床上常见的有尿频、尿潴留和尿失禁。排尿次数过多者称为尿频,常由膀胱炎症或机械性刺激,如膀胱结石等引起。膀胱中尿液充盈过多而不能排出者称为尿潴留。尿潴留多半是由于腰骶部损伤使排尿反射初级中枢活动发生障碍所致。当脊髓受损,初级中枢与大脑皮质失去功能联系时,排尿则失去意识控制,可出现尿失禁。

第八章 内分泌

> **导学**
>
> 1. 掌握 激素作用的机制；下丘脑促垂体区、生长激素、甲状腺激素、肾上腺皮质激素、胰岛素的生理作用及分泌调节机制。
> 2. 熟悉 甲状旁腺激素、降钙素、胰高血糖素、肾上腺髓质激素的作用与分泌的调节；女性激素与月经周期。
> 3. 了解 内分泌与激素概念，激素分类，激素一般作用特征，睾丸和胎盘的内分泌功能。

第一节 概 述

内分泌系统是由内分泌腺和散在于某些组织器官中的内分泌细胞组成的一个体内信息传递系统。它与神经系统密切联系，相互配合，共同调节机体的各种功能活动，维持内环境的相对稳定。

人体内主要的内分泌腺有垂体、甲状腺、甲状旁腺、肾上腺、胰岛、性腺、松果体；散在于组织器官中的内分泌细胞比较广泛，如消化道黏膜、心、肾、肺、皮肤、胎盘等部位均存在各种各样的内分泌细胞。此外，在中枢神经系统内，特别是下丘脑存在兼有内分泌功能的神经细胞。

由内分泌腺或散在内分泌细胞所分泌的，经体液传递而发挥作用的高效生物活性物质，称为**激素（hormone）**。激素作用的特定部位称为靶器官、靶组织、靶细胞。大多数激素经血液运输至远距离的靶细胞而发挥作用，这种方式称为**远距分泌（telecrine）**；某些激素可不经血液运输，仅由组织液扩散而作用于邻近细胞，称为**旁分泌（paracrine）**；如果内分泌细胞所分泌的激素又返回作用于该内分泌细胞，这种方式称为**自分泌（autocrine）**。此外，下丘脑有许多具有内分泌功能的神经细胞，既能产生和传导神经冲动，又能合成和释放激素，称神经内分泌细胞，它们产生的激素称为**神经激素（neurohormone）**。神经激素可沿神经细胞轴突借轴质流动运送至末梢而释放，称为**神经分泌（neurocrine）**（图2-8-1）。

一、激素的分类

激素的种类繁多，来源复杂，按其化学性质可分为两大类。

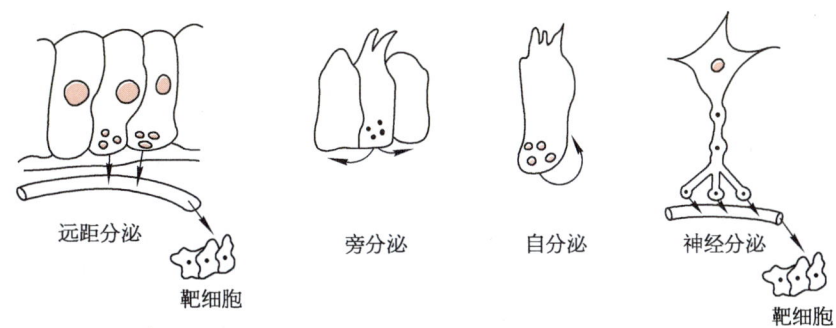

图 2-8-1 激素传递方式示意图

(一) 含氮激素

1. 肽类和蛋白质激素 主要有下丘脑调节肽、神经垂体激素、腺垂体激素、胰岛素、甲状旁腺激素、降钙素和胃肠激素等。

2. 胺类激素 包括肾上腺素、去甲肾上腺素和甲状腺激素等。

(二) 类固醇(甾体)激素

类固醇激素由肾上腺皮质和性腺分泌,包括皮质醇、醛固酮、雌激素、孕激素和睾酮等。此外,胆固醇的衍生物 1,25-二羟维生素 D_3 也被作为类固醇激素看待。

二、激素作用的一般特性

激素虽然种类很多,作用复杂,但它们在对靶组织发挥调节作用的过程中,具有某些共同的特性。

(一) 激素的信息传递作用

内分泌系统以激素为媒介在细胞之间进行信息传递,无论是哪种激素,在实现其调节作用的过程中,只能对靶细胞原有的生理生化过程起加强或减弱的作用,调节其固有的功能活动。激素既不能添加成分,也不能提供能量,仅仅起着"信使"的作用。

(二) 激素作用的相对特异性

虽然激素能够通过血液与全身各个部位的组织、细胞进行广泛接触,但一种激素只对靶细胞有调节作用。这是因为靶细胞膜表面或细胞质内有能与该激素发生特异结合的受体。有些激素作用的特异性很强,只作用于某一靶腺,如促甲状腺激素只作用于甲状腺,促肾上腺皮质激素只作用于肾上腺皮质,而垂体促性腺激素只作用于性腺等。有些激素没有特定的靶腺,其作用比较广泛,如生长激素、甲状腺激素等,它们几乎对全身的组织细胞的代谢过程都发挥调节作用,但是,这些激素也是与细胞的相应受体结合而起作用的。

(三) 激素的高效能生物放大作用

激素在血液中的浓度都很低,一般在纳摩尔(nmol/L)甚至在皮摩尔(pmol/L)数量级,虽然激素的含量甚微,但其作用显著,如 1 mg 的甲状腺激素可使机体增加产热量约 4 200 kJ。这样微小的含量之所以能产生如此显著的生物效应,是由于激素与受体结合后,在细胞内发生一系列酶促反应,产生逐级放大效应的结果。例如,0.1 μg 的促肾上腺皮质激素释放激素,可引起腺垂体释放

1 μg 促肾上腺皮质激素,后者能引起肾上腺皮质分泌 40 μg 糖皮质激素,生理效应放大了 400 倍。据此,不难理解血中的激素浓度虽低,但其作用却非常显著。

(四)激素间的相互作用

当多种激素共同参与某一生理活动的调节时,其作用并不是孤立的,而是相互联系,相互影响的,主要表现在 3 个方面。

1. 协同作用 不同激素对同一生物效应有协同作用。例如,生长激素、肾上腺素、糖皮质激素和胰高血糖素,虽然作用的环节不同,但均能升高血糖,它们在升糖效应上有协同作用。

2. 拮抗作用 不同激素对同一生物效应发挥相反作用。例如,胰岛素能降低血糖,与上述激素的升糖效应有拮抗作用;甲状旁腺激素的升钙效应与降钙素的降钙效应相拮抗。

3. 允许作用 有些激素本身并不能直接对某个器官、组织或细胞产生生理效应,然而它的存在,可使另一种激素的作用明显增强,即对另一种激素起支持作用,这种现象称为**允许作用(permissive action)**。例如,糖皮质激素对心肌和血管平滑肌并无收缩作用,但是,必须有糖皮质激素的存在,儿茶酚胺才能很好地发挥对心血管的调节作用。关于允许作用的机制,至今尚未完全清楚。

三、激素作用的机制

激素按其化学性质分为含氮激素和类固醇激素两大类,这两类激素的作用机制也完全不同。

(一)含氮激素的作用机制——第二信使学说

第二信使学说是 Sutherland 等于 1965 年提出来的。其主要内容包括:① 激素是第一信使,它可与靶细胞膜上具有立体构型的专一性受体结合。② 激素与受体结合后,通过 G 蛋白转导,激活细胞膜上的腺苷酸环化酶系统。③ 在 Mg^{2+} 存在的条件下,腺苷酸环化酶促使 ATP 转变为 cAMP,cAMP 是第二信使,信息由第一信使传递给第二信使。④ cAMP 使无活性的蛋白激酶(PKA)激活。PKA 具有两个亚单位,即调节亚单位和催化亚单位。cAMP 与 PKA 的调节亚单位结合,导致调节亚单位与催化亚单位脱离而使 PKA 激活,催化细胞内多种蛋白质发生磷酸化反应,从而引起靶细胞各种生理生化反应(图 2-8-2)。

近年来的研究资料表明,cAMP 并不是唯一的第二信使,可能作为第二信使的化学物质还有 cGMP、肌醇三磷酸、二酰甘油、Ca^{2+} 等。

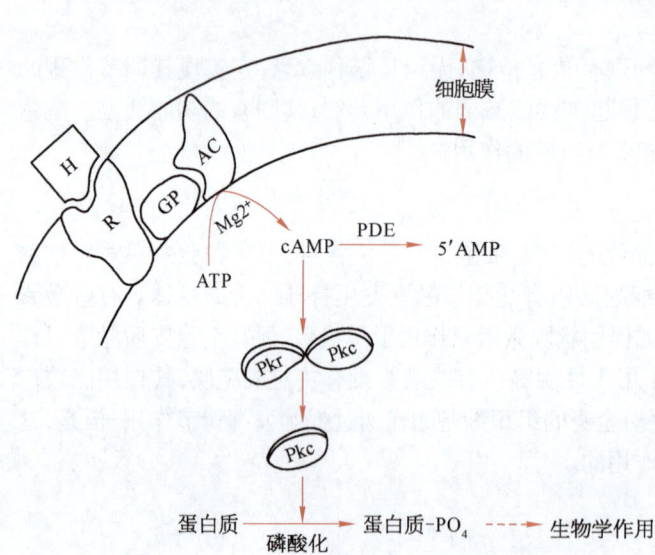

图 2-8-2 含氮激素作用机制示意图

H:激素　R:受体　GP:G 蛋白　AC:腺苷酸环化酶　PDE:磷酸二酯酶　RKr:蛋白激酶调节亚单位　PKc:蛋白激酶催化亚单位

(二)类固醇激素作用机制——基因表达学说

类固醇激素的分子小(分子量仅

为 300 Da 左右),具有脂溶性,因此可通过单纯扩散进入细胞。在进入细胞之后,经过两个步骤影响基因表达而发挥作用,故将此种作用机制称为二步作用原理,或称为基因表达学说。

第一步是激素与胞质受体结合,形成激素-胞质受体复合物。在靶细胞胞质中存在着类固醇激素受体,当激素进入细胞内与胞质受体结合后,受体蛋白发生构型变化,从而形成激素-胞质受体复合物,获得进入核内的能力,由胞质转移至核内。第二步是与核内受体相互结合,形成激素-核受体复合物,从而激发 DNA 的转录过程,生成新的 mRNA,诱导蛋白质合成,引起相应的生物效应(图 2-8-3)。

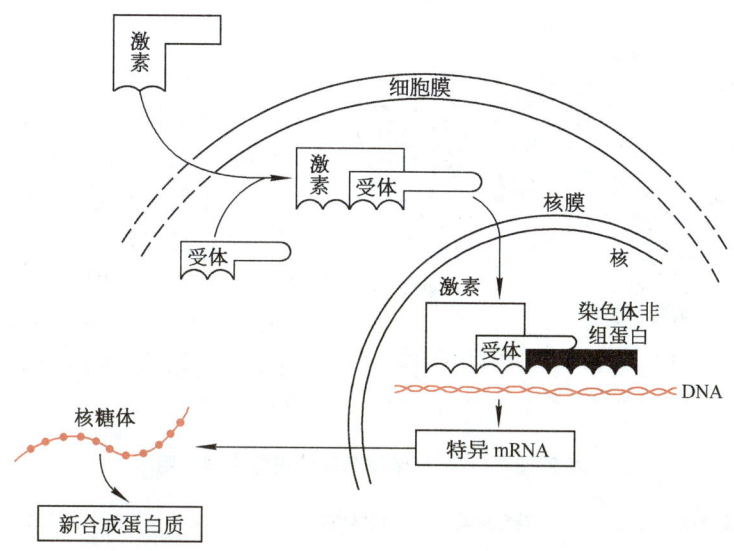

图 2-8-3 类固醇激素作用机制示意图

应该指出,甲状腺激素虽属含氮激素,但其作用机制却与类固醇激素相似,它可进入细胞内,但不经过与胞质受体结合即进入核内,与核受体结合调节基因表达。

第二节 下丘脑和垂体

一、下丘脑和垂体的联系

下丘脑与神经垂体和腺垂体的联系非常密切,如下丘脑与腺垂体之间通过垂体门脉系统发生功能联系,组成下丘脑-腺垂体系统。视上核和室旁核的神经元轴突延伸终止于神经垂体,形成下丘脑-神经垂体系统(图 2-8-4)。

(一)下丘脑和腺垂体

下丘脑的一些神经元既能分泌激素(神经激素),具有内分泌细胞的作用,又保持典型神经细胞的功能。它们可将神经系统其他部位传来的神经信息，转变为激素信息，起着换能神经元的作用，从而以下丘脑为枢纽，将神经调节和体液调节紧密联系起来。

凡是能分泌神经肽或肽类激素的神经分泌细胞称为肽能神经元。下丘脑的肽能神经元主要包括视上核、室旁核和促垂体区核团。促垂体区核团位于下丘脑的内侧基底部，主要包括正中隆起、弓状核、腹内侧核、视交叉上核和室周核等，多属于小细胞肽能神经元，其轴突投射到正中隆起，轴突末梢与垂体门脉系统的第一级毛细血管网接触，可将下丘脑调节肽释放进入门脉系统，从而调节腺垂体的分泌活动。迄今已发现的下丘脑调节肽共有9种，自1968年以来将化学结构已经被确定的称为激素，未能确定的称为因子（表2-8-1）。

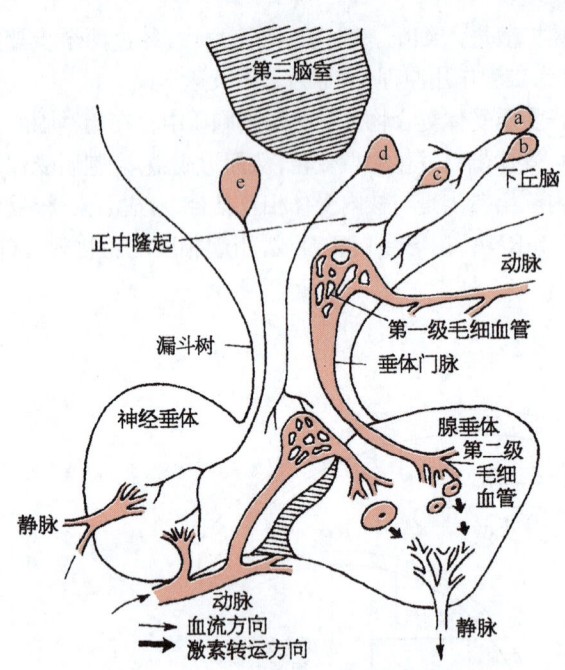

图2-8-4 下丘脑-垂体功能单位示意图
a. 单胺能神经元　b. c. d. e. 下丘脑各类肽能神经元

表2-8-1 下丘脑调节肽的主要生理作用

下丘脑调节肽	英文缩写	化学性质	主要作用
促甲状腺激素释放激素	TRH	3肽	促进TSH释放，也能刺激PRL释放
促性腺激素释放激素	GnRH	10肽	促进LH和FSH释放（以LH为主）
生长激素释放抑制激素（生长抑素）	GHRIH(SS)	14肽	抑制GH释放，对LH、FSH、TSH、PRL及ACTH的分泌也有抑制作用
生长激素释放激素	GHRH	44肽	促进GH释放
促肾上腺皮质激素释放激素	CRH	41肽	促进ACTH释放
促黑(素细胞)激素释放因子	MRF	肽	促进MSH释放
促黑(素细胞)激素释放抑制因子	MIF	肽	抑制MSH释放
催乳素释放因子	PRF	肽	促进PRL释放
催乳素释放抑制因子	PIF	多巴胺	抑制PRL释放

（二）下丘脑和神经垂体

神经垂体无内分泌细胞，不能合成激素。神经垂体释放的激素（血管升压素和缩宫素）由下丘脑的视上核、室旁核的大细胞肽能神经元胞体合成，并通过下丘脑-垂体束纤维的轴质运输至神经垂体储存并释放到血液中。

二、腺垂体

腺垂体是体内最重要的内分泌腺。主要分泌7种激素，其中**促甲状腺激素(thyroid stimulating**

hormone,TSH)，促肾上腺皮质激素(adrenocorticotropic hormone,ACTH)，促卵泡激素(follicle stimulating hormone,FSH)和黄体生成素(luteinizing hormone,LH)均有各自的靶腺,可直接作用于各自的靶腺发挥调节作用,故常将这些激素称为促激素。而生长激素(growth hormone,GH)、催乳素(prolactin,PRL)和促黑(素细胞)激素(melanophore stimulating hormone, MSH),直接作用于靶组织或靶细胞,调节机体的物质代谢、个体生长、影响乳腺发育与泌乳,以及体内黑色素细胞的代谢活动等。

(一) 生长激素

人生长激素(human growth hormone,hGH)含有191个氨基酸,分子量为22 kDa,其化学结构与催乳素近似,故生长激素有弱催乳素作用,而催乳素有弱生长激素作用。GH具有种属的特异性,不同种属动物的GH在化学结构和免疫特性方面有很大差异。除猴的GH外,其他动物的GH对人无效。近年利用DNA重组技术可以大量生产hGH,供临床应用。

1. 生长激素的生理作用 GH能促进机体物质代谢与生长发育,对机体各器官组织均有影响,尤其对骨骼、肌肉及内脏器官的作用更为显著。因此,GH也称为躯体刺激素(somatotropin)。

(1) 促进生长：机体生长受多种激素的影响,而GH是起关键作用的调节因素。幼年动物摘除垂体后,生长即停止,如及时补充GH则可使其生长恢复。人幼年时期GH分泌不足,将出现生长停滞,身材矮小,称为侏儒症(dwarfism)；如GH分泌过多则患巨人症(giantism)。人成年后GH过多,由于长骨骨骺已经钙化,长骨不再生长,只能使软骨成分较多的肢端短骨、颅骨及软组织生长异常,以至出现手足粗大、鼻大唇厚、下颌突出等症状,称为肢端肥大症(acromegaly)。

目前认为,GH促生长作用主要是通过两条途径实现的。其一,通过靶细胞膜上的GH受体介导完成信号转导,促进骨、软骨、肌肉以及其他组织细胞分裂增殖,蛋白质合成增加,从而促进机体的生长发育。其二,实验研究证明,GH也可诱导肝细胞产生生长激素介质(somatomedin,SM),间接促生长发育。因其化学结构和功能与胰岛素相似,故又称为胰岛素样生长因子(insulin-like growth factor,IGF)。生长激素介质主要的作用是促进软骨生长,它除了可促进钙、磷、钠、钾、硫等多种元素进入软骨组织外,还可促进氨基酸进入软骨细胞,增强DNA、RNA和蛋白质的合成,促进软骨组织增殖与骨化,使长骨加长。目前已分离出两种生长激素介质,即IGF-Ⅰ和IGF-Ⅱ。GH促生长作用主要由IGF-Ⅰ介导。

(2) 促进代谢：GH可促进氨基酸进入细胞,加速蛋白质合成；可激活对激素敏感的脂肪酶,促进脂肪分解,增强脂肪酸氧化；还可以抑制外周组织摄取与利用葡萄糖,减少葡萄糖的消耗,升高血糖水平。GH分泌过多时,可因血糖升高而引起糖尿,称为垂体性糖尿。

2. 分泌调节

(1) 下丘脑对GH分泌的调节：腺垂体GH的分泌受下丘脑GHRH和GHRIH的双重调控。GHRH促进GH的分泌,而GHRIH则抑制其分泌。一般认为,GHRH对GH的分泌起经常性调节作用,而GHRIH则主要在应激等刺激引起GH分泌过多时,才对GH分泌起抑制作用。

(2) 反馈调节：GH和其他垂体激素一样,可对下丘脑和腺垂体产生负反馈调节作用。摘除大鼠垂体后,血中GH浓度降低,而下丘脑内的GHRH含量却有所增加。在大鼠侧脑室内注射GHRH,会引起下丘脑内GHRH的含量减少、GH分泌减少及抑制GH脉冲式释放。这说明,不仅GH能反馈抑制下丘脑的GHRH释放,而且GHRH对自身的释放也有负反馈调节作用。此外,IGF-Ⅰ能刺激下丘脑释放GHRIH,从而抑制GH的分泌。IGF-Ⅰ还能直接抑制体外培养的腺垂体细胞GH的基础分泌和GHRH刺激的GH分泌,这说明IGF-Ⅰ可通过下丘脑和垂体两个水平对 GH 分泌进行负反馈调节。

（3）睡眠的影响：人在觉醒状态下，GH 分泌较少，进入慢波睡眠后，GH 分泌明显增加，在 60 min 左右，血中 GH 浓度达到高峰。转入异相睡眠后，GH 分泌又减少。慢波睡眠时，GH 分泌增多，有利于促进机体生长发育和体力的恢复。

（4）代谢因素的影响：血中糖、氨基酸和脂肪酸均能影响 GH 的分泌，其中以低血糖对 GH 分泌的刺激作用最强。血中氨基酸和脂肪酸增多可引起 GH 分泌增加，有利于机体对这些物质的代谢与利用。

此外，运动、应激刺激、甲状腺激素、雌激素和睾酮均能促进 GH 分泌。在青春期血中雌激素或睾酮浓度增高，可明显地增加 GH 分泌，这是在青春期 GH 分泌较多的一个重要因素。

（二）催乳素

催乳素是含 199 个氨基酸的多肽，分子量为 22 kDa，其结构与 GH 近似，故两者的作用有交叉。

1. PRL 的生物学作用　PRL 的作用广泛，对乳腺、性腺发育及分泌均起重要作用。此外，PRL 还参与对应激反应和免疫的调节。

（1）对乳腺的作用：PRL 引起并维持泌乳，故名催乳素。在女性青春期乳腺的发育过程中，雌激素、孕激素、生长激素、皮质醇、胰岛素、甲状腺激素和催乳素均起着重要的作用。在妊娠期，催乳素、雌激素与孕激素分泌增多，使乳腺进一步发育，具备泌乳能力却不泌乳，这是由于此时血中雌激素与孕激素浓度较高，与 PRL 竞争受体的缘故。分娩后，血中的雌激素和孕激素浓度显著降低，PRL 才能发挥其始动和维持泌乳的作用。

（2）对性腺的作用：PRL 对于性腺功能具有双相性影响作用。低浓度的 PRL 与卵泡发育过程中的颗粒细胞上 PRL 受体结合，可刺激 LH 受体生成，LH 与其受体结合后，促进排卵、黄体生成及孕激素与雌激素的分泌；而高浓度 PRL 则通过负反馈抑制下丘脑 GnRH-腺垂体 FSH、LH 分泌，从而抑制排卵和雌激素分泌。

男性在睾酮存在的条件下，PRL 促进前列腺及精囊的生长，还可以增强 LH 对间质细胞的作用，促进睾酮的合成。

（3）参与反激反应：在应激状态下，血中 PRL 浓度升高，且往往与 ACTH 和 GH 浓度的增加同时出现，刺激停止数小时后才逐渐恢复到正常水平。

（4）对免疫的调节作用：PRL 可协同一些细胞因子共同促进淋巴细胞的增殖，直接或间接地促进 B 淋巴细胞分泌 IgM 和 IgG，增加抗体产量。同时，某些免疫细胞，如 T 淋巴细胞和胸腺淋巴细胞，又可产生 PRL，以自分泌或旁分泌的方式发挥作用。

2. 分泌调节　PRL 的分泌受下丘脑 PRF 和 PIF 的双重控制，前者促进 PRL 分泌，而后者则抑制其分泌。平时以 PIF 的抑制作用为主。哺乳期，婴儿吸吮乳头的刺激引起传入神经冲动，经脊髓上传至下丘脑，使 PRF 神经元发生兴奋，PRF 释放增多，反射性地引起腺垂体 PRL 分泌增加，这是一个典型的神经-内分泌反射。

（三）促黑激素

人的**促黑激素**是由腺垂体远侧部细胞内的阿黑皮素原水解生成的肽类激素。MSH 主要作用于黑色素细胞，使细胞内酪氨酸转变为黑色素，同时使黑色素颗粒在细胞内散开，使肤色、毛发等颜色加深。但在因病切除垂体的黑人，其皮肤颜色并不发生改变，表明 MSH 对正常人皮肤色素的沉着不是必需的。此外，MSH 还参与 GH、醛固酮、CRH、胰岛素和 LH 等激素分泌的调节。

MSH 的分泌调节主要受下丘脑 MIF 和 MRF 的双重调节,前者抑制 MSH 分泌,而后者促进其分泌,平时以 MIF 的抑制作用为主。

腺垂体分泌的促激素(TSH、ACTH、LH、FSH)在有关章节中叙述。

三、神经垂体

神经垂体激素是指在下丘脑视上核、室旁核产生而储存于神经垂体的血管升压素与缩宫素,在适宜的刺激作用下,这两种激素由神经垂体释放进入血液循环。

(一) 血管升压素

血管升压素(vasopressin, VP)在血浆中的浓度比较低,其主要作用是促进远曲小管和集合管对水的重吸收,即抗利尿作用,几乎没有收缩血管而致血压升高的作用,故对正常血压调节无重要作用。但在机体失血或缺水情况下,由于 VP 释放较多,能够对心、肺等脏器血管功能产生一定的影响。关于抗利尿激素的作用与分泌的调节,在前文中已有详细叙述。

(二) 缩宫素

缩宫素(oxytocin, OXT)与 VP 化学结构相似,故生理作用也有一定的交叉。例如,缩宫素对犬的抗利尿作用相当于抗利尿激素的 1/200,而抗利尿激素对大鼠离体子宫的收缩作用为催产素的 1/500 左右。但 OXT 主要生理作用是在哺乳期促进乳腺排出乳汁,在分娩时刺激子宫收缩。

1. 对乳腺的作用　哺乳期乳腺不断分泌乳汁,储存于腺泡中。OXT 使腺泡周围的肌上皮细胞收缩,引起射乳反射。射乳反射是典型的神经-内分泌反射。乳头含有丰富的感觉神经末梢,吸吮乳头的感觉信息经传入神经传至下丘脑,兴奋了 OXT 神经元引起分泌,并且神经冲动经下丘脑-垂体束传送至神经垂体,使储存的 OXT 释放入血,作用于乳腺的肌上皮细胞使之产生收缩,引起乳汁排出。在射乳反射的基础上,很容易建立条件反射,如母亲见到婴儿或听到其哭声均可引起条件反射性射乳。OXT 除引起乳汁排出外,还有维持哺乳期乳腺不致萎缩的作用。

2. 对子宫的作用　OXT 可促进子宫肌收缩,但其作用与子宫的功能状态有关。OXT 对非孕子宫的作用较弱,而对妊娠子宫的作用较强,雌激素能增加子宫对 OXT 的敏感性,而孕激素则相反。OXT 可使细胞外 Ca^{2+} 进入子宫平滑肌细胞内,提高肌细胞内的 Ca^{2+} 浓度,引起肌细胞收缩。OXT 虽然能刺激子宫收缩,但它并不是分娩时发动子宫进一步收缩的决定因素。

OXT 分泌调节与以下因素关系密切,在分娩的过程中胎儿扩张产道,或刺激子宫颈、乳腺等均可反射性地引起 OXT 的释放,形成正反馈调节,使子宫收缩进一步加强,有助于分娩;而疼痛、精神紧张或恐惧、抑郁等则抑制 OXT 分泌。

此外,OXT 对机体的神经与内分泌、学习与记忆、痛觉调制、体温调节等生理功能也有一定的影响。

第三节　甲状腺

甲状腺是人体内最大的内分泌腺,内含有许多大小不等的圆形或椭圆形滤泡。滤泡是由单层上皮细胞围成,滤泡腔内充满胶质。胶质是滤泡上皮细胞的分泌物,主要成分为**甲状腺球蛋白(thyroglobulin, TG)**。滤泡上皮细胞是甲状腺激素合成与释放的部位,而滤泡腔的胶质是甲状腺激素的储存库。滤泡上皮细胞通常为立方形,当甲状腺受到TSH刺激而功能活跃时,细胞呈高柱状,胶质减少;反之,细胞变低呈扁平形,胶质增多,滤泡增大。

在甲状腺滤泡之间和滤泡上皮细胞之间有**滤泡旁细胞(parafollicular cell)**,又称**C细胞**,可分泌降钙素。

一、甲状腺激素的合成与代谢

甲状腺激素主要有**四碘甲腺原氨酸(thyroxine, 3,5,3′,5′- tetraiodothyronine, T_4)**和**三碘甲腺原氨酸(3,5,3′- triiodothyronine, T_3)**两种,前者也称甲状腺素,它们都是酪氨酸碘化物。此外,甲状腺也可合成极少量的**逆-T_3(reverse T_3, rT_3)**,但它不具有甲状腺激素的生物活性。

甲状腺激素合成的主要原料是碘和TG。人每日从食物中摄碘100~200μg,其中约1/3进入甲状腺。

甲状腺激素的合成过程包括聚碘、活化、碘化和耦联等步骤(图2-8-5)。

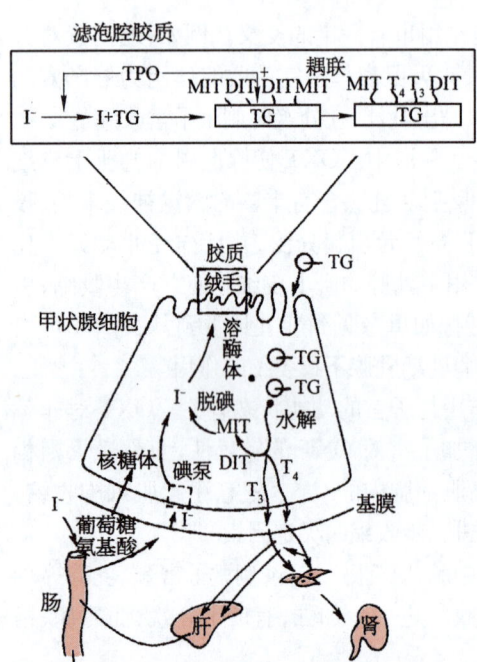

图2-8-5 甲状腺激素合成与代谢示意图
TPO:过氧化酶 TG:甲状腺球蛋白

(一)甲状腺滤泡聚碘

聚碘是指血液中碘进入甲状腺上皮细胞的过程。正常甲状腺内I^-的浓度比血清高25~50倍,加上甲状腺上皮细胞膜静息电位为-50 mV,故聚碘过程是逆电化学梯度的主动转运过程。目前认为,甲状腺上皮细胞的基底膜存在**Na^+-I^-同向转运体(sodium-iodide symportor, NIS)**,它依赖Na^+-K^+-ATP酶活动提供能量来完成I^-的主动转运。聚碘能力强弱是判断甲状腺功能的一个重要指标。临床上常用核素^{131}I示踪法来检查和判断甲状腺的聚碘能力,甲状腺功能亢进时聚碘能力增强,甲状腺功能减退时聚碘能力减弱。

(二)I^-的活化

摄入腺泡上皮细胞的I^-,在过氧化酶(TPO)的作用下被活化。活化的部位在滤泡上皮细胞顶端质膜微绒毛和腺泡腔交界处。活化过程的本质尚未确定,可能是由I^-活化成I_2或I^0(碘原子)。

I^-的活化是碘得以取代酪氨酸残基上氢原子的先决条件。如TPO缺乏I^-不能活化,将使甲状腺激素合成发生障碍。

(三)酪氨酸碘化与甲状腺激素的合成

碘化过程发生在TG的酪氨酸残基上,由活化的碘取代酪氨酸残基上的氢,生成一碘酪氨酸残基(MIT)和二碘酪氨酸残基(DIT)。一个分子的MIT与一个分子的DIT发生耦联,形成T_3;两个分子的 DIT 耦联生成 T_4。此外,还能合成极少量的 rT_3。

上述酪氨酸的碘化和碘化酪氨酸的耦联作用,都是在甲状腺球蛋白的分子上进行的,所以甲状腺球蛋白的分子上既含有酪氨酸、碘化酪氨酸,也常含有 MIT、DIT 和 T_4 及 T_3。甲状腺过氧化酶参与碘活化、酪氨酸残基碘化及碘化酪氨酸的耦联等过程,在甲状腺激素的合成过程中起着关键作用。所以,抑制此酶活性的药物,如硫氧嘧啶类药物,可抑制甲状腺激素的合成,用于治疗甲状腺功能亢进症。

(四) 甲状腺激素的储存、释放、运输与代谢

1. 储存 在甲状腺球蛋白上形成的甲状腺激素,在滤泡腔内以胶质的形式储存于腺细胞外,且其储存的量很大,可供机体利用 50～120 d 之久。所以,应用抗甲状腺药物时,用药时间需要较长才能奏效。

2. 释放 当甲状腺受到 TSH 刺激后,滤泡上皮细胞顶端则伸出伪足,将含有 T_4、T_3 及其他多种碘化酪氨酸残基的甲状腺球蛋白胶质小滴,吞入腺细胞内并与溶酶体融合形成吞噬体。在溶酶体蛋白水解酶的作用下,将 T_4、T_3 以及 MIT 和 DIT 水解下来并进行脱碘后进入血液。甲状腺球蛋白和脱下的碘分子被重新利用而合成激素。此外,尚有微量的 rT_3、MIT 和 DIT 也可从甲状腺释放,进入血中。血浆中甲状腺激素主要是 T_4,约占总量的 90% 以上,T_3 的分泌量较少,但 T_3 的生物活性比 T_4 约大 5 倍,但半衰期明显短于 T_4。

3. 运输 T_4 与 T_3 释放入血之后,以两种形式在血液中运输,一种是与血浆蛋白结合,另一种则呈游离状态,两者之间可互相转化,维持动态平衡。游离的甲状腺激素在血液中含量甚少,然而正是这些游离的激素才能进入细胞发挥作用。结合型的甲状腺激素是没有生物活性的。由于 T_3 与各种蛋白质的亲和力小得多,故 T_3 主要以游离型存在,T_4 主要是结合型。

4. 代谢 血浆 T_4 半衰期为 7 d,T_3 半衰期为 1.5 d。20% 的 T_4 与 T_3 在肝内降解,与葡萄糖醛酸或硫酸结合后,经胆汁排入小肠,在小肠内重吸收极少,绝大部分被小肠液进一步分解,随粪排出。其余 80% 的 T_4 在外周组织脱碘酶($5'$-脱碘酶或 5-脱碘酶)的作用下转变为 T_3(占 45%)和 rT_3(占 55%)。T_3 经脱碘酶失活,脱下的碘由尿排出。T_4 脱碘变成 T_3,是 T_3 的主要来源。

二、甲状腺激素的生理作用

甲状腺激素作用广泛,几乎对全身组织细胞均有影响。其主要作用是促进人体代谢和生长发育过程。机体未完全分化与已分化的组织,对甲状腺激素的反应可以不同,而成年后,不同的组织对甲状腺的敏感性也有差别。甲状腺激素除了与核受体结合,影响转录过程外,在核糖体、线粒体和细胞膜上也发现了它的结合位点,可能对转录后的过程、线粒体的生物氧化作用和膜的转运功能均有影响。所以,甲状腺激素的作用机制十分复杂。

(一) 对代谢的影响

1. 产热效应 甲状腺激素可提高绝大多数组织的耗氧量,增加产热量。研究表明,1 mg T_4 可使组织产热增加 4 200 kJ,使基础代谢率提高约 28%。甲状腺激素的产热作用与 $Na^+ - K^+ - ATP$ 酶的关系十分密切,如用哇巴因抑制此酶活性,则甲状腺激素的产热效应可完全被消除。此外,也有人认为,甲状腺激素也能促进脂肪酸氧化,产生大量的热量。

因此,甲状腺功能亢进时,产热量增加,基础代谢率升高,患者喜凉怕热,极易出汗;而甲状腺功能低下时,产热量减少,基础代谢率降低,患者喜热恶寒。

2. 对物质代谢的影响

(1) 蛋白质代谢：甲状腺激素对蛋白质代谢影响是双向性的。在生理情况下，T_4 或 T_3 作用于核受体，刺激 DNA 转录过程，促进 mRNA 形成，加速蛋白质与各种酶的生成，肌肉、肝与肾的蛋白质合成明显增加，细胞数量增多，体积增大，尿氮减少，表现为正氮平衡。甲状腺分泌过多时，则加速蛋白质分解，特别是促进骨和骨骼肌的蛋白质分解，使肌酐含量降低，肌肉收缩无力，呈负氮平衡。由于骨和骨骼肌的蛋白质分解加速，从而导致血钙升高和骨质疏松，尿钙的排出量增加。甲状腺激素分泌不足时，蛋白质合成减少，肌肉收缩无力，但组织间的黏蛋白增多，可结合大量的正离子和水分子，引起**黏液性水肿（myxedema）**。

(2) 糖代谢：甲状腺激素促进小肠黏膜对糖的吸收，同时增强糖原分解，抑制糖原合成，并能增强肾上腺素、胰高血糖素、皮质醇和生长激素的升糖作用。因此，甲状腺激素有升血糖的趋势。但是，由于 T_4 与 T_3 还可加强外周组织对糖的利用，也有降低血糖的作用。在甲状腺功能亢进时，血糖常升高，甚至出现糖尿。

(3) 脂肪代谢：甲状腺激素促进脂肪酸氧化，增强儿茶酚胺与胰高血糖素对脂肪的分解作用。T_4 与 T_3 既促进胆固醇的合成，又可通过肝脏加速胆固醇的降解，且分解的速度超过合成。所以，甲状腺功能亢进症患者血中胆固醇含量低于正常。

甲状腺功能亢进时，由于蛋白质、糖和脂肪的分解代谢增强，故患者常感饥饿，食欲旺盛，且有明显消瘦。当出现糖尿时则伴有多尿、口渴等。

(二) 对生长发育的影响

甲状腺激素具有促进组织分化、生长与发育成熟的作用。在人类和哺乳动物，甲状腺激素是维持正常生长发育不可缺少的激素，特别是对骨和脑的发育尤为重要。在胚胎期，缺碘造成甲状腺激素合成不足，或出生后甲状腺功能低下，可导致脑与长骨的发育明显障碍，出现智力低下、身材矮小为特征的呆小症，即**克汀病（cretinism）**。值得提出的是，在胚胎期胎儿骨的生长并不必需甲状腺激素，故患先天性甲状腺发育不全的胎儿，出生后身长可以基本正常，但脑的发育已经受到不同程度的影响。在出生后数周至 3～4 个月后，就会表现出明显的智力迟钝和长骨生长停滞。所以，在缺碘地区预防呆小症的发生，应在妊娠期注意补充碘。治疗呆小症必须抓时机，应在出生后 3 个月以内补充甲状腺激素，过迟难以奏效。

(三) 对神经系统的影响

甲状腺激素不但影响中枢神经系统的发育，而且对已分化成熟的神经系统活动有提高兴奋性的作用。甲状腺功能亢进时，中枢神经系统的兴奋性增高主要表现为注意力不易集中、过敏疑虑、多愁善感、喜怒无常、烦躁不安、失眠多梦和肌肉纤颤等。相反，甲状腺功能减退时，中枢神经系统兴奋性降低，出现记忆力减退、行动迟缓、淡漠神情及嗜睡等症状。

(四) 对心血管系统的影响

甲状腺激素对心血管系统的活动也有明显影响。T_4 与 T_3 可使心率增快，心缩力增强，心输出量与心做功增加。离体培养的心肌细胞实验表明，甲状腺激素可直接作用于心肌，T_3 能增加心肌细胞膜上 β 受体的数量和与儿茶酚胺的亲和力，促进心肌细胞肌质网 Ca^{2+} 释放，从而激活与心肌收缩有关的蛋白质，增强收缩力。故甲状腺功能亢进症患者常出现心动过速、心肌肥大，甚至因心肌过度劳累而导致心力衰竭。此外，甲状腺激素还可以直接或间接地引起血管平滑肌舒张，外周阻力降低,因此甲状腺功能亢进症患者的脉压常常增大。

三、甲状腺功能的调节

甲状腺功能活动主要受下丘脑与垂体的调节。由下丘脑、垂体和甲状腺组成下丘脑-垂体-甲状腺轴。此外,甲状腺还可进行一定程度的自身调节。

(一)下丘脑-腺垂体-甲状腺轴的调节

腺垂体分泌的促甲状腺激素是调节甲状腺功能的主要激素。TSH 的作用是促进甲状腺激素的合成与释放。实验证明,给予 TSH 最早出现的效应是甲状腺球蛋白水解与 T_4、T_3 的释放。给 TSH 数分钟内,甲状腺滤泡上皮细胞靠吞饮将胶质小滴吞入细胞内,加速 T_4 与 T_3 的释放,随后增强碘的摄取和甲状腺激素的合成。TSH 的长期效应是刺激甲状腺细胞增生,腺体增大,这是由于 TSH 刺激滤泡上皮细胞核酸与蛋白质合成增强的结果。切除垂体之后,血中 TSH 迅速消失,甲状腺发生萎缩,甲状腺激素分泌明显减少。

在甲状腺滤泡上皮细胞存在 TSH 受体,它是含有 750 个氨基酸残基的膜蛋白,分子量为 85 kDa。TSH 与其受体结合后,通过 G 蛋白激活腺苷酸环化酶,使 cAMP 生成增多,进而促甲状腺激素的释放与合成。TSH 还可通过磷脂酰肌醇系统刺激甲状腺激素的释放与合成。

有些甲状腺功能亢进症患者,血中可出现一些免疫球蛋白物质,其中之一是**人类刺激甲状腺免疫球蛋白**(human thyroid-stmulating immunoglobulin, HTSI),其化学结构与 TSH 相似,可与 TSH 竞争甲状腺细胞膜上的受体而刺激甲状腺,这可能是引起甲状腺功能亢进症的原因之一。

腺垂体 TSH 分泌受下丘脑 TRH 的控制。下丘脑 TRH 神经元接受神经系统其他部位传来的信息影响,将环境因素与 TRH 神经元活动联系起来,然后促进 TRH 神经元释放 TRH,作用于腺垂体。例如,寒冷刺激的信息到达中枢神经系统,一方面传入下丘脑体温调节中枢,另一方面还与该中枢接近的 TRH 神经元发生联系,促进 TRH 释放,继而通过 TRH 的作用促进 T_4 与 T_3 的释放,使产热量增加,有利于御寒。在这一过程中,去甲肾上腺素起了重要的递质作用,它能增强 TRH 神经元释放 TRH,如阻断去甲肾上腺素的合成,则机体对寒冷刺激引起的这一适应性反应则大大减弱。此外,下丘脑还可通过生长抑素减少或停止 TRH 的合成与释放。例如,应激刺激也可通过单胺能神经元影响生长抑素的释放,如外科手术与严重创伤将引起生长抑素的释放,从而使腺垂体分泌的 TRH 减少,T_4 与 T_3 的分泌水平降低,减少机体的代谢消耗,以有利于创伤修复过程(图 2-8-6)。

血中游离的 T_4 与 T_3 浓度的升降,对腺垂体 TSH 的分泌起着经常性反馈调节作用。当血中游离的 T_4 与 T_3 浓度增高时,抑制 TSH 分泌。当游离的 T_4 与 T_3 浓度降低时,促进 TSH 分泌。血中 T_4 与 T_3 对腺垂体这种反馈作用与 TRH 的刺激作用,相互拮抗,相互影响,对腺垂体 TSH 的分泌起着决定性作用。关于甲状腺激素对下丘脑是否有反馈调节作用,实验结果

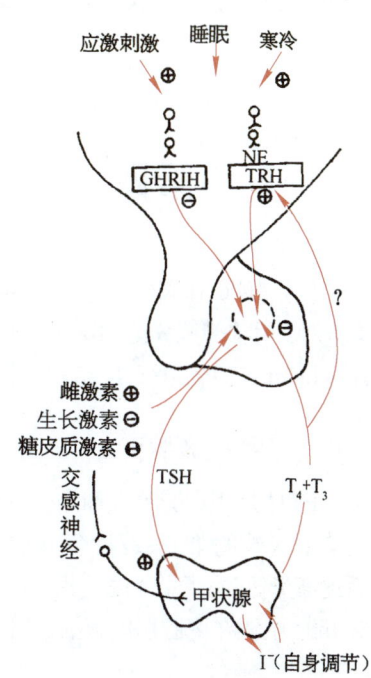

图 2-8-6 甲状腺激素分泌调节示意图

+表示促进或刺激 —表示抑制

很不一致,尚难有定论。

由于饮食缺碘,引起血中 T_4 与 T_3 降低,TSH 增多以及甲状腺肿大为特征的疾病称为地方性甲状腺肿。缺碘导致 T_4 与 T_3 合成不足,后者对腺垂体的负反馈作用减弱,以至 TRH 对腺垂体的作用增强,可出现 TSH 分泌增多和甲状腺增生、肥大。青春期、妊娠及哺乳期的妇女,有时甲状腺也生理性肿大,其机制与此相似,但此时血中 T_4 与 T_3 水平稍低,这是由于机体消耗较多甲状腺激素所致。

(二) 甲状腺的自身调节

除下丘脑-腺垂体-甲状腺轴的调节外,甲状腺本身还具有适应碘的供应变化,调节自身对碘的摄取以及合成与释放甲状腺激素的能力,称为甲状腺的自身调节。当血碘浓度增加时,最初 T_4 与 T_3 的合成有所增加,但血碘浓度超过一定限度后,T_4 与 T_3 的合成速度不但不增加反而会明显下降。当血碘浓度超过 1 mmol/L 时,甲状腺聚碘能力开始下降。若血碘浓度达到 10 mmol/L 时,甲状腺聚碘作用完全消失,即过量的碘可产生抗甲状腺效应,称为 Wolff-Chaikoff 效应。如果再持续加大碘量,则抑制聚碘的作用就会消失,激素的合成再次增加,出现对高碘含量的适应。相反,当血碘含量不足时,甲状腺聚碘作用增强,甲状腺激素的合成也加强。

(三) 自主神经对甲状腺活动的影响

荧光与电镜检查证明,交感神经直接支配甲状腺滤泡,电刺激一侧的交感神经,可使该侧甲状腺激素合成增加;相反,支配甲状腺的胆碱能纤维对甲状腺激素的分泌则是抑制性的。

此外,有些激素也可影响腺垂体分泌 TSH。如雌激素可增强腺垂体对 TRH 的反应,从而使 TSH 分泌增加,而生长激素与糖皮质激素则对 TSH 的分泌有抑制作用。

第四节 甲状旁腺和甲状腺 C 细胞

机体血钙、血磷的水平与多种重要生理功能有着密切的关系,参与调节钙、磷代谢的激素主要有 3 种:甲状旁腺分泌的**甲状旁腺激素(parathyroid hormone, PTH)** 与甲状腺 C 细胞分泌的**降钙素(calcitonin, CT)**,以及 1,25-二羟维生素 D_3,它们共同调节钙磷代谢,控制血浆中钙和磷的水平。

一、甲状旁腺激素

PTH 是甲状旁腺主细胞分泌的含有 84 个氨基酸的直链多肽,分子量为 9 500 Da,其生物活性决定于 N 端的第 1~27 个氨基酸残基。正常人血浆 PTH 浓度呈现日节律波动,清晨 6 时最高,以后逐渐降低,到下午 4 时达最低,以后又逐渐升高,范围为 10~50 ng/L。PTH 血浆半衰期为 20~30 min,主要在肝脏水解灭活,代谢产物经肾脏排出体外。

(一) 甲状旁腺激素的生理作用

PTH 的主要作用是升高血钙和降低血磷,其作用主要通过以下 3 个途径。

1. 对肾脏的作用 PTH 与肾小管细胞膜上特异性受体结合,通过 G 蛋白介导,激活腺苷酸环化酶,经由 cAMP-PKA 信息传递途径,促进肾远端小管对钙的重吸收,使尿钙减少,血钙升高;同时,PTH 可抑制近端小管对磷的重吸收,促进磷的排出,使血磷降低。

2. 对骨的作用 骨组织是人体最大的钙储存库,PTH 能促进骨钙入血,使血钙升高。

(1) 快速效应:在 PTH 作用数分钟后发生,可迅速提高骨细胞膜对 Ca^{2+} 的通透性,使骨液中的 Ca^{2+} 进入细胞内,进而使骨细胞膜上的钙泵活动增强,将 Ca^{2+} 转运到细胞外液中,引起血钙升高。

(2) 延缓效应:在 PTH 作用后 12~14 h 出现,一般需数日或数周后达高峰。PTH 能刺激破骨细胞活动,使破骨细胞向周围骨组织伸出绒毛样突起,释放蛋白水解酶和乳酸,加速骨组织溶解,使钙、磷大量入血。

3. 对小肠的作用 PTH 可激活肾内的 1α-羟化酶,后者能促进 $25-OH-VitD_3$ 转变为有活性的 $1,25-(OH)_2-VitD_3$,进而促进小肠对钙和磷的吸收。

(二) 甲状旁腺激素分泌的调节

1. 血钙水平的调节作用 PTH 的分泌主要受血浆钙浓度变化的调节,血钙浓度轻微下降,在 1 min 内即可引起 PTH 分泌增加,这是由于血钙降低直接刺激甲状旁腺细胞释放 PTH,在 PTH 作用下,促使骨钙释放,并促进肾小管重吸收钙,使血钙浓度迅速回升;相反,血浆钙浓度升高时,PTH 分泌减少。长时间的高血钙可使甲状旁腺发生萎缩,而长时间的低血钙则可使甲状旁腺增生。

2. 其他因素的影响 血磷升高可使血钙降低,从而刺激 PTH 的分泌,血镁浓度降低时,可使 PTH 分泌减少。儿茶酚胺与主细胞膜上的 β 受体结合,通过 cAMP 介导,可促进 PTH 分泌。PGE_2 促进 PTH 分泌,而 $PGF_{2α}$ 则使 PTH 分泌减少。

二、降钙素

CT 是由甲状腺 C 细胞分泌的肽类激素。C 细胞位于滤泡之间和滤泡上皮细胞之间,故又称滤泡旁细胞。人降钙素是含有 1 个二硫键的 32 肽,分子量为 3 400 Da。正常人血清降钙素浓度为 10~20 ng/L,血浆半衰期小于 1 h,主要在肾脏降解后排出。

此外,CT 在甲状腺 C 细胞以外的组织中也有发现,如神经组织。在人血液中还存在与 CT 来自同一基因的肽,称为**降钙素基因相关肽(calcitonin gene-related peptide,CGRP)**,主要分布于神经和心血管系统,具有强烈的舒血管和心肌变力效应。

(一) 降钙素的生理作用

降钙素的主要作用是降低血钙和血磷,其主要靶器官是骨,对肾也有一定的作用。

1. 对骨的作用 CT 能抑制破骨细胞的活动,使溶骨过程减弱,这一反应发生很快,大剂量的 CT 在 15 min 内便可使破骨细胞活动减弱 70%。同时 CT 还能增强成骨过程,这一作用在给 CT 后 1 h 左右出现,可持续数日。由于 CT 减弱溶骨过程,增强成骨过程,使骨组织中钙、磷沉积增加,而血中钙、磷水平降低。

CT 对血钙浓度的调节,在正常成人作用较小,因为 CT 引起血钙浓度的降低,能强烈刺激 PTH 的分泌,从而抵消 CT 的降血钙效应。成人破骨细胞向细胞外液释放钙的量也有限,每日只有 0.8 g 的钙量。但对于儿童来说,由于其骨的更新速度快,通过破骨细胞的活动每日可向细胞外液提供 5 g 以上的钙,相当于细胞外液总钙量的 5~10 倍。所以,CT 对儿童血钙的调节作用更为重要。

2. 对肾脏的作用 CT 能抑制肾小管对钙、磷、钠及氯等离子的重吸收,增加这些离子从尿中的排出量。

(二) 降钙素分泌的调节

1. 血钙水平 CT 的分泌主要受血钙浓度的调节。当血钙浓度升高时,CT 的分泌亦随之增加。CT 与 PTH 共同调节血钙浓度,维持血钙稳态。与 PTH 相比,CT 分泌的启动较快,在 1 h 内即可达到高峰,而 PTH 分泌高峰的出现则需几个小时;CT 只对血钙水平产生短期调节作用,其效应很快被 PTH 的作用所抵消,PTH 对血钙浓度发挥长期调节作用。由于 CT 的作用快速而短暂,故它对急剧波动的血钙调节起重要作用。

2. 其他因素 进食可刺激 CT 的分泌,这可能与几种胃肠激素如促胃液素、促胰液素及胰高血糖素的分泌有关,它们均有促进 CT 分泌的作用,其中以促胃液素的作用最强。

三、1,25-二羟维生素 D_3

(一) 1,25-二羟维生素 D_3 的生成

维生素 D_3($VitD_3$)是胆固醇的衍生物,也称**胆钙化醇(cholecalciferol)**,主要来源于皮肤和动物性食物。其活性形式有 25-羟维生素 D_3($25-OH-VitD_3$)、1,25-二羟维生素 D_3[$1,25-(OH)_2-VitD_3$]及 24,25-二羟维生素 D_3[$24,25-(OH)_2-VitD_3$],其中以 $1,25-(OH)_2-VitD_3$ 为主要的活性形式,通过作用于小肠、骨和肾来调节钙、磷代谢。

在紫外线照射下,皮肤中的 7-脱氢胆固醇迅速转化为维生素 D_3 原,然后再转化为 $VitD_3$。$VitD_3$ 无生物活性,它首先需在肝脏经 25-羟化酶作用转化为 $25-OH-VitD_3$,然后在肾 1α-羟化酶的催化下进一步变成 $1,25-(OH)_2-VitD_3$。$1,25-(OH)_2-VitD_3$ 的活性比 $25-OH-VitD_3$ 高 500~1 000 倍。肾内还含有 24-羟化酶,它可将 $25-OH-VitD_3$ 转变为活性极低的 $24,25-(OH)_2-VitD_3$。血中各种形式的 $VitD_3$ 都是与 $VitD$ 结合蛋白结合后运输的。血浆中 $1,25-(OH)_2-VitD_3$ 的含量为 100 pmol/L,半衰期为 12~15 h,其灭活的主要方式是在靶细胞内发生侧链氧化或羟化,形成钙化酸等代谢产物,$VitD_3$ 及其代谢物在肝脏与葡萄糖醛酸结合后随胆汁排出,在小肠内有一部分被吸收入血,从而形成 $VitD_3$ 的肝肠循环,另一部分随粪便排出体外。

(二) 1,25-二羟维生素 D_3 的生理作用

1. 对小肠的作用 $1,25-(OH)_2-VitD_3$ 进入小肠黏膜细胞内,与细胞核特异性受体结合,促进 DNA 的转录过程,生成与钙有很强亲和力的**钙结合蛋白(calcium-binding protein, CaBP)**。CaBP 在小肠黏膜细胞的刷状缘侧膜,与 Ca^{2+} 结合(1 个分子 CaBP 可结合 4 个 Ca^{2+}),然后进入胞质,转运至底侧膜将结合的钙释放入血。$1,25-(OH)_2-VitD_3$ 也能促进小肠黏膜细胞对磷的吸收。因此,它既能增加血钙,也能增加血磷。

2. 对骨的作用 $1,25-(OH)_2-VitD_3$ 对动员骨钙入血和钙在骨中的沉积都有作用。一方面,它可刺激成骨细胞的活动,促进骨钙沉积和骨的形成;另一方面,它又能提高破骨细胞的活动,增强骨的溶解,使骨钙、磷释放入血,升高血钙、血磷,但其总的效应是升高血钙。$1,25-(OH)_2-VitD_3$ 还能增强 PTH 的作用,在缺乏 $1,25-(OH)_2-VitD_3$ 时,PTH 对骨的作用明显减弱。

近年来的研究证明,在骨质中存在一种由 49 个氨基酸组成的多肽,它能与钙结合,称为**骨钙素(osteocalcin)**,主要由成骨细胞合成并分泌至骨基质中。骨钙素对调节和维持骨钙起着重要作用,

其分泌受 $1,25\text{-}(OH)_2\text{-}VitD_3$ 的调节。

3. 对肾脏的作用 $1,25\text{-}(OH)_2\text{-}VitD_3$ 可促进肾小管对钙、磷的重吸收,使尿钙、磷排出量减少。

在体内,PTH、CT 与 $1,25\text{-}(OH)_2\text{-}VitD_3$ 共同调节钙、磷代谢,维持血钙稳态。$1,25\text{-}(OH)_2\text{-}VitD_3$ 的生成亦受血钙、血磷水平的影响。此外,PTH、肾 1α-羟化酶活性,雌激素、催乳素和生长激素等因素也可影响其生成。

第五节 肾 上 腺

肾上腺位于两侧肾脏的内上方,由中央部的髓质和周围部的皮质两部分构成,两者在发生、结构和功能上都不相同,实际上是两个独立的内分泌腺。

一、肾上腺皮质激素

肾上腺皮质由外向内分为球状带、束状带和网状带,各类皮质激素是由肾上腺皮质不同层上皮细胞所分泌的。球状带细胞分泌盐皮质激素,主要是**醛固酮(aldosterone)**;束状带细胞分泌糖皮质激素,主要是**皮质醇(cortisol)**;网状带细胞主要分泌性激素,如**脱氢表雄酮(dehydroepiandrosterone)**和**雌二醇(estradiol)**,也能分泌少量的糖皮质激素。

肾上腺皮质激素均属类固醇的衍生物,统称为**类固醇激素(steroid hormones)**,其合成的基本原料为胆固醇,主要来自血液。在皮质细胞的线粒体内膜或内质网中所含有的裂解酶与羟化酶等酶系的作用下,使胆固醇先变成孕烯醇酮,然后再进一步转变为各种皮质激素。由于肾上腺皮质各层细胞存在的酶系不同,故合成的皮质激素亦不相同。

血液中的皮质醇,75%～80%与**皮质类固醇结合球蛋白(corticosteroid-bindins globulin,CBG)**即皮质激素运载蛋白结合,15%与血浆白蛋白结合,5%～10%是游离状态。结合型与游离型皮质醇可以相互转化,维持动态平衡。只有游离型皮质醇才能进入靶细胞发挥其作用。CBG 是肝细胞产生的 α_2 球蛋白,分子量为 52 kDa,与皮质醇有较强的亲和力,每 100 ml 血浆 CBG 能结合 20 μg 皮质醇。而醛固酮与血浆白蛋白及 CBG 的结合能力较弱,主要以游离状态存在和运输。

正常成人清晨血清皮质醇浓度为 110～520 nmol/L,醛固酮的浓度为 220～430 pmol/L。皮质醇血浆的半衰期为 70 min,醛固酮为 20 min。它们都在肝内被降解,皮质醇首先被加氢还原形成双氢皮质醇,随后产生四氢皮质醇,与葡萄糖醛酸或硫酸结合,随尿排出体外。四氢皮质醇是皮质醇的主要代谢产物,占尿排出量 45%～50%。四氢皮质醇也可进一步将 C_{20} 酮基变为羟基,生成皮五醇,四氢皮质醇和皮五醇在 C_{17} 上均有羟基,故称为 17-羟类固醇。因此,尿中 17-羟类固醇的含量可反映肾上腺皮质激素分泌的水平。

肾上腺皮质网状带分泌的性激素以脱氢表雄酮为主,与睾酮的代谢产物同属 17-氧类固醇。因此,男子尿中 17-氧类固醇的来源有睾丸分泌的睾酮和肾上腺皮质分泌的皮质醇及雄激素。但是,在正常情况下由网状带分泌的性激素活性比较低,对机体影响较弱。

(一) 糖皮质激素

1. 糖皮质激素的生理作用　正常人血浆中糖皮质激素主要为皮质醇,其次为皮质酮,皮质酮的含量仅为皮质醇的 1/20~1/10。

(1) 对物质代谢的影响:糖皮质激素对糖、蛋白质和脂肪代谢均有作用。① 糖代谢:糖皮质激素是调节机体糖代谢的重要激素之一,它可促进糖原异生,加强蛋白质分解,使较多的氨基酸进入肝脏,同时增强肝脏内与糖异生有关酶的活性,使糖原异生过程加强,肝糖原增加。此外,糖皮质激素有抗胰岛素作用,能够降低肌肉与脂肪等组织对胰岛素的反应性,使外周组织对葡萄糖的利用减少,促使血糖升高。如果糖皮质激素分泌过多(或服用此类激素药物过多),可使血糖升高,甚至出现糖尿。相反,肾上腺皮质功能低下患者(如艾迪生病),则可出现低血糖。② 蛋白质代谢:糖皮质激素促进肝外组织,特别是肌肉组织蛋白质分解,加速氨基酸转移至肝脏,生成肝糖原。糖皮质激素分泌过多时,由于蛋白质分解增强,合成减少,将出现肌肉消瘦、骨质疏松、皮肤变薄、淋巴组织萎缩等现象。③ 脂肪代谢:糖皮质激素可促进脂肪分解,增强脂肪酸在肝内的氧化过程,有利于糖原异生作用。糖皮质激素分泌过多时,由于糖皮质激素对身体不同部位的脂肪作用不同,使四肢脂肪组织分解增强,而腹、面、肩及背的脂肪合成增加,以致呈现面圆、背厚、躯干部肥胖而四肢消瘦的向心性肥胖症的特殊体形。

(2) 对水盐代谢的影响:糖皮质激素可降低肾小球入球微动脉的阻力,增加肾小球血浆流量,而使肾小球滤过率增加,有利于水的排出。肾上腺皮质功能不全患者,排水能力明显降低,严重时可出现"水中毒",如补充适量的糖皮质激素即可得到缓解,而补充盐皮质激素则无效。此外,糖皮质激素还有较弱的保钠排钾的作用,能促进肾远曲小管和集合管重吸收 Na^+ 和排出 K^+;减少近球小管对磷的重吸收,使尿磷排出增加。

(3) 对血细胞的影响:糖皮质激素可增加血液中红细胞、血小板和中性粒细胞的数量,而使淋巴细胞和嗜酸性粒细胞减少,其机制各不相同。红细胞和血小板的增加是由于骨髓造血功能增强;中性粒细胞的增加与其动员附着在小血管壁边缘的中性粒细胞进入血液循环有关。糖皮质激素可抑制胸腺和淋巴组织的细胞分裂,抑制淋巴细胞的 DNA 合成过程,从而使淋巴细胞生成减少。此外,糖皮质激素还能促进淋巴细胞和嗜酸性粒细胞的破坏。

(4) 对循环系统的影响:糖皮质激素能提高血管平滑肌对儿茶酚胺的敏感性(即允许作用),这一作用对于维持正常动脉血压是必需的。此外,糖皮质激素可降低毛细血管壁的通透性,减少血浆的滤出,有利于维持血容量。离体实验表明,糖皮质激素可增强心肌的收缩力,但在整体条件下对心脏的作用并不明显。

(5) 在应激反应中的作用:当机体受到各种有害刺激(如缺氧、创伤、手术、饥饿、疼痛、寒冷以及精神紧张等)时,血中 ACTH 浓度立即增加,糖皮质激素也相应增多,并产生一系列的反应,称为**应激 (stress)**。在应激反应中,除腺垂体-肾上腺皮质系统的活动增强外,交感-肾上腺髓质系统的活动也加强,血中儿茶酚胺含量也相应增加。其他激素如生长激素、催乳素、胰高血糖素、抗利尿激素、醛固酮等均增加,所以说应激反应是以 ACTH 和糖皮质激素分泌增加为主,多种激素参与的,使机体抵抗力增强的非特异性全身反应。实验研究表明,切除肾上腺髓质的动物,可以抵抗应激刺激而不产生严重后果。而当去掉肾上腺皮质时,机体应激反应减弱,对有害刺激的抵抗力大大降低,若不适当处理,一二周内即可死亡,如及时补给糖皮质激素,则可生存较长时间。

(6) 其他作用:糖皮质激素还可促进胎儿肺表面活性物质的合成、增强骨骼肌的收缩力、提高胃腺细胞对迷走神经与促胃液素的反应性、增加胃酸及胃蛋白酶原的分泌、抑制骨的形成而促进其分解等作用。在临床上使用大剂量的糖皮质激素,则具有抗炎、抗过敏、抗中毒和抗休克等作用。

2. 糖皮质激素分泌的调节　糖皮质激素无论是在生理状态下的基础分泌,还是在应激状态下的分泌活动,都受到下丘脑-腺垂体-肾上腺皮质轴的调控。这一功能活动轴是一种闭环联系的协调统一的调节系统,是糖皮质激素分泌调节的重要反馈调节系统。

(1) 下丘脑-腺垂体系统的调节：下丘脑室旁核及促垂体区的 CRH 神经元可合成和释放 CRH,经垂体门脉系统到达腺垂体,刺激 ACTH 的分泌。此外,引起应激反应的各种刺激信息传入中枢,信号到达下丘脑时,也可导致 CRH 的分泌,从而促进 ACTH 和糖皮质激素的分泌。

腺垂体分泌的 ACTH 是调节糖皮质激素合成和释放的最重要的生理因素,它还刺激束状带和网状带的生长发育。肾上腺皮质的束状带和网状带经常处于 ACTH 的控制之中,切除动物的腺垂体后,束状带和网状带萎缩,糖皮质激素的分泌显著减少,如及时补充 ACTH,可使已发生萎缩的束状带和网状带基本恢复,糖皮质激素的分泌回升。

ACTH 的分泌呈现日周期节律波动,入睡后 ACTH 分泌逐渐减少,0 点最低,随后又逐渐增多,至清晨进入分泌高峰,白天维持在较低水平。由于 ACTH 分泌的日节律波动,使糖皮质激素的分泌也呈现相应的波动。ACTH 分泌的这种日节律波动与下丘脑 CRH 节律性释放有关。

(2) 反馈调节：血中糖皮质激素水平对腺垂体分泌 ACTH 和下丘脑分泌 CRH 具有负反馈调节作用。当血中糖皮质激素浓度升高时,可使腺垂体释放 ACTH 减少,ACTH 的合成也受到抑制。同时,使腺垂体对 CRH 的反应性减弱。糖皮质激素的负反馈调节主要作用于腺垂体,也可作用于下丘脑,这种反馈称为长反馈。ACTH 还可反馈抑制 CRH 神经元,称为短反馈(图 2-8-7)。至于是否存在 CRH 对 CRH 神经元的超短反馈,目前尚不能肯定。下丘脑-腺垂体-肾上腺皮质轴的负反馈调节,对于正常条件下维持血中糖皮质激素浓度的相对稳定具有重要意义。由于存在这种反馈调节,临床上长期大量服用糖皮质激素的患者,会造成肾上腺皮质功能减退,甚至萎缩,如果突然停药,可引起肾上腺皮质危象,甚至危及生命。

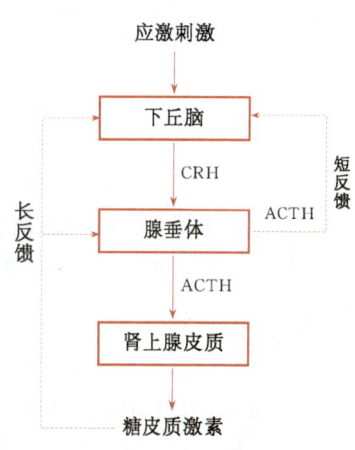

图 2-8-7　糖皮质激素分泌调节示意图
— 实线表示促进
⋯ 点线表示抑制

(二) 盐皮质激素

肾上腺皮质分泌的盐皮质激素以醛固酮为代表,它对水盐代谢的作用最强,是调节机体水盐代谢的重要激素,其次为脱氧皮质酮。

关于醛固酮对肾脏的作用及其机制可参阅下篇第七章尿的生成和排出。

二、肾上腺髓质激素

肾上腺髓质的嗜铬细胞分泌**肾上腺素**和**去甲肾上腺素**,属于儿茶酚胺类激素。肾上腺髓质激素的合成与交感神经节后纤维合成去甲肾上腺素的过程是一致的,不同的是嗜铬细胞胞质中存在**大量苯乙醇胺氮位甲基移位酶(phenylethanolamine-N-methyl-transferase,PNMT)**可使 NE 甲基化而生成 E(图 2-8-8)。

E 与 NE 均储存在髓质细胞囊泡内,肾上腺髓质释放的 E 与 NE 的比例大约为 4∶1,以 E 为主。血液中的 NE,除由髓质分泌外,主要来自肾上腺素能神经纤维末梢,而血中的 E 则主要来自肾上腺髓质。体内的 E 和 NE 可在**单胺氧化酶(monoamine oxidase,MAO)**和**儿茶酚-O-位甲基转换酶(catechol-O-methyltransfease,COMT)**的作用下降解,降解产物由尿排出。

(一) 肾上腺髓质激素的生理作用

肾上腺髓质激素的作用与交感神经的活动紧密联系,它与交感神经系统组成的交感-肾上腺髓质系统,在受到应急刺激时能立即被调动起来,引起机体多系统参与的适应性反应活动。最早研究交感-肾上腺髓质系统的作用,并提出**应急学说(emergency reaction hypothesis)**的 Cannon 认为,机体在遭遇紧急情况时,如畏惧、焦虑、剧痛、失血、脱水、缺氧、暴冷暴热和剧烈运动等,E 与 NE 的分泌明显增加,可作用于中枢神经系统,提高其兴奋性,使

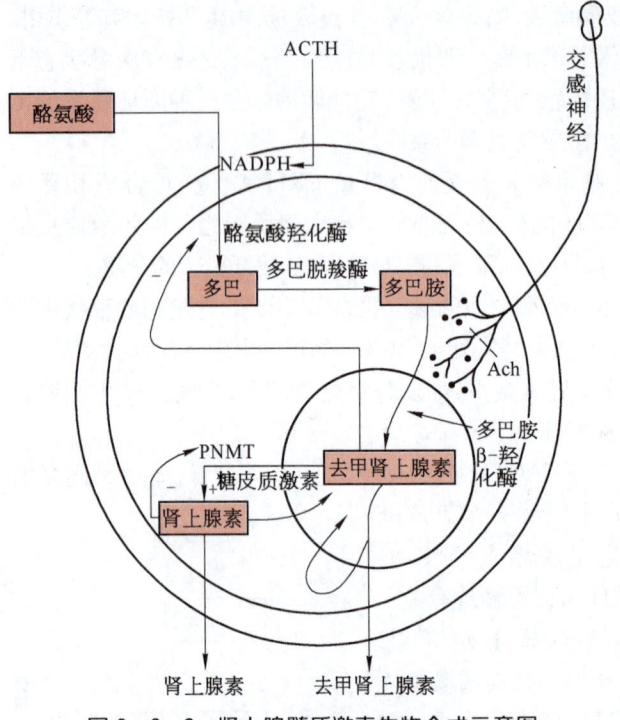

图2-8-8 肾上腺髓质激素生物合成示意图
PNMT:苯乙醇胺氮位甲基移位酶 +表示促进 -表示抑制

机体处于警觉状态,反应灵敏;呼吸加强、加快,肺通气量增加;心跳加快,心缩力增强,心输出量增加,血压升高;全身血液重新分配,保证重要器官的血液供应;肝糖原分解增强,血糖升高,脂肪分解加速,血中游离脂肪酸增多,葡萄糖与脂肪酸氧化过程增强,以适应在紧急情况下对能量的需要。上述一切变化是在紧急情况下通过交感-肾上腺髓质系统发生的适应性反应,故称之为**应急反应(emergency reaction)**。实际上,引起应急反应的各种刺激,也是引起应激反应的刺激。当机体受到应激刺激时,同时引起应急反应和应激反应,两者相辅相成,使机体的适应能力更加完善。

(二) 肾上腺髓质激素分泌的调节

1. 交感神经 肾上腺髓质受交感神经胆碱能节前纤维支配。交感神经兴奋时,节前纤维末梢释放乙酰胆碱,作用于髓质嗜铬细胞上的 N 型受体,引起 E 与 NE 的释放。若长时间使交感神经兴奋,则可使合成儿茶酚胺所需要的酶活性增强。

2. ACTH 与糖皮质激素 动物摘除垂体后,肾上腺髓质的酪氨酸羟化酶、多巴胺 β-羟化酶和 PNMT 的活性降低,而补充 ACTH 则使这三种酶的活性恢复;如给予糖皮质激素,可使多巴胺 β-羟化酶和 PNMT 活性恢复,而对酪氨酸羟化酶则未见明显影响。ACTH 可直接提高髓质细胞多巴胺 β-羟化酶和 PNMT 的活性,促进肾上腺髓质激素的分泌;还可通过糖皮质激素间接发挥作用。

3. 自身反馈调节 肾上腺髓质细胞内 NE 含量增加到一定程度时,可抑制酪氨酸羟化酶活性;E 合成增多时,能抑制 PNMT 的作用,从而限制儿茶酚胺的合成。当 E 和 NE 从细胞内释放入血后,细胞质内含量减少,对酶活性的负反馈抑制解除,儿茶酚胺的合成随即增加。

第六节　胰　　岛

胰腺具有外分泌和内分泌两种分泌功能,其内分泌通过分散于外分泌腺腺泡之间的胰岛分泌多种激素。胰岛是实质性的细胞团块,主要包括 A 细胞、B 细胞、D 细胞、PP 细胞等。A 细胞约占胰岛细胞的 20%,分泌**胰高血糖素(glucagon)**;B 细胞的数量最多,约占胰岛细胞的 75%,分泌**胰岛素(insulin)**;D 细胞占胰岛细胞的 5%左右,分泌**生长抑素(SS)**;PP 细胞的数量很少,分泌**胰多肽(pancreatic polypeptide)**。

一、胰岛素

胰岛素是含有 51 个氨基酸的小分子蛋白质,由 21 个氨基酸的 A 链与 30 个氨基酸的 B 链组成,两链之间借助两个二硫键相连接。B 细胞先合成一个大分子的前胰岛素原,以后加工成 86 肽的胰岛素原,再经酶的作用,水解为胰岛素与连接肽(C 肽)。

胰岛素与 C 肽共同释放入血中,C 肽无胰岛素活性。由于 C 肽的形成与胰岛素的合成同步产生,其数量与胰岛素的分泌量有平行关系,因此测定血中 C 肽含量可反映 B 细胞的分泌功能。正常人空腹状态下血清胰岛素浓度为 35~145 pmol/L,在血中的半衰期为 5 min,主要在肝脏内灭活,肾与肌肉组织也能使胰岛素失活。

胰岛素调节物质代谢的过程主要通过它与分布在各种组织细胞上的胰岛素受体相结合而发挥作用,胰岛素受体在体内分布十分广泛,几乎所有细胞膜上均存在胰岛素受体,但不同组织细胞的受体数量存在显著差异。如每个红细胞膜上约有 40 个受体,而在肝脏和脂肪组织,每个细胞可有 20 万个以上。胰岛素受体具有高度的特异性,受体的亲和力与胰岛素的生物活性有平行关系。例如,受体对胰岛素原的亲和力只有胰岛素的 5%左右,故胰岛素原的生物活性也只相当于胰岛素的 5%左右。

胰岛素受体是一种具有酪氨酸激酶活性的受体,胰岛素与受体结合激活酪氨酸蛋白激酶,使受体内的酪氨酸残基磷酸化,进而催化底物蛋白质上的酪氨酸残基磷酸化,实现膜受体信息传递。但对于胰岛素受体后的信息传递机制,目前尚不十分清楚。近年来研究发现,在胰岛素敏感的组织细胞胞质内存在**胰岛素受体底物(insulin receptor substrate, IRS)**,有 IRS-Ⅰ和 IRS-Ⅱ两种,它们是胰岛素各种生物作用的信号蛋白(图 2-8-9)。当胰岛素受体与胰岛素结合后,激活 β 亚单位上的酪氨酸蛋白激酶,并使酪氨酸残基磷酸化,从而导致 β 亚单位活化,并与近膜区的 IRS-Ⅰ结合,引起后者多个酪氨酸残基磷酸化,进而 IRS-Ⅰ能与细胞内某些靶蛋白结合,并使之激活,如激活多种蛋白激酶以及与糖、脂肪和蛋白质代谢有关的酶系,调节细胞的代谢和生长。IRS-Ⅰ也是胰岛素样生长因子(IGF-Ⅰ)受体的底物。临床研究证明,2 型糖尿病患者的脂肪细胞中,IRS-Ⅰ mRNA 的含量降低。IRS-Ⅱ的作用与 IRS-Ⅰ相似,但 IRS-Ⅱ的磷酸化与激活需要的胰岛素远较 IRS-Ⅰ为多。

(一)胰岛素的生理作用

胰岛素是促进机体合成代谢、维持血糖浓度稳定的主要激素。

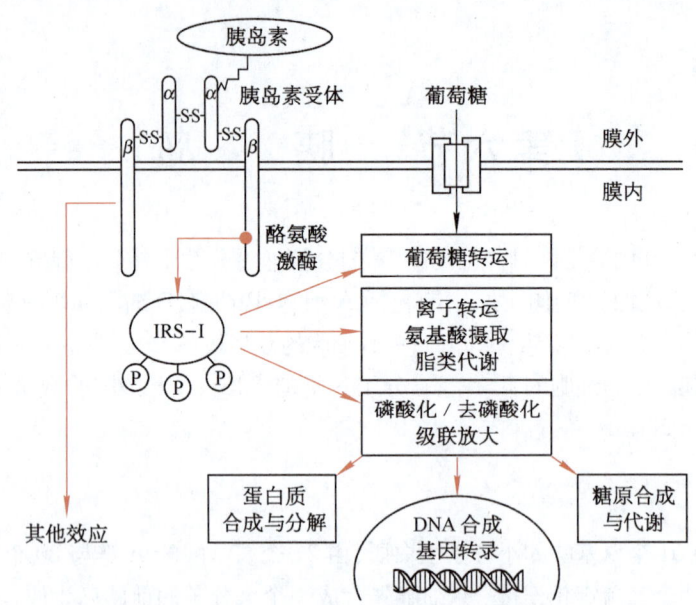

图 2-8-9 胰岛素受体及其作用机制

1. 对糖代谢的影响 胰岛素可促进全身组织细胞,特别是肝脏、肌肉和脂肪组织对葡萄糖的摄取和利用,加速肝糖原和肌糖原的合成,并抑制糖异生,促进葡萄糖转变为脂肪酸,并储存于脂肪组织,使血糖水平下降。当胰岛素缺乏时,血糖浓度升高,肾小球滤液中的糖浓度也随着升高,如超过肾糖阈将出现糖尿。

2. 对脂肪代谢的影响 胰岛素可促进肝脏合成脂肪酸,并转运到脂肪细胞储存;促进葡萄糖进入脂肪细胞,合成脂肪酸和三酰甘油;还能抑制脂肪酶的活性,减少脂肪的分解。胰岛素缺乏时,糖的利用障碍,脂肪分解增强,加速脂肪酸在肝脏内氧化,生成大量酮体,引起酮血症和酸中毒。

3. 对蛋白质代谢的影响 胰岛素可促进蛋白质的合成过程,其对蛋白质合成的影响可在各个环节发挥作用,如促进氨基酸通过膜的转运进入细胞;加快细胞核的复制和转录过程,增加 DNA 和 RNA 的生成;作用于核糖体,加速翻译过程,促进蛋白质合成。此外,胰岛素还可抑制蛋白质分解和肝糖异生。

虽然胰岛素能增强蛋白质的合成过程,对机体的生长发育有促进作用,但胰岛素单独作用时,对生长的促进作用并不很强,只有与生长激素、甲状腺激素共同作用时,才能发挥明显的效应。

(二) 胰岛素分泌的调节

1. 血糖的作用 血糖浓度是调节胰岛素分泌的最重要因素。当血糖浓度升高时,胰岛素分泌增加,使血糖浓度降低;当血糖浓度降低至正常时,胰岛素分泌也迅速恢复到基础水平。在持续高血糖的刺激下,胰岛素的分泌可分为 3 个阶段:① 血糖升高 5 min 内,胰岛素的分泌量可增加 10 倍,其原因可能是由于葡萄糖刺激 B 细胞引起细胞内储存胰岛素的释放,因此持续时间不长,5~10 min 后胰岛素的分泌便下降 50%。② 血糖升高 15 min 后,出现胰岛素分泌的第二次增多,在 2~3 h 达到高峰,并持续较长的时间,分泌速率也远大于第一阶段,这可能是因为激活了 B 细胞内的胰岛素合成酶系,促进 B 细胞合成与释放胰岛素。③ 倘若高血糖持续 1 周左右,胰岛素的分泌可进一步增加,这是由于长时间的高血糖刺激,使 B 细胞增殖而引起的。

2. 氨基酸和脂肪酸的作用 许多氨基酸都有刺激胰岛素分泌的作用,以精氨酸和赖氨酸的作用为最强。氨基酸和血糖对刺激胰岛素分泌有协同作用,氨基酸单独作用时只能使胰岛素分泌少量增加,但如果血糖也升高时,则可使血糖引起的胰岛素分泌量加倍。氨基酸刺激胰岛素分泌的生理意义在于,使餐后吸收的氨基酸可在胰岛素的作用下迅速被肌肉或其他组织摄取并合成蛋白质,同时使体内的蛋白质分解减慢。血中脂肪酸和酮体大量增加时,也可促进胰岛素的分泌。

3. 激素的作用

(1) 胃肠激素:在胃肠激素中以抑胃肽(GIP)和胰高血糖样多肽(GLP-Ⅰ)的促胰岛素分泌作用最为明显。实验证明,GIP 刺激胰岛素分泌的作用具有依赖葡萄糖的特性。口服葡萄糖引起的高血糖和 GIP 的分泌增加是平行的,这种平行关系的维持导致胰岛素迅速而明显地分泌,可超过静脉注射葡萄糖所引起的胰岛素分泌反应。因此认为,在肠内吸收葡萄糖期间,小肠黏膜分泌的 GIP 是一种重要的肠促胰岛素分泌因子。除了葡萄糖外,小肠吸收的氨基酸、脂肪酸和盐酸等也能刺激 GIP 的释放。

(2) 生长激素、皮质醇、甲状腺激素和胰高血糖素:它们都可通过升高血糖浓度而直接或间接刺激胰岛素分泌,因此长期大剂量应用这些激素,有可能使 B 细胞衰竭而导致糖尿病。

(3) 生长抑素:胰岛 D 细胞分泌的生长抑素可通过旁分泌作用,抑制胰岛素的分泌。

4. 神经调节 胰岛有迷走神经和交感神经末梢分布。刺激迷走神经,通过释放乙酰胆碱作用于 M 受体,直接促进胰岛素的分泌;也可通过刺激胃肠激素的释放,间接促进胰岛素的分泌。交感神经兴奋时,则通过释放 NE 作用于 B 细胞的 α_2 受体,抑制胰岛素的分泌。

二、胰高血糖素

人胰高血糖素由 A 细胞分泌,是 29 个氨基酸组成的直链多肽,分子量 3 485 Da。胰高血糖素在血清中浓度为 50~100 ng/L,血中半衰期为 5~10 min,主要在肝脏内失活,肾脏也有降解作用。

(一) 胰高血糖素的生理作用

胰高血糖素是一种促进机体分解代谢的激素,与胰岛素的作用相反,其最显著的效应是升高血糖。胰高血糖素具有促进糖原分解和糖异生的作用,使血糖明显升高,1 mol/L 的激素可使 3×10^6 mol/L 的葡萄糖迅速从糖原分解出来。胰高血糖素通过 cAMP-PKA 系统,激活肝细胞的磷酸化酶,加速糖原分解。胰高血糖素能加快氨基酸进入肝细胞,并激活与糖异生过程有关的酶系,促进糖异生。胰高血糖素还可激活脂肪酶,促进脂肪分解,同时又可加强脂肪酸氧化,使酮体生成增多。胰高血糖素的靶器官主要是肝脏,切除肝脏或阻断肝血流,上述代谢效应消失。

胰高血糖素还可促进 B 细胞分泌胰岛素和 D 细胞分泌生长抑素,后两者又可抑制胰高血糖素的分泌。药理剂量的胰高血糖素可使心肌细胞内 cAMP 增加,能增强心肌的收缩力。

(二) 胰高血糖素分泌的调节

影响胰高血糖素分泌的因素很多,主要受血糖浓度的反馈调节。血糖降低时胰高血糖素分泌增加,血糖升高时胰高血糖素分泌减少。氨基酸的作用与葡萄糖相反,能促进胰高血糖素的分泌。蛋白质餐或静脉注射各种氨基酸均可使胰高血糖素分泌增多。血中氨基酸增多,一方面可促进胰岛素释放,使血糖降低,另一方面还能同时刺激胰高血糖素分泌,这对防止低血糖有一定的生理意义。

第七节　性　腺

性腺包括男性的睾丸和女性的卵巢。由于它们既是生殖器官，即生殖细胞(精子、卵子)产生、发育成熟的场所，又具有分泌性激素功能，故称主性器官。而将男女的内外生殖器官称为附性器官，男女外部标志性特征称为副性征或第二性征。附性器官与副性征的出现、生长发育、成熟以及生殖行为全过程完全依赖于主性器官分泌的性激素，如果没有性激素的刺激作用，附性器官就不能发育，永远保持在幼稚状态，副性征也不会出现。同时，性激素对全身代谢也有着重要的影响。

一、睾丸的内分泌功能

睾丸曲细精管之间的间质细胞和支持细胞具有内分泌作用，间质细胞分泌雄激素，主要有**睾酮**(testosterone, T)、**双氢睾酮**(dihydrotestosterone, DHT)、**脱氢异雄酮**(dehydroisoandrosterone, DHIA)和**雄烯二酮**(androstenedione)几种；支持细胞分泌**抑制素**(inhibin)。

雄激素均为含19个碳原子的类固醇激素，以T分泌量最多，但DHT的生物活性最高。正常情况下，20～50岁男子血中T的含量最高，为19～24 nmol/L，之后随年龄的增长含量逐渐减少，这是老年男子性欲下降和精子生成量减少的主要原因。成年男子每日T分泌量为4～9 mg，绝大多数与血浆白蛋白和性激素结合球蛋白结合，只有1%～2%为游离状态。结合的T作为血浆中的储备库，而游离的T才能发挥生理功能。T主要在肝脏内灭活，以17-酮类固醇形式由尿排出，少量经粪便排出。此外，成年男子血中T水平还表现有年节律、日节律和脉冲分泌的现象，且个体差异较大。

抑制素是一种分子量为32 000 Da的糖蛋白激素，由α和β两个亚单位组成。抑制素对腺垂体FSH的分泌有很强的抑制作用，但对LH的分泌却无明显的影响。性腺还存在着由抑制素的两个β亚单位组成的二聚体，称为**激活素**(activin)，其作用是促进腺垂体FSH的分泌。

(一) 睾酮的生理作用

1. 维持生精作用　实验观察发现，成年大鼠的垂体摘除，可导致睾丸缩小，间质细胞萎缩，T的分泌减少，生精过程停滞。如及时注射T，则可使生精功能恢复。现认为FSH和T对睾丸的生精过程具有协同作用，在FSH的作用下，支持细胞产生一种对T或双氢睾酮亲和性很强的蛋白质，称为**雄激素结合蛋白**(androgen binding protein, ABP)，T从间质细胞分泌后，经扩散进入支持细胞并转变为双氢睾酮，ABP与T或双氢睾酮结合后，转运至曲细精管内，提高和维持雄激素在局部"微环境"曲细精管的浓度，有利于生精过程，局部高浓度的ABP结合物是精子生成不可缺少的条件。

2. 刺激男性副性器官生长发育和副性征的出现　雄激素不仅在胚胎期间对性分化有作用，而且是刺激和维持出生后男性内外生殖器的生长发育、正常功能的激素，特别是青春期的附性器官对T作用十分敏感。在青春期T的分泌增加，促使外生殖器(阴茎、阴囊、睾丸)和内生殖器(前列腺、精囊)发育增大，腺体开始分泌。男子体毛(阴毛、胸毛、腋毛、胡须等)及其他男性副性征也都是在 T 刺激下出现的。青春期 T 主要促进阴茎和精囊的生长,使此期出现骨骼、肌肉的快速增长,声带变厚和喉结突出等男性性征。DHT 则促进阴囊和前列腺的增长,加速耻骨上、腹部、胸部和面部毛发的生长,导致头顶近前额部位毛囊萎缩;还可增加皮肤皮脂腺的分泌活动,使脂肪分泌物含量增多,若堵塞导管易于细菌生长,形成皮脂腺炎症。

3. 维持和提高性欲 T 或 DHT 能作用于大脑和下丘脑,引起促性腺激素和性行为的改变,从而提高性感,维持正常性欲。

4. 对代谢的作用 促进蛋白质合成,特别是骨骼肌和生殖器官的蛋白质合成,从而使尿氮减少,出现正氮平衡。T 还可促进红细胞生成,参与造血的调节。此外,可伴随出现有水钠潴留,骨中钙、磷沉积增加。

(二) 睾丸内分泌功能的调节

睾丸的生精功能及间质细胞和支持细胞的内分泌功能均在下丘脑-腺垂体的控制下,而腺垂体的分泌活性又受到睾丸产生的雄激素和抑制素的负反馈调节,从而构成了下丘脑-腺垂体-睾丸轴的反馈调节系统。

1. 下丘脑-腺垂体系统的调节 从青春期开始,下丘脑以脉冲方式分泌 GnRH,经垂体门静脉到达腺垂体,GnRH 可同时刺激腺垂体分泌 LH 和 FSH,使 LH 分泌也明显呈周期性变化,而 FSH 则只呈现轻微的波动。LH 经血液循环到达睾丸,睾丸间质细胞膜上存在 LH 受体,LH 与其受体结合后,可促进间质细胞 T 的分泌,其分泌数量与 LH 的浓度成正比。

2. 反馈调节 在血液中 T 浓度达到一定水平后,血中游离 T 可反馈作用于下丘脑,抑制 GnRH 的分泌;也可反馈作用于腺垂体,抑制 LH 的分泌,但 T 对腺垂体 LH 的负反馈作用较弱。通过 T 的负反馈作用,使得血中 T 的含量维持至一定水平。FSH 的分泌则由抑制素反馈性调节。

二、卵巢的内分泌功能

卵巢也具有双重功能,既具有生卵作用,又能分泌性激素,卵巢分泌的类固醇激素主要是雌激素和孕激素,还分泌少量雄激素。在排卵前由卵泡的内膜细胞和颗粒细胞分泌雌激素,排卵后由黄体分泌雌激素和孕激素。

(一) 雌激素的生理作用

人类雌激素包括**雌二醇(estradiol, E_2)**、**雌酮(estrone)**和**雌三醇(estriol, E_3)**,其中以 E_2 的活性最强,E_3 活性最低。雌激素主要作用是:

1. 对女性副性器官的作用 雌激素是促进青春期女子外生殖器、阴道、子宫、输卵管发育生长的重要激素。雌激素还可协同 FSH 促进卵泡发育,诱导排卵前 LH 高峰的出现,从而促进排卵。雌激素能促进子宫发育,使其内膜产生增生期的改变,并能在分娩前增强子宫平滑肌的兴奋性,提高子宫平滑肌对缩宫素的敏感性;可使阴道黏膜上皮细胞糖原增加,糖原分解使阴道分泌物呈酸性,以有利于阴道乳酸菌的生长,从而排斥其他微生物的繁殖,增强阴道抵抗细菌的能力;刺激阴道上皮细胞分化和角化,促进输卵管的运动,以利于卵子向子宫腔内运送。在月经期和妊娠期内,雌激素与孕激素配合,维持正常月经与妊娠的发展。

2. 对女性副性征和乳腺的作用 雌激素能刺激乳腺导管和结缔组织的增生,乳房和皮下的脂肪增多,臀部肥厚,骨盆宽大,毛发呈女性分布,音调较高,出现并维持女性第二性征。

3. 对代谢的作用 雌激素有促进水钠潴留,使细胞外液量增加作用。雌激素还能促进蛋白质合成,特别是促进生殖器官的细胞增殖与分化,加速蛋白质合成过程;促进成骨细胞活动,加强钙盐沉着,促进青春期生长发育,并降低血胆固醇和β-脂蛋白含量。

(二)孕激素的生理作用

孕激素主要是孕酮(progesterone, P),在卵巢内主要由黄体生成,妊娠期胎盘也大量分泌孕激素。孕激素主要作用于子宫内膜和子宫平滑肌等,为受精卵的着床和妊娠的维持提供基础保障。主要作用是:

1. 对子宫作用 在雌激素作用的基础上,孕酮使子宫内膜出现分泌期改变,为受精卵着床作好准备。可使子宫不易兴奋,保证胚胎有较"安静"的环境,并降低母体对胎儿的免疫排斥反应,故称有"安胎"作用。

2. 对乳腺作用 在雌激素作用的基础上,孕激素可促进乳腺腺泡发育、成熟,为分娩后泌乳准备条件。

3. 产热作用 使基础体温在排卵后升高0.3~0.6℃,并在黄体期一直维持在此水平上。由于体温在排卵前先表现为短暂降低,排卵后升高,故临床上将这一基础体温改变作为判断排卵日期的标志之一。

此外,孕激素能使血管和消化道平滑肌紧张性降低,有人认为这是孕妇容易发生便秘和痔疮的原因之一。

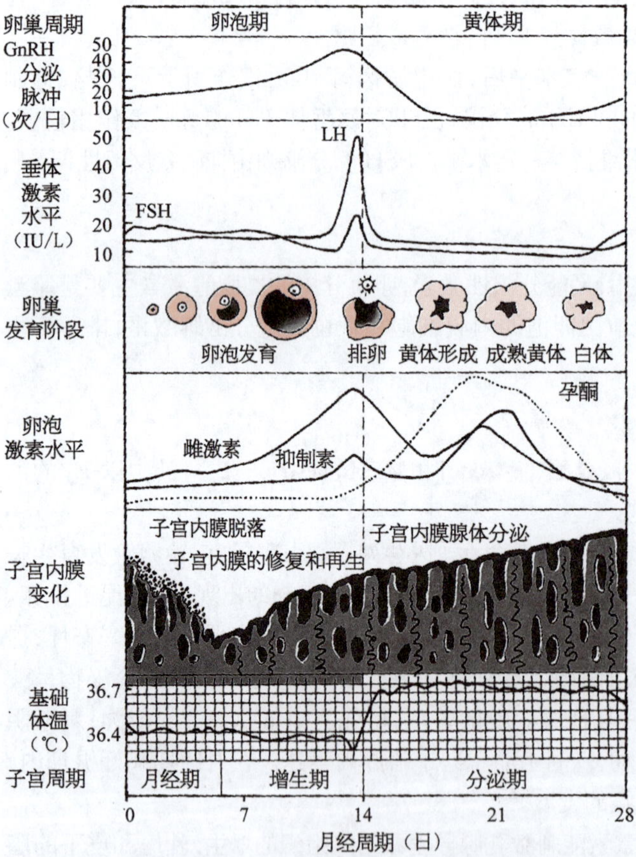

三、卵巢的内分泌与月经周期

月经周期(menstrual cycle)是指成年妇女每月发生一次的周期性子宫内膜脱落和流血现象。人类一般开始于12~14岁,每一周期平均为28 d。月经周期的形成与卵巢内分泌活动有密切关系,卵巢功能变化呈周期性活动,并受到下丘脑-腺垂体-卵巢轴的控制。在1个月经周期中,血液中GnRH、FSH、LH及卵巢激素的水平发生周期性的变化,一般按其卵巢变化,将月经周期分为卵泡期(排卵前期,相当于子宫内膜的月经期和增生期)和黄体期(相当于子宫内膜的分泌期)(图2-8-10)。

图2-8-10 月经周期中相关激素的变化
GnRH:促性腺激素释放激素 FSH:卵泡刺激素 LH:黄体生成素

(一)卵泡期(排卵前期)

卵泡期开始时,血液中雌激素和孕激素均处于低水平,对下丘脑和腺垂体的负反馈抑制作用解除,血中GnRH、FSH、LH的浓度开始升高,刺激卵泡生长并分泌雌激素入血。在卵泡期中段,即排卵约前1周,血中雌激素浓度明显升高,FSH 则因雌激素反馈抑制而减少,而 LH 仍稳步上升。这一时期,虽然 FSH 处于低水平,但由于雌激素可加强 FSH 对卵泡的刺激作用,可继续使卵泡增长,颗粒细胞数增多,雌激素合成和分泌进一步增加。由于雌激素的这种局部正反馈作用,使雌激素在血液中浓度不断提高,在排卵前1日左右,雌激素的分泌达到高峰。在雌激素作用下,下丘脑分泌 GnRH 增多,刺激腺垂体分泌 FSH 和 LH,其中以 LH 分泌增加更为明显,形成 LH 高峰。雌激素促进 LH 大量分泌的这种作用亦称为雌激素的正反馈效应。在大量 LH 作用下(可能 FSH 也参与),引发成熟卵泡排卵。

卵泡期的雌激素引起子宫内膜出现增殖期的变化,表现为子宫内膜增生发育、腺体增多、变长,但无分泌活动。

(二) 黄体期(排卵后期)

卵泡排卵后形成黄体,进入黄体期。在 LH 的作用下,黄体细胞分泌大量的雌激素和孕激素,使血中雌激素和孕激素浓度明显升高。这是血中雌激素分泌的第二次升高,它能使黄体细胞上的 LH 受体增多,促进黄体分泌孕激素,使孕激素维持于较高水平。高浓度的雌激素和孕激素使下丘脑和腺垂体受抑制,GnRH 释放减少,进而 FSH 和 LH 的分泌明显减少。

在黄体期,子宫内膜在增生期的基础上受到孕激素的刺激,产生分泌期改变,表现为子宫内膜继续增殖变厚,腺管和小动脉卷曲,分泌含有糖原的黏液,为受精卵的着床准备条件。若不受孕,由于 FSH 和 LH 的明显减少,黄体功能退化,孕激素和雌激素浓度明显下降,致使子宫内膜剥脱,发生流血,成为月经。孕激素和雌激素明显减少后,使腺垂体的 FSH 和 LH 的分泌又增加,重复另一周期。如若受孕,则由胎盘分泌人绒毛膜促性腺激素,其代替腺垂体的 LH 和 FSH 以维持黄体的分泌功能,继续分泌孕激素和雌激素,使妊娠顺利进行。

四、胎盘的内分泌功能

胎盘是妊娠期的重要内分泌器官,它能分泌大量雌激素、孕激素和人绒毛膜促性腺激素(肽类激素),以取代垂体的促性腺激素和卵巢的雌激素与孕激素,故胎盘对维持正常妊娠起极为重要的作用。妊娠3个月后胎盘可完全取代卵巢和腺垂体的内分泌作用。

(一) 人绒毛膜促性腺激素

人绒毛膜促性腺激素(human chorionic gonadotropin,hCG)是由胎盘绒毛组织的合体滋养层细胞分泌的一种糖蛋白,分子量为45~50 kDa。其生理作用和化学组成与腺垂体的黄体生成素(LH)相似;它的主要作用是在妊娠早期维持母体黄体继续发育形成妊娠黄体,并使雌激素和孕激素由黄体合成顺利地过渡到由胎盘合成。hCG 可进入母血,并由尿中排出,在受精后8~10 d 的母血中就有 hCG 存在,在妊娠60 d 左右后达到高峰,然后逐渐下降,于妊娠后160 d 左右降到最低水平,妊娠后期略有增加,在分娩前才停止分泌。由于 hCG 经尿排出,故临床上可利用孕妇尿作为早期妊娠的诊断。

(二) 胎盘雌激素和孕激素

hCG 的分泌于妊娠60 d 后逐步下降到最低水平,此时黄体的分泌功能不能维持,但胎盘已于妊娠第6周后开始分泌雌激素和孕激素,故雌激素和孕激素血中浓度仍继续升高,至分娩前达到高峰。在这两种激素作用下,子宫与乳腺继续明显地发育增大。雌激素使子宫肌肉肥大,以便分娩时发生较大的收缩力;孕激素则防止妊娠子宫发生收缩,故具有安胎作用。

人胎盘产生多种雌激素,如雌酮、雌二醇、雌三醇;孕激素主要是孕酮。胎盘雌激素除上述生理作用外,雌三醇可以通过产生前列腺素,以增加胎盘和子宫之间的血液量。孕酮还有维持子宫内膜和蜕膜的发育、抑制 T 淋巴细胞、防止母体排斥胎儿的作用。

(三) 绒毛膜生长素

人绒毛膜生长素(human chorionic somatomammotropin, hCS)是胎盘合体滋养层细胞分泌的单链多肽,含有 191 个氨基酸,96%氨基酸序列与生长激素相同,具有调节母体和胎儿的糖、蛋白质、脂肪代谢,促进胎儿生长发育的作用。

第九章　神经系统的功能

> **导学**
>
> 1. 掌握　化学性突触与神经-骨骼肌接头信息传递的过程与机制；神经递质和受体；反射中枢神经元的联系方式与兴奋传递的特征、中枢抑制形式与机制；丘脑感觉投射系统；脊髓对躯体运动的调节；自主神经系统的功能。
> 2. 熟悉　神经元间联系及信息传递的形式；大脑皮质的感觉分析和对躯体运动的调节；痛觉生理；各级中枢对内脏活动的调节。
> 3. 了解　神经营养因子；脑干对肌紧张的调节及基底神经节和小脑对躯体运动的调节；大脑皮质的生物电活动。

神经系统（nervous system）根据功能结构分为中枢神经和周围神经两部分，是由神经细胞和神经胶质细胞所构成。神经细胞又称为**神经元**，是神经系统的结构和功能最小单位，具有接受刺激、传递信息和整合信息等功能；神经胶质细胞广泛地分布于神经系统内，其数量是神经元的10～50倍。神经胶质细胞无树突和轴突之分，与邻近细胞不形成化学性突触，虽然有膜电位变化但不产生动作电位，其主要功能是填充于神经元之间，起到支持、营养、保护、修复神经细胞，以及参与神经递质代谢等作用。

神经系统的主要功能可分为调节和思维两大部分。前者是直接或间接地调控机体各系统、器官、细胞的功能活动，使之互相联系、互相协调，以维持机体的内环境稳态；后者是通过大脑皮质，以实现学习与记忆、思维、意识、语言以及觉醒与睡眠等高级功能活动。

第一节　神经元和突触

一、神经元

（一）神经元的结构和功能

神经元是由胞体和突起两部分组成（图1-1-19）。胞体是神经元功能活动的中心，其功能主要是合成物质、接受与整合信息，并发出指令；突起分为**树突**和**轴突**，均由胞体发出，其中数量多而短的突起称为树突，是神经元的"感受"区，能够接受各种刺激进而产生相应的膜电位变化；轴突较长且多数只有一条，轴突能够将胞体发出的指令传向指定部位，影响相关细胞的功能活动。轴突离开胞体后外面通常包有髓鞘成为神经纤维，其末梢分成许多分支并膨起构成**突触小体（synaptic knob）**。根据髓鞘的有无可将神经纤维分为**有髓神经纤维（myelinated nerve fiber）**和**无髓神经纤维（unmyelinated nerve fiber）**两大类，实际上无髓神经纤维也有一层薄薄的髓鞘。

（二）神经纤维的分类

根据电生理特性将神经纤维分为 A、B、C 共 3 类，其中 A 类纤维又分为 α、β、γ、δ 共 4 种亚类；根据直径将传入神经纤维分为 Ⅰ、Ⅱ、Ⅲ、Ⅳ 共 4 类，其中 Ⅰ 类纤维又分为 I_a 和 I_b 两种亚类。虽然各种分类方法不同，但相互间存在交叉。Ⅰ 类纤维相当于 $A_α$ 类纤维，Ⅱ 类纤维相当于 $A_β$ 类，Ⅲ 类纤维相当于 $A_δ$ 类，Ⅳ 类纤维相当于 C 类纤维。

（三）神经纤维兴奋传导的特征

信息是以动作电位的形式在神经纤维上传导，亦称**神经冲动（nerve impulse）**，其传导具有以下的特征。① 生理完整性：神经冲动的正常传导依赖于神经纤维结构的完整和功能的正常。如果神经纤维被损伤或冷冻、压迫、麻醉等则影响其正常传导。② 绝缘性：由于各条神经纤维间没有细胞质的沟通，或各条纤维间有髓鞘的绝缘作用，故同一条神经干中多条神经纤维同时传导神经冲动时互不干扰。③ 双向传导：在实验条件下，神经纤维上任何一点引发动作电位时，均可沿着神经纤维向两端传导。④ 相对不疲劳性：因为神经冲动是动作电位在神经纤维上传导，只要膜两侧离子浓度差维持正常，离子通道保持在备用状态，就能够保持发生神经冲动的能力，显示出了传导兴奋的不易疲劳性。

（四）神经纤维的轴质运输

轴质在细胞体与轴突末梢之间进行流动的现象称为**轴质运输（axoplasmic transport）**。轴质运输对维持神经纤维的形态和功能具有重要的意义。轴质运输是双向的，物质由胞体流向轴突末梢的过程称为**顺向轴质运输（anterograde axoplasmic transport）**，又称顺向运输；物质由轴突末梢流向胞体的过程称为**逆向轴质运输（retrograde axoplasmic transport）**，又称逆向运输。

顺向运输可以将胞体合成的蛋白质、神经递质及合成递质的酶类等运至轴突末梢，维持末梢递质释放、神经内分泌活动或代谢所需的蛋白质等，同时也是内源性神经营养物质的通道。逆向运输可能与反馈控制细胞体物质合成以及与递质的回收和异物的处理有关，如**神经生长因子（nerve growth factor, NGF）**就是经逆向运输而作用于细胞体的。轴突末梢还可以摄取神经毒和毒素类物质，如破伤风毒素、狂犬病毒等，经逆向运输而引起病变。

（五）神经的营养性作用和神经营养因子

神经除了对所支配的器官功能进行调控外，还能通过其末梢释放营养性物质来影响所支配组织的代谢过程，称为神经的**营养性作用（trophic action）**。临床上周围神经损伤的患者肌肉发生明显萎缩，与此有关。

神经纤维所支配的组织和星状胶质细胞也能够产生对神经元起营养作用的蛋白质，称为**神经营养因子（neurotrophin, NT）**。NT 与神经末梢的特异性受体结合后，被末梢摄取经逆向轴质运输到达细胞体，促使细胞体合成相关蛋白质，从而维持神经元的生长、发育与功能的完整性。某些 NT 也可以由神经细胞产生，经顺向轴质运输到达末梢，进而对突触后神经元形态和功能的完整性给予支持。

二、突触传递

反射弧是神经系统实现调节功能的结构基础,反射弧中各神经元之间的信息传递是通过特殊结构来完成。通常将神经元相互接触的部位称为突触,而将传出神经元与效应器细胞相接触的部位称为接头(junction)。

根据信息传递的媒介物质不同,可将突触分为化学性突触(chemical synapse)和电突触(electrical synapse)。化学性突触又分为定向突触(directed synapse)和非定向突触(non-directed synapse)。定向突触释放的递质扩散距离小、作用范围局限,如经典突触和神经-骨骼肌接头;非定向突触释放的递质扩散距离大、作用范围广泛,故又称之为非突触性化学传递(non-synaptic chemical transmission),如神经-心肌接头和神经-平滑肌接头等。

(一)化学性突触的结构和分类

1. 定向突触 定向化学性突触由突触前膜(presynaptic membrane)、突触后膜(postsynaptic membrane)和突触间隙(synaptic cleft)3部分构成(图2-9-1)。突触前神经元的轴突末梢形成多个分支并膨大形成球状的突触小体(synaptic knob),突触前膜即为突触小体的膜;与之相对的突触后神经元的胞体膜或突起膜,称为突触后膜。前膜和后膜之间的缝隙为突触间隙。突触小体的轴质内含有大量的线粒体和突触小泡(synaptic vesicle)。突触小泡内含有神经递质。在突触后膜上,存在着与神经递质相对应的离子通道型受体以及分解递质的各种酶。

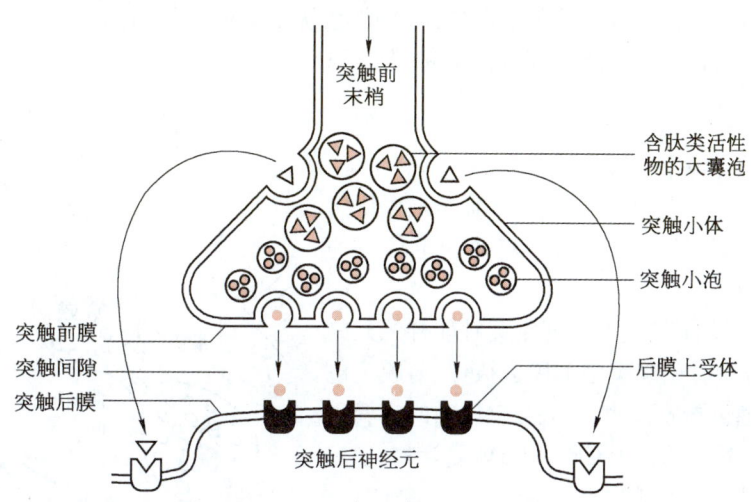

图2-9-1 定向化学性突触微细结构模式图

突触的分类可按结构和功能区分。① 结构分类:按突触前、后神经元相互接触的部位,分为轴突-胞体、轴突-树突和轴突-轴突3种类型突触(图2-9-2),但是在中枢神经系统还发现有树突-树突、树突-胞体、树突-轴突、胞体-树突、胞体-胞体和胞体-轴突式等多种类型突触。② 功能分类:可分为兴奋性突触和抑制性突触,前者可引起突触后神经元兴奋,后者则导致突触后神经元抑制。此外,还有复合性突触存在,由两个化学性或由化学性与电突触组合而成的突触,如:串联性突触(serial synapse)、交互性突触(reciprocal synapse)和混合性突触(mixed synapse)等。

2. 非定向突触 又称非突触性化学传递。此类突触的前神经元轴突末梢发出大量分支并形成念珠状膨大结构,即曲张体(varicosity)。曲张体内有大量充满神经递质的突触小泡,由于曲张体与所连接的组织不具有典型的突触联系,当递质释放后只能通过细胞外液的弥散形式作用于各个靶细胞,发挥生理效应(图2-9-3)。此外,非定向突触还可以发生在轴突末梢以外的部位,如树突膜也能释放递质,进行非突触性化学传递。与定向突触传递比较,非定向突触传递具有以下特征:① 没有典型的突触结构。② 释放递质与被作用的靶细胞之间距离相对较远。③ 作用的范围更广泛,调节功能更复杂。

3. 电突触 缝隙连接(gap junction)是电突触的结构基础。相邻两个神经细胞膜之间仅有2~3 nm距离,没有突触前膜、后膜之分,轴质内无突触小泡存在。两侧膜上

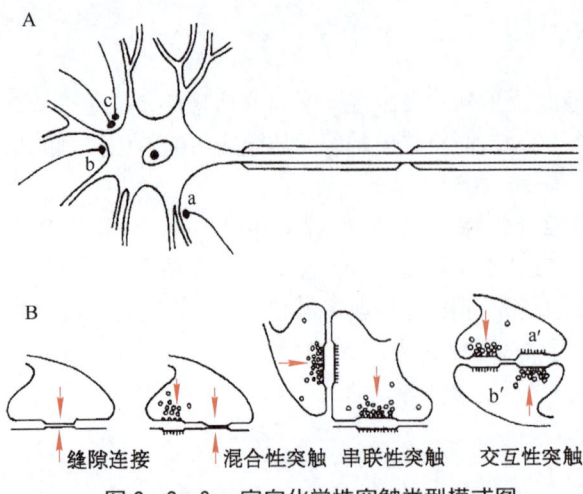

图2-9-2 定向化学性突触类型模式图
A. 突触的基本类型:a、b、c分别表示轴突-树突式、轴突-胞体式和轴突-轴突式突触 B. 几种特殊类型的突触:箭头表示突触传递的方向,交互性突触中a′、b′分别代表两个相反方向的突触传递

各有6个亚单位构成的连接体蛋白,端端相接形成沟通两细胞胞质的水相通道,允许带电离子通过以实现信息传递,故称为电传递。电突触传递的特点是:① 电阻低、兴奋传递速度快,几乎不存在潜伏期。② 双向性传递。电突触在哺乳类动物中枢系统和视网膜等部位大量存在,多存在于同类神经元之间,其功能可能是使相邻神经元的活动同步化。

(二) 定向突触信息传递的过程

1. 化学性突触的传递 这是突触前膜去极化引起递质释放,突触后膜将化学信号转换为电信号的过程。

(1) 突触传递的基本过程:通常突触前神经元的动作电位到达末梢时引起突触前膜去极化,前膜上电压门控式 Ca^{2+} 通道开放,Ca^{2+} 内流与轴质内的**钙调蛋白(calmodulin, CaM)**结合为 Ca^{2+}-CaM 复合物,通过中间激活过程导致**突触蛋白(synapsin)**发生磷酸化,使锚定在细胞骨架丝上的突触小泡被**动员(mobilization)**下来,经过胞质中蛋白质分子摆渡**(trafficking)**到突触前膜并被固定于前膜上,即**着位(docking)**。进一步突触小泡膜与前膜**融合(fusion)**,以胞吐方式将递质释放入突触间隙并以扩散形式通过间隙与突触后膜上的特异性受体或化学门控式通道结合,改变后膜对某些离子的通透性,导致突触后膜电位发生变化,即引起**突触后电位(postsynaptic potential)**。递质与受体作用之后立即被酶分解或移除。

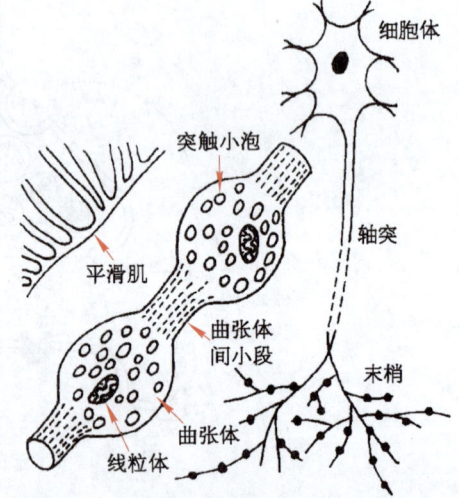

图2-9-3 非定向突触传递的示意图

(2) 突触后神经元的电活动:分为**兴奋性突触后电位(excitatory postsynaptic potential, EPSP)**和

抑制性突触后电位（inhibitory postsynaptic potential, IPSP）两种。根据电位时程的长短，又分为快、慢突触后电位。

兴奋性突触后电位：突触前膜释放的是兴奋性递质，作用于后膜上的特异受体时，引起后膜 Na^+ 和 K^+ 化学性门控通道开放，因为 Na^+ 的内流量大于 K^+ 的外流，故发生净的正离子内流，导致突触后膜发生局部去极化，如达到阈电位，则突触后神经元产生扩布性动作电位；如未能达到阈电位则可以提高突触后神经元的兴奋性，又称为易化（图 2-9-4）。

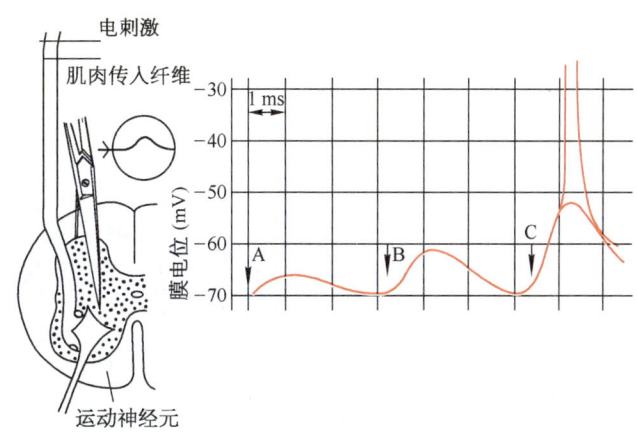

图 2-9-4　兴奋性突触后电位
注：A,B,C 刺激强度渐增

抑制性突触后电位：突触前神经元兴奋时末梢释放抑制性递质，与突触后膜上相关受体结合后，引起后膜 Cl^- 和 K^+ 化学性门控通道开放，出现 Cl^- 内流和 K^+ 外流，导致突触后膜发生超极化，从而降低了突触后神经元的兴奋性，故称之为抑制性突触后电位（图 2-9-5）。

在中枢神经系统中，一个神经元常与多个前神经末梢构成突触，这些前神经末梢释放的递质既有兴奋性又有抑制性，其产生的电位既有 EPSP，也有 IPSP，因此突触后神经元的电位变化取决于同时产生的 EPSP 和 IPSP 代数和，如果 EPSP 占优势并达阈电位水平时，突触后神经元产生兴奋；反之，突触后神经元则呈现抑制。

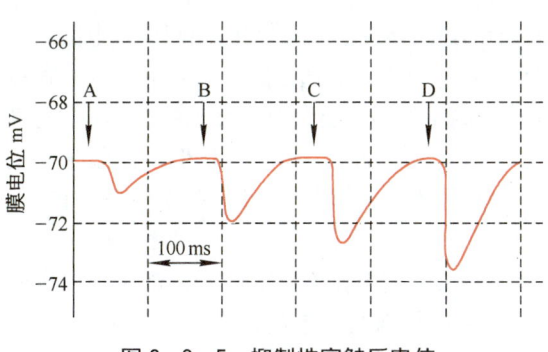

图 2-9-5　抑制性突触后电位
（A、B、C、D 表示刺激强度逐步增大，记录方法与图 2-9-4 相同，刺激的是拮抗肌传入神经）

慢突触电位：在自主神经节和大脑皮质神经细胞内还可记录慢 EPSP 和慢 IPSP，其潜伏期可达 100～500 ms，并可持续数毫秒。慢 EPSP 是由膜对 K^+ 的通透性降低引起，而慢 IPSP 则是膜对 K^+ 的通透性增强所致。慢突触后电位不一定直接引起神经元的兴奋或抑制，但能通过影响神经元的兴奋性以调节快突触后电位。

2. 神经-骨骼肌接头的兴奋传递　神经-骨骼肌接头（neuromuscular junction）是运动神经末梢与骨骼肌之间所形成的功能性联系部位。接头处的信息传递过程，类似于兴奋性突触的信息传递过程。

(1) 神经-骨骼肌接头的结构：运动神经轴突末梢在靠近骨骼肌细胞处失去髓鞘，以裸露的形式嵌入肌细胞膜的凹陷内，形成**接头前膜（prejunctional membrane）**，与其相对应的肌膜称为**接头后膜（postjunctional membrane）**或**终板膜（endplate membrane）**，两者之间有 15～50 nm 缝隙，称为**接头间隙（junctional cleft）**，其中充满细胞外液。接头前膜的轴质中有大量内含 Ach 的突触小泡（图 2-9-6)，通常递质是以单个小泡为单位，以倾囊而出的方式释放，故称为**量子式释放（quantal release）**。终板膜向内凹陷形成许多皱褶，在皱褶的开口处集中分布 N_2 型 ACh 受体阳离子通道。

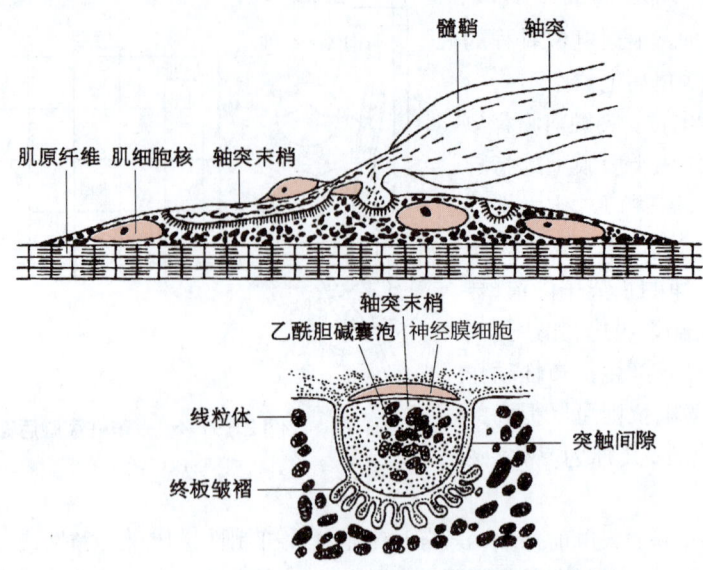

图 2-9-6 神经-骨骼肌接头部的超微结构示意图

终板膜上还存在胆碱酯酶,能够将 ACh 分解为胆碱和乙酸。

(2) 神经-骨骼肌接头的兴奋传递过程:运动神经元兴奋,接头前膜去极化,引起前膜电压门控 Ca^{2+} 通道开放,Ca^{2+} 内流促使大量突触小泡摆渡、着位,并与前膜融合通过胞吐方式进行量子式释放 ACh。ACh 通过接头间隙与终板膜上的 ACh 受体阳离子通道结合使其激活,由于 Na^+ 内流量超过 K^+ 外流量,引起终板膜去极化,产生**终板电位(endplate potential, EPP)**。EPP 以电紧张形式激活肌膜上电压门控 Na^+ 通道,当去极化达到阈电位时则产生动作电位,并向整个肌细胞扩布。ACh 在 EPP 产生后被胆碱酯酶迅速分解、消除。

(3) 神经-骨骼肌接头兴奋传递的特点:接头处的兴奋传递与化学性突触兴奋传递有许多相似之处,两者共同点是:① 电位为局部电位,电位幅度大小与前膜释放的递质量成正比,而没有"全或无"的特性。② 无不应期,但有总和现象。③ 以电紧张形式进行扩布。两者的不同点是:① 神经-骨骼肌接头后膜属于肌细胞组织,而突触后膜属于神经组织。② 神经-骨骼肌接头兴奋传递是一对一关系,神经末梢一次动作电位引起 200~300 个小泡同步释放近 10^7 个 ACh 分子,产生 EPP 总和后足以达到阈电位,即运动神经纤维每兴奋 1 次,它所支配的肌细胞也发生 1 次兴奋。而兴奋性突触传递过程通常需要多个神经冲动才能保证 EPSP 总和后达到阈电位。③ 每次神经末梢释放的 ACh 发挥作用后立即被胆碱酯酶分解,保证终板膜及时接受新的刺激。④ 神经-骨骼肌接头通常只释放兴奋性递质,少有抑制性递质释放;而突触释放的递质既有兴奋性也有抑制性。

3. 影响定向突触信息传递的因素 可分为递质释放、递质消除、受体因素等几个方面。递质释放主要与进入突触前膜 Ca^{2+} 量有关,膜外 Ca^{2+} 浓度升高,或到达前膜的动作电位频率和幅度增加,均可以促使 Ca^{2+} 进入前膜而促进递质的释放。递质的消除机制除了被酶灭活外,还可以被突触前膜重新摄取,故凡能够影响递质重摄或酶代谢因素均可影响突触传递。如利舍平能够抑制交感神经末梢重摄 NE 而使小泡内递质减少乃至耗竭,达到兴奋冲动传递受阻,以减少外周血管阻力的目的;有机磷农药能够抑制胆碱酯酶,使 ACh 持续发挥作用,而引起一系列胆碱能受体亢进的症状。后膜上受体与递质的亲和力以及其数量均影响突触的传递。如美洲箭毒和α-银环蛇毒可特异性地阻断终板膜上 ACh 受体通道,从而阻断神经-骨骼肌接头兴奋传递,引起骨骼肌松弛。临床上重症肌无力患者,是由于自身免疫性抗体破坏了终板膜上的 ACh 受体通道,从而导致神经-肌肉传递障碍,出现肌收缩无力等症状。

4. 突触的可塑性 突触的**可塑性(plasticity)** 是指在一些条件下突触的功能与形态能够发生持久性改变的现象。这种可塑性被认为是学习和记忆产生的生理学基础。突触可塑性有**强直后增强(posttetanic potentiation)**、**敏感化(sensitization)**、**习惯化(habituation)**、**长时程增强(long-term potentiation, LTP)** 和**长时程压抑(long-term depression, LTD)** 等数种形式。

强直后增强和敏感化表现为高频刺激后突触后电位幅度增高或时程延长,其机制与 Ca^{2+} 大量进入突触前膜而促进递质释放有关。习惯化则与敏感化的表现和产生机制相反。LTP 是指突触前神经元连续受到高频刺激时,突触后神经元发生持续 EPSP 增强现象,与强直后增强比较其增强持续时间更长,可至数日。LTP 产生机制仍与 Ca^{2+} 大量进入突触前膜,或阳离子大量进入突触后膜有关。而 LTD 现象和产生机制与 LTP 相反。

三、神经递质和受体

化学性突触信息传递依赖于神经递质与相应受体相互作用,因此神经递质和受体是化学性突触间信息传递的物质基础。

(一) 神经递质

神经递质(neurotransmitter) 是由突触前神经元合成并在其末梢释放,能够特异性地作用于突触后神经元或效应器细胞上的受体,并使之产生突触后电位的化学物质。作为鉴定经典性神经递质的基本条件是:① 在突触前神经元内具有合成递质的前体物质与酶系统,并能合成相应的递质。② 递质合成后储存于突触小泡,并能在兴奋到达时将递质释放入突触间隙。③ 递质扩散通过突触间隙后,能够作用于突触后膜上的特异性受体,并产生特定的生理效应。④ 后膜存在着使递质失活的酶或使递质移除的相应机制。⑤ 有特异的受体激动剂和拮抗剂,能模拟或阻断递质的传递效应。但是,像一氧化氮等物质虽然不具备上述条件,因其作用与递质完全相同,故也视为神经递质。

神经元除了能够产生递质外,还能产生一些调节神经元之间信息传递效率,增强或削弱递质效应的化学物质,称为**神经调质(neuromodulator)**,并将调质所发挥的作用称为**调制作用(modulation)**。目前已了解的神经递质和调质已达 140 余种,根据其化学性质可以分为胆碱类、胺类、氨基酸类、肽类、嘌呤类、气体类和脂类等。

以往认为,一个神经元内只存在和释放一种神经递质,称为**戴尔原则(Dale principle)**。近些年来发现,在同一根神经元末梢内,往往同时存在两种或两种以上的递质或调质,将此现象称为**递质共存(neurotransmitter coexistence)**。递质共存的意义在于能够更好地协调某些生理过程。

1. 外周神经递质 这是指分布在全身周围器官与组织的传出神经末梢所释放的递质。主要有乙酰胆碱(ACh)、去甲肾上腺素(NE)和肽类等。

(1) ACh:凡能释放 ACh 的神经末梢,均称为**胆碱能纤维(cholinergic fiber)**,其分布主要在自主神经节前纤维、副交感神经的节后纤维和小部分交感神经的节后纤维(如支配汗腺、骨骼肌和腹腔内脏的舒血管纤维等）、躯体运动神经纤维等部位。

（2）NE：凡能释放 NE 的神经末梢，称为**肾上腺素能纤维（adrenergic fiber）**。主要分布在大部分交感神经节后纤维。

（3）肽类：肽类包括降钙素基因相关肽、血管活性肠肽、促胃液素、缩胆囊素、脑啡肽、强啡肽和生长抑素等。凡能释放肽类物质的神经末梢，称为**肽能纤维（peptidergic fiber）**。此类神经纤维广泛地分布于胃肠道、心血管、呼吸道、泌尿道等器官。

2. 中枢神经递质　在中枢神经系统内参与突触传递的化学物质，称为中枢神经递质。中枢神经递质种类多达几十种，根据性质大致可归纳为以下几类。① ACh：胆碱能神经元主要分布在脊髓前角、脑干网状结构上行激动系统、丘脑后腹核内的特异性感觉投射系统、纹状体以及边缘系统的梨状区、杏仁核、海马等脑区。在中枢内 ACh 递质绝大多数表现为兴奋作用。② 胺类：包括**多巴胺（dopamine, DA）**、**5-羟色胺（5-hydroxytryptamine, 5-HT）**和 NE、肾上腺素等。多巴胺能神经元的胞体主要位于中脑黑质，纤维分布在黑质-纹状体、中脑边缘系统和结节-漏斗部分等，是锥体外系重要递质之一，其主要功能与调节肌紧张、躯体运动、情绪活动等有关，多数是起抑制效应。肾上腺素能神经纤维主要分布在低位脑干，尤其是中脑网状结构、脑桥的蓝斑和延髓网状结构的腹外侧部分，对睡眠与觉醒、学习与记忆、体温、情绪、摄食行为和心血管活动等多种功能均有作用，对躯体运动以抑制为主。5-HT 能神经胞体主要位于低位脑干近中线区的中缝核群内，与睡眠、情绪、内分泌、心血管等内脏活动有关。③ 氨基酸类：包括**谷氨酸（glutamate）**、**门冬氨酸（aspartate）**、**甘氨酸（glycine）**、**γ-氨基丁酸（γ-aminobutyric acid, GABA）**，前两者为兴奋性氨基酸，后两者为抑制性氨基酸。兴奋性氨基酸在大脑皮质、小脑与纹状体的含量最高，对中枢神经具有明显的兴奋作用。抑制性氨基酸中的甘氨酸主要分布于脊髓、脑干等区域，GABA 主要分布在大脑皮质浅层、小脑皮质浦肯野细胞层、黑质、纹状体与脊髓部，对中枢神经元均有抑制性作用。④ 神经肽类：迄今为止，已经发现的神经肽达 100 多种，其中重要的主要有 **P 物质（substance P）**、**脑啡肽（enkephalin）**、**强啡肽（dynorphin）**和脑-肠肽等。它们在感觉兴奋传递、镇痛和调节心血管活动等起着重要作用。⑤ 其他递质：一氧化氮是一种气体分子，在神经系统也起递质作用。

（二）受体

受体（receptor）是存在于细胞膜或细胞内，能与某些化学性物质进行特异性结合并诱发生物效应的蛋白质。

能够与受体结合的物质称为**配体**。同受体特异性结合后产生特定效应的化学物质，称为受体**激动剂（agonist）**。若只发生特异性结合，而不产生效应的化学物质，称为受体**拮抗剂（antagonist）**或**阻断剂（blocker）**。由于配体与递质有相似的化学结构，所以能够与递质产生竞争，某些药物就是利用此机制以激动或拮抗相应受体而发挥治疗作用。

受体的分类，一是根据其跨膜信号转导途径，可将递质受体大致可分为 G 蛋白耦联受体和离子通道型受体两大家族，前者占绝大多数。二是根据与其结合的天然配体物质，如凡能与 Ach 结合的受体称**胆碱能受体（cholinergic receptor）**，凡与 NE 或 E 结合的受体称**肾上腺素能受体（adrenergic receptor）**，其余类推。

中枢内递质种类繁多，理论上讲有递质的存在就应该有相应的受体。中枢内不但有胆碱能和肾上腺素能受体，还有多巴胺、5-羟色胺、氨基酸、神经激肽类、阿片肽类和腺苷类等受体。且不同受体中又分有多种亚型,如多巴胺受体现已克隆到 $D_1 \sim D_5$ 5 种亚型,5-羟色胺受体已知的有 5-$HT_1 \sim$5-HT_7 共 7 种类型受体,其中 5-HT_1、5-HT_2、5-HT_5 还可进一步分出多个亚型。因此,中枢受体分布和效应等许多问题尚待深入研究,以下就外周性受体予以重点介绍。

1. 胆碱能受体 胆碱能受体根据其药理特性分为**毒蕈碱（muscarine）**和**烟碱（nicotin）**受体,前者称为 M 型受体,后者称为 N 型受体。

M 型受体广泛地分布于副交感节后纤维支配的效应器(除外少数肽能纤维支配),以及交感节后纤维支配的汗腺、骨骼肌的血管等。目前已分离出 $M_1 \sim M_5$ 受体 5 种亚型,均为 G 蛋白耦联受体。ACh 与 M 受体结合后,可出现心脏活动的抑制,支气管、胃肠道平滑肌、膀胱逼尿肌和瞳孔括约肌等收缩,消化腺与汗腺的分泌,以及骨骼肌血管舒张等一系列自主神经节后胆碱能纤维兴奋效应,称此效应为毒蕈碱样作用,或称 M 样作用。阿托品是 M 型受体拮抗剂。

N 受体也分为 N_1 和 N_2 两种亚型,均是 ACh 门控通道。N_1 受体主要分布于中枢神经系统内和自主神经节的突触后膜上,故称**神经元型 N 受体（neuronal-type nicotinic receptor）**。N_2 受体分布于神经-骨骼肌接头的终板膜上,故称**肌肉型 N 受体（muscle-type nicotine receptor）**。ACh 与这两种受体结合所产生的效应称为烟碱样作用,或称 N 样作用。六烃季铵是 N_1 型受体拮抗剂、十烃季铵是 N_2 型受体拮抗剂,而筒箭毒碱同时阻断这两种受体的功能。

2. 肾上腺素能受体 E 和 NE 均属于**儿茶酚胺（catecholamine, CA）**类物质。肾上腺素能受体分为 α 和 β 两种类型,α 受体又可分为 $α_1$ 和 $α_2$ 受体两个亚型,β 受体则可分为 $β_1$、$β_2$ 和 $β_3$ 受体 3 个亚型。所有的肾上腺素能受体都属于 G 蛋白耦联型受体。各种受体存在部位及产生的生物效应如表 2-9-2。

α 受体主要分布于肾上腺素能神经所支配的效应器细胞膜上。$α_1$ 受体分布在平滑肌细胞膜上,以产生兴奋性效应为主,如促进皮肤、胃肠与肾脏等内脏血管收缩,子宫及扩瞳肌收缩等,但对小肠平滑肌产生抑制作用。近年来,发现心肌细胞膜也存在 $α_1$ 受体,它可介导儿茶酚胺的缓慢正性变力作用。$α_2$ 受体多为突触前膜受体,与突触前膜 NE 释放调节有关。哌唑嗪和育亨宾分别能选择性阻断 $α_1$ 和 $α_2$ 受体而产生降压作用;而酚妥拉明可同时阻断 $α_1$ 和 $α_2$ 两种受体。

$β_1$ 受体主要分布于心肌细胞上,具有兴奋性效应。在生理状态下,心肌细胞的 $β_1$ 受体作用占优势,以致掩盖了心脏 $α_1$ 受体的作用。$β_2$ 受体主要分布在支气管、胃肠道、子宫以及冠状动脉、骨骼肌血管等平滑肌细胞上,具有抑制性效应,使平滑肌舒张。阿替洛尔为 $β_1$ 受体拮抗剂,临床上可用于治疗高血压、缺血性心脏病和快速性心律失常等。普萘洛尔是临床上常用的非选择性 β 受体拮抗剂,对 $β_1$ 和 $β_2$ 两种受体均有阻断作用。心动过速或心绞痛等心脏病患者应用普萘洛尔可降低心肌代谢与活动,达到治疗目的。但对伴有呼吸系统疾病的患者,应用后可引发支气管痉挛,应避免使用。

3. 突触前受体 分布在突触前膜的受体称为**突触前受体（presynaptic receptor）**或称**自身受体（autoreceptor）**,其主要作用是调节突触前神经末梢递质的释放量。如 NE 释放后作用到突触前 $α_2$ 受体,可抑制其自身进一步释放(图 2-9-7)。

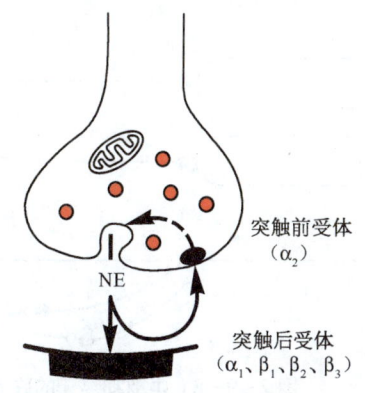

图 2-9-7 突触前受体调节递质释放示意图

第二节 反射中枢活动的一般规律

一、反射中枢

反射是神经调节活动的基本方式，**反射弧**是反射的结构基础，中枢是反射弧最复杂的部位。**反射中枢（reflex center）**是存在于中枢神经系统内调节某一特定生理功能的神经元群。反射中枢不仅是传入与传出神经的中转联系环节，同时具有综合、分析、整理传入信息，并且决定传出信息性质的重要部位。不同的反射其反射中枢的范围也存在着较大差异，通常将在中枢只经过一次突触传递的反射，称为**单突触反射（monosynaptic reflex）**，如膝跳反射；在中枢经过多次突触传递的反射，称为**多突触反射（polysynaptic reflex）**，如调节呼吸活动的中枢部分涉及延髓、脑桥、下丘脑和大脑皮质等。但是，不论单突触反射还是多突触反射都要通过不同水平的中枢整合下活动。反射中枢调节功能的复杂性与其神经元联系的多样性关系非常密切。

二、反射中枢神经元的联系方式

反射中枢的神经元联系方式主要有**单线式（single Chain）**、**辐散式（divergence）**、**聚合式（convergence）**、**环式（chain circuit）**与**链锁式（recurrent cireuit）**等（图2-9-8）。

单线式联系是一对一的神经元形成突触联系，特点是保持信息传递的精确性，如视网膜中央凹部分的双极细胞与神经节细胞之间联系。但是机体内真正的单线式联系很少见，故会聚程度较低的突触联系也可视为单线式联系。辐散式联系是一个神经元的轴突末梢分别与多个神经元形成突触联系，从而使其相联系的许多神经元同时兴奋或抑制，多见于传入通路中。聚合式联系是一个神经元接受多个神经元末梢而建立的突触联系，常见于运动传出通路中。环式或链锁式联系是因为在中间神经元之间辐散式和聚合式联系同时存在所构成的，链锁式联系可以扩大空间作用范围，环式联系可以使反射活动通过负反馈及时终止，或通过正反馈而增强或延续。

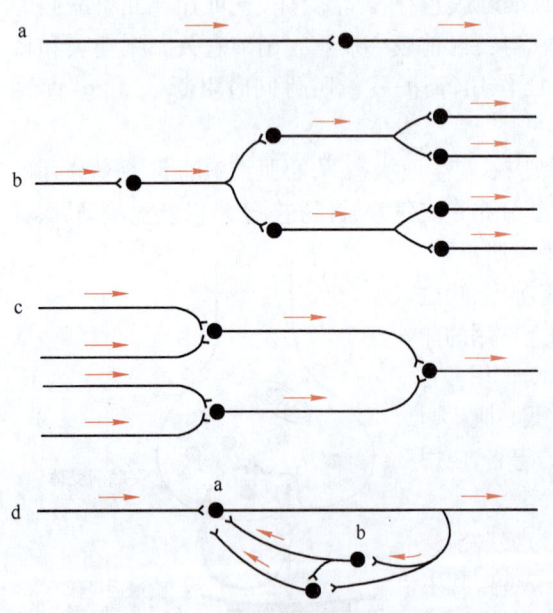

图2-9-8 中枢神经元的联系方式
→：兴奋传导方向
a、b、c、d分别表示单线式、辐散式、聚合式、环式与链锁式

三、反射中枢兴奋传递的特征

反射中枢内兴奋传递是在多个突触间进行的，且多为化学性突触传递，故其传递特征明显有别于兴奋在神经纤维上的传导，归纳起来主

要有以下 6 个特征。

1. 单向传递 由于神经递质只能由突触前膜释放，作用于突触后膜上的受体，故兴奋传递只能从突触前膜传向突触后膜。但在电突触因为没有突触前、后膜之分，可以双向传递。

2. 中枢延搁 兴奋通过反射中枢时比较缓慢的现象称为**中枢延搁**（central delay）。这是因为化学性突触传递过程中涉及递质释放、扩散、与受体结合、引起离子通道活动等多个环节。兴奋通过一个突触所需要的时间为 0.3~0.5 ms。兴奋传递所需时间越长，提示经过的突触数目越多。

3. 总和现象 通常一条纤维发生一次冲动所引起的递质释放量很少，仅能引起突触后膜产生局部兴奋，但同一纤维上有多个神经冲动相继发生时，或许多条纤维的冲动同时到达同一神经元时，则通过时间总和或空间总和进行叠加，当达到阈电位水平时突触后神经元则爆发动作电位，这种现象称为兴奋的**总和**（summation）。若前一神经纤维是抑制性的，可发生抑制的总和。

4. 兴奋节律的改变 某一反射弧的突触前神经元和突触后神经元在兴奋传递过程中的放电频率往往不同，其原因是中枢内的中间神经元可能是兴奋性，也可能是抑制性，因此最后传出冲动的节律取决于中枢内多种因素的综合效应。

5. 后发放 当停止刺激某一传入神经后，传出神经仍继续发放冲动，称为**后发放**（afterdischarge）。其主要原因是由兴奋性中间神经元参与形成的环式联系所致。此外，当运动中枢发动的骨骼肌收缩时，骨骼肌内的肌梭感受器不断发出传入冲动，以反馈性地调节和维持原先反射活动的准确性，也属于后发放。

6. 对内环境变化的敏感和易疲劳 如前所述，递质释放与消除、受体因素等均影响定向性突触传递过程。如缺氧、酸中毒、麻醉剂或某些药物可降低化学性突触传递活动。用高频电脉冲连续刺激前神经元则后神经元放电频率逐渐减少，其机制之一是前神经元末梢递质持续释放导致耗竭所致。

四、中枢抑制

中枢兴奋与**中枢抑制**（central inhibition）的相互协调是中枢反射活动的重要基础，且两者活动均是主动的过程。中枢抑制既可以发生在突触后膜，也可以发生在突触前膜。

（一）突触后抑制

抑制发生在突触后膜称为**突触后抑制**（postsynaptic inhibition），是由抑制性中间神经元释放抑制性递质，使突触后膜产生 IPSP 而引起。突触后抑制有以下两种类型(图 2-9-9、图 2-9-10)。

1. 传入侧支性抑制（afferent collateral inhibition） 又称**交互抑制**（reciprocal inhibition）。通常传入神经兴奋某一中枢神经元的同时，经侧支兴奋抑制性中间神经元，转而抑制另一中枢神经元的活动。如引起屈反射的传入神经进入脊髓后，在直接兴奋屈肌运动神经元的同时，还经侧支兴奋抑制性中间神经元，使伸肌运动神经元产生 IPSP，从而在屈肌收缩的同时使伸肌舒张。其意义在于不同中枢之间的活动得到协调。

2. 回返性抑制（recurrent inhibition） 在中枢神经元兴奋冲动传出的同时，通过轴突侧支返回兴奋抑制性中间神经元，通过突触后抑制使原先发动兴奋的神经元及同一中枢的其他神经元兴奋终止，属于负反馈抑制。例如，脊髓前角 α 运动神经元兴奋引起骨骼肌运动的同时，轴突发出侧支

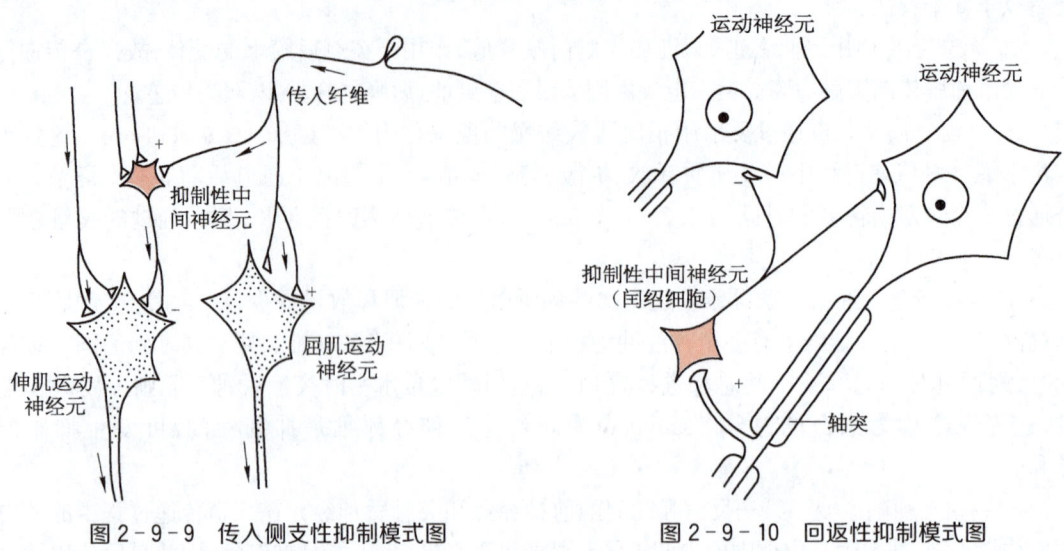

图 2-9-9 传入侧支性抑制模式图　　图 2-9-10 回返性抑制模式图

兴奋闰绍细胞,后者释放甘氨酸抑制始发运动的 α 神经元的活动。回返性抑制能够及时终止运动神经元的兴奋,或使同一中枢内多个神经元活动同步化。士的宁或破伤风毒素可破坏闰绍细胞的功能,阻断回返性抑制,从而导致骨骼肌痉挛。

(二) 突触前抑制

突触前抑制 (presynaptic inhibition) 是指抑制部位发生在突触前膜的一种抑制形式。如图 2-9-11 所示,在结构上,轴突 B 与运动神经元 C 构成轴突-胞体式突触,轴突 A 与轴突 B 构成轴突-轴突式突触,与神经元 C 不直接形成突触。在现象上,有效刺激轴突 B 时,神经元 C 产生 EPSP,总和后可产生兴奋;若仅刺激轴突 A,则神经元 C 不产生兴奋。若先刺激轴突 A 后再刺激轴突 B,则神经元 C 上产生的 EPSP 明显减小而不能产生兴奋效应。突触前抑制产生的主要机制是突触前膜递质释放量减少,而递质释放减少的机制目前认为,可能是由于轴突 A 释放的递质作用于轴突 B 膜上受体后,引起膜的 Cl^- 或 K^+ 电导增加,使膜电位绝对值减小,当轴突 B 产生动作电位时幅度变小,时程缩短,影响了 Ca^{2+} 内流而递质释放量减少,致使运动神经元 C 产生的 EPSP 不足以达到阈电位而呈现抑制效应。

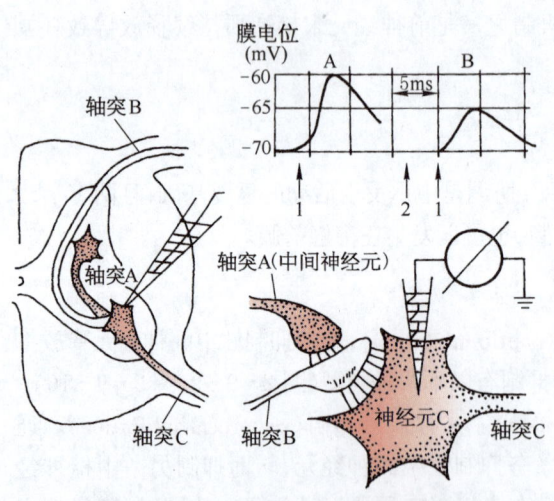

图 2-9-11 突触前抑制产生示意图

与突触后抑制不同,突触前抑制发生时,两个突触后膜均出现去极化电位,因此也称为去极化抑制。突触前抑制在中枢内广泛存在,多见于感觉传入系统的各级转换站,其生理意义在于调节感觉传入活动。突触前、后抑制的区别见表 2-9-1。

表 2-9-1 突触前抑制与突触后抑制的主要区别

区别要点	突触前抑制	突触后抑制
抑制部位	突触前膜	突触后膜
突触结构特点	轴突-轴突突触与轴突-胞体突触联合	轴突-胞体突触与轴突-树突突触
前膜递质性质	兴奋性	抑制性
后膜电位变化	去极化(减小 EPSP)	超极化
作用特点	潜伏时、持续时程长	持续时程短
功能意义	调节感觉传入活动	协调中枢功能活动

五、中枢易化

中枢易化可分为突触后易化和突触前易化。一个突触后膜通常接受多个前神经元传递来的信息,总和后使 EPSP 接近于阈电位水平而提高其兴奋性,称为**突触后易化（postsynaptic facilitation）**。而**突触前易化（presynaptic facilitation）**发生在突触前膜,其结构基础与突触前抑制相似,在图 2-9-11 中,如果发生在轴突 B 膜的动作电位时程延长,则 Ca^{2+} 通道持续开放,进入轴突 B 膜的 Ca^{2+} 增多可以促进递质释放,以提高神经元 C 膜产生的 EPSP 幅度,称为突触前易化。

第三节 神经系统的感觉功能

机体的感受器可感受内、外环境的刺激,并将其转换为电位变化,再以神经冲动的形式逐级传入中枢神经系统,最终产生各种感觉。

一、脊髓的感觉传导功能

躯体感觉（somesthesia）包括一般感觉和特殊感觉。一般感觉分为浅感觉和深感觉,前者包括触-压觉、温度觉和痛觉等;后者也称**本体感觉（proprioception）**,包括位置觉和运动觉等。躯体感觉的投射通常由三级神经元接替完成:第一级神经元位于脊神经节或相应脑神经节内;第二级神经元位于脊髓后角或脑干有关感觉神经核内;第三级神经元位于丘脑的感觉接替核内。

躯体感觉除了由脑神经传入中枢外,大部分神经冲动经脊神经后根进入脊髓,其中浅感觉在脊髓后角换元后交叉到中央管的对侧,再上行至丘脑;而深感觉则在脊髓同侧后索上行,至薄束核和楔束核换元后再交叉到对侧,通过内侧丘系抵达丘脑。因为浅感觉的传导是先交叉后上行,深感觉的传导是先上行后交叉,故脊髓半离断时,浅感觉障碍出现在离断面下的对侧躯体,深感觉障碍则在同侧。

二、丘脑与感觉投射系统

(一)丘脑核团

除嗅觉外,各种感觉的传导均要在丘脑换元后才投射到大脑皮质。丘脑内有大量神经核团,按功能可分为3类：一是**特异感觉接替核（specifie sensory relay nucleus）**群，接受特异感觉纤维的投射。二是**联络核（associated nucleus）**群，接受来自特异感觉接替核和其他皮质下中枢投射来的纤维。上述两大核群换元后大部分投射到大脑皮质的特定区域。三是**非特异投射核（nonspecifie projection nucleus）**群，为非特异性投射系统的换元部位，自此换元后投射到皮质非特定区域。

（二）感觉投射系统

感觉投射系统（sensory projection system）是指从感受器发出的神经冲动，经传入神经通路投射到大脑皮质的传导系统，其中丘脑投射到大脑皮质的感觉投射系统可分为**特异性投射系统（specific projection system）**和**非特异性投射系统（non-specific projection system）**。

1. 特异性投射系统 从丘脑感觉接替核投射到大脑皮质的神经纤维，可以与皮质特定区域的第4层神经细胞形成突触联系，引起特定感觉，还能够通过中间神经元接替与大锥体细胞构成突触关系，激发大脑皮质发出传出冲动（图2-9-12）。该系统投射到皮质的区域与外周感受器间具有点对点联系的特点。

2. 非特异性投射系统 指丘脑非特异投射核群投射到大脑皮质的神经纤维（图2-9-12）。源于脊髓的感觉传导纤维在经过脑干网状结构等部位时，通过其轴突侧支与许多神经元发生复杂的突触联系，到达丘脑的非特异投射核群换元，最终以弥散的方式投射到大脑皮质广泛区域。因为在投射过程中存在复杂的突触联系，故该投射系统失去了专一传导特异性感觉的功能，成为不同感觉的共同上行通路。通常将脑干网状结构内具有上行唤醒作用的功能系统称为**网状结构上行激动系统（ascending reticular activating system, ARAS）**，巴比妥类催眠药可能是通过阻断ARAS

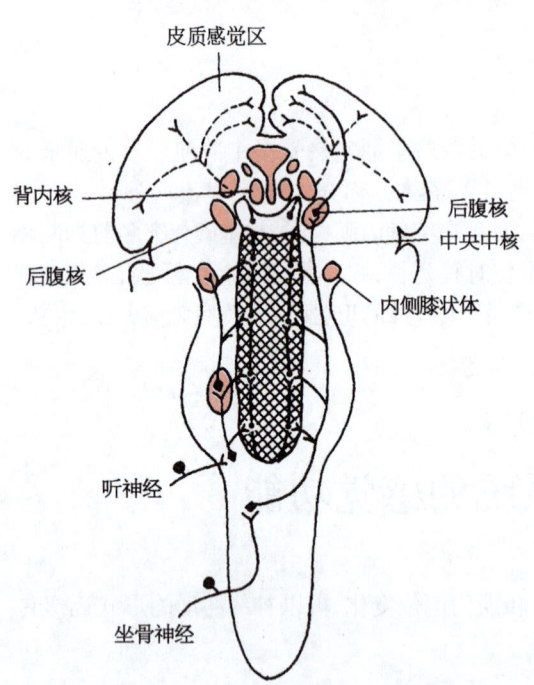

图2-9-12 感觉投射系统示意图
黑色阴影区代表脑干网状结构 实线代表特异投射系统虚线代表非特异投射系统

的传导而使大脑皮质进入抑制状态。丘脑的非特异性投射系统实际上是ARAS的丘脑部分，其功能不是引起特定感觉，而是维持和改变大脑皮质的兴奋状态，在保持机体觉醒过程起重要作用。

三、大脑皮质的感觉分析功能

大脑皮质是产生感觉的最高级中枢，其不同区域在感觉功能上具有不同分工，称为大脑皮质的感觉功能定位。

（一）体表感觉

体表感觉代表区主要分为**第一感觉区（somatic sensory area Ⅰ）**和**第二感觉区（somatic sensory area Ⅱ）**，以前者为更重要。

1. 第一感觉区 位于中央后回，其产生的感觉具有定位明确、性质清晰的特点。此区感觉投射的规律是：① 躯体和四肢的感觉投射左右交叉，但头面部的投射是双侧性的。② 投射区域的空间排列是倒置的，即下肢代表区在皮质的顶部，上肢代表区在中间，头面部代表区在底部，但头面部代表区内部的排列却是正立位。③ 感觉区的大小与体表感觉的灵敏度关系密切，即感觉灵敏度高的代表区大，灵敏度低的代表区小(图2-9-13)。

2. 第二感觉区 位于中央前回与脑岛之间，面积较小。此区的投射为双侧性，空间安排是正立的。它对感觉分析功能粗糙，定位不明确，性质不清晰，可能与痛觉关系密切。

(二) 本体感觉

肌肉、关节等的运动觉与位置觉属于**本体感觉 (proprioception)**，其投射区域是中央前回。

(三) 内脏感觉

内脏感觉的投射范围较为弥散，其投射区位于第一感觉区、第二感觉区、运动辅助区和边缘系统等。

(四) 特殊感觉

1. 视觉 投射区位于枕叶的距状裂上、下缘。源于左眼颞侧和右眼鼻侧的传入纤维投射到左侧代表区，源于右眼颞侧和左眼鼻侧的传入纤维投射到右侧代表区；视网膜的上半部和下半部各投射至距状裂的上缘和下缘；视网膜中央的黄斑区投射到距状裂的后部，周边区投射到距状裂的前部。

2. 听觉 投射区位于颞横回和颞上回，具有双侧性投射的特点，即一侧皮质代表区接受的投射源于双侧耳蜗。

3. 嗅觉与味觉 嗅觉皮质投射区在边缘皮质前底部区域，包括梨状区皮质的前部、杏仁核一部分；味觉投射区则在中央后回头面部感觉投射区的下侧和脑岛后部皮质等。

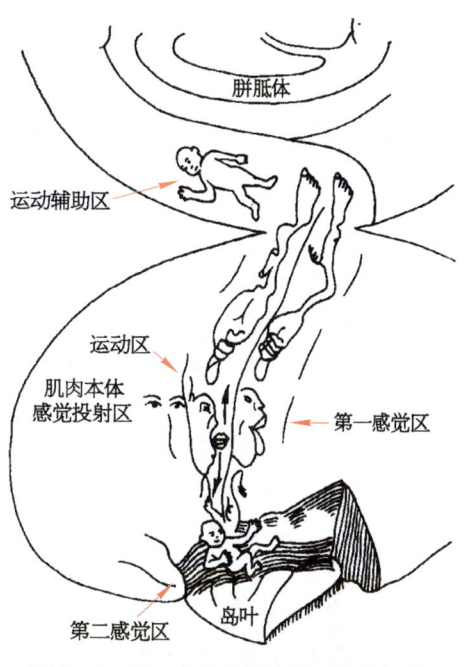

图2-9-13 大脑皮质皮肤感觉与躯体运动功能代表区示意图

四、痛觉

疼痛 (pain) 是一种复杂的生理心理现象，为机体受到伤害性或潜在**伤害性刺激 (noxious stimulus)** 时所引起不愉快的主观体验，常伴有自主神经活动、运动反射和情绪变化，对机体起到保护性作用。

(一) 皮肤痛觉

伤害性感受器 (nociceptor) 广泛分布于皮肤、肌肉、关节和内脏器官，是背根神经节和三叉神经节中初级感觉神经元的游离末梢，属于化学性感器。伤害性感觉器的特异性不强，任何刺激只要达到一定强度均可使其兴奋，其原因是组织受损后释放了大量的致痛物质，如 H^+、K^+、5-羟色胺、组胺、缓激肽、P物质、前列腺素、白三烯、血栓素和血小板激活因子等。

皮肤受到伤害性刺激时，可先后出现**快痛 (fast pain)** 和**慢痛 (slow pain)**。快痛属于生理性疼痛，又称第一痛或急性痛。其特点是：尖锐性刺痛，产生和消失快，定位清楚，常伴有屈肌收缩，吗啡止痛效果不佳。慢痛属于病理性疼痛，又称第二痛。其特点是：为烧灼样痛，产生和消失慢，定位不清，常伴有情绪和内脏反应，吗啡止痛作用明显。快痛由 $A_δ$ 纤维传导，经特异性投射系统到达大脑皮质的第一和第二感觉区；慢痛由 C 纤维传导，经非特异性投射系统到达大脑皮质第二感觉区和**边缘系统（limbic system）**。

（二）内脏痛与牵涉痛

1. 内脏痛 伤害性刺激作用于内脏器官可引起内脏痛。内脏痛的定位不准确，因为其伤害性感觉器的数量明显少于躯体。内脏痛通过自主神经内的传入神经上行，与躯体感觉的投射途径相同。与皮肤痛相比，内脏痛的特点是：一是发生缓慢、持续、定位不清，对刺激的分辨能力差；常伴有明显的自主神经活动和情绪反应；二是对切割、烧灼等锐性刺激不敏感，但对机械性牵拉、缺血、痉挛、炎症和化学刺激则非常敏感。

2. 牵涉痛（referred pain） 指某些内脏疾病常可引起体表某一特定部位发生疼痛或痛觉过敏的现象。每一内脏器官均有特定的牵涉痛区域，如心肌缺血可出现左肩、左臂内侧、左侧颈部和心前区疼痛；胆囊炎、胆结石时则可出现右肩胛部疼痛；阑尾炎常见有上腹部或脐区疼痛。牵涉痛的产生通常用**会聚学说（convergence theory）**和**易化学说（facilitation theory）**进行解释。前者认为躯体痛和内脏痛的传入神经纤维会聚在脊髓的同一水平，上行途径相同，而大脑皮质习惯于识别来自皮肤的刺激，故将内脏痛误认为是皮肤痛。后者认为，内脏痛觉的传入冲动提高了内脏-躯体会聚神经元的兴奋性，增强了皮肤传入冲动，导致牵涉性痛觉过敏。

第四节 神经系统对躯体运动的调节

机体各种姿势的维持和躯体运动是以骨骼肌的舒缩为基础的，而不同肌群之间的协调则依赖于神经系统的调节。

一、脊髓对躯体运动的调节

脊髓是躯体运动调节的最基本反射中枢，能够完成一些简单的躯体反射。

（一）脊髓前角运动神经元

脊髓前角有 α、γ 和 β 3 种神经元，自脊髓前根发出后直接支配到相应的骨骼肌。

1. α 运动神经元 该神经元数量较多，胞体大小不一，其发出的 $A_α$ 传出纤维末梢的每一分支均支配一根肌纤维，因此该神经元兴奋会引起其所支配的肌纤维收缩。由一个 α 运动神经元及其所支配的全部肌纤维组成的功能单位，称为**运动单位（motor unit）**。

2. γ 运动神经元 该神经元较少，胞体较小，其发出的 $A_γ$ 纤维分布于梭内肌，可调节肌梭感受器的敏感性。

3. β 运动神经元 该神经元较大，其发出的传出纤维支配骨骼肌的梭内肌和梭外肌纤维，但功能尚不清楚。

（二）脊髓的躯体反射

脊髓的躯体反射主要包括牵张反射、屈反射与交叉伸肌反射等。

1. 牵张反射（stretch reflex） 指有神经支配的骨骼肌受到牵拉时产生收缩效应。根据肌肉收缩效应不同，牵张反射又可分为**腱反射（tendon reflex）**和**肌紧张（muscle tonus）**。

腱反射是指快速牵拉肌腱时，受牵拉的肌肉出现快速而明显的缩短反应，属于单突触反射，如膝反射、肘反射和跟腱反射等。腱反射减弱或消失，提示反射弧的传入、传出神经或反射中枢受损；而腱反射亢进，表明控制脊髓的高位中枢病变，如大脑皮质运动区、锥体束受损等。肌紧张是指缓慢持续牵拉肌腱时，受牵拉的肌肉发生持续而缓慢的收缩反应，是多突触反射，是维持姿势反射的基础。肌紧张反射弧的任何部分损伤，均可引起肌紧张减弱或消失，出现肌肉松弛，不能维持躯体的正常姿势。

2. 屈反射与交叉伸肌反射 伤害刺激作用于肢体皮肤可引起受刺激侧肢体的屈肌收缩、伸肌舒张，使肢体屈曲，称为**屈反射（flexor reflex）**，这对机体有保护意义。屈反射是多突触反射，其反射强弱与刺激强度有关，反射范围可随刺激强度的增加而扩大。如足趾受到较弱的刺激时，可引起踝关节屈曲，而刺激强度增大后，膝关节和髋关节也发生屈曲。如刺激达到一定强度时，对侧肢体的伸肌也会收缩，称为**交叉伸肌反射（crossed extensor reflex）**。该反射是一种姿势反射，能够维持身体平衡。

（三）脊休克

脊休克（spinal shock）是指与脑断离的脊髓暂时丧失一切反射活动能力，进入无反应状态的现象。其主要表现是：横断面以下脊髓所整合的屈反射、腱反射、肌紧张与交叉伸肌反射丧失，外周血管扩张，动脉血压下降，发汗、排便和排尿等反射消失等。脊髓功能的恢复速度与动物进化程度有关，低等动物恢复较快，如蛙可在数秒或数分钟内即恢复，犬需数日，人则要数周乃至数月以上。首先恢复的是比较原始、简单的反射，如屈反射、腱反射，其次是比较复杂的反射，如交叉伸肌反射、搔爬反射等，最后是部分内脏反射活动，如血压逐渐上升、排便、排尿等。

脊休克产生的原因是离断的脊髓突然失去了高位中枢的调节，特别是失去了大脑皮质、脑干网状结构和前庭核的下行性易化作用。

二、脑干对肌紧张的调节

脑干通过调节肌紧张以维持一定的姿势以参与躯体运动的调节，其对肌紧张的调节是通过脑干网状结构易化区和抑制区的活动来实现的。

（一）脑干网状结构易化区与抑制区

1. 易化区及其作用 易化区（facilitatory area）是指脑干网状结构中具有加强肌紧张和肌肉运动的区域。易化区较大，涉及延髓网状结构的背外侧部分、脑桥被盖、中脑的中央灰质与被盖等脑干中央区域，以及下丘脑和丘脑中线核群等结构。易化区具有持续自发放电活动，其作用主要是通过网状脊髓束下行兴奋性纤维完成。易化肌紧张的中枢结构除上述结构外，还有脑干外结构，如前庭核、小脑前叶两侧部等，这些结构共同构成易化系统。

2. 抑制区及其作用 抑制区（inhibitor area）是指脑干网状结构中具有抑制肌紧张和肌肉运动的区域。抑制区较小，主要位于延髓网状结构的腹内侧部分。抑制区本身无自发放电活动，只有在高位中枢的始动作用下，才发挥下行抑制作用，主要通过网状脊髓束的下行抑制性纤维实现的。

抑制肌紧张的结构除抑制区外，还包括大脑皮质运动区、纹状体和小脑前叶蚓部等，由此构成抑制系统。

易化区和抑制区在功能上保持相对平衡，从而维持肌紧张正常。但易化区的活动较强，在肌紧张调节中占据优势（图 2-9-14）。

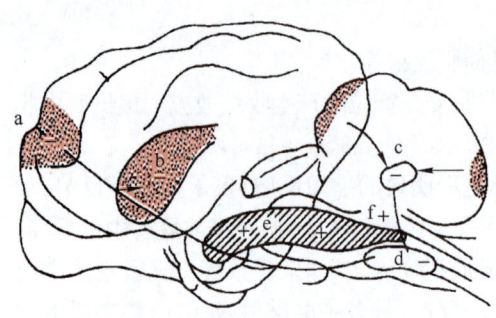

图 2-9-14 猫脑干网状结构下行易化和抑制系统示意图

a. 运动皮质　b. 基底神经节　c. 小脑　d. 网状结构抑制区　e. 网状结构易化区　f. 前庭神经核　＋易化区　－抑制区

（二）去大脑僵直

在实验动物的中脑上、下丘之间横断脑干后，动物立即出现全身肌紧张，特别是伸肌过度紧张现象，如四肢伸直、头尾昂起、脊柱挺硬的角弓反张现象，此称为**去大脑僵直**（decerebrate rigidity）。产生去大脑僵直的原因是高位中枢与脑干网状结构的联系被切断，导致抑制区失去高位中枢的始动作用而功能下降，但易化区仍可保持一定功能状态，即易化区对肌紧张的控制占优，从而引起一系列伸肌紧张加强等表现。

三、小脑对躯体运动的调节

根据传入、传出纤维联系，小脑可分为前庭小脑、脊髓小脑与皮质小脑 3 个功能部分（图 2-9-15），其分别对维持身体平衡、调节肌紧张、协调与形成随意运动起重要作用。

（一）维持身体平衡

这主要是**前庭小脑**（vestibulocerebellum）的功能。前庭小脑主要由绒球小结叶构成。由于绒球小结叶直接与前庭神经核发生联系，因此前庭小脑的平衡功能与前庭器官、前庭核关系密切。绒球小结叶病变或损伤时，可出现躯体平衡功能障碍，如躯干、头摇晃不稳，步履蹒跚，但随意运动仍能协调。

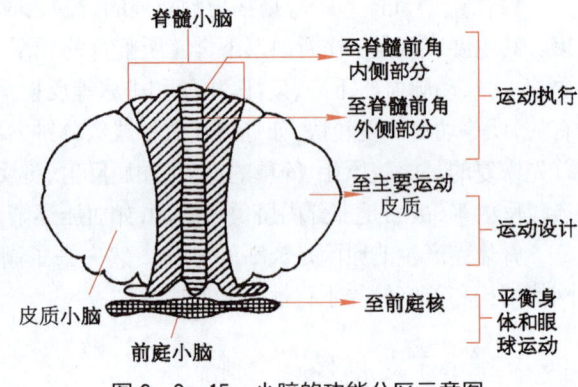

图 2-9-15 小脑的功能分区示意图

（二）协调随意运动与调节肌紧张

这主要是**脊髓小脑**（spinocerebellum）的功能。脊髓小脑由小脑前叶（包括单小叶）和后叶的中间带（包括旁中央小叶）构成，前者调节肌紧张，后者主要是协调随意运动，但也有调节肌紧张功能。

1. 调节肌紧张　小脑前叶对肌紧张有易化和抑制双重作用。小脑前叶蚓部能够抑制肌紧张，而中间部则能易化肌紧张。但在进化过程中，前叶的作用逐渐减弱，而易化肌紧张的作用逐渐占优。此外，小脑后叶中间带也有易化肌紧张的功能。

2. 协调随意运动　因为小脑后叶中间带还接受脑桥纤维投射，并与大脑皮质运动区存在环路联系，故小脑后叶中间带在躯体执行随意运动过程中起重要的协调作用。如果该部位受损，可出现**小脑性共济失调**（cerebellar ataxia），表现为动作摇摆不定，指物不准，不能进行快速的交替运动。

（三）参与随意运动设计

这是皮质小脑（cerebrocerebellum）的主要功能。皮质小脑是指小脑半球的外侧部，该部不接受外周的传入信息，但与大脑皮质感觉区、运动区和联络区等构成回路联系，因此皮质小脑参与随意运动设计和程序的编制。

四、基底神经节对躯体运动的调节

（一）基底神经节的组成

基底神经节（basal ganglia）指大脑皮质基底部具有重要运动调节功能的神经核群，又称基底核。主要包括尾核、壳核和苍白球，三者合称纹状体。其中尾核和壳核进化较新，称新纹状体；而苍白球较古老，称旧纹状体。此外，丘脑底核、黑质、红核、被盖网状结构等部分与纹状体存在密切功能联系，也归属于基底神经节系统。

（二）基底神经节的功能与损伤时病变

基底神经节主要功能是调节随意运动，特别与运动的产生和稳定、肌紧张的控制以及本体感觉传入冲动的处理等均有密切关系。基底神经节损伤的临床表现以肌紧张异常为主，一是肌紧张亢进而运动过少的综合征，如震颤麻痹（paralysis agitans）等；二是肌紧张减弱而运动过多的综合征，如舞蹈病（chorea）和手足徐动症（athetosis）等。

帕金森病（Parkinson disease）也称震颤麻痹，表现为全身肌紧张增强、肌肉强直、随意运动减少、动作迟缓、面部表情呆板等，常伴有上肢静止性震颤。目前认为震颤麻痹的病变主要在中脑黑质，原因是黑质内多巴胺能神经元受损，不能抑制纹状体内的胆碱能神经元，从而出现震颤麻痹。临床上常应用左旋多巴或 M 受体拮抗剂进行治疗。

舞蹈病又称亨廷顿病（Huntington disease），主要症状是不自主的上肢和头部的舞蹈样动作、肌张力下降等。目前认为，该病是由于新纹状体内的胆碱能神经元和 γ-氨基丁酸能神经元功能减退，不能抑制黑质多巴胺能神经元活动，导致后者功能亢进。临床上应用多巴胺抑制剂具有一定疗效。

五、大脑皮质对躯体运动的调节

（一）大脑皮质的运动区

人类躯体运动受大脑皮质的控制。大脑皮质控制躯体运动的部分称为皮质运动区（cortical motor area），主要有中央前回、运动前区、运动辅助区和后部顶叶皮质等区域。

1. 主要运动区 主要包括中央前回和运动前区。主要运动区具有 3 个功能特征：① 交叉支配，即一侧皮质主要支配对侧躯体的运动，但对头面部肌肉的支配却是双侧性的。② 功能定位精细、倒置分布，即皮质的特定区域支配躯体某一特定部位的肌肉，且空间定位与感觉区类似，即下肢代表区在皮质顶部，上肢代表区在中间部，头面部肌肉代表区在底部，但是头面部内部的安排仍为正立位。③ 代表区的大小与运动精细、复杂程度有关，即运动区面积越大，其所支配的运动越精细、越复杂（图 2-9-13）。

2. 辅助运动区 位于大脑皮质的内侧面，具有双侧支配特点。刺激此区可引起肢体运动与发声。

3. 第二运动区 位于中央前回和脑岛之间，运动反应为双侧性。

(二) 躯体运动的传导系统

大脑皮质运动区主要通过锥体系和锥体外系调节躯体运动。

1. 锥体系及其功能　锥体系 (pyramidal system) 是指大脑皮质发出的、控制躯体运动的下行系统,包括皮质脊髓束(锥体束)和皮质脑干束。锥体系的纤维大部分来自中央前回,部分纤维来自中央后回及其他区域。通常将锥体束内发自皮质的神经元称为上运动神经元,而将脊髓前角的运动神经元称为下运动神经元。目前认为锥体系的主要功能是控制肢体肌肉的精细运动,保持运动的协调性,加强肌紧张。

2. 锥体外系及其功能　锥体外系 (extrapyramidal system) 是指锥体系以外的调控躯体运动的下行系统,分为锥体外系和旁锥体外系。锥体外系与锥体系的起源有许多重叠,但下行通路复杂,多次换神经元后到达脊髓前角。锥体外系对躯体运动调节为双侧性,主要是调节肌紧张、维持身体姿势和协调肌群的运动。锥体系下行的过程中,某些侧支进入基底神经节,转而发出纤维控制脊髓,此下行系统称为锥体旁系,其功能与锥体外系相近。

锥体系和锥体外系对于肌紧张有相互拮抗的作用,前者可增强肌紧张,后者则有减弱作用,但两者处于相对平衡状态。

第五节　神经系统对内脏活动的调节

神经系统对内脏活动的调节是通过**自主神经系统 (autonomic nervous system)** 完成的,该系统包括**交感神经 (sympathetic nerve)** **副交感神经 (parasympathetic nerve)** 和肠神经系统,本部分仅介绍交感神经和副交感神经。

一、自主神经系统的功能及其特征

(一) 自主神经系统的功能

自主神经系统能够调节心肌、平滑肌和腺体等活动,维持内环境稳态,同时支持躯体行为活动,具体功能见表2-9-2。

表2-9-2　自主神经系统胆碱能和肾上腺素能受体分布及其生理功能

效应器	胆碱能受体与效应		肾上腺素能受体与效应	
自主神经节	N_1	节前-节后兴奋传递		
虹膜环行肌	M	收缩(缩瞳)		
虹膜辐射状肌			α_1	收缩(扩瞳)
睫状体肌	M	收缩(视近物)	β_2	舒张(视远物)
心窦房结	M	心率减慢	β_1	心率加快
心肌	M	收缩力减弱	β_1	收缩力增强
冠状血管	M	舒张	α_1	收缩
			β_2	舒张(为主)

(续表)

效应器		胆碱能受体与效应		肾上腺素能受体与效应	
皮肤黏膜血管	M	舒张	α_1	收缩	
骨骼肌血管	M	舒张①	α_1	收缩	
			β_2	舒张(为主)	
脑血管	M	舒张	α_1	收缩	
腹腔内脏血管			α_1	收缩(为主)	
唾液腺血管	M	舒张	α_1	收缩	
支气管平滑肌	M	收缩	β_2	舒张	
支气管腺体	M	促进分泌	α_1	抑制分泌	
胃平滑肌	M	收缩	β_2	舒张	
小肠平滑肌	M	收缩	α_2	舒张②	
胃肠括约肌	M	舒张	α_1	收缩	
胃肠腺体	M	促进分泌	α_2	抑制	
膀胱逼尿肌	M	收缩	β_2	舒张	
三角区和括约肌	M	舒张	α_1	收缩	
子宫平滑肌	M	可变③	α_1	收缩(有孕)	
			β_2	舒张(无孕)	
汗腺	M	促进温热性发汗①	α_1	促进精神性发汗	
竖毛肌			α_1	收缩	
唾液腺	M	分泌大量稀薄唾液	α_1	分泌少量黏稠唾液	

注：① 为交感节后胆碱能纤维支配；② 可能是胆碱能纤维的突触前受体调制乙酰胆碱的释放所致；③ 因月经周期、循环血中雌激素与孕激素水平、妊娠以及其他因素而发生变动。

(二) 自主神经系统的功能特征

1. 双重支配 体内多数组织器官都同时接受交感和副交感神经的支配，且两者对内脏活动的作用常常相互拮抗。例如，交感神经能够促进心脏功能，而迷走神经则是抑制作用。但对某些效应器，交感和副交感神经却有协同作用，如支配唾液腺的交感和副交感神经均能促进唾液分泌，但前者促进黏稠唾液分泌，后者促进稀薄唾液分泌。

2. 紧张性作用 交感神经和副交感神经经常向效应器发放低频冲动，以维持效应器的轻度活动状态，此称为紧张性作用。例如，切断心交感神经，心率减慢；而切断心迷走神经，心率则加快。

3. 效应器所处功能状态的影响 效应器所处的功能状态与自主神经的外周性作用关系密切。例如，刺激交感神经能够抑制无孕动物的子宫运动，而对有孕子宫却可加强效应；又如，副交感神经兴奋后小肠运动会加强，但小肠已处于收缩状态时，刺激副交感神经则产生舒张效应。

4. 对整体生理功能调节的意义 交感神经系统的活动广泛，常以整个系统应对各种紧急情况，如应急反应中交感-肾上腺髓质系统兴奋，机体出现心率加快、心缩力增强、动脉血压升高、血糖浓度升高等反应。机体的这些反应能够调动机体的潜在功能，提高机体适应能力。与此相反，副交感神经系统的活动范围较小，往往在安静时活动较强。因该系统的活动常伴有胰岛素的分泌，故称之为迷走-胰岛素系统。此系统的主要作用是促进消化吸收、积聚能量，以利于机体的休整恢复，以及加强排泄和生殖等方面的功能。从整体角度来说，安静状态下，副交感神经能够强化能量合成和储存，有利于机体休整，而交感神经则在紧急情况下促进能量分解和消耗，以提高机体抵抗力。

二、各级中枢对内脏活动的调节

(一) 脊髓
脊髓内存在着内脏反射的最低级中枢,如血管张力反射、发汗反射、排尿反射、排便反射和勃起反射等,但是调节能力差,不能适应正常生理功能的需求。如脊髓高位横断的患者虽然能够进行排尿、排便反射,但往往不能排空,且不受意识控制。

(二) 低位脑干
低位脑干是许多内脏活动的基本中枢部位。在延髓内存在与心血管、呼吸和消化系统等内脏活动有关的神经元。其一旦受损,可立即致死,故延髓又称"生命中枢"。此外,脑桥有角膜反射中枢、呼吸调整中枢,中脑有瞳孔对光反射中枢等。

(三) 下丘脑
下丘脑是皮质下内脏活动调节的最高级中枢,参与了体温、摄食、水平衡、内分泌、情绪反应、生物节律等许多生理过程的调节,其中调节体温和内分泌的内容见相关章节。

1. 调节摄食行为　下丘脑外侧区有**摄食中枢(feeding center)**,可发动摄食活动;腹内侧核区存在**饱中枢(satiety center)**,能够决定停止摄食活动。两中枢间存在着交互抑制的关系。摄食中枢和饱中枢的活动状态可能受血糖水平影响。饥饿时,血糖降低,摄食中枢兴奋而引起摄食行为;反之,饱食后血糖升高,饱中枢兴奋而停止摄食。

2. 调节水平衡　机体对水的摄入和排出存在动态平衡。在下丘脑摄食中枢后方存在饮水中枢或渴中枢,机体缺水会兴奋此中枢,引起渴感和饮水行为,从而调节水的摄入。同时,还可通过调节血管升压素的分泌和释放来影响肾脏水的排出。

3. 调节情绪变化和行为　情绪(emotion)变化常伴随自主性躯体运动和内分泌等生理变化,称为情绪反应。下丘脑与情绪反应关系密切,但正常情况下受大脑皮质的抑制而不易表现。如在实验动物的间脑以上水平切除大脑,仅保留下丘脑以下结构,则该动物受到轻微刺激时即可引起**"假怒"(sham rage)**,表现为甩尾、竖毛、扩瞳、张牙舞爪、呼吸加快和血压升高等现象。而损毁整个下丘脑,则"假怒"反应不再出现。

4. 控制生物节律　**生物节律(biorhythm)**是指机体的各种生命活动常按时间顺序规律发生的现象。生物节律有日节律、月节律、年节律等,最多的是昼夜节律,如体温。下丘脑视交叉上核可能是机体昼夜节律活动的控制中心,可通过视网膜-视交叉上核束与视觉感受装置感受外界光的明暗信号,使机体的昼夜节律与外环境的昼夜节律同步化。

(四) 大脑皮质

1. 新皮质　实验动物的新皮质受电刺激后,除了引起躯体运动反应,还有内脏活动变化,如呼吸运动、血管舒缩、消化道活动等。这些反应表明新皮质与内脏活动关系密切,揭示新皮质是自主性功能的高级中枢与高级整合部位。

2. 边缘系统　边缘系统对内脏活动有广泛的影响,是调节内脏活动的高级中枢,故称"内脏脑"。边缘系统是许多初级中枢活动的调节者,能够通过促进或抑制各初级中枢的活动,来调节机体的复杂生理活动。如电刺激扣带回前部,可引起呼吸、心跳变慢或加快,血压上升或下降,瞳孔扩大或缩小等变化;刺激杏仁核可出现心率加快或减慢,血压上升或下降,胃蠕动加强等;刺激隔区可引起呼吸暂停或加强,血压升高或降低等。边缘系统也参与机体本能行为与情绪反应的调控。

第六节 脑的高级功能

作为人类最高级的调节中枢,大脑皮质除了产生感觉、调节躯体和内脏活动外,还能够完成更为复杂的功能活动,如觉醒与睡眠、学习与记忆以及语言与思维等。由于这些现象发生的同时均伴随生物电现象,故大脑皮质的生物电活动是研究皮质功能活动的重要指标之一。

一、大脑皮质的生物电活动

大脑皮质的生物电活动有两种,一是安静状态下所记录到的持续性、节律性的电位变化,称为**自发脑电活动(spontaneous electric activity of the brain)**;二是刺激特定感受器或感觉传入系统后,在大脑皮质特定区域描记出的电位变化,称为**皮质诱发电位(evoked cortical potential)**。将引导电极放置于头皮或大脑皮质表面,利用脑电图仪所记录到的自发脑电活动称为**脑电图(electroencephalogram,EEG)**或**皮质电图(electrocorticogram,ECoG)**,前者在临床常用。

(一)正常脑电图

根据其频率和振幅的不同,脑电图可分为α、β、θ、δ 4种基本波形(图2-9-16)。

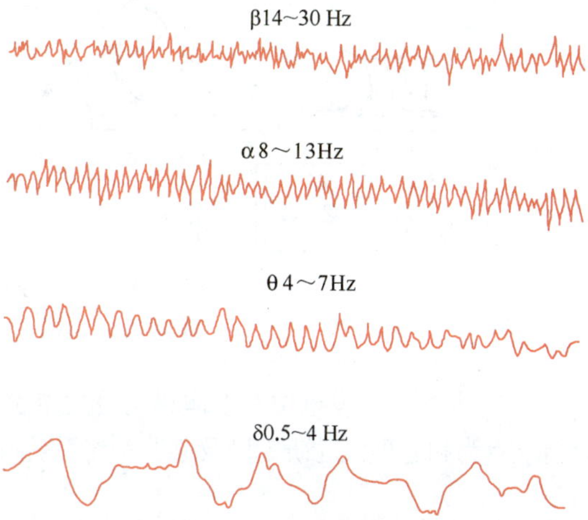

1. α波 频率为8~13 Hz,振幅为20~100 μV。正常人在清醒、闭目、安静时出现,在枕叶描记最明显。α波波幅常呈现周期性梭形变化,称为α节律。描记时,如受试者睁眼或接受其他刺激,α波会立即消失,这一现象称为**α阻断(α-block)**;而受试者再安静闭目,α波又重新出现。因此,α波是安静状态下脑电活动的主要波形。

2. β波 频率为14~30 Hz,振幅为5~20 μV。正常人在睁眼视物、思考问题或接受其他刺激时出现,在额叶区和顶叶区描记较显著。β波是新皮质处于紧张状态时的主要脑电波形。

3. θ波 频率为4~7 Hz,振幅为20~150 μV。正常人在困倦时出现,枕叶和顶叶描记较明显。幼儿脑电图常见θ波,10岁左右才开始出现α波。

4. δ波 频率为0.5~4 Hz,振幅为20~200 μV。正常人清醒时几乎没有δ波,只有睡眠时才出现,深度麻醉、智力发育不成熟的人也可出现。婴儿脑电图常见δ波。

脑电图的波形与大脑皮质活动状态有关,当大脑皮质许多神经元的电活动一致时,出现高幅慢波,这称为同步化;当大脑皮质神经元的电活动不一致时,则出现低幅快波,此称为去同步化。通

图2-9-16 脑电图的基本波形

常脑电活动由同步化转变为去同步化时,表示大脑皮质的兴奋活动增强;而相反过程,即去同步化变为同步化,则表示大脑皮质抑制过程的加强。δ波或θ波可能是大脑皮质处于抑制状态时主要脑电波形,故脑电图对癫痫和颅内占位性病变的诊断具有一定的临床价值。

(二)脑电波形成的机制

一般认为,脑电波是由皮质中大量锥体细胞同步发生的突触后电位进行总和形成的,这是因为这些锥体细胞排列整齐,顶部树突相互平行并垂直于皮质表面,所产生的电活动易于同步总和。而这些同步电活动有赖于皮质和丘脑之间的交互作用,其结构基础可能是丘脑-皮质环路联系。

(三)皮质诱发电位

皮质诱发电位由主反应、次反应和后发放3部分构成(图2-9-17)。主反应是先正后负的电位变化,次反应是主反应之后出现的广泛而持续性的电位变化,后发放则是在主、次反应之后出现的一系列正向电位波动。主反应可能是特异性刺激引起皮质大锥体细胞电活动的总和反应,次反应和后发放则可能是丘脑-皮质环路重复激活的结果。

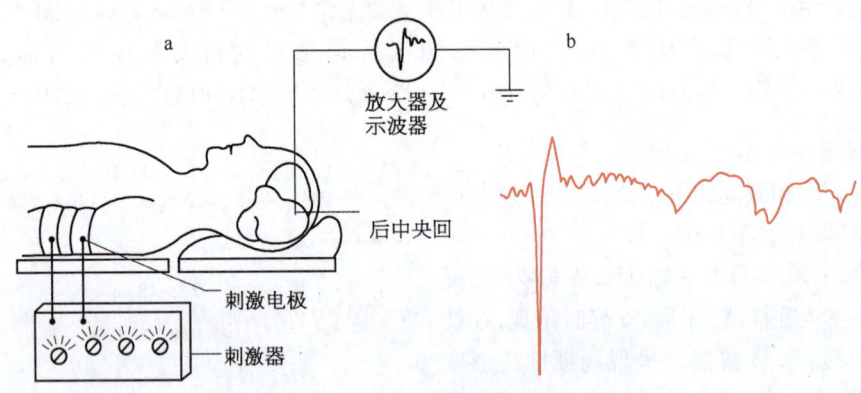

图2-9-17 皮质诱发电位的记录和波形
a. 描记方法示意图 b. 波形,向下为正,向上为负

临床常用的诱发电位有躯体感觉诱发电位、脑干诱发电位和视网膜诱发电位等,主要应用于感觉、行为和心理活动研究以及某些神经系统疾病诊断。

二、觉醒和睡眠

觉醒(wakefulness)和**睡眠**(sleep)属于昼夜节律性生理现象。觉醒时机体以适当的行动来应答环境变化,而睡眠则能促进精神和体力恢复。成人一般每日需要7~9 h睡眠,儿童较成年人长,新生儿需要18~19 h,而老年人的睡眠时间较短。

(一)觉醒状态的维持

觉醒状态包括脑电觉醒和行为觉醒。脑电觉醒指脑电波形由慢波转变为快波,而行为上不一定出现觉醒时的表现;行为觉醒是指觉醒时的各种行为表现。目前认为,脑电觉醒的维持可能与网状结构上行激动系统的乙酰胆碱递质系统功能和蓝斑上部去甲肾上腺素递质系统的功能有关。行为觉醒的维持可能是中脑多巴胺递质系统的功能。

(二) 睡眠的时相

根据其脑电图的变化特点和生理表现,睡眠可分为慢波睡眠和快波睡眠两个时相。

1. 慢波睡眠(slow wave sleep,SWS)　又称**同步化睡眠(synchronized sleep)**,脑电图呈现同步化慢波。在此时相中,人的意识暂时丧失,感觉功能减退,骨骼肌反射活动和肌紧张减弱,并伴有血压下降、心率减慢、呼吸减慢、胃液分泌增多、瞳孔缩小和体温下降等自主神经功能的改变。而慢波睡眠时生长激素的分泌明显增多,因此慢波睡眠可以促进生长,消除疲劳,恢复体力。

2. 快波睡眠(fast wave sleep,FWS)　又称**去同步睡眠(desynchronized sleep)** 或**异相睡眠(paradoxical sleep, PS)**。此期脑电波呈现出高频低幅的快波,类似于觉醒状态,但实际上机体各种感觉功能进一步减退,骨骼肌反射活动和肌紧张进一步减弱。快波睡眠还出现快速的眼球转动,因此又称为**快速眼动睡眠(rapid eye movement sleep, REM)**。快速眼动常伴有部分躯体抽动、心率加快、血压上升、呼吸加快等不规则变化,可诱发心绞痛、脑出血、哮喘、阻塞性肺气肿、缺氧等疾病,做梦也出现在此期。快波睡眠有利于幼儿神经系统的发育和成熟,促进学习记忆和恢复精力。

慢波和快波睡眠是两个相互转化的过程。睡眠开始首先进入的是慢波睡眠,持续 90~120 min,然后转入快波睡眠,持续 20~30 min 后,再进入慢波睡眠。整个睡眠中如此反复 4~5 次。在正常情况下,慢波睡眠和快波睡眠均可直接转入觉醒状态,但觉醒状态不能直接进入快波睡眠,只能转入慢波睡眠。不论慢波或快波睡眠都可以随时唤醒。

(三) 睡眠的发生机制

目前对睡眠产生的机制仍不清楚。实验观察到,脑干内还存在**上行抑制系统 (ascending inhibitory system)**,能够上行诱导皮质转向睡眠状态。脑干的睡眠诱导区主要包括中缝核、孤束核、蓝斑和网状结构背内侧的一些神经元。

三、学习与记忆

学习是获得或发展新行为的过程,记忆则是习得行为的储存与读出,两者均是以中枢神经活动为基础。

(一) 学习的形式

学习可分为**非联合型学习(nonassociative learning)** 和**联合型学习(associative learning)**。前者不需要刺激和反应之间形成某种明确的关系;后者则需要刺激和反应之间存在明确的关系,即两个事件重复发生,时间上靠近,最终在脑内形成关联,如条件反射的建立和消退。绝大多数学习均是联合型学习。

(二) 条件反射活动的基本规律

1. 条件反射的建立　条件反射是个体在后天生活中、在非条件反射基础上形成的一种高级神经活动,其意义是扩展机体对环境的适应性。经典的条件反射实验是铃声刺激唾液分泌的过程,喂食引起犬分泌唾液是非条件反射,其刺激物为食物;而铃声本身不能刺激唾液分泌,为无关刺激。如响铃之后马上喂食,并重复多次,则犬听到铃声就会分泌唾液,说明铃声已经由无关刺激变为了条件刺激,即形成了条件反射。

2. 条件反射的泛化、分化和消退　当某种条件反射建立后,给予相似条件刺激也可引起同样的条件反射,称为条件反射的泛化。其原因是条件刺激所引起的大脑皮质兴奋扩散到周围区域。

但是这些近似刺激如果得不到非条件刺激的强化,就不会再引起条件反射,这种现象称为条件反射的分化。如果反复给予条件刺激而不结合非条件刺激,则条件反射会减弱或完全消失,这是条件反射消退。条件反射的分化和消退并不意味着条件反射的丧失,而是大脑皮质的兴奋过程被抑制,前者是分化抑制,后者是消退抑制。

3. 两种信号系统 习惯上将引起条件反射的刺激称为信号。信号有两种,第一信号指具体信号,即以其本身的理化性质来发挥刺激作用的信号,如食物的性状、灯光与铃声等。第二信号指抽象信号,即以其所代表的含义来发挥刺激作用的信号,如语言、文字等。能够对第一信号刺激建立条件反射的大脑皮质功能系统,称为**第一信号系统(first signal system)**,而对第二信号刺激能够形成条件反射的大脑皮质功能系统,则称为**第二信号系统(second signal system)**。人类同时具有两个信号系统,而动物仅有第一信号系统。

(三) 记忆的过程

记忆是大脑皮质最重要、最复杂的高级功能之一。根据信息储存时间长短,记忆可分为**短时记忆(short term memory)** 和**长时记忆(long term memory)**。短时记忆又分为感觉性记忆和第一级记忆,长时记忆分为第二级记忆和第三级记忆。感觉性记忆是信息在大脑感觉区贮存的阶段,时间不超过 1 s。如果这些信息经过分析处理则可转入第一级记忆,但储存时间也只有数秒,仅有即时应用的意义。而这些信息经过反复学习运用,则可在第一级记忆中循环,延长了停留时间,并进入第二级记忆,其记忆时间可达数分钟乃至数年。第二级记忆是一个持久而庞大的储存系统。如果某些信息极为重要,或长年累月反复应用,则转入第三级记忆,形成一种牢固记忆,甚至保持终生,如自己姓名和每日都在进行的手艺操作等。

(四) 学习记忆的机制

学习和记忆的机制虽然不完全清楚,但是发现其与突触的生理、生化和组织学改变有关。

1. 神经生理学机制 神经系统中存在着广泛的神经元网络联系,如海马环路,即由海马→穹窿→下丘脑乳头体→丘脑前核→扣带回→海马,该环路中有大量的神经元后放电现象和神经元连续活动,可能就与短时记忆有关。当海马受到高频电脉冲的短暂刺激时,引起突触活动的**长时程增强**,持续时间达 10 h 以上。因此认为,突触活动的长时程增强可能是学习记忆的神经生理学基础。

2. 神经生物化学机制 许多中枢递质、神经肽和蛋白质参与了学习和记忆形成过程。ACh 与短期记忆有关,能够促进第一级记忆的保持及向第二级记忆转移;去甲肾上腺素、兴奋性氨基酸等可加强学习与记忆的保持;γ-氨基丁酸能加快学习速度,促进记忆的巩固;促肾上腺皮质激素、血管升压素等可增强短时记忆的保持。而长时记忆可能与脑内 RNA 和新蛋白质合成有关。

3. 神经解剖机制 实验发现,生活环境越复杂,大鼠的大脑皮质越发达,突触越多。因此,推测持久性记忆可能与新突触形成有关。资料表明,短期记忆与前额皮质关系密切,中期记忆与海马及其相关间脑结构有关,长期记忆则可能是大脑联络区的功能。

四、大脑皮质的语言中枢与一侧优势

(一) 大脑皮质的语言中枢

临床发现,大脑皮质的某些区域受损可出现特有的语言功能障碍,由此推测大脑皮质存在着语言中枢,分管听、说、读、写等技能。损伤中央前回底部前方的语言运动区(说话中枢)时,引起运

动失语症（moter aphasia），患者能够书写和看懂文字，能听懂别人说的话，但却不能说话。损伤颞上回后部的语言听觉区(听话中枢)时则会产生**感觉失语症（sensory aphasia）**，患者能讲话、书写和看懂文字，但听不懂他人说话的含义，常答非所问。损伤角回部位的语言视觉区(阅读中枢)时会导致**失读症（alexia）**，患者的视觉和言语功能健全，但无法看懂文字的含义。损伤额中回后部的语言视觉区(书写中枢)时会产生**失写症（agraphia）**，患者能听懂别人说话、看懂文字、自己也会说话，但不能书写。

大脑皮质语言功能的正常执行有赖于上述4个语言中枢的紧密配合。因此，大脑皮质的语言中枢受损时，常同时出现几种失语症，甚者4种语言功能同时障碍。例如，角回受损伤时可导致失读症和失写症。

(二) 大脑皮质功能的一侧优势

两侧大脑的功能不是均等的，多是某一侧占优势。习惯用右手的成年人，其语言活动功能主要在左侧大脑皮质，故左侧半球为**优势半球（dominant cerebral hemisphere）**，这种现象仅见于人类。语言功能的左侧优势受遗传影响，但主要还是与人类习惯用右手劳动有关。10～12岁的儿童，其左侧优势正在建立，如左侧半球受损，还可能在右侧半球重建语言活动中枢。而成年人的左侧优势半球受损后，就很难在右侧重建语言活动中枢。但对于主要使用左手的人则不然，其左右两侧的皮质有关区域均有可能成为语言活动中枢。

左侧半球虽然称为优势半球，但并不是说右侧半球不重要，只是两个半球的分工不同。如左侧半球在语言功能方面占优，右侧则负责空间的辨认和情感活动等。同时，两个半球之间还存在密切联系，这主要依靠连合纤维，特别是胼胝体。连合纤维在完成双侧半球的运动、一般感觉和视觉的协调方面中具有重要作用。

第十章 感觉器官的功能

> **导学**
> 1. 掌握 眼的折光功能调节,眼的折光功能异常与矫正;视网膜的感光功能;声音传导途径。
> 2. 熟悉 感受器的一般生理特性;耳蜗内电位。
> 3. 了解 明、暗适应,视力,视野;耳蜗的感音换能作用。

感觉(sensation) 是客观物质世界的信息在人主观上的反映。内、外环境的变化信息均通过机体各种感受器或感觉器官感知后转变成电信号,再经过特定的传导通路最终到达大脑皮质相应部位,产生各种特定感觉或激发某些反射性调节活动,使机体能更好地适应环境的变化。

第一节 概 述

一、感受器和感觉器官

感受器(receptor) 是指分布于体表或组织内部的一些专门感受机体内、外环境变化的结构或装置,如温度、压力、牵张、化学感受器等。感受器的结构形式多种多样,其中最简单的就是感觉神经末梢,如与痛觉有关的游离神经末梢;有些则是在裸露的神经末梢周围包绕一些由结缔组织形成的被膜样结构,如触觉小体、肌梭等;另有一些在结构和功能上高度分化的感受细胞,如视网膜中的视锥、视杆细胞,耳蜗中的毛细胞等,这些感受细胞连同它们的附属结构共同构成了复杂的**感觉器官(sense organs)**。人类和高等动物主司视、听、嗅、味和平衡觉的感觉器都分布在头部,通常称为**特殊感觉器官(special sense organs)**。

二、感受器的一般生理特性

(一) 适宜刺激

一种感受器通常只对某种特定形式的能量变化最为敏感,这种形式的刺激就称为该感受器的**适宜刺激(adequate stimulus)**。例如,视网膜感光细胞的适宜刺激是一定波长的电磁波,耳蜗毛细胞的适宜刺激是一定频率的机械振动等。相对而言,非适宜刺激要引起感受器发生反应所需的刺激强度要比适宜刺激大得多。感受器对其适宜刺激都有一定的**感觉阈值（sensory threshold）**，即适宜刺激必须达到一定的刺激强度和持续时间，才能引起感受器兴奋，产生相应的感觉。

（二）换能作用

各种感受器在接受刺激后，都能够将作用于它们的各种形式的刺激能量转换为相应传入神经的动作电位，这种能量转换过程称为感受器的**换能作用（transduction）**。在换能过程中，通常都是先在感受器细胞或感觉传入神经末梢产生一种过渡性的电位变化，发生在感受细胞的称为**感受器电位（receptor potential）**，发生在感觉神经末梢的称为**发生器电位（generator potential）**。这些电位具有局部兴奋的性质，当总和达到阈电位水平时，则引起相应传入神经纤维去极化并产生动作电位。

（三）编码功能

感受器在将刺激转换为传入神经动作电位时，不仅发生了能量转换，而且将刺激所包含的环境变化的信息也转移到了动作电位的序列中，这一过程称为感受器的**编码（coding）**功能。其编码机制可能与以下因素有关：① 信息传到到达大脑皮质某个特定的部位而引起特定的感觉。实验证明，不论刺激发生在某一特定感觉通路上的哪个部分，也不论刺激是如何引起的，它所引起的感觉都与感受器受到刺激时引起的感觉相同。② 刺激强度的分辨可通过单一神经纤维上动作电位的频率高低来编码。③ 可以通过参与电信息传输的神经纤维数目的多少来编码。其详细机制，目前还不十分清楚。

（四）适应现象

当某一恒定强度的刺激持续作用于一个感受器时，感觉神经纤维上产生动作电位的频率会逐渐降低，这一现象称为感受器的**适应（adaptation）**现象。有些感受器对刺激的变化十分灵敏，如皮肤触觉感受器，仅在刺激开始后的短时间内就有传入冲动产生，以后虽然刺激仍在持续，但其传入冲动的频率却很快降低到零，这类感受器称为快适应感受器，适于传递快速变化的信息。快适应的结果有利于机体探索新异的物体或障碍物，有利于感受器和中枢再接受新的刺激。另一些如肌梭、颈动脉窦和关节囊感受器等则属于慢适应感受器，它们的共同特点是：在刺激持续作用时，一般仅在刺激开始后不久出现传入冲动频率的轻微降低，以后可以较长时间维持在这一水平。慢适应的过程有利于机体对某些功能状态进行长时间的持续监测，并根据其变化随时调整机体的功能。适应现象不等同于疲劳，因为对某一强度的刺激产生适应后，如果再增加该刺激的强度，又可引起传入冲动的增加。

第二节　视觉器官功能

视觉器官是获取外界信息的重要途径。引起视觉的外周感受器官是眼，眼的折光系统和视网膜是产生视觉的结构基础。人眼的适宜刺激是波长为 380～760 nm 的电磁波，在这个可见光谱的范围内，来自外界物体的光线，透过眼的折光系统成像在视网膜上，视网膜的感光细胞再将外界光刺激所包含的视觉信息转变成电信号,经视神经传向视觉中枢,形成视觉(vision)。

一、眼的折光功能

(一) 眼折光系统及光学特性

人眼的折光系统是一个复杂的光学系统。射入眼内的光线,依次通过角膜、房水、晶状体和玻璃体4种折射率不同的介质,并通过角膜的前、后表面和晶状体的前、后表面4个屈光度不同的折射面(图1-9-1)。根据光学原理,当光线遇到两个折射率不同的透明介质的界面时,要发生折射;物体发出的平行光线经过折射后将在主焦点所在的面上聚焦形成物像。追踪光线经眼内多个折射面行进的途径,可知折射主要发生在角膜的前表面。正常成年人的眼在安静而不进行调节时,其折光系统后主焦点位置恰好在视网膜所在的位置。对人眼和一般光学系统来说,来自6 m以外物体各发光点的光线,都可以认为是平行光线,因此这些光线可以在视网膜上形成清晰的图像。

(二) 简化眼

将眼内多个折光体的屈光面叠加在一起,形成简单的等效光学系统或模型,称为简化眼(reduced eye)。简化眼虽然是人工模型,但其光学参数和其他特征与正常眼等值。简化眼假定眼球由一个前、后径为20 mm的单球面折光体构成,折射率为1.333;入射光线只在由空气进入球形界面时折射一次,此球面的曲率半径为5 mm,即节点在球形界面后方5 mm的位置,后主焦点正相当于此折光体的后极。该模型和正常安静时的人眼一样,正好能使平行光线聚焦在视网膜上(图2-10-1)。由图可见,物体AB的A点光线通过节点n在a处聚焦,B点光线通过节点n在b处聚焦,AnB和anb是具有对顶角的两个相似三角形,据此可方便地计算出不同远近的物体在视网膜上成像的大小。利用简化眼,还可算出正常人眼能看清的物体在视网

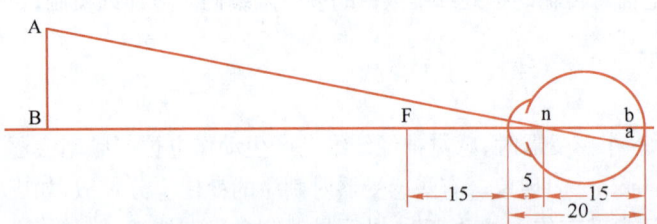

图2-10-1 简化眼及其成像情况

n为节点 AnB和anb是两个相似三角形 如果物距为已知,就可由物体大小算出物像大小,也可算出两三角形对顶角(即视角)的大小 单位为mm

膜上成像大小的限度。光照良好时,物体在视网膜上的成像如小于5 μm,一般不能产生清晰的视觉。人眼能看清楚的最小视网膜像的大小,大致相当于视网膜中央凹处一个视锥细胞的平均直径。

(三) 眼的折光功能调节

正常眼不需要做任何调节就可将6 m外的物体成像在视网膜上。通常将人眼不做任何调节时所能看清的物体的最远距离称为**远点**(far point)。来自6 m以内的物体的光线呈不同程度的辐射状,光线经眼折射后将成像在视网膜之后,由于光线在到达视网膜时尚未聚焦,因而只能引起一个模糊的视觉形象。但实际情况是,正常眼在看近物时也非常清楚,这是由于眼在看近物时进行了调节,结果使物像仍然成像在视网膜上。眼做最大调节时能看清物体的最近距离,称为**近点**(near point)。人眼视近物的调节包括改变晶状体形态,增强其折光力、缩小瞳孔和眼球会聚等,其中以晶状体的调节为主。

1. 晶状体的调节 晶状体是一个富有弹性的双凸透镜形的透明体,由晶状体囊和晶状体纤维构成。晶状体囊的周缘借睫状小带与睫状体相连(图1-9-2)。当眼看远物时,睫状肌处于松弛状

态,此时睫状小带保持一定的紧张度,晶状体受睫状小带的牵拉,其形状相对扁平;当看近物时,模糊的视觉图像传到视觉中枢,反射性地引起睫状肌收缩,整个环形的睫状体周径缩小,睫状小带松弛,晶状体因其自身的弹性而回缩,向前和向后凸出,尤以前凸更为显著。晶状体前表面的曲率增加,折光能力增强,使物像前移而成像在视网膜上。但晶状体的调节能力是有限度的,随着年龄的增长,晶状体的弹性逐渐减弱,睫状肌功能逐渐减低,导致眼的调节能力逐渐下降。在40～50岁时,出现阅读等视近物困难,要将目标放得远些才能看清,这种现象称为老视(presbyopia),即通常所称的老花眼。

2. 瞳孔的调节 虹膜中间的圆孔称为瞳孔,是光线进入眼内的门户。虹膜由平滑肌构成,环绕在瞳孔周围的是瞳孔括约肌,受动眼神经中的副交感神经纤维支配,收缩时使瞳孔缩小;虹膜的外周是呈辐射状排列的瞳孔开大肌,受交感神经纤维支配,收缩时使瞳孔扩大。当视近物时,可反射性地引起双侧瞳孔缩小,称为瞳孔近反射(near reflex of the pupil)或瞳孔调节反射(pupillary accommodation reflex)。该反射的意义是减少进入眼的光量并减少折光系统的球面像差和色像差,使视网膜成像更加清晰。

瞳孔的大小主要由环境中光线的亮度所决定,环境较亮时瞳孔缩小,当环境变暗时瞳孔扩大。瞳孔的大小由于入射光亮的强弱而变化称为瞳孔对光反射(pupillary light reflex)。瞳孔对光反射与视近物无关,其意义在于调节进入眼内的光量,使视网膜不至于因光量过强而受到损害,也不会因光线过弱而影响视觉。反射的具体过程是:强光照射视网膜时产生的电信号经视神经传到中脑顶盖前区,更换神经元后与双侧的动眼神经缩瞳核相联系,再沿双侧动眼神经中的副交感纤维传出,使瞳孔括约肌收缩,瞳孔缩小。从反射弧可知,瞳孔对光反射的中枢位于中脑;反射的效应是双侧性的,即光照一侧眼时,出现双眼瞳孔同时缩小。临床上常根据此反射的检查来协助神经病变的定位诊断、判断麻醉的深度和病情的危重程度等。

3. 眼球会聚 当双眼注视一个由远移近的物体时,出现两眼视轴向鼻侧会聚的现象,称为眼球会聚(convergence)。眼球会聚是由于两眼内直肌发生反射性收缩的结果,也称辐辏反射(onvergence reflex)。其意义在于两眼同时视一近物时,来自物体同一部分的光线可以成像在两眼视网膜的对称点上,在主观上产生单一物体的视觉,避免复视。

(四) 眼的折光功能异常与矫正

正常人眼无需进行调节就可看清远处的物体。对位于6 m以内但大于近点的物体,经过调节的眼也能使其在视网膜上形成清晰的物像,这种眼称为正视眼(emmetropia)。如果眼的折光能力异常,或眼球的形态异常,使平行光线不能聚焦于视网膜上形成清晰的物像,这种眼则称为非正视眼(ametropia),或称屈光不正,包括近视眼、远视眼和散光眼(图2-10-2)。

1. 近视(myopia) 其发生是由于眼球前、后径过长(轴性近视)或折光系统的折光能力过强(屈光性近视),致使远处物体的平行光线聚焦在视网膜的

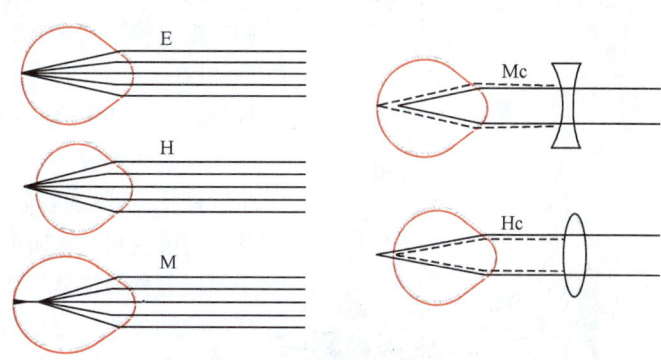

图2-10-2 眼的折光异常及其矫正
E. 正视眼 H. 远视眼 M. 近视眼 Mc. 近视眼矫正 Hc. 远视眼矫正

前方,因而在视网膜上形成模糊的物像。但近视眼在看近物时,由于近处物体发出的是辐散光线,故眼不需要调节或只需做较小程度的调节,就能使光线聚焦在视网膜上。可见,近视眼的近点比正视眼还要近,矫正方法是佩戴适当焦度的凹透镜。

2. 远视（hyperopia） 其发生是由于眼球前、后径过短(轴性远视)或折光系统的折光能力过弱(屈光性远视),使得入眼的平行光线聚焦在视网膜的后方,在视网膜上形成一个模糊的物像,引起模糊的视觉。远视眼的特点是在看远处物体时就需要进行调节,看近物时需要做更大程度的调节才能看清物体,因而较易发生调节疲劳,尤其是做近距离作业或长时间阅读时,常因调节疲劳而引起头痛。远视眼的近点比正视眼远,矫正方法是佩戴适当焦度的凸透镜。

3. 散光 正常眼的折光系统各折光面都是正球面,球表面任何一点的曲率半径都相等。如果角膜表面在不同方向上的曲率半径不同,平行光线经角膜表面各个方向入眼后就不能在视网膜上形成焦点,而是形成焦线,因而造成视物不清或物像变形,眼的这种屈光状态称为散光（astigmatism）。除角膜外,晶状体表面曲率异常也可引起散光,矫正散光常用柱面镜。

二、视网膜的感光功能

来自外界物体的光线,通过眼的折光系统后在视网膜上形成物像,引起视网膜感光细胞的光化学反应并产生感受器电位。感光细胞的电信号在视网膜内经过复杂的神经元网络的传递,同时视觉信息也经历种种改变,最后由神经节细胞发出神经纤维以动作电位的形式传向中枢。所以说,视网膜是感光换能、进行视觉信息初步处理的重要结构。

（一）视网膜的结构特点

视网膜是位于眼球最内层的神经组织膜,厚度仅0.1~0.5 mm,结构十分复杂,主要由4层细胞组成,从外向内为色素上皮层、感光细胞层、双极细胞层和神经节细胞层(图1-9-4)。

色素上皮细胞内含有的黑色素颗粒可以吸收光线,防止光线反射而影响视觉。色素上皮能为视网膜外层,传递来自脉络膜的营养,并在感光细胞的代谢中起重要作用。

感光细胞层有视杆细胞和视锥细胞两种。视杆和视锥细胞在视网膜不同区域的分布很不均匀,在中央凹处只有视锥细胞,且在该处它的密度最高;中央凹以外的周边部分主要是视杆细胞。视杆细胞和视锥细胞在形态上都可分为3部分,由外向内依次为外段、内段和终足(图2-10-3)。视杆细胞的外段呈圆柱状,该段细胞质很少,绝大部分空间被重叠成层而排列整齐的圆盘状结构所占据,这些圆盘状结构称为膜盘。膜盘膜上镶嵌着称为视紫红质的视色素,是产生视觉的物质基础。视杆细胞的外段比视锥细胞的外段长,因而含有较多的视色素,使得单个视杆细胞就可对入射光线起反应。视锥细胞外段呈圆锥状,细胞内也有类似的膜盘结构,膜盘膜上也含有特殊的视色素。

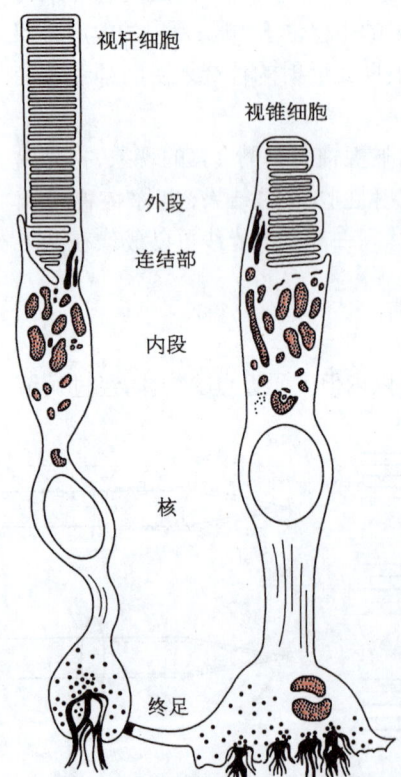

图 2-10-3 哺乳动物光感受器细胞模式图

视杆和视锥细胞都通过终足与双极细胞建立化学性突触联系,双极细胞再与神经节细胞建立化学性突触联系。视网膜上视神经乳头是视觉纤维汇集穿出眼球的部位,是视神经的起始端。因该处无感光细胞,故没有感光功能,在视野中形成生理盲点(blind spot)。

(二) 视网膜的两种感光换能系统

在人和大多数哺乳动物的视网膜中存在着视杆和视锥两种感光换能系统。由视杆细胞和与它们相联系的双极细胞及神经节细胞组成的视杆系统又称晚光觉或暗视觉(scotopic vision)系统。该系统对光的敏感度较高,能在昏暗环境中感受弱光刺激而引起暗视觉,但无色觉,对物体细节的分辨能力较差。由视锥细胞和与它们相联系的双极细胞及神经节细胞组成的视锥系统又称昼光觉或明视觉(photopic vision)系统。与视杆系统不同,它们对光的敏感性较差,只有在强光条件下才能被激活,但可辨别颜色,对物体的细节具有较高的分辨能力。

1. 视杆细胞的感光换能机制　镶嵌在视杆细胞外段膜盘膜上的视紫红质是一种结合蛋白,由1分子视蛋白和1分子视黄醛的生色基团组成。光照时,视紫红质中的视黄醛发生分子构像改变,由11-顺型视黄醛转变为全反型视黄醛。视黄醛分子构像的这种变化,导致视蛋白分子构像也发生改变,从而使视黄醛和视蛋白相互分离。在这一过程中,视色素失去颜色,称为漂白。视紫红质的光化学反应是可逆的。在暗处,全反型视黄醛在异构酶的作用下又转化为11-顺型视黄醛,11-顺型视黄醛与视蛋白再结合形成视紫红质(图2-10-4)。全反型视黄醛也可先转变为全反型视黄醇(维生素A的一种形式),再异构化为11-顺型视黄醇,最后转化为11-顺型视黄醛。人在暗处视物时,实际是既有视紫红质的分解,又有它的合成,这是暗视觉的基础,此时视紫红质的合成超过分解,因而使视网膜对弱光较敏感;相反,人在亮光处时,视紫红质的分解大于合成,使视杆细胞几乎失去感光能力。在视紫红质的光化学反应中,有一部分视黄醛被消耗,将依赖于从食物中吸收的维生素A来补充。如果长期维生素A摄入不足,会影响人的暗视觉,引起夜盲症(nyctalopia)。

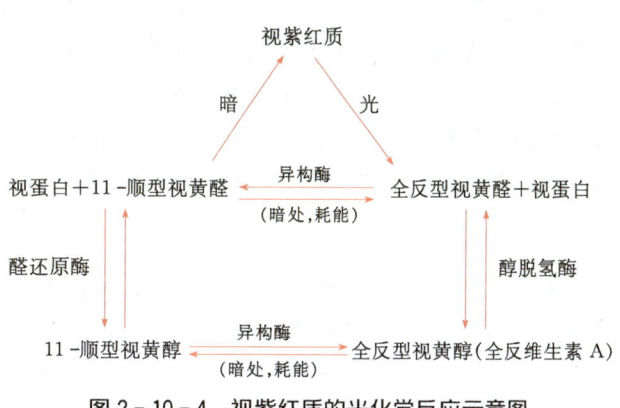

图2-10-4　视紫红质的光化学反应示意图

在视紫红质受到光量子的作用发生一系列光化学反应的同时,诱发视杆细胞产生了超极化型感受器电位,这是光电转换的第一步。超极化型感受器电位能以电紧张形式扩布到细胞的终足部分,改变终足处的递质释放,经过双极细胞的传递,最终在相应的神经节细胞上产生动作电位。

2. 视锥细胞的感光换能机制和色觉　视锥系统在弱光下不足以被激活,而在强光条件下视杆细胞中的视紫红质较多地处于分解状态时,视锥系统就取而代之成为强光刺激的感受系统。

视锥细胞的视色素也是由视蛋白和11-顺型视黄醛结合而成,只是视蛋白的分子结构略有不同。正是由于视蛋白分子结构中的这种微小差异,决定了与它结合的视黄醛分子对某种波长的光线最为敏感,因而使得视锥细胞具有辨别颜色的能力。视网膜上分布有3种不同的视锥细胞,分别含有对红、绿、蓝3种光敏感的视色素。当某一波长的光线作用于视网膜时,可以按一定的比例使3种视锥细胞分别产生不同程度的兴奋,这样的信息传至中枢,就引起某一种颜色的感觉。红、绿、蓝3种光按各种不同的比例做适当的混合，可以引起任何颜色的感觉。

如果出现对全部颜色或某些颜色缺乏分辨能力的色觉障碍，则称为**色盲（color blindness）**。色盲可分为全色盲和部分色盲。全色盲极为少见，表现为只能分辨光线的明暗，部分色盲又可分为红色盲、绿色盲和蓝色盲，以前两者多见。色盲属遗传缺陷疾病，男性居多。有些人并不缺少某种视锥细胞，但某种视锥细胞的反应能力较弱，表现出对某种颜色的识别能力低于正常，这种色觉异常称为色弱，常由后天因素引起。

三、几种生理性视觉现象

（一）暗适应与明适应

当人长时间处在明亮环境中而突然进入黑暗环境时，最初看不见任何东西，经过一定时间后，逐渐能看见暗处的物体，这种现象称为**暗适应（dark adaptation）**。暗适应是人眼在暗处对光的敏感度逐渐提高的过程，可分为两个阶段：在进入暗处的最初 7 min 内，人眼对光的敏感度出现一次明显的提高，这主要与视锥细胞视色素的合成增加有关；随后眼对光的敏感度出现更明显的提高，在进入暗处 25~30 min 时，达到峰值并稳定在这一水平，这是暗适应的主要阶段，其机制与视杆细胞中视紫红质的合成增强有关。

与暗适应现象相反，当人长时间在暗处而突然进入明亮的环境时，最初感到一片耀眼的光亮，也是不能看清周围的物体，稍待片刻后视觉才能恢复，这种现象称为**明适应（light adaptation）**。明适应通常在几秒钟内即可完成，其机制是视杆细胞在暗处蓄积了大量的视紫红质，当进入明亮环境遇到强光时视紫红质迅速分解，因而产生耀眼的光感。在较多的视杆色素迅速分解之后，对光较不敏感的视锥细胞视色素才能在亮处感光而恢复视觉。

（二）视力

眼对物体细小结构的分辨能力，称为**视力**或**视敏度（visual acuity）**。视力通常用视角的倒数来表示，视角是指从物体的两端点各引直线到眼节点的夹角。设计的国际标准视力表是用来检查视力的，将视力表置于眼前 5 m 处，视力表上 1.0 行的视标 E 字符号，每一笔画的宽度和每两笔画之间的空隙（开口的距离）均为 1.5 mm。从相距 1.5 mm 的两个光点所发出的光线将交叉并通过节点，交叉所形成的夹角即视角为 1 分度。按简化眼计算，此时视网膜上物像的大小正好为 4~5 μm，相当于一个视锥细胞的直径。因此将能够辨认 1.0 行 E 字作为眼的正常视力的判断标准，视力定为 1.0。如果受试者在视角为 10 分度时才能看清相应增大了的视力表上标准图形的缺口，则视力定为 0.1。此外，视力表上还列出了相当于视力 0.2 至 0.9 时的逐步减小的图形。

（三）视野

用单眼固定注视正前方一点时，该眼所能看到的空间范围，称为**视野（visual field）**。如用视野计测定，并将结果记录在专用图纸上，可得到视野图。视野的最大界限应以它与视轴形成的夹角的大小来表示。在同一光照条件下，不同有色物的视野大小不一，白色视野最大，其次为黄蓝色，再次是红色，绿色视野最小。视野的大小可能与各类感光细胞在视网膜的分布范围有关。而面部的解剖结构对视野的大小和形状也构成影响，一般人颞侧和下方的视野较大，鼻侧与上方的视野较小。临床上可通过检查视野帮助诊断眼部和中枢神经系统的疾病。

第三节　听觉器官功能

声源的振动引起空气产生疏密波,通过外耳和中耳组成的传音系统传递到内耳,经内耳的换能作用将声波的机械能转变为听神经纤维上的动作电位,再传送到大脑皮质的听觉中枢,产生**听觉 (hearing)**。

听觉的感觉器官是耳。人耳的适宜刺激是空气振动产生的疏密波,通常人耳所能感知的振动频率为 20~20 000 Hz,最敏感的声波频率在 1 000~3 000 Hz。每一种频率的声波都有一个刚能引起听觉的最小强度,称为**听阈 (auditory threshold)**。当声波的强度超过听阈并继续增加时,听觉的感受也相应增强,但当声波强度增加到某一限度时,引起的不仅仅是听觉,同时还会引起鼓膜的痛觉,这个限度称为**最大可听阈 (maximal hearing threshold)**。

一、外耳和中耳的功能

(一) 外耳的功能

外耳由耳郭和外耳道组成。耳郭有采集声波的作用,还有助于判断声源的方向。外耳道是声波传导的通路,其共振频率约 3 800 Hz,当频率为 3 000~5 000 Hz 的声波从外耳道口传至鼓膜时,其强度将增加 10 倍。

(二) 中耳的功能

中耳由鼓膜、听骨链、鼓室和咽鼓管等结构组成,其主要功能是将空气中的声波振动能量高效地传递到内耳淋巴。

鼓膜面积为 50~90 mm^2,厚度约 0.1 mm。在接受 2 400 Hz 以下的声波作用时,鼓膜可以复制外加振动的频率,其振动可与声波振动同始同终。可见,鼓膜是一个压力承受结构,具有较好的频率响应和较小的失真度。

组成听骨链的 3 块听小骨(图 1-9-11)形成一个固定角度的杠杆,锤骨柄为长臂,砧骨长突为短臂。杠杆的支点刚好在听骨链的重心上,因而保证能量传递过程中惯性最小、效率最高。声波由鼓膜经听骨链到达卵圆窗(前庭窗)膜时,其振动的压强增大,而振幅稍减小,显示出中耳的增压作用。通过鼓膜实际振动面积与卵圆窗膜面积之比,再结合听骨链杠杆长短臂比值的计算,可知中耳增大振动压强的效应为 24 倍左右。

中耳内的鼓膜张肌和镫骨肌在声强过大(70 dB 以上)时,出现反射性收缩,结果使鼓膜紧张,各听小骨之间的连接更为紧密,导致中耳的传音效率降低,可阻止较强的振动传到耳蜗,对感音装置有一定的保护作用。

咽鼓管是沟通鼓室和鼻咽部的管道。平时咽鼓管咽口关闭,当吞咽或打哈欠时张开,此时空气经咽鼓管进入鼓室,使鼓室与外耳道的大气压相等,以保持鼓膜内、外压力平衡。当咽鼓管因炎症而被阻塞后,鼓室内的空气可被吸收,致使内压降低,鼓膜内陷,产生耳鸣或听力下降。

(三) 声波传入内耳的途径

声波可通过气传导和骨传导两种途径传入内耳。

1. 气传导　声波经外耳道引起鼓膜振动,再经过听骨链和卵圆窗膜进入耳蜗,这一条传导途径称为**气传导 (air conduction)**,是声波传导的主要途径。此外,鼓膜的振动也可引起鼓室内的空气振动,再经圆窗(蜗窗)膜传入耳蜗。这一气传导只有当听骨链运动障碍时才发挥一定的传音作用,但这时的听力已较正常时显著降低。

2. 骨传导　声波直接引起颅骨的振动,再引起位于颞骨骨质中耳蜗内淋巴的振动,这一传导途径称为**骨传导 (bone conduction)**。相比气传导,骨传导的敏感性要低得多,因而在正常听觉中所起的作用非常小。但当鼓膜或中耳病变引起传音性耳聋时,气传导明显受损,而骨传导却不受影响,甚或相对增强。当耳蜗病变引起感音性耳聋时,气传导和骨传导则都受损。

二、内耳(耳蜗)的功能

内耳由耳蜗和前庭器官组成(图1-9-12)。耳蜗的主要作用是将传递到耳蜗的机械振动转变为听神经纤维的神经冲动。

(一) 耳蜗的结构特点

耳蜗管的横断面上可见有一斜行的前庭膜和一横行的基底膜,此两膜将管道分为3个腔,分别称为前庭阶、鼓阶和蜗管(图1-9-14、图1-9-15)。前庭阶和鼓阶在耳蜗底部分别与卵圆窗膜、圆窗膜相接,两个腔内均充满外淋巴,通过耳蜗顶部的蜗孔彼此相交通。蜗管是一个盲管,其中充满内淋巴。基底膜上有听觉感受器——螺旋器(也称柯蒂器),螺旋器由内、外毛细胞及支持细胞等组成。内毛细胞排成1列靠近蜗轴侧,外毛细胞3~5列排在外侧。每个毛细胞的顶部表面都有上百根规则排列的微绒毛,称静纤毛。外毛细胞中较长的静纤毛插入盖膜的胶质中。盖膜在内侧连耳蜗轴,外侧游离在内淋巴中。毛细胞的顶部与内淋巴接触,底部与外淋巴接触。毛细胞底部细胞质内有含神经递质的突触小泡,底部与来自耳蜗神经节细胞的树突末端形成突触。

(二) 耳蜗的感音换能作用

1. 基底膜的振动和行波理论　声波振动通过听骨链传到卵圆窗膜时,即刻引起耳蜗内液体和膜性结构的变化。如果卵圆窗膜内移,前庭膜和基底膜则下移,最后鼓阶中的外淋巴压迫圆窗膜,使圆窗膜外移;如果卵圆窗膜外移,整个耳蜗内的液体和膜性结构又做相反方向的移动,如此反复,形成振动。在正常气传导中,圆窗膜起着缓冲耳蜗内压力变化的作用,是耳蜗内结构发生振动的必要条件。振动从基底膜的底部开始,按照物理学中的行波原理向耳蜗的顶部方向传播。声波频率不同,行波传播的远近和出现最大振幅的部位也就不同。声波频率越高,行波传播越近,最大振幅出现的部位越靠近卵圆窗处;相反,声波频率越低,行波传播的距离越远,最大振幅出现的部位越靠近耳蜗顶部。因此,每一个振动频率在基底膜上都有一个特定的行波传播范围和最大振幅区,位于该区域的毛细胞受到的刺激将是最强,与这部分毛细胞相联系的听神经纤维的传入冲动也就最多。源于基底膜不同部位的听神经纤维的冲动最终到达听觉中枢的不同部位,可产生不同的音调感觉。这是耳蜗对声音频率进行初步分析的基本原理。

2. 毛细胞兴奋与感受器电位　当行波引起基底膜振动时,由于基底膜与盖膜的附着点不在同一个轴上,故它们便各自沿不同的轴上、下移动,两膜之间便发生交错的移行运动,使得外毛细胞顶部的静纤毛发生弯曲或偏转;内毛细胞由于静纤毛较短,不与盖膜接触,而呈游离状态,内淋巴的运动可使其弯曲或偏转。毛细胞顶部有机械门控离子通道,该类型通道对机械力的作用非常敏感。当静纤毛向一个方向(最高的静纤毛的方向)弯曲时,通道开放,出现阳离子内流,毛细胞去极化,产生感受器电位。反之,当静纤毛向相反的方向弯曲时,通道关闭,阳离子外流,造成膜的超极化。

(三) 耳蜗的生物电现象

1. 耳蜗内电位 在耳蜗未受刺激时,如果以鼓阶外淋巴的电位为参考零电位,测出蜗管内淋巴的电位为 80 mV 左右,称为**耳蜗内电位** (endocochlear potential)。在静息状态下,毛细胞静息电位为 $-80 \sim -70$ mV,由于毛细胞顶端浸浴在内淋巴中,故毛细胞顶端膜内外的电位差可达 $150 \sim 160$ mV。除顶端膜外,毛细胞其他部位的膜浸浴在外淋巴中,因此相应部位膜内外电位差只有 80 mV 左右。这是毛细胞电位与其他细胞电位不同之处。

2. 耳蜗微音器电位 当耳蜗受到声音刺激时,在耳蜗及其附近结构所记录到的一种与声波的频率和幅度完全一致的电位变化,称为**耳蜗微音器电位** (cochlear microphonic potential, CM)。实验证明,耳蜗微音器电位是多个毛细胞在接受声音刺激时所产生的感受器复合电位,该电位可随刺激强度的增强而增大,无真正的阈值,没有潜伏期和不应期,不易疲劳,不发生适应现象。与动作电位不同,耳蜗微音器电位具有一定的位相性,当声音的位相倒转时,它的位相也会随之发生逆转。

毛细胞的电位变化引起与之相联系的听神经纤维发生动作电位。听神经动作电位是耳蜗对声音刺激所产生的一系列反应中最后出现的电变化,是耳蜗对声音刺激进行换能和编码的结果,它的作用是将声音信息传递到听觉中枢。

第四节 前庭器官

前庭器官又称前庭器,由内耳中的三个半规管、椭圆囊和球囊组成,是人体对自身的姿势和运动状态以及头部在空间位置的感受器。来自前庭器官的信息经前庭神经传入至中枢后,与视觉器官和本体感觉感受器的传入信息整合,在保持身体平衡、维持人体的正常姿势中起重要作用。

一、前庭器的感受装置与适宜刺激

前庭器官藏在颞骨内的内耳迷路之中,结构非常小而且复杂。在膜半规管壶腹部的一侧黏膜增厚,形成圆嵴状隆起,称为壶腹嵴,其中有一排毛细胞面对管腔;椭圆囊外侧壁和球囊前壁的黏膜局部增厚,呈斑块状,分别称为椭圆囊斑和球囊斑,其表面也分布有毛细胞。毛细胞是前庭器官的感受细胞。毛细胞有两种纤毛,其中有一条最长,位于顶端的一侧边缘处,称为动纤毛;其余的纤毛较短,数量较多,称为静纤毛。静纤毛呈阶梯状排列,向着动纤毛的方向其高度依次增高。壶腹嵴处毛细胞的纤毛埋藏于圆顶状的壶腹帽内,壶腹帽是一层胶质膜,里面不含耳石,密度与内淋巴相似;椭圆囊斑和球囊斑处的毛细胞则伸入位砂膜内,位砂膜内含有细小的碳酸钙结晶(即位砂),位砂的密度远大于内淋巴。实验证明,毛细胞的适宜刺激是与纤毛的生长面呈平行方向的机械力的作用。因此,壶腹帽的偏斜或位砂膜位移将使纤毛发生弯曲,从而影响毛细胞的兴奋性。当纤毛都处于自然状态时,细胞静息电位值约 -80 mV,同时与毛细胞相连的感觉神经纤维上有一定频率的持续放电;此时如果静纤毛朝向动纤毛一侧偏转,毛细胞即发生去极化,当膜电位升高达到阈电

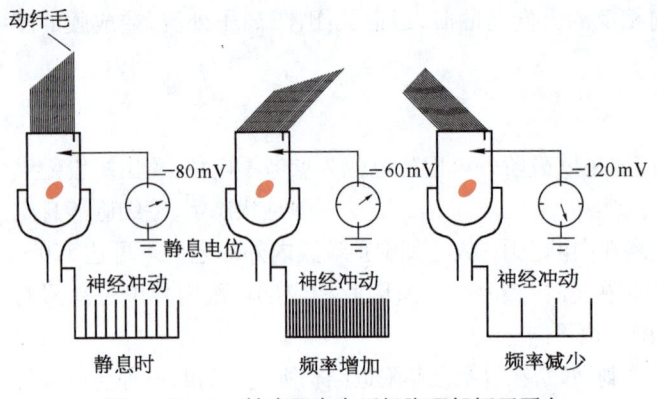

图2-10-5 前庭器官中毛细胞顶部纤毛受力情况与电位变化关系示意图

位(约-60 mV)水平,支配毛细胞的感觉神经纤维上的冲动发放频率就增加,表现为兴奋效应;相反,当静纤毛向着背离动纤毛的一侧偏转时,毛细胞发生超极化,传入纤维的冲动发放减少,表现为抑制效应(图2-10-5)。

半规管壶腹嵴的适宜刺激是旋转变速运动。旋转开始时,由于半规管腔中内淋巴的惯性,它的启动将落后于人体和半规管本身的运动。因此,当人体向左旋转时,左侧水平半规管中的内淋巴将向壶腹方向流动,壶腹帽偏斜,使静纤毛向动纤毛一侧弯曲,该侧毛细胞兴奋,产生较多的神经冲动。与此同时,右侧水平半规管中内淋巴的流动方向是离开壶腹,结果使得静纤毛向背离动纤毛一侧弯曲,于是右侧水平半规管中的毛细胞抑制,传向中枢的冲动减少。当旋转进行到匀速状态时,管腔中的内淋巴和半规管以同样的角速度同步旋转,故两侧壶腹中的毛细胞都处于不受刺激的状态,此时中枢获得的信息与不进行旋转时没有差别。当旋转突然停止,内淋巴则由于惯性而继续流动,此时两侧毛细胞纤毛的弯曲方向和冲动发放的情况正好与旋转开始时相反。同理,前半规管和后半规管也是接受与它们所处平面方向相一致的旋转变速运动的刺激。但由于毛细胞排列方向不同,内淋巴离开壶腹方向的流动引起毛细胞兴奋,朝向壶腹的流动引起毛细胞抑制,这一点与水平半规管不同。

椭圆囊斑和球囊斑的适宜刺激是直线加速度运动。当人体直立而静止不动时,椭圆囊斑的平面与地面平行,位砂膜在毛细胞的上方;而球囊斑平面与地面垂直,位砂膜悬在纤毛的外侧。在椭圆囊斑和球囊斑上,几乎每个毛细胞的排列方向都不完全相同,这种排列有利于分辨人体在囊斑平面上所进行的变速运动的方位,因为总是会有一些毛细胞的纤毛排列方向与运动的方向一致,由这些毛细胞兴奋所产生的传入冲动可为辨别运动方向提供依据。此外,由于毛细胞纤毛排列方向的不同,使得囊斑受到刺激时,不同毛细胞的反应不一,有兴奋也有抑制。不同毛细胞综合活动的结果,可反射性地引起躯干四肢不同肌肉的紧张度发生改变,从而使机体在各种姿势和运动情况下能保持身体的平衡。

二、前庭反应与眼震颤

前庭器官产生的传入冲动,除引起运动觉和位置觉外,还可以引起各种姿势调节反射,其意义在于维持机体一定的姿势,保持身体平衡。例如,乘电梯上升时,椭圆囊中的位砂膜对毛细胞施加的压力增加,球囊中的位砂膜使毛细胞纤毛向下方弯曲,反射性地引起四肢伸肌抑制而发生下肢屈曲;电梯下降时,反射性地引起伸肌收缩,下肢伸直。

当半规管感受器受到过强或过长时间的刺激时,或者刺激的强度并不大,但前庭感受器过度敏感,还可出现心率加快、血压下降、呼吸频率加快、出汗、皮肤苍白、恶心、呕吐、唾液分泌增多等现象,称为**前庭自主神经反应(vestibular autonomic reaction)**,主要表现为以迷走神经兴奋占优势的反应,晕船、晕车反应则是其典型代表。

前庭反应中最特殊的是躯体旋转运动时引起的眼球不自主的节律性运动,称为**眼震颤**

(nystagmus)。以水平半规管为例,当头和身体开始向左旋转时,由于内淋巴的惯性,使左右两侧壶腹嵴的毛细胞受到的刺激不同,因而反射性地引起某些眼外肌兴奋而另一些眼外肌抑制,于是出现两侧眼球缓慢向右移动,称为**眼震颤的慢动相(slow component)**;当眼球移动到两眼裂右侧端时,又突然快速地向左侧移动,称为**眼震颤的快动相(quick component)**;以后再出现新的慢动相和快动相,反复不已。当旋转变为匀速时,尽管旋转在继续,但眼震颤停止。当旋转突然停止时,出现与旋转开始时方向相反的眼震颤。临床上用快动相表示眼震颤的方向。眼震颤试验可用于检查前庭器官的功能。